李凡成耳鼻咽喉科医案选

主编 朱镇华 胡 革

全国百佳图书出版单位
中国中医药出版社
·北京·

U0736871

图书在版编目（CIP）数据

李凡成耳鼻咽喉科医案选 / 朱镇华，胡革主编 . —北京：中国中医药
出版社，2021.12

ISBN 978 – 7 – 5132 – 7184 – 4

Ⅰ.①李… Ⅱ.①朱…②胡… Ⅲ.①耳鼻咽喉病—医案—汇编—
中国—现代 Ⅳ.①R76

中国版本图书馆 CIP 数据核字（2021）第 192659 号

中国中医药出版社出版

北京经济技术开发区科创十三街 31 号院二区 8 号楼
邮政编码 100176
传真 010 – 64405721
三河市同力彩印有限公司印刷
各地新华书店经销

开本 787 × 1092 1/16 印张 31 字数 727 千字
2021 年 12 月第 1 版 2021 年 12 月第 1 次印刷
书号 ISBN 978 – 7 – 5132 – 7184 – 4

定价 129.00 元
网址 www.cptcm.com

服 务 热 线 010-64405510
购 书 热 线 010-89535836
维 权 打 假 010-64405753

微信服务号 zgzyycbs
微商城网址 https：//kdt.im/LIdUGr
官 方 微 博 http：//e.weibo.com/cptcm
淘宝天猫网址 http：//zgzyycbs.tmall.com

如有印装质量问题请与本社出版部联系（010 – 64405510）
版权专有 侵权必究

《李凡成耳鼻咽喉科医案选》编委会

主　审　李凡成

主　编　朱镇华　胡　革

副主编　王贤文　吴　琪　常　卫

编　委　（以姓氏笔画排序）

马月湘　马壮壮　王　斐　毛新桐　邓　魏

邓晗薇　卢　帅　匡子君　朱　骁　朱娅娴

朱梦蝶　多　鹏　刘　干　刘昊斓　刘晓璐

齐同飞　江永忠　李思鑫　杨伟丽　吴文科

陈　玄　姚敬心　高　槐　宾　骥　黄　蔚

黄钧伟　彭坷平　曾　辉　鄢　宁　廖　灿

廖　俊　黎良玉

李凡成教授简介

　　李凡成，男，汉族，中共党员，医学硕士，1952 年出生，1973 年就读于湖南中医学院（今湖南中医药大学）中医专业，1976 年毕业后留校任教于五官科教研室。1984 年考取本校中西医结合临床（耳鼻咽喉科）专业研究生，师从我国著名中西医结合耳鼻咽喉科专家谭敬书教授，跟师学习 20 余年（1979～2000）。1985 年晋升讲师，1992 年晋副教授并担任硕士研究生指导教师，1997 年被评为副主任医师，1998 年晋升主任医师，1999 年被评为中医耳鼻咽喉科教授，2010 年任博士生指导教师。1990 年开始于本校从事行政管理工作，兼任耳鼻咽喉科教师，2007 年后担任专职教师。先后任湖南省中医药学会常务理事，湖南省中医药学会耳鼻咽喉科口腔学专业委员会主任委员、名誉主任委员，中国中医药学会耳鼻咽喉科专业委员会常务委员、副主任、顾问，世界中医药联合会耳鼻咽喉科学会常务理事，全国名医理事会耳鼻咽喉科专业常务理事，《湖南中医药大学学报》《湖南中医杂志》《中医药导报》《中国医药科学杂志》《中国中医眼耳鼻咽喉杂志》编委，《中西医结合杂志》特约审稿人。编撰专业著作 40 余部，其中主编 20 部，发表论文 100 余篇，代表性著作有：《中医临床丛书·今日中医耳鼻咽喉科》（人民卫生出版社，2011）、《中医药学高级丛书·中医耳鼻咽喉口腔科学》（人民卫生出版社，2011）、《中西医结合临床实用眼耳鼻咽喉科手册》（湖南科学技术出版社，2010）、《中医耳鼻咽喉科临床妙法绝招解析》（湖南科学技术出版社，2009）、《周氏喉科家珍》（人民军医出版社，2008）、《中国现代百名中医临床家·谭敬书》（中国中医药出版社，2007）、《实用五官科手册》（人民军医出版社，2004）、《中医耳鼻咽喉科学》（中国中医药出版社，2004）、《全国高等中医药院校成人教育教材·中医耳鼻喉科学》（湖南科学技术出版社，2003）、《中西医结合耳鼻咽喉科学》（人民卫生出版社，2001）等。

　　临床上，李凡成教授在耳鸣耳聋、中耳炎、耳郭假性囊肿、变态反应性鼻炎、鼻窦炎、嗅觉障碍、咽喉炎、声带小结与息肉、声带麻痹、儿童扁桃体与腺样体肥大、儿童分泌性中耳炎等疾病的中医药治疗领域积累了较丰富的临床经验，形成了自己的诊疗风格与学术特点。

李凡成教授学术特点主要如下：一是重视中西医结合，中医为主，对疾病的诊断中西医并重，对疾病的治疗突出中医特点特色，积累了一些疗效显著的经验方，对常见病中西药合用方面有独特见解；二是重视内外治法结合，重视中医药外治；三是辨证论治与辨病论治相结合、整体辨证与局部辨证相结合，提出了耳鼻咽喉科局部辨证方面的气血痰火辨证方法，在疾病治疗方面，特别重视升清法、活血法、化痰法、通窍法，形成了具有个人特点的用药风格与用药经验。这些特点，在其医案中均有所反映。

内容提要

　　本书收录了李凡成教授自20世纪80年代至近年的部分医案，包括耳、鼻、咽喉常见病与疑难病近60种，其中耳科191案，鼻科171案，咽喉科178案，共540案（不包括一案多病程）。

　　本书所涉疾病以西医病名为主，故首先用西医学概述疾病的基本病因与临床诊断。其次用中医学简述疾病的称谓与主要病因，并结合李凡成教授临床经验重点阐述中医学对本病的辨证论治、治法与用药；内容亦包括李凡成教授运用经验方治疗的特效疾病，以及李凡成教授总结的临证经验要点（临证心语）。

　　书内医案大致包括患者基本资料、主诉、中西医诊察简要情况，详细收录了以中药处方为主的用药情况，附以按语进行必要的说明，特别是对用药进行简要分析。书末附录了常用耳鼻咽喉科中药方剂名称及药物组成。

　　本书适合中医耳鼻咽喉科医生、研究生、进修生、实习生阅读，也可供临床各科中医师或其他中医爱好者参考。

目 录

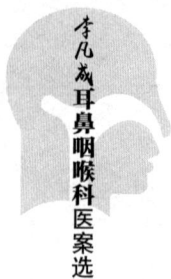

第一章 耳科医案

第一节 先天性耳前瘘管

先天性耳前瘘管为染色体显性遗传所致，多见于小儿患者，瘘管开口多位于耳轮脚前，瘘管盲端可深达腭扁桃体、外耳道或耳后沟乳突皮肤下。管内壁有毛囊、汗腺、皮脂腺等结构，本病可产生分泌物，自管口溢出，容易感染。其主要类型有3种：①单纯型：瘘管口自出生后即存在，无红肿热痛及分泌物流出；②分泌型：瘘管口有分泌物溢出但无红肿疼痛；③感染型：瘘口有分泌物溢出并伴局部红肿疼痛，可反复发作。对单纯型与非感染型者，一般不须治疗。

瘘管生于耳部，中医学称本病为耳瘘，位于耳前者称耳前瘘，生于耳后者称耳后瘘。耳瘘病机多与邪毒侵袭或气虚邪滞有关。

一、辨证论治

1.邪毒侵袭

瘘口护理不当，邪毒侵袭，气血壅滞，化腐成脓。症状可见瘘口溢脓，检查见局部红肿疼痛，瘘口有黄白腐物溢出。舌淡红或略偏红，苔白或黄。

治宜清热解毒、排脓祛邪。常用五味消毒饮合银花解毒汤加减。常用药物及剂量：金银花6g，野菊花6g，蒲公英6g，紫花地丁6g，天葵子6g，桔梗3g，白芷6g，甘草3g，皂角刺3g，黄芩5g，柴胡3g。

2.气虚邪滞

瘘管感染反复发作，耗损气血，祛邪不利或手术清理未净致余邪留恋。症状可见瘘管溢脓，时多时少，久难收口；检查见瘘口处有少量稀薄分泌物，管口周围色暗微肿，舌淡红或偏淡，苔薄。

治宜补益气血、排脓祛邪。常用透脓散加减。常用药物及剂量：黄芪10g，当归3g，皂角刺3g，金银花6g，蒲公英10g，野菊花10g，黄芩6g，柴胡3g，赤芍5g，桔梗3g，甘草3g，白芷5g。

二、外治

用紫金锭、六神丸。研末，醋调，外敷患处，1日2次。

三、临证心语

先天性耳前瘘管一经感染，容易反复发作。急性发作时，可按邪毒侵袭施治，急性炎症消除后，宜在合适时机手术切除瘘管，以预防复发。已经手术而局部难以收口痊愈者，宜按气虚邪滞施治。内服药物时，可配合局部外治法。

四、医案

医案1

某女，4岁。2014年3月5日初诊。

先天性耳前瘘管，手术切除后，创口时有溢脓不净40余天不愈。右耳屏前方创口处有少许稀薄分泌物，创口周围色暗。舌淡红，苔薄。

治以益气解毒排脓。

处方及煎服法：黄芪10g，当归3g，皂角刺3g，金银花6g，野菊花6g，蒲公英6g，赤芍5g，黄芩6g，柴胡3g，桔梗3g，甘草3g，白芷5g，炒麦芽10g。5剂，每日1剂，水煎，分2次服。局部搽六神丸1周（研粉，食醋与麻油调涂，每日1～2次）。

2014年3月11日二诊：好转，溢脓消失，仍未收口。药后便溏。舌淡，苔薄。

处方及煎服法：黄芪10g，当归3g，皂角刺3g，金银花6g，野菊花6g，黄芩3g，柴胡3g，桔梗3g，甘草3g，白芷5g，炒麦芽10g，炒白术5g，茯苓6g，炒薏苡仁10g。5剂，服法如前。

随访：痊愈。

按：从气虚邪滞辨识。方中当归、黄芪扶正，皂角刺、金银花、野菊花、蒲公英、黄芩、赤芍、甘草、桔梗、白芷解毒排脓，柴胡引经，麦芽开胃。二诊好转但见便溏，多因药物苦寒伤胃，原方佐白术、茯苓、薏苡仁健脾实便。

医案2

童某，女，27岁。湖南省长沙市人。2017年1月21日初诊。

右侧耳前瘘管，曾发作3次，此次为第4次发作已4天。右耳屏前上方瘘口正常，距瘘口前方 1 ～ 1.5cm 处皮肤红肿灼热，触压痛明显，昨天外院穿刺无脓。舌偏红，苔薄，脉数。

处方及煎服法：荆芥 10g，黄芪 10g，当归 10g，皂角刺 10g，野菊花 10g，紫花地丁 10g，甘草 6g，升麻 9g，柴胡 6g，黄芩 10 。7 剂，每日 1 剂，分 2 次开水冲服（颗粒剂）。

随访：痊愈。

按：本案耳前瘘管多次发作，以当归、黄芪扶正祛邪，以皂角刺、野菊花等药物解毒化痰，以柴胡、黄芩等药物兼治少阳。

医案3

解某，男，45 岁。贵州省贵阳市人。2019 年 2 月 18 日初诊。

自诉左侧面神经鞘瘤颅外段手术后 17 年，左侧面瘫，术后左耳后沟遗留瘘管多年，多次手术治疗均反复出现局部溃疡，局部红肿有分泌物。此次因食物不慎再致局部溃疡半月，局部出血性分泌物不多。由于反复发作，特来求治中医治疗。左侧面瘫，左面颊部软组织较右侧肿胀饱满，揭去药纱后见左耳后沟条索状红肿（大小约 5mm×15mm），中心部位有血性脓痂覆盖。舌淡红，舌体胖，脉略数无力。

处方及煎服法：黄芪 10g，当归 10g，茯苓 10g，桔梗 10g，甘草 6g，白芷 6g，皂角刺 10g，黄芩 10g，柴胡 6g，大血藤 15g，紫花地丁 10g，蒲公英 10g，枳壳 10g。21 剂，每日 1 剂，分 2 次开水冲服（颗粒剂）。用醋与麻油调如意金黄散，再撒六神丸粉，外敷患处 3 周，每日 1 ～ 2 次。

2019 年 5 月 21 日二诊：诊后局部炎症消退。但最近耳后沟处又复发肿痛并有分泌物。左侧面瘫、面胀，揭去药纱后见左耳后沟处皮肤局部红肿，皮肤破损范围如南瓜子大小，局部色红无分泌物，舌偏淡，苔薄，脉弦细缓。

处方及煎服法：原方去白芷加白及 10g，21 剂，服法如前。局部用药如前。

随访：7 月 13 日门诊复查，耳后沟处溃疡愈合，色泽如常。

按：本案耳后沟手术皮肤创口处反复出现溃疡并有分泌物流出，脉症合参从正虚不足、邪毒久带辨识，治以扶正祛邪，首诊方中以白芷助排脓，二诊无浊物出，去白芷加白及敛疮。

第二节　耳郭假性囊肿

本病是因耳郭软骨内积液所形成的局部隆起，形似囊肿，并无囊壁，故名耳郭假性囊肿。其病因不明，可能与耳郭外伤或受到挤压等因素有关，如睡眠时耳部受压（枕头偏硬）。主要表现为耳郭凹面局限性隆起，肤色不变（少数患者也可能出现患处皮肤潮红、灼热感），按之有弹性，不痛或微痛。患者年龄以30～50岁居多。

中医学称本病为耳郭痰包，病性属痰饮，病机多属脾胃失健，浊阴上干。若病程较长，局部硬肿色暗滞，则多兼气滞血瘀。

一、辨证论治

饮食不节，嗜好厚味，脾失健运，痰浊内生，清阳不升，浊阴上干，痰湿之邪结聚耳郭。症状可见耳郭凹面局限性隆起，肤色不变，按之有弹性。舌略红，舌体胖，苔微黄腻，脉滑或缓而有力。

治宜健脾化痰，散结消肿。常用二陈汤加减。常用药物及剂量：法半夏10g，茯苓10g，陈皮6g，甘草6g，泽泻10g，车前草10g，郁金10g，枳壳10g，黄芩10g，柴胡6g。

二、耳郭痰包方（经验方）

药物组成及剂量：法半夏10g，茯苓10g，陈皮6g，甘草6g，泽泻10g，车前草10g，郁金10g，枳壳10g，黄芩10g，柴胡6g。

功效主治：化痰散结。用于耳郭假性囊肿。

方解：方中二陈汤化痰散结，助以枳壳、郁金行气活血，泽泻、车前草利水渗湿，黄芩清热，柴胡引经。

加减：局部红肿或触压疼痛，酌加金银花、败酱草、蒲公英之类清热解毒；局部硬肿、色暗，加三棱、莪术、丹参、三七粉、桃仁、红花之类化瘀散结；舌淡，气血不足，酌加党参、白术、黄芪、当归之类益气养血；大便秘结加瓜蒌子、火麻仁之类润肠通便；兼肝气郁结加延胡索之类疏肝理气。

三、医案

医案1

张某，男，35岁。湖南省长沙市人。2005年8月2日初诊。

左耳郭肿胀4天，局部微痛微胀，原因不明。左耳郭耳甲腔上、中、下部各有一隆起如蚕豆大，肤色未变，轻触稍硬，重触如按皮球。舌淡红，苔薄，脉弦细缓。

治以健脾利水，化痰散结。

处方及煎服法：泽泻 10g，白术 10g，车前子 10g（包煎），茯苓 12g，法半夏 10g，陈皮 10g，枳壳 10g，柴胡 6g，金银花 15g，黄芩 10g，甘草 6g。7 剂，每日 1 剂，水煎，分 2 次服。

随访：服至第 6 剂时，耳郭肿胀处变软缩小，未续诊，药后不到 2 周痊愈。

按： 本案病程尚短。方中二陈汤与白术健脾化痰，泽泻、车前子以助利水渗湿；痰包内水饮多呈淡黄，色黄属热，助以黄芩、金银花清热解毒；治痰当行气故用枳壳，耳属少阳，柴胡引药上行，直达病所。

医案2

彭某，男，18 岁。湖南省邵阳市人。2005 年 12 月 13 日初诊。

右耳郭痰包 20 余天、如小枣大，当地进行局部穿刺、激光、磁疗后未愈。刻下右耳郭耳甲腔中央有一黄豆大小压痕、耳郭边缘呈紫红色。舌淡，苔白，脉沉弦细滑。

治以益气健脾，清热化痰。

处方及煎服法：法半夏 10g，茯苓 15g，陈皮 10g，甘草 6g，金银花 15g，黄芩 10g，枳壳 10g，车前子 12g（包煎），泽泻 15g，白术 10g，党参 15g，柴胡 6g。14 剂，每日 1 剂，水煎，分 2 次服。

随访：痊愈。

按： 本案患者舌淡、苔白、脉沉，乃阳气不足。治以六君子汤益气健脾化痰，泽泻、车前子利水渗湿，黄芩、金银花清热，枳壳行气，柴胡引经。

医案3

彭某，男，37 岁。湖南省长沙市人。2008 年 10 月 14 日初诊。

左耳郭硬肿数年，未经治疗。现右耳郭肿数天，两日前在外院行左耳穿刺抽液，耳郭肿大明显，余无不适。左耳郭上部对耳轮增厚，右耳郭上部耳甲腔肿胀、色微暗、触之软。舌偏红、胖嫩、中心有裂，脉沉略滑。

治以清热化痰，佐益气健脾。

处方及煎服法：法半夏 10g，茯苓 12g，陈皮 10g，甘草 6g，金银花 15g，黄芩 10g，枳壳 10g，车前子 10g（包煎），泽泻 10g，党参 12g，白术 10g，巴戟天 10g，浙贝母 15g。7 剂，每日 1 剂，水煎服，分 2 次服。配合右耳局部穿刺、加压包扎 1 次。

随访：药后明显好转，未续诊，1 个月后双耳痊愈。

按： 病本脾虚，病程长而脉沉属肾气不足；舌偏红为夹热，痰包属湿浊。治以六君子汤、巴戟天、浙贝母补脾肾化痰浊，泽泻、车前子利水渗湿，黄芩、金银花清热，枳壳行气。

医案4

吴某，男，45岁。湖南省长沙市人。2011年4月15日初诊。

左耳郭痰包2周。左耳郭耳甲腔中部有蚕豆大小隆起，皮肤无红肿，触压有胀感或微痛感。舌正常，苔白不厚，脉弦缓。

处方及煎服法：党参10g，白术10g，茯苓15g，法半夏10g，陈皮6g，柴胡6g，枳壳10g，甘草6g，泽泻20g，泽兰10g。14剂，每日1剂，水煎分2次服。

随访：痊愈。

按： 本案舌苔白，热象不显，从脾虚痰浊凝结论治，处以六君子汤加枳壳健脾行气化痰，泽泻、泽兰活血利水渗湿，柴胡引经。

医案5

吴某，女，52岁。江西省九江市人。2014年6月7日初诊。

5月23日出现左耳郭对耳轮偏内侧中上处稍痒辣痛至今，咽喉干痛不适数月。左耳患处局部稍隆起，肤色不变，无明显触痛。咽部慢性充血明显，淋巴滤泡增生。舌偏红，苔薄，脉弦略数。

诊断：耳郭假性囊肿，慢性咽炎。

处方及煎服法：法半夏10g，茯苓10g，陈皮6g，甘草3g，柴胡6g，黄芩10g，龙胆6g，金银花10g，玄参10g，僵蚕5g，浙贝母10g，射干10g，桔梗10g，丹参20g，三七粉5g（冲服），郁金10g，枳壳9g。14剂，每日1剂，分2次开水冲服（颗粒剂）。

随访：痊愈。

按： 两病均属痰热蕴结、气血郁滞，法当异病同治。方中二陈汤健脾化痰，丹参、三七粉、郁金、枳壳行气活血，柴胡、黄芩、龙胆、金银花清利肝胆、解毒祛邪；玄参、僵蚕、浙贝母、射干、桔梗清热化痰利咽。

医案6

薛某，女，39岁。湖南省衡阳市人。2016年3月14日初诊。

右耳郭对耳轮中部红肿灼热稍痛1个月，外院行局部消炎药注射20天，局部肿胀疼痛明显减轻，仍灼热明显，局部肿胀不重，无他症。对耳轮中部皮肤微肿微暗，触诊患处皮肤增厚、灼热感加剧。舌淡红，苔薄，脉缓。

治以健脾化痰，益气活血，佐清热。

处方及煎服法：柴胡6g，川芎6g，黄芩10g，法半夏10g，茯苓10g，黄芪10g，当归10g，枳壳10g，丹参10g，红花10g，泽泻10g，泽兰10g，甘草6g，党参10g，白术10g。21剂，每日1剂，分2次开水冲服（颗粒剂）。

2016年4月7日二诊：耳局部疼痛灼热明显减轻，稍暗红微肿，患处皮肤增厚缓解。舌淡红，舌有齿痕，苔薄，脉略数。

处方及煎服法：乳香6g，法半夏10g，茯苓10g，甘草6g，枳壳10g，当归10g，丹参10g，红花10g，泽兰10g，黄芪10g，白术10g，没药6g，野菊花10g，紫花地丁10g，赤芍10g，丝瓜络10g，威灵仙10g。21剂，服法如前。服药3天后局部灼热感加重并稍有肿痛感，嘱口服六神胶囊1周（1日3次），并用六神胶囊局部外敷1周。

随访：痊愈。

按： 首诊以六君子汤加减健脾清热化痰，泽泻、泽兰活血利水渗湿，当归、黄芪、川芎、枳壳、丹参、红花益气活血，柴胡引经。二诊脉略数有热邪，局部微暗微肿微厚，血瘀仍存，以白术等药化痰，枳壳代陈皮以强行气之力，野菊花、紫花地丁清热解毒，当归、黄芪、赤芍、丹参、红花、泽兰、乳香、没药、丝瓜络、威灵仙益气活血、化瘀通络。二诊第3天加六神胶囊口服并局部外敷，以助清热解毒。

医案7

吕某，男，43岁。河北省人。2016年4月16日初诊。

左耳对耳轮中部内侧及耳甲腔内微肿如蚕豆大20天，不愿手术特来求药。局部皮肤微红触之不硬。舌淡红，脉弦缓。

治以益气健脾，活血除痰。

处方及煎服法：法半夏10g，茯苓10g，柴胡6g，黄芩10g，泽泻10g，枳壳10g，陈皮6g，甘草6g，白术10g，党参10g，郁金10g，丹参10g，三七粉10g（冲服），泽兰10g。30剂，每日1剂，分2次开水冲服（颗粒剂）。

随访：开始服药的前10天囊肿继续增大，服药25天后开始缩小，服药结束20天后基本消除。

按： 方中六君子汤健脾化痰，泽泻、泽兰活血利水，郁金、丹参、三七粉行气活血化瘀，柴胡引经，黄芩平调寒热。

医案8

何某，男，51岁。湖南省人。2016年5月9日初诊。

左耳郭对耳轮内侧耳甲腔隆起如蚕豆，肤色不变。有痔疮病史。舌偏红，脉数、寸关应指。

治以化痰散结，清热活血。

处方及煎服法：柴胡6g，黄芩10g，赤芍10g，法半夏10g，茯苓10g，枳壳10g，泽泻10g，泽兰10g，地榆10g，白术10g，生地黄10g，当归10g，甘草6g，木通6g。21剂，每日1剂，分2次开水冲服（颗粒剂）。

随访：痊愈。

按：舌红脉数，内有郁热。方中二陈汤（枳壳代陈皮）、白术健脾化痰行气，泽泻、泽兰活血利水，黄芩、赤芍、木通清热，生地黄、当归、地榆养血通便，柴胡引经。

医案9

杨某，女，24岁。2016年6月5日初诊。

右耳郭上缘耳轮内侧有2个麦粒大小硬结2个月，无痛痒，食欲不佳。局部肤色不变，触之稍硬。舌略偏红，苔薄，脉细略数。

治以清热除痰，化瘀散结。

处方及煎服法：法半夏10g，茯苓10g，陈皮6g，甘草6g，黄芩10g，枳壳10g，生地黄10g，栀子10g，炒麦芽10g，柴胡6g，桃仁10g，红花10g，当归10g，赤芍10g，川芎6g。21剂，每日1剂，分2次开水冲服（颗粒剂）。

随访：痊愈。

按：舌红脉数，内有郁热；局部包块粒小硬肿，气血瘀滞、痰浊凝结。方以二陈汤合桃红四物汤除痰化瘀，黄芩、栀子清热，枳壳行气，柴胡引经，麦芽开胃。

医案10

蒋某，男，58岁。湖南省湘阴县人。2016年6月13日初诊。

左耳郭痰包8天，局部有灼热胀感。外院穿刺2次，每次抽出淡黄液体3mL。左耳郭上部耳轮与对耳轮之间有片状隆起如硬币大小呈长方形隆起，质软，肤色不变。舌淡红，苔白，脉弦缓。

治以益气健脾，清热化痰。

处方及煎服法：法半夏10g，茯苓10g，柴胡6g，泽泻10g，党参10g，白术10g，甘草6g，黄芩10g，枳壳10g，金银花10g，陈皮6g。21剂，每日1剂，分2次开水冲服（颗粒剂）。

随访：痊愈。

按：痰包之病，舌淡红、苔白当属脾虚，液体淡黄乃痰热之征。方中六君子汤益气健脾化痰，泽泻利水，枳壳行气，黄芩、金银花清热，柴胡引经。

医案11

朱某，男，63岁。湖南省长沙市人。2016年8月13日初诊。

右耳郭痰包1个月。耳轮中上段广泛肿胀隆起似水饺，肤色不变，触之软有波动感。舌略偏红，脉沉细。

治以益气健脾，清热化痰。

处方及煎服法：柴胡6g，黄芩10g，泽泻10g，泽兰10g，党参10g，赤芍10g，白术10g，茯苓10g，法半夏20g，陈皮6g，甘草6g，金银花10g。21剂，每日1剂，分2次开水冲服（颗粒剂）。

2016年9月12日二诊：显著好转。局部肿胀不显，对耳轮上部仍稍增厚，局部稍硬，肤色不变。右手臂上端肌肉痒而微痛数年。舌淡红，苔薄，脉弦滑。

处方及煎服法：柴胡6g，黄芩10g，泽泻10g，党参10g，赤芍10g，威灵仙10g，葛根10g，桑枝10g，白术10g，茯苓10g，丹参10g，三七粉10g（冲服），法半夏10g，陈皮6g，甘草6g。15剂，服法如前。

按：痰包较大，水饮内盛；舌略偏红属郁热。方中六君子汤益气健脾化痰，泽泻、泽兰活血利水渗湿，黄芩、赤芍、金银花清热祛邪，柴胡引经。二诊时局部仍增厚稍硬，加丹参、三七粉活血化瘀，另加葛根、桑枝活血通络以应手臂之痛。

医案12

金某，女，45岁。浙江省金华市人。2017年6月6日初诊。

右耳郭痰包1个月，当地医院口服激素1周后好转，停药3周后复发，遂来求治。右耳郭中段耳垂以上至上耳轮以下部位、耳轮外侧至耳甲腔内侧广泛肿胀，表面色暗红肿胀，触之软，稍有灼热感。舌淡红，苔薄，脉弦缓。

治以清热除痰，活血化瘀。

处方及煎服法：黄芪10g，当归10g，生地黄10g，川芎6g，赤芍10g，桃仁10g，红花10g，丹参10g，牡丹皮10g，泽兰10g，法半夏10g，茯苓10g，白术10g，枳壳10g，知母10g，甘草6g，柴胡6g。30剂，每日1剂，分2次开水冲服（颗粒剂）。

随访：2018年5月30日因孩子鼻部血管瘤术后反复感染化脓求治，谓药后病愈。

按：痰包属痰，局部色暗红灼热者属气滞血瘀夹热。方中半夏、枳壳、白术、知母、牡丹皮健脾化痰清热，泽兰活血利水，桃红四物汤、黄芪、丹参益气活血化瘀，柴胡引经。

医案13

莫某，男，41岁。湖南省岳阳市人。2017年6月10日初诊。

左耳痰包2周。平素稍有疲劳感，便溏、日行1～2次。左耳甲腔上部隆起如黄豆大小，触之微软如按皮球，局部皮肤微暗红无触痛。舌淡红，苔薄白，脉沉细缓。

治以健脾化痰，佐活血利水。

处方及煎服法：法半夏20g，茯苓10g，柴胡6g，黄芩10g，党参10g，白术10g，甘草6g，陈皮6g，泽兰10g，泽泻10g，枳壳10g。21剂，每日1剂，分2次开水冲服（颗粒剂）。

随访：2019年2月26日门诊治鼻渊，谓药后病愈。

按：痰包而见疲劳便溏者，属脾虚痰浊内生，上干清阳之位。方中六君子汤益气健脾化痰，助以枳壳行气，泽兰、泽泻活血利水化浊，柴胡引经，黄芩平调寒热。

医案14

林某，男，36岁。四川省泸州市人。2018年2月7日初诊。

两侧耳郭痰包3个月，时有局部微胀痛。平素疲劳，畏寒，食欲可，大便日1行、偏干。双侧耳上部三角窝处皮肤微红肿胀隆起如蚕豆大小，触之如按皮球。舌偏红、少津而中心有裂纹，脉弦缓。

治以清热化痰，益气活血。

处方及煎服法：法半夏10g，茯苓15g，陈皮6g，甘草6g，黄芩10g，桃仁10g，红花10g，赤芍15g，生地黄20g，当归10g，金银花10g，蒲公英10g，柴胡6g，川芎6g，黄芪15g，泽泻10g。20剂，每日1剂，水煎，分2次服。

2018年2月26日二诊：局部肿胀基本消失，但在抽烟后患处有微痛或针刺感，近日唇干起皮，口干，鼻内干燥，鼻前庭干燥疼痛有异物感，大便偏干结、2日1行。耳郭患处外观正常。舌偏红，苔稍厚微黄，脉弦缓。

处方及煎服法：法半夏10g，茯苓15g，陈皮6g，甘草6g，黄芩15g，桃仁10g，红花10g，赤芍15g，生地黄20g，当归10g，柴胡6g，川芎6g，决明子15g，麦冬15g，乳香6g，没药6g。10剂，服法如前。

随访：痊愈。

按：病程较长且局部微痛当有血瘀；疲劳畏寒，为阳气不足；便秘舌红，为热郁阴亏。方中二陈汤化痰，泽泻利水渗湿，黄芪助桃红四物汤益气活血化瘀，金银花、蒲公英、黄芩清热祛邪，柴胡引经。二诊局部肿消仍痛，鼻口干燥，去黄芪、泽泻，加决明子、麦冬养阴清热通便，乳香、没药化瘀止痛。

第三节 油性耵聍栓塞

油性耵聍栓塞，俗称油耳，即耵聍如油脂状堵塞外耳道。多因耵聍腺体分泌旺盛，排出障碍，聚集外耳道引起堵塞。表现为外耳道经常有油状耵聍溢出或有耳内堵塞感，检查可见外耳道内有黄褐或黑褐色物。油耳需要经常清除，严重者每年需要清理多次。

古代中医文献对油耳论述极少，其病机多属湿热内郁，上干清窍。曾偶因患者他疾，治以清热化痰活血之剂，竟收油耳不再复发之效，后对油耳患者在清除法后，治以清热化痰活血之法，收效甚佳。

一、辨证论治

脏腑湿热生痰，气机失调，或体内痰瘀互结，上干清窍。症状可见耳内堵塞不适，有时随颞颌关节运动而略有减轻。检查见外耳道内充满黄褐或黑褐色油状耵聍，取出后易再生。舌淡红或略偏红，苔薄或微腻，脉缓有力。

常以清热化痰，活血化瘀治之。常用二陈汤加减。常用药物及剂量：柴胡 10g，香附 10g，石菖蒲 10g，当归 10g，赤芍 10g，桃仁 10g，红花 10g，法半夏 10g，陈皮 10g，茯苓 15g，黄芩 10g。

二、医案

医案1

戴某，男，24 岁。2005 年 10 月 25 日初诊。

双耳油性耵聍塞耳数年，每年反复清理 7 次。舌淡红，舌胖有齿痕，脉弦细缓。门诊予清理取出后处方。

处方及煎服法：柴胡 10g，香附 10g，石菖蒲 10g，当归尾 12g，赤芍 12g，桃仁 10g，红花 10g，法半夏 12g，陈皮 10g，茯苓 15g，黄芩 12g。7 剂，每日 1 剂，水煎，分 2 次服。

随访：2008 年 12 月 9 日电话联系，谓药后油耳消失至今未发。

按：本例油耳属痰湿之邪，其色黄褐或黑褐当属热郁，故以半夏、陈皮、黄芩、石菖蒲清热化痰；治痰宜理气，佐柴胡、香附行气；病久痰湿阻滞气机或致血瘀内结，佐当归尾、赤芍、桃仁、红花活血化瘀。

医案2

向某，男，73岁。2011年10月21日初诊。

双耳油性耵聍10余年，每年多次清理取出。舌稍偏红，苔薄腻中心有裂，脉弦滑。

处方及煎服法：法半夏10g，茯苓10g，甘草6g，陈皮6g，枳壳10g，黄芩10g，郁金10g，丹参20g，三七粉5g（冲服），柴胡6g，浙贝母10g，玄参10g，竹茹10g。15剂，每日1剂，分2次开水冲服（颗粒剂）。

随访：痊愈。

按：本案患者舌脉多属痰热内蕴，病程较长，治以半夏、陈皮、黄芩、玄参、浙贝母、竹茹清热化痰，柴胡、枳壳、郁金、丹参、三七粉行气活血化瘀。

医案3

杨某，女，41岁。2012年1月20日初诊。

油耳病史数年，耳内常出油状黄色耵聍，伴耳胀闭塞耳鸣。近2年交替鼻塞少涕，平素畏寒，易外感，少寐，大便时溏，面色不华。双外耳道油性耵聍量多，门诊取出。鼻甲大，鼻道尚干净，咽无充血。舌淡红，苔薄，脉沉缓。

诊断：耵聍栓塞（油耳），慢性鼻炎，睡眠障碍。

处方及煎服法：黄芪20g，当归10g，党参20g，白术10g，茯苓10g，法半夏10g，陈皮12g，甘草6g，桔梗10g，枳壳10g，黄芩10g，白芷12g，白豆蔻10g，砂仁6g，郁金10g，菟丝子20g，补骨脂10g。20剂，每日1剂，分2次开水冲服（颗粒剂）。晚上睡前冲服酸枣仁30g（超微颗粒），连服10日。

按：本案患者脉症合参属肺脾两亏，阳气不足，心神失养，痰浊上干清窍。治以六君子汤加当归、黄芪、砂仁、白豆蔻、枳壳益气健脾化痰，佐黄芩清热，菟丝子、补骨脂补肾，白芷、桔梗利肺窍，郁金、枳壳行气活血，酸枣仁安神。

医案4

孙某，女，15岁。2012年1月20日初诊。

去年以来油耳易生，多次取出反复难愈，经行腹痛，寐差，额头多粉刺。舌偏红，苔前部光剥，脉弦细缓。

诊断：耵聍栓塞（油耳），痤疮，睡眠障碍，月经病（痛经）。

治以清热化痰，解毒祛邪，活血化瘀，养血安神。

处方及煎服法：玄参10g，麦冬10g，石斛10g，金银花10g，甘草6g，黄芪

20g，当归 10g，地骨皮 10g，枳壳 10g，延胡索 10g，白芍 20g，法半夏 10g，茯苓 10g，陈皮 6g，白豆蔻 10g，栀子 10g，郁金 10g，丹参 20g。14 剂，每日 1 剂，分 2 次开水冲服（颗粒剂）。睡前冲服酸枣仁 30g（超微颗粒）。

按： 本案患者油耳属痰热；少寐，舌红，苔光剥属阴亏虚火，心神失养；经行腹痛属气血失调，额头长痘属郁热火毒；脉弦细缓属气血不足。方中法半夏、茯苓、陈皮、白豆蔻健脾化痰以治油耳；当归、黄芪、白芍扶正以助栀子、金银花、甘草解毒去邪养血；郁金、丹参、枳壳、延胡索行气调经止痛；栀子、丹参亦可清心除烦，兼制当归、黄芪甘温太过；玄参、麦冬、石斛、地骨皮清热养阴，助酸枣仁安神，少寐可除。

医案5

彭某，男，37 岁。2015 年 8 月 31 日初诊。

油耳数年，每年取出 3 次，常咽喉疼痛。此次就诊左耳有阻塞感 2 个月，咽喉干痛不适，无鼻塞。鼻腔通畅，咽部慢性充血明显，扁桃体稍大，咽侧索增生，双耳油性耵聍栓塞量多（部分门诊取出）。舌偏红，脉实数。

诊断：油耳，慢性咽炎，扁桃体炎。

处方及煎服法：法半夏 10g，茯苓 10g，甘草 6g，陈皮 6g，紫花地丁 10g，金银花 10g，桔梗 10g，玄参 10g，黄芩 10g，柴胡 6g，郁金 10g，石菖蒲 10g，竹茹 10g，薄荷 6g，赤芍 10g，川牛膝 10g。21 剂，每日 1 剂，分 2 次开水冲服（颗粒剂）。另用口洁喷雾剂 1 周（1 日 3 次）。

随访：2016 年 9 月因中耳炎求治，谓前病愈未复发。

按： 方中半夏、陈皮、黄芩、柴胡、石菖蒲、竹茹、郁金清热化痰行气，紫花地丁、金银花、桔梗、薄荷、玄参、赤芍、牛膝解毒利咽止痛。

医案6

董某，女，72 岁。2016 年 11 月 22 日初诊。

油耳数年，每年取出数次，耵聍均干燥，1 周前在外院取出。耳道通畅尚干净。舌略偏红，苔薄，脉略数。

处方及煎服法：法半夏 10g，茯苓 10g，陈皮 6g，甘草 6g，黄芩 10g，竹茹 10g，薄荷 6g，桃仁 10g，红花 5g，生地黄 10g，赤芍 10g，当归 10g，柴胡 6g，川芎 6g。14 剂，每日 1 剂，分 2 次开水冲服（颗粒剂）。

随访：2 年后谓耵聍栓塞未复发。

按： 本案属干性耵聍栓塞，痰热为患兼阴血不足。治以半夏、陈皮、竹茹、黄芩、薄荷清热化痰，桃红四物汤活血化瘀，柴胡引经。

第四节　外耳炎症

外耳炎症有多种。本节所涉主要有外耳道疖、外耳道炎、外耳道真菌病、外耳湿疹、外耳单纯疱疹。

外耳道疖属于局限性外耳道炎，是外耳道外段毛囊、皮脂腺、耵聍腺的急性化脓性感染，主要表现为耳痛，病重者可伴发热、全身不适等症。外耳道外段皮肤呈局限性红肿突起，溃脓后，疖顶往往有黄白脓栓附着，可能引起耳屏及其前方红肿或延及耳后，导致耳周淋巴结肿痛。

外耳道炎是外耳道皮肤和皮下组织的浅表性弥漫性炎症，多由细菌感染所致，多见于夏季和气候湿热地域。急性者耳内疼痛，外耳道皮肤弥漫性红肿、糜烂或有少许分泌物；慢性者病程较长，耳内痒痛不适，外耳道皮肤粗糙、增厚或有肿胀糜烂，外耳道狭窄，外耳道常有酪状分泌物堆积，病变可波及外耳道口。

外耳道真菌病也称外耳道霉菌病，以耳内奇痒或伴耳鸣、耳闷为主要自觉症状，并见外耳道霉变、色灰白或黄黑，清理后可见耳道皮肤充血，或轻度糜烂、渗液，或耳道皮肤粗糙伴慢性化脓性中耳炎。

外耳湿疹多因过敏或脓液浸渍等所致，急性者以耳郭及其周围皮肤弥漫性红肿、瘙痒、水疱糜烂渗液、灼热肿痛等为主要表现；慢性者以局部皮肤粗糙、皲裂、痒痛等为主要表现。

外耳单纯疱疹属疱疹病毒感染所致，春秋多见，好发于成人。表现为患部皮肤痒痛，起红斑，随之出现水疱如针头或火柴头大小，多集结成一束或几束，水疱可相互融合，疱浆由透明渐变为稀薄脓液，然后干枯脱落，愈后不留痕迹，急性期可引起耳前耳后淋巴结肿痛。

中医学称外耳道疖为耳疖或耳疔，称外耳道炎为耳疮，称外耳道真菌病为耳痒或耳窍霉痒症，称外耳湿疹为旋耳疮，称外耳单纯疱疹为耳部疱疮、热疮、耳疹。此类病证之急性者，其病机多属风热侵袭或肝胆热盛，慢性者其病机多属血虚生风化燥。

一、辨证论治

1.风热侵袭

少阳经脉循行于耳，少阳属胆与肝互为表里。耳道不洁，邪毒侵袭，内应肝胆，外聚耳道，邪毒与气血搏结为病。症状可见耳痛，张口则疼痛加重，检查见外耳道皮肤潮红肿胀或有糜烂渗液，舌偏红，苔薄黄，脉浮弦数。

治宜祛风散热，消肿止痛。常用五味消毒饮合柴胡清肝汤加减。常用药物及剂量：生地黄 10g，当归 10g，赤芍 10g，川芎 6g，柴胡 6g，黄芩 10g，栀子 6g，天花粉 10g，防风 10g，牛蒡子 10g，金银花 10g，连翘 10g，甘草 6g，车前子 10g。

2.血虚化燥

耳疖、旋耳疮治疗不彻底，反复发作，外郁肌肤，脏腑失调，血虚生风化燥，内燥外邪久滞于耳为患。症状可见久病耳内痒痛，外耳道皮肤粗糙、增厚、轻度糜烂、结痂。舌淡红，脉弱或细数。

治宜益气养血，祛风止痒。常用四物消风饮加减。常用药物及剂量：黄芪 10g，白术 10g，茯苓 10g，当归 10g，生地黄 10g，川芎 6g，赤芍 10g，荆芥 10g，蒺藜 10g，白鲜皮 10g。

二、治疗

刺血：急性外耳炎症，可用三棱针刺患侧耳垂（消毒后），出血数滴，疼痛立减。

外敷：醋调紫金锭或如意金黄散，以油调膏，搽局部或以油纱条塞入耳道，1日 1 次。

切开排脓：耳疖已成脓，局部消毒后用三棱针或小刀刺破，放出脓血后，再搽消炎软膏。

三、如意金黄油膏（经验方）

药物组成：如意金黄散（中国药典：姜黄、大黄、黄柏、苍术、厚朴、陈皮、甘草、生天南星、白芷、天花粉）；或紫金锭研粉。

使用方法：以药粉调凡士林油成膏，并加入适量脱脂棉浸透药膏，消毒后保存。用时取适量药棉成条，塞入外耳道，每日 1～2 次或 1～2 日 1 次。

功效与主治：清热解毒，消肿止痛。适用于外耳道疖、外耳道炎、外耳道真菌病。

四、医案

医案1

郭某，女，42岁。湖南省益阳市人。2010年7月15日初诊。

两耳痛、左侧为重1年余，耳内微痒，感冒后明显，咽喉常不适或有异物感，睡眠易醒，纳可，大便2日1行。两侧外耳道口皮肤粗糙色微红，咽部淋巴滤泡增生明显，扁桃体不大。舌正常，苔薄，脉弦细滑。

诊断：慢性外耳道炎，慢性咽炎。

治以养血祛风，化痰利咽。

处方及煎服法：当归10g，川芎6g，赤芍10g，熟地黄15g，荆芥10g，蒺藜10g，蝉蜕6g，玄参10g，浙贝母10g，牡蛎20g，桔梗10g，甘草6g，酸枣仁10g。7剂，每日1剂，水煎，分2次服。局部用金喉健喷雾剂1周（1日2次），含服咽立爽口含滴丸1周（1日5次）。

随访：7月22日二诊耳部症消无不适，续调喉痹。

按：本案耳疮喉痹同治。耳道口皮肤粗糙当属阴血不足，治以四物汤、荆芥、蒺藜、蝉蜕养血祛风，桔梗甘草汤合消瘰丸利咽化痰，佐酸枣仁养心安神。

医案2

周某，男，1岁。湖南省长沙市人。2016年7月4日初诊。

左耳道流水2周，常用手抓耳部。外耳道红肿，局部皮肤潮红微肿波及耳甲腔，患处有少许结痂。

诊断：外耳湿疹。

证属风热湿邪外侵。

处方及煎服法：柴胡3g，黄芩3g，泽泻6g，车前子5g（包煎），白术3g，茯苓5g，蒺藜5g，蝉蜕3g，荆芥3g，当归2g，甘草1g，炒麦芽5g，鸡内金3g，防风3g，菊花5g。9剂，每日1剂，水煎，分2～3次服。局部先搽麻油再干扑青黛散1周（1日2次）。

随访：痊愈。

按：本案风热湿邪外侵于耳，治以龙胆泻肝汤加减，柴胡、黄芩、当归、泽泻、车前子、菊花清肝利湿解毒，白术、茯苓、甘草、麦芽、鸡内金健脾，蒺藜、蝉蜕、荆芥、防风祛风止痒。

医案3

刘某，女，43岁。湖南省邵阳市人。2016年7月11日初诊。

左耳痒痛半年，时头痛，口苦不显，便调。左侧外耳道皮肤增厚粗糙，耳道狭窄。舌偏红，苔薄，脉弦略数。

诊断：慢性外耳道炎。

治以养血清热，祛风止痒。

处方及煎服法：柴胡6g，黄芩10g，生地黄10g，当归10g，荆芥10g，羌活10g，川芎6g，赤芍10g，蒺藜10g，薄荷6g，防风10g，牛膝10g，紫花地丁10g，蒲公英10g。21剂，每日1剂，分2次开水冲服（颗粒剂）。耳道外用如意金黄油膏药条1次。

随访：痊愈。

按：本案耳道皮肤增厚，病程较长，脉症合参多属血虚生风。治以四物汤、牛膝、黄芩、紫花地丁、蒲公英养血凉血，清热祛邪；荆芥、防风、薄荷、蒺藜祛风止痒；羌活祛风止痛；柴胡引经。

医案4

奚某，女，23岁。湖南省长沙市人。2016年7月28日初诊。

左耳痛1周，伴左耳下方颈部疼痛连及枕部，时有跳痛。咽痛明显，左耳内胀塞。检查见左耳甲腔近耳孔下后方集丛疱疹，范围如黄豆大小，局部皮肤稍有触痛，皮损周边皮肤正常。左颈部轻度压痛，颈动脉无压痛，声阻抗检查结果正常，CT检查见左侧颞骨茎突为38.5mm，右侧为37.5mm。舌偏红，苔薄，脉略数。

诊断：耳部单纯疱疹，茎突过长。

处方及煎服法：甘草6g，郁金10g，柴胡6g，黄芩10g，赤芍10g，生地黄10g，乳香6g，没药6g，桃仁10g，红花10g，当归10g，延胡索10g，大青叶10g，板蓝根10g，贯众10g，千里光10g。14剂，每日1剂，分2次开水冲服（颗粒剂）。

随访：痊愈。

按：本案耳部疱疹治以清热解毒。其颈部疼痛病因尚难确切，估从痛证认识，行气活血，化瘀止痛。奏效。

医案5

某男，3岁。湖南省长沙市人。2016年9月12日初诊。

前天发现右耳痛，昨天耳内出少许脓性分泌物。右外耳道口下壁红肿突起，牵拉耳郭与按压耳屏时疼痛，耳内有少许黏浊分泌物。

诊断：外耳道疖。

证属邪毒侵袭。

处方及煎服法：

①内服：金银花软胶囊1周，每日3次，每次2粒（去掉胶囊），连续4天。

②外治：金黄散油膏纱条塞入耳道，每日换药1次。

2016年9月13日二诊：耳痛显著减轻，局部肿胀突起处基本消退，略有痕迹。

随访：1周后询问谓愈。

按：本案属小儿耳疖之疾，服药宜简，仅以金银花软胶囊清热解毒祛邪，佐局部用药。

医案6

杨某，女，成人。2017年1月3日初诊。

左耳道内时痒，常有少许黏液脓性分泌物10余年。左耳道深部皮肤充血，有脓性分泌物，鼓膜窥不清。

诊断：外耳道炎。

处方及煎服法：口服地红霉素1周（1日2次）、金银花软胶囊1周（1日3次）；耳内用如意金黄油膏条（2日1次）。

2017年1月9日二诊：诸症好转，痒减，脓性分泌物基本消失。视频耳镜检查见外耳道充血，耳道深部少许脓性分泌物，鼓膜完整无穿孔。舌淡红，苔薄，脉细缓。

处方及煎服法：柴胡6g，川芎6g，石菖蒲10g，黄芩10g，白术10g，茯苓10g，藿香10g，党参10g，甘草6g，荆芥10g，防风10g，蝉蜕6g，当归10g，熟地黄10g。7剂，每日1剂，分2次开水冲服（颗粒剂）。耳道内用如意金黄油膏药条，用法如前。

随访：痊愈。

按：本案首诊以消炎药与中成药内服，并以局部用药见效未愈，二诊治以四君子汤加当归、熟地黄益气养血扶正，荆芥、防风、蝉蜕祛风止痒，黄芩、藿香、柴胡、川芎、石菖蒲清热化浊利窍。

医案7

吴某，女，23岁。湖南省长沙市人。2017年5月13日初诊。

左耳郭及外耳道红肿疼痛1周，卫生院静脉给药4天未效，无口苦，食欲一般，大便调。左侧全耳郭潮红，耳甲腔上端有皮肤绿豆大小范围浅表破溃无分泌物，耳周有触压痛。视频耳镜检查见外耳道狭窄，耳道皮肤肿胀呈湿疹样改变，耳道深处有脓性分泌物少许。舌淡红，苔薄，脉略数。

诊断：耳部湿疹。

证属风热邪毒侵袭，正气不足。

处方及煎服法：柴胡6g，黄芩10g，黄芪10g，当归10g，白术10g，荆芥10g，生地黄10g，赤芍10g，皂角刺10g，川芎6g，防风10g，知母10g，茯苓10g，紫花地丁10g，蒲公英10g，炒麦芽10g。7剂，每日1剂，分2次开水冲服（颗粒剂）。口服氯雷他定1周（1日1次）、地红霉素1周（1日2次），如意金黄散油膏药条耳道内用药（2日1次）。

2017年5月20日二诊：耳郭潮红消失，皮损愈。耳道无明显炎症改变，耳垂下方耳根处轻度压痛。舌淡红，苔薄，脉缓。

处方及煎服法：柴胡6g，黄芩10g，黄芪10g，当归10g，白术10g，生地黄10g，赤芍10g，川芎6g，知母10g，茯苓10g，紫花地丁10g，蒲公英10g，炒麦芽10g，升麻10g。7剂，服法如前。

随访：痊愈。

按：本案患者当伴感染性炎症，地红霉素理应有效却无效或效果差，属正气不足。治以解毒祛邪，佐以扶正。首诊方拟四物汤加黄芩、紫花地丁、蒲公英、皂角刺凉血解毒祛邪，荆芥、防风疏风散邪，柴胡引经，黄芪、白术、知母、茯苓、麦芽益气健脾降阴火。二诊好转，续原方去皂角刺、荆芥、防风而启升麻。

医案8

肖某，男，8岁。湖南省长沙市人。2018年4月14日初诊。

双侧外耳道痒数月，大便干结、2～3日1行。左侧外耳道外段皮肤粗糙，表面结痂有鳞屑状物附着，舌淡红，苔薄。

诊断：慢性外耳道湿疹。

证属血虚生风。

处方及煎服法：柴胡5g，川芎3g，薄荷3g，黄芪10g，黄芩6g，生地黄10g，赤芍6g，荆芥6g，蝉蜕3g，蒺藜10g，防风6g，当归6g，枳壳6g，麦冬10g，决明子10g。7剂，每日1剂，分2次开水冲服（颗粒剂）。

按：本案从局部病损辨多属血虚生风。治以养血祛风止痒，佐益气养阴通便。方中四物汤加黄芩养血活血清热，荆芥、防风、蝉蜕、蒺藜祛风止痒，柴胡引经，黄芪、麦冬、枳壳、决明子益气养阴、行气通便。

医案9

戴某，男，38岁。湖南省长沙市人。2018年11月15日初诊。

右耳反复疼痛1年，加重1个月，脓液不多。视频耳镜见右外耳道皮肤充血潮红，深部有脓性分泌物少许，鼓膜完整、混浊充血。鼻与咽部正常。舌淡红，苔薄，脉细缓。

诊断：慢性外耳道炎。

证属正虚邪滞。

处方及煎服法：川芎6g，柴胡6g，石菖蒲10g，黄芩10g，败酱草15g，黄芪10g，当归10g，野菊花10g，白术10g，茯苓10g，甘草6g。14剂，每日1剂，分2次开水冲服（颗粒剂）。3%硼酸乙醇滴耳2周（1日3次），口服裸花紫珠分散片2周（每日3次）。

按：本案治以扶正祛邪。方中当归、黄芪、白术、茯苓、甘草益气养血扶正，黄芩、败酱草、野菊花清热解毒祛邪，柴胡、川芎、石菖蒲通利耳窍。

医案10

刘某，女，28岁。湖南省新化县人。2018年9月15日初诊。

左耳后痛并起水疱10余天，微痛不适。此处曾发耳后瘘管，已手术切除1年半，术后局部无恙。近来曾服温热中药。左耳后沟水疱囊样隆起如花生米大小，质软淡红，周围皮肤微红。舌淡红，苔薄白，脉略数。

诊断：耳部单纯疱疹。

证属正气不足，外感邪毒。

处方及煎服法：柴胡6g，黄芩10g，泽泻10g，车前草10g，蒲公英10g，野菊花10g，赤芍10g，升麻10g，党参10g，黄芪10g，当归10g，板蓝根10g，茯苓10g，甘草6g。7剂，每日1剂，分2次开水冲服（颗粒剂）。局部用如意金黄散油膏外加六神胶囊（去胶囊）粉末外敷（1周4次）。

随访：11月10日来诊鼻出血，谓前病愈。

按：外感于邪，进展当速却缓者，正气虚也；邪实而舌淡红、苔薄白者，气血不足也。治以扶正祛邪。方中党参、黄芪、当归、茯苓、甘草补益气血以扶正，黄芩、蒲公英、野菊花、升麻、赤芍、板蓝根清热解毒祛邪，泽泻、车前草利湿化浊，柴胡引经。

医案11

杨某，女，5岁。湖南省长沙市人。2019年7月6日初诊。

右耳痒痛1周，纳可，便调。视频耳镜见右耳道口及耳道皮肤充血肿胀渗出呈湿疹样改变，有少许黏液分泌物，鼓膜完整。舌淡红，苔薄。

诊断：外耳道湿疹。

处方及煎服法：柴胡3g，川芎3g，黄芩5g，甘草2g，薄荷2g，当归3g，赤芍 5g，炒谷芽 6g，白术 5g，蝉蜕 3g，荆芥 6g，防风 3g，蒺藜 6g，浮萍 6g，地肤子 6g，炒麦芽 6g，泽泻 5g，车前草 5g，茯苓 6g。12剂，每日1剂，分2次开水冲服（颗粒剂）。

随访：10月2日来诊鼻䶎时谓病愈。

按：小儿正气未充，本案邪气不盛。治以当归、赤芍、白术、茯苓、甘草扶正，佐清热化浊、祛风止痒之品，助以谷芽、麦芽健脾开胃。

医案12

李某，男，34岁。湖南省长沙市人。2019年12月3日初诊。

右耳道有少许分泌物1个月，微痒痛不适。视频耳镜见耳道有黏性肿物，清理后见外耳道充血，鼓膜完整。舌淡红，苔薄，脉细缓。

诊断：外耳道炎。

治以扶正祛邪。

处方及煎服法：黄芪 10g，当归 10g，白术 10g，茯苓 10g，柴胡 6g，川芎 6g，黄芩 10g，车前草 10g，荆芥 10g，蒺藜 10g，甘草 6g。14剂，每日1剂，分2次开水冲服（颗粒剂）。耳道用如意金黄油膏药条（1周4次）。

随访：痊愈。

按：本案邪轻正虚，治以当归、黄芪、白术、茯苓、甘草扶正，佐柴胡、川芎、荆芥、蒺藜、黄芩、车前草清热利湿、祛风止痒。

医案13

刘某，女，56岁。湖南省长沙市人。2019年11月19日初诊。

双侧耳道真菌病3年，耳内常痒，近3年到医院清理耳道20余次，仍每月复发，大便1～2日1行。双侧耳内布满干性黄白霉菌分泌物，清理后见耳道皮肤稍充血，即予霉菌清理剂喷耳道。

诊断：外耳道真菌病。

证属血虚生风。

处方及煎服法：生地黄 10g，当归 10g，白芍 10g，川芎 6g，枸杞子 10g，制何首乌 10g，柴胡 6g，黄芩 10g，荆芥 10g，防风 10g，蒺藜 10g。14剂，每日1剂，分2次开水冲服（颗粒剂）。

随访：痊愈。

按：本案治以养血益阴，祛风止痒。方中四物汤加枸杞子、何首乌养血益阴，荆芥、防风、蒺藜祛风止痒，黄芩清热，柴胡引经。

第五节　分泌性中耳炎

　　分泌性中耳炎，也称卡他性中耳炎、非化脓性中耳炎、渗出性中耳炎、浆液性中耳炎等，属于临床常见多发病。本病多因咽鼓管阻塞所致，与感冒、鼻及鼻咽炎症、腺样体肥大、中耳腔的低毒性感染、变态反应、内分泌失调、气压损伤等有关。临床表现可分为急性期与慢性期，急性期属于新病，病程超过 2 个月一般进入慢性期。主要症状为耳内胀闷闭塞感，自听增强，轻度或中度传导性耳聋或伴耳鸣，学龄前儿童患者由于不会表达，一般无明显主诉，可见有抓耳动作或诉耳痛、耳内痒、耳内响，而听力减退多由其家长发现。各类症状中，慢性期的听力损失更为常见与明显。检查见鼓膜内陷或鼓室积液，电测听检查结果呈传导性或混合性聋，声阻抗检查可呈 B 型、C 型、As 型等改变。

　　中医学称分泌性中耳炎为耳胀、耳闭。其病机多与风邪侵袭，正虚邪滞，痰瘀互结等有关。

　　临床上，某些患者以耳鸣或耳聋为主症，伴有分泌性中耳炎或咽鼓管阻塞的某些症状与体征，并按照耳胀进行辨证论治，相关医案也纳入本节。

一、辨证论治

1.风邪侵袭

　　外感风寒风热，肺失宣肃，邪阻清窍为病。症状可见受凉感冒后，耳内胀闷，伴周身不适，鼻塞或流涕。检查见鼻甲肿胀，鼓膜内陷或鼓室积液。舌淡红或偏红，苔薄，脉浮。

　　治宜疏风散邪，宣肺通窍。常用银翘散加减。常用药物及剂量：荆芥 10g，金银花 10g，连翘 10g，桔梗 10g，薄荷 6g，甘草 6g，柴胡 6g，黄芩 10g，芦根 15g，前胡 10g。

　　加减：若属风寒侵袭，可用三拗汤加味。常用药物及剂量：麻黄 10g，杏仁 10g，甘草 6g，葶苈子 10g，白芷 10g，石菖蒲 6g。

2.正虚邪滞

　　肺脾亏虚，气血不足，清阳不升，痰湿浊邪久滞清窍为患。症状可见耳内胀闷闭塞不适或伴耳鸣，鼻塞流涕。检查可见鼓膜内陷，或鼓室积液，或鼻甲肿大与腺样体肥大。舌淡红，脉缓或细。

治宜益气健脾，通窍化浊。常用补中益气汤、六君子汤、抗渗耳方加减。常用药物及剂量：黄芪20g，当归10g，白术10g，茯苓10g，甘草6g，金银花10g，黄芩10g，泽泻10g，柴胡10g，香附10g，川芎10g，石菖蒲10g。

3.痰瘀互结

痰湿浊邪久郁于耳，气滞血瘀，痰瘀互结，经脉痹阻，清窍失利加重，病情缠绵。症状可见久病耳内胀闷闭塞，听力减退明显或耳鸣。检查见鼓膜内陷、混浊、增厚，鼓膜穿刺或切开鼓膜有少许黏稠分泌物或如黏胶。舌胖有齿痕或有瘀点，苔微腻，脉弦细滑。

治宜除痰散结，活血通窍。常用通窍方加减。常用药物及剂量：柴胡10g，香附10g，川芎10g，石菖蒲10g，当归10g，红花6g，泽兰10g，法半夏10g，茯苓10g，水蛭5g。

二、经验方

1.通窍方（谭敬书教授经验）

药物组成及剂量：柴胡10g，香附10g，川芎10g，石菖蒲10g，当归10g，红花10g，泽兰10g，法半夏10g，茯苓10g，水蛭3g。

功效与主治：化瘀除痰，行气通窍。用于分泌性中耳炎属血瘀痰凝证者，症状可见耳内胀闭，病程较长或伴耳鸣嘈杂，听力减退呈传导性或混合性聋，声阻抗检查结果为C型、As型或Ad型，舌淡红或有瘀点，脉弦缓。

方解：方中柴胡、香附、川芎为《医林改错》通气散，行气通窍；当归、红花、泽兰、水蛭活血破瘀；法半夏燥湿祛痰；茯苓利水渗湿；石菖蒲助通气散行气通窍，以利咽鼓管通畅。合用共奏祛瘀除痰，利湿化浊，行气通窍之功。

2.抗渗耳方（谭敬书教授经验方）

药物组成及剂量：柴胡10g，香附10g，川芎10g，石菖蒲10g，白术10g，茯苓10g，金银花10g，黄芪20g，当归10g，黄芩10g，水蛭5g，泽泻20g。

功效与主治：健脾利水，化瘀通络，清热解毒，行气通窍。治疗分泌性中耳炎，病程较长，鼓室积液不退，耳内胀闭或伴耳鸣，听力下降，声阻抗检查结果为B型。舌淡红，舌体胖，脉缓或略数。

方解：方中白术、泽泻、茯苓、黄芪健脾渗利水湿，以治中耳积液渗出之源；《医林改错》通气散合石菖蒲、水蛭行气化瘀通窍，以利咽鼓管通畅；金银花、黄芩清热解毒，以抗菌、抗毒；黄芪、白术、当归益气养血，扶正固本以调节免疫功能。合用共奏健脾利水，化瘀通络，清热解毒，行气通窍之功。用于病情缠绵、反复难愈之分泌性中耳炎。方中水蛭宜用于体质尚强者，2～3岁小儿患者可用1g，成人患者可用 3～6g。个别患者用水蛭后可能出现少许脱发现象，可减少药量或中止服用，酌加黄精之类养血以利康复。

三、临证心语

分泌性中耳炎主要症状有耳内胀闷闭塞，当行气通窍，酌用柴胡、川芎、香附、延胡索、木香、枳壳、石菖蒲、白芷等药。古人常用白芷治耳聋，实为开通鼻窍，因鼻塞而耳聋，多为此类病变。

声阻抗检查结果为 B 型，或 C 型（200daPa 以上），或 As 型（SA：0.15mmho 以下）。多有中耳积液，酌用利水渗湿药，常用泽泻、车前子、泽兰、木通等药。

分泌性中耳炎常因鼻病、咽喉病诱发或进一步加重，原发病不除，耳病难医。若伴鼻塞、涕清或黏，宜用白芷、辛夷之类以通利鼻窍；伴脓涕者，酌加苍耳子、皂角刺、野菊花、紫花地丁、金银花之类以解毒排脓；伴喷嚏多者，多属气虚，酌加玉屏风散；伴扁桃体肿大、腺样体肥大者，多属痰浊凝结，酌加玄参、浙贝母、牡蛎、射干、山慈菇、僵蚕之类以助祛痰，散结消肿。

分泌性中耳炎急性期多因风邪侵袭，治疗相对较易；慢性期以正虚邪滞、痰瘀互结多见，治疗相对较难，往往需要坚持一段时间的用药，特别是儿童患者伴有慢性鼻窦炎、变应性鼻炎、腺样体肥大时尤其如此。正虚邪滞或痰瘀互结两证，可兼气虚、阴虚、郁热，当酌情加减用药。

四、医案

医案1

王某，女，67 岁。湖南省长沙市人。2008 年 12 月 18 日初诊。

20 天前右耳闭塞伴右耳鸣昼显，嘈杂环境加重，听力可，否认近期感冒与高血压病史，睡眠易醒难入，余可。双耳鼓膜完整、内陷、光锥消失。舌正常，苔薄黄，脉寸关大尺弱。电测听检查结果呈传导性聋。

诊断：传导性耳聋。

处方及煎服法：柴胡 10g，香附 10g，川芎 10g，郁金 10g，枳壳 10g，黄芩 10g，栀子 10g，木通 6g，全蝎 6g，白芍 15g，甘草 6g。7 剂，每日 1 剂，水煎，分 2 次服。口服红霉素肠溶片 1 周（1 日 3 次）、地塞米松片 1 周（1 日 2 次），局部用滴通鼻炎水 1 周（1 日 2 次），自行咽鼓管吹张、鼓膜按摩。

2008 年 12 月 25 日二诊：耳鸣缓解，鼻塞时偶有耳闭塞感，大便调，睡眠仍差。舌淡红，苔薄，脉寸关部稍大。

处方及煎服法：柴胡 10g，牡蛎 20g，香附 10g，川芎 10g，枳壳 10g，白术 10g，茯苓 10g，石菖蒲 6g，黄芩 10g，栀子 10g，法半夏 10g，人参 10g，酸枣仁 20g，龙骨 20g，甘草 6g。7 剂，服法如前。口服枣仁安神胶囊 1 周（1 日 2 次）。

随访：痊愈。

按：本案患者以耳闭耳鸣为主症，听力呈传导性聋，当有咽鼓管功能障碍。首诊从肝经郁火，邪阻清窍论治。方中黄芩、栀子、木通清降心肝之火，白芍、甘草养阴，柴胡、川芎、香附、郁金、枳壳疏肝行气通窍，全蝎祛风止鸣。二诊稍好转，睡眠仍差，调整思路，从肝火脾虚，邪阻清窍论治，以四君子汤加法半夏益气健脾化痰，黄芩、栀子清肝降火，龙骨、牡蛎、酸枣仁安神，柴胡、川芎、香附、枳壳、石菖蒲疏肝行气通窍。

医案2

李某，男，50 岁。2009 年 5 月 7 日初诊。

鼻渊鼻鼽病史数年，双耳听力差，左耳聋时轻时重，交替性鼻塞无时间规律或喷嚏频作，涕清或浊，涕后流，打鼾，余可。双侧鼓膜内陷显著、光锥消失，左耳鼓膜局限性粘连；鼻甲大，鼻道干净。舌淡红，舌胖有齿痕，苔薄微黄微腻，脉缓。

诊断：慢性鼻窦炎，变应性鼻炎，分泌性中耳炎，双耳混合性聋（中重度）。

证属气虚邪滞清窍。

处方及煎服法：黄芪 20g，当归 15g，赤芍 15g，白芷 15g，防风 10g，甘草 6g，桔梗 10g，白术 15g，皂角刺 10g，金银花 10g，茯苓 15g，法半夏 10g，枳壳 10g，川芎 10g，柴胡 10g。7 剂，每日 1 剂，水煎，分 2 次服。口服鼻渊舒丸 1 周（1 日 3 次）；局部用滴通鼻炎水（1 日 2 次）、丙酸倍氯米松鼻喷雾剂 1 周（1 日 2 次）；自行咽鼓管吹张、鼓膜按摩。

2009 年 5 月 21 日三诊：上方两诊服 14 剂，鼾减，晨起偶作嚏，左耳听力明显好转，右耳听力无变化，鼻塞涕后流好转，涕清量少或无，余可。舌淡红，舌胖有齿痕，苔薄白微腻，脉弦细缓。

处方及煎服法：黄芪 20g，当归 15g，赤芍 15g，白芷 15g，蝉蜕 6g，甘草 6g，桔梗 10g，白术 15g，法半夏 10g，茯苓 15g，枳壳 10g，川芎 10g，柴胡 10g。7 剂，服法如前。嘱自行咽鼓管吹张、鼓膜按摩。

2009 年 5 月 28 日四诊：症状基本消失，偶有鼻塞，左耳听力基本正常，右耳听力差无明显变化。外耳道干燥，鼻道干净，下甲稍大。舌淡红，舌胖嫩有少许齿痕，苔微腻，脉缓有力。

处方及煎服法：黄芪 20g，当归 15g，赤芍 15g，白芷 10g，蝉蜕 6g，甘草 6g，桔梗 10g，白术 15g，茯苓 15g，法半夏 10g，枳壳 10g，川芎 10g，柴胡 10g，石菖蒲 6g。14 剂，服法如前。口服鼻渊舒丸 2 周（1 日 3 次）。

按： 本案属鼻渊、鼻鼽、耳胀与双耳混合性中重度聋，诸病同治，四诊后诸症显著好转，但右耳听力无改善。鼻鼽鼻渊多属正气不足，邪滞清窍；耳聋时轻时重亦属正虚邪干。首诊方中，当归、黄芪、赤芍、川芎、白术、茯苓、益母草益气健脾，活血通窍；苔腻属痰湿用法半夏、皂角刺、金银花解毒排脓，白芷化浊通鼻，桔梗引药上行，防风助黄芪、白术祛风止嚏，柴胡、枳壳行气通耳。三诊诸症好转，原方去解毒排脓之品，蝉蜕代防风，四诊加石菖蒲通窍。

医案3

李某，男，23 岁。湖南省长沙市人。2009 年 9 月 28 日初诊。

右耳鸣 2 年余，吞咽时耳中吱吱响，听力稍降，睡眠浅易醒，余可。鼻腔通畅干净，咽部正常，外耳道正常。舌胖嫩，舌有少量瘀点，脉弦缓。

诊断：混合性耳鸣耳聋（右）。

处方及煎服法：柴胡 10g，川芎 10g，香附 10g，三七粉 3g（冲服），枳壳 10g，石菖蒲 10g，葛根 15g，赤芍 10g，升麻 6g，甘草 6g，丹参 10g，天麻 10g。14 剂，每日 1 剂，水煎，分 2 次服。

2009 年 10 月 13 日二诊：药后耳鸣减，睡眠如前。舌淡红，舌体胖，苔薄微腻，脉弦缓。

处方及煎服法：柴胡 10g，川芎 10g，香附 10g，木香 10g，枳壳 10g，石菖蒲 10g，郁金 10g，丹参 10g，天麻 10g，酸枣仁 10g，栀子 5g。14 剂，服法如前。

随访：痊愈。

按： 本案为混合性耳鸣耳聋。久病聋鸣多有血瘀，寒热辨据不足，舌有少量瘀点，从热郁血瘀论治。首诊用升麻葛根汤清热活血，通气散加枳壳、石菖蒲行气通窍，丹参、三七粉活血化瘀，天麻祛风止鸣。二诊耳鸣好转，睡眠不深，舌瘀点消失，改拟通气散加木香、枳壳、石菖蒲、郁金、丹参行气活血通窍，天麻止鸣，栀子、丹参助酸枣仁清心安神，睡眠改善，耳鸣消失，听力恢复正常。

医案4

傅某，男，57 岁。湖南省常德市人。2010 年 3 月 2 日初诊。

右耳聋 1 年，左耳聋加重 16 天，自听增强，听音难清，晨起听力较好，时口苦，纳差，胸部不适，余可。鼻与咽部正常，双耳鼓膜内陷、混浊、无明显充血。舌淡红，苔薄微黄，脉弦细缓无力。电测听检查结果呈双耳混合性聋中重度。

诊断：慢性非化脓性中耳炎，混合性聋（双）。

治以益气升清，行气通窍。

处方及煎服法：柴胡 10g，川芎 10g，香附 10g，黄芪 15g，当归 10g，枳壳 10g，石菖蒲 10g，白术 10g，党参 10g，泽兰 10g，郁金 10g，神曲 10g，栀子 10g。7 剂，每日 1 剂，水煎，分 2 次服。口服甲苯磺酸托氟沙星胶囊 1 周（1 日 2 次）、醋酸泼尼松片 5 日（1 日 3 次），自行鼓膜按摩、咽鼓管吹张。

2010 年 3 月 9 日二诊：听力明显好转，仍纳差。舌淡红，舌体胖，苔薄，脉弦细缓。

治以前法。

处方及煎服法：柴胡 10g，川芎 10g，香附 10g，黄芪 15g，当归 10g，枳壳 10g，石菖蒲 10g，白术 10g，党参 10g，三七粉 5g（冲服），泽兰 10g，郁金 10g，神曲 10g，白豆蔻 10g，甘草 6g，茯苓 10g。21 剂，服法如前。

随访：自觉听力显著好转，恢复了多半，听音较清楚。未续治。

按：本案耳胀伴耳聋，从气虚邪滞清窍论治。方中当归、黄芪、党参、白术补益气血，通气散加枳壳、石菖蒲、泽兰、郁金行气活血通窍，栀子清肝平口苦，神曲、白豆蔻开胃。

医案5

彭某，女，56 岁。2012 年 6 月 28 日初诊。

感冒后双耳胀闭 3 个月。外院诊断为分泌性中耳炎，中耳积液。目前中耳积液（3 天前外院声阻抗检查结果为双耳 B 型），耳内闭塞感重，余可。体弱易感冒。鼻腔通畅干净，咽部稍慢性充血。舌淡，苔薄，脉细滑。

治以扶正祛邪，活血通窍。

处方及煎服法：黄芪 15g，当归 10g，白术 12g，茯苓 12g，泽泻 10g，泽兰 10g，石菖蒲 6g，郁金 10g，水蛭 3g（研粉兑服），枳壳 10g，柴胡 6g，白豆蔻 8g，党参 12g，甘草 6g，金银花 10g，桔梗 10g。7 剂，每日 1 剂，水煎，分 2 次服。

2012 年 7 月 6 日二诊：耳内胀闭减轻，余同前。舌偏淡，脉细滑。

处方及煎服法：黄芪 15g，当归 10g，白术 12g，茯苓 12g，泽泻 10g，泽兰 10g，石菖蒲 6g，水蛭 3g（研粉兑服），枳壳 10g，柴胡 6g，白豆蔻 6g，党参 12g，甘草 6g，金银花 10g，法半夏 10g，桔梗 10g。14 剂，服法如前。

2012 年 7 月 20 日三诊：耳内闭塞感缓解，近日咽喉稍干痛，舌根处明显，微咳，时口苦。鼻腔通畅干净，咽部稍充血，少许淋巴滤泡增生。舌偏淡，苔白，脉细滑略数。

处方及煎服法：黄芪 15g，当归 10g，白术 12g，茯苓 12g，泽兰 10g，水蛭 3g（研粉兑服），枳壳 10g，柴胡 6g，白豆蔻 6g，党参 12g，甘草 6g，金银花 10g，法半夏10g，桔梗10g，玄参15g，知母10g。7剂，服法如前。

随访：8月17日求治他病，谓耳症消失，外院声阻抗检查结果为双耳A型。

按：本案分泌性中耳炎病程较长，属正虚邪滞。方中四君子汤加当归、黄芪益气健脾扶正，金银花解毒祛邪，泽泻、泽兰、石菖蒲、郁金、水蛭、枳壳、柴胡利水通窍，白豆蔻和胃，桔梗利咽。二诊去郁金加法半夏以除痰。三诊有咽喉不适，加玄参、知母利咽喉。

医案6

张某，男，41岁。2012年7月21日初诊。

左耳鸣如蝉昼显2个月，有时耳胀闷如灌水，听力稍减，余可。舌淡红微暗滞，脉弦缓。电测听检查结果呈左耳低频区轻度传导性聋，右耳传导性聋。声阻抗检查结果为左耳B型，右耳A型。

诊断：分泌性中耳炎。

治以扶正祛邪，活血通窍。

处方及煎服法：黄芪15g，当归10g，水蛭4g（研粉兑服），金银花15g，皂角刺10g，白术10g，甘草6g，泽兰10g，桃仁10g，红花6g，枳壳10g，川芎10g，柴胡10g，香附10g，延胡索10g。7剂，每日1剂，水煎，分2次服。

2012年7月28日二诊：耳胀闷消失，耳鸣减，余可。舌偏红，苔薄微黄，脉弦略数。

治以前法。

处方及煎服法：黄芪15g，当归10g，水蛭4g（研粉兑服），金银花15g，皂角刺10g，白术10g，甘草6g，泽兰10g，桃仁10g，红花6g，枳壳10g，川芎6g，柴胡6g，香附10g，延胡索10g，黄芩10g，赤芍15g。上方连续服21剂，服法如前。

随访：症状消失，未复查电测听与声阻抗。

按：本案为分泌性中耳炎，以耳鸣为主症，按耳胀论治。病程较长多正虚，舌淡红暗滞，多有气虚血瘀。治以益气活血，利水通窍。方中当归、黄芪、白术、川芎、水蛭、桃仁、红花、皂角刺之类益气活血，金银花、甘草之类解毒祛邪，泽兰、枳壳、柴胡、香附、延胡索行气利水通窍。二诊脉数，加黄芩、赤芍清热凉血。

医案7

刘某，男，27岁。湖南省株洲市人。2012年9月21日初诊。

耳鸣（吞咽时耳内有响声）2个月，阵发嚏涕，平素鼻塞无涕或少涕，当地查双侧筛窦炎，声阻抗与电测听检查结果正常，行双侧鼓膜打孔，1 个月后电测听复查双耳轻微传导性听力下降，声阻抗检查结果为右耳 A 型，左耳 B 型。现左耳鸣及耳内嘈杂音，无明显胀闭感，交替性鼻塞夜显，左耳内有血管跳动感影响睡眠。鼻甲稍大，鼻道干净，咽部正常，右耳鼓膜有血痂，左耳鼓膜前下象限有小穿孔。舌略红，苔中后稍厚，脉沉略数。

诊断：分泌性中耳炎（左耳鼓膜穿孔），耳鸣（左）。

治以益气活血，通利清窍。

处方及煎服法：柴胡 12g，黄芩 10g，桑白皮 10g，川芎 12g，香附 10g，泽兰 10g，石菖蒲 10g，白芷 12g，黄芪 20g，当归 10g，水蛭 6g（研粉兑服），白术 10g，黄精 20g，酸枣仁 20g，远志 10g。14 剂，每日 1 剂，分 2 次开水冲服（颗粒剂）。

2012 年 10 月 5 日二诊：仍左耳鸣，偶有鼻塞，寐转佳，寐时血管跳动感消失。右耳鼓膜表面有血痂，左耳鼓膜完整（穿孔愈合）。舌偏红，舌中心有裂纹，脉弦细数。

治以清肝降火，行气通窍。

处方及煎服法：柴胡 6g，黄芩 10g，川芎 6g，香附 10g，白芷 12g，龙胆 6g，当归 10g，水蛭 6g（研粉兑服），生地黄 20g，沙参 20g，枸杞子 10g，麦冬 10g，黄精 20g，全蝎 3g。14 剂，服法如前。

随访：痊愈。

按：本案耳鸣为主症，按耳胀论治。病程较长，常阵发嚏涕多属正气不足；舌偏红，脉略数多属郁热。首诊从气虚夹热，邪滞清窍辨识，方中当归、黄芪、白术、黄精补益气血，助以酸枣仁、远志安神止鸣，黄芩、桑白皮清肺，通气散、石菖蒲、水蛭、泽兰行气活血通耳窍，白芷芳香通鼻。二诊时患者耳鸣，舌红有裂，脉弦细数，从肝经郁火论治为主，以当归、生地黄、沙参、枸杞子、麦冬滋养肝阴，黄芩、龙胆清肝泻火，通气散加水蛭行气活血通耳，白芷利鼻窍，黄精补气血以防水蛭之峻，全蝎祛风止鸣。

医案8

邹某，男，41 岁。北京市人。2012 年 10 月 25 日初诊。

今年 8 月初感冒后乘飞机引起双耳闭塞至今，一直治疗未愈。外院诊断为鼻窦炎、双侧中耳乳突炎（10 月 12 日），曾经双耳两次穿刺均抽出 0.8mL 左右淡黄液体。现耳闭塞左重右轻，左侧稍鸣，余可。舌偏红，苔薄。声阻抗检查结果为双耳 C 型（均为 255daPa）。

诊断：分泌性中耳炎。

治以益气通窍，活血利水。

处方及煎服法：柴胡 10g，泽兰 10g，红花 10g，桃仁 10g，水蛭 5g（研粉兑服），当归 10g，川芎 10g，黄芩 10g，赤芍 10g，甘草 6g，黄芪 15g，香附 10g，金银花 15g，生地黄 15g，车前草 10g，泽泻 15g，香附 10g。10 剂，每日 1 剂，水煎，分 2 次服。

2012 年 11 月 3 日二诊：已服 8 剂，耳鸣耳闷好转。鼓膜稍外突充血、光锥清，鼻部正常，咽部正常。舌淡红，舌体胖，苔薄，脉略数。

治以前法。

处方及煎服法：柴胡 12g，泽兰 10g，桃仁 10g，红花 10g，水蛭 6g（研粉兑服），黄芪 20g，当归 10g，金银花 10g，白术 10g，香附 10g，泽泻 10g，川芎 12g，甘草 6g，石菖蒲 10g，枳壳 10g，黄芩 10g。30 剂，每日 1 剂，分 2 次开水冲服（颗粒剂）。

2012 年 11 月 30 日三诊（网络）：目前右耳症轻，左耳鸣、耳闭好转，近日捏鼻鼓气已容易吹通双耳。纳可，二便调，多梦。11 月 28 日北京当地行声阻抗检查，结果仍然为双耳 C 型（右耳：110daPa，左耳：150daPa），听力检查如前。

治以前法。

处方及煎服法：柴胡 6g，黄芩 10g，地龙 10g，水蛭 5g（研粉兑服），当归 10g，生地黄 20g，赤芍 10g，川芎 12g，延胡索 10g，木香 6g，香附 10g，丹参 20g，三七粉 10g（冲服），黄芪 20g，泽兰 10g。10 剂，每日 1 剂，分 2 次开水冲服（颗粒剂）。

2012 年 12 月 8 日四诊：自行吹张可通畅，左耳鸣减、稍感胀闷，左耳听力差于右耳，晨起多黄痰。咽部慢性充血明显，扁桃体Ⅱ度肿大。舌略偏淡，舌有齿痕，苔薄。脉缓。

诊断：分泌性中耳炎，慢性扁桃体炎。

治以益气活血，化痰散结，行气通窍。

处方及煎服法：柴胡 12g，桃仁 10g，红花 10g，水蛭 6g（研粉兑服），黄芪 20g，当归 10g，金银花 10g，白术 10g，香附 10g，泽泻 10g，桔梗 10g，甘草 6g，浙贝母 10g，枳壳 10g，丹参 20g，三七粉 10g（冲服），延胡索 10g，玄参 20g，川芎 12g。30 剂，每日 1 剂，分 2 次开水冲服（颗粒剂）。

2012 年 12 月 20 日五诊（网络）：上方已服 10 剂，偶有外感，右耳稍痛，自行吹张鼓气难通，鼻塞不明显，余症安，舌略偏红，苔薄。

处方及煎服法：黄芩 10g，泽兰 10g，鱼腥草 15g，野菊花 15g，赤芍 15g，薄荷 6g。5 剂，每日 1 剂，服法如前，与前面 30 剂未服完的同时服。

2012 年 12 月 25 日六诊（网络）：上方 5 剂服完后，自行吹张鼓气双耳畅通，耳闭大减，听力提高很多，右脸颊微痛感，稍右耳鸣。大便略溏。舌淡红，苔薄。

处方及煎服法：黄芩 10g，泽兰 10g，鱼腥草 10g，野菊花 10g，赤芍 15g，薄荷 6g，薏苡仁 20g。7 剂，水煎，每日 1 剂，分 2 次服，与前面 30 剂未服完的同时服。

随访：痊愈。

按：本案患者病程较长多属正虚，舌偏红属郁热，从正虚邪滞，气滞血瘀论治。方中生地黄、赤芍、当归、川芎、桃仁、红花、水蛭、黄芪益气活血化瘀，柴胡、香附、车前草、泽兰、泽泻利水通窍祛邪，黄芩、金银花、甘草清热解毒祛邪。三诊稍好转，处方微调。四诊伴乳蛾，加玄参、浙贝母化痰。五、六诊遇感冒耳痛，佐清热解毒祛邪。

医案9

曾某，男，51 岁。2015 年 5 月 17 日初诊。

感冒后鼻塞耳鸣 3 个月，耳鸣右重，无涕，无耳胀闭感。鼻腔通畅干净，咽部稍充血，扁桃体Ⅱ度肿大，耳道通畅。舌淡红，脉缓。声阻抗检查结果为双耳 B 型。

诊断：分泌性中耳炎。

治以扶正祛邪，利水通窍。

处方及煎服法：柴胡 6g，川芎 6g，香附 10g，白芷 12g，辛夷 6g，石菖蒲 10g，水蛭 6g（研粉兑服），黄芪 10g，当归 10g，枳壳 10g，茯苓 10g，白术 10g，野菊花 10g，紫花地丁 10g，金银花 10g，黄芩 10g。21 剂，每日 1 剂，分 2 次开水冲服（颗粒剂）。口服地红霉素肠溶胶囊 3 周（1 日 2 次）、桉柠蒎肠溶软胶囊 3 周（1 日 2 次）、醋酸泼尼松片 5 日（1 日 3 次），盐酸赛洛唑啉滴鼻液滴鼻 3 周（1 日 3 次）。

2015 年 6 月 11 日二诊：右耳鸣消失，左耳鸣稍有，遇凉鼻塞，畏寒，易疲劳。舌淡红，苔薄，脉缓。声阻抗检查结果为双耳 C 型，电测听检查结果正常。

治以前法。

处方及煎服法：柴胡 6g，川芎 6g，香附 10g，白芷 12g，辛夷 6g，石菖蒲 10g，黄芪 10g，当归 10g，延胡索 10g，茯苓 10g，白术 10g，野菊花 10g，蒲公英 10g，黄芩 10g。21 剂，服法如前。

随访：痊愈。

按：本案耳鸣为主症。舌淡红、脉缓，属正气不足，邪阻清窍。方中当归、黄芪、白术、茯苓扶正，野菊花、紫花地丁、金银花、黄芩解毒祛邪，柴胡、川芎、香附、石菖蒲、水蛭、枳壳行气活血通耳，白芷、辛夷通利鼻窍。二诊好转，去水蛭与金银花。

医案10

王某，女，13岁。2016年1月23日初诊。

晨有白黏涕量多1年，耳鸣时有时无，易感冒，喷嚏偶作，便溏。鼻腔通畅干净，咽部慢性充血，外耳道正常，舌淡红，苔薄。声阻抗检查结果为双耳Ad型，电测听检查结果基本正常。

诊断：慢性鼻炎，耳鸣。

治以益气通窍。

处方及煎服法：黄芪10g，白芷6g，辛夷5g，川芎6g，白术10g，茯苓10g，甘草6g，党参10g，当归10g，炒麦芽10g，鸡内金10g，五味子6g，山药10g。21剂，每日1剂，分2次开水冲服（颗粒剂）。局部用盐酸赛洛唑啉滴鼻液3周（1日3次），曲安奈德鼻喷雾剂外用3周（1日1次）；自行鼓膜按摩。

2016年2月20日二诊：涕少偶嚏，耳鸣消失。鼻、咽正常。舌偏淡，苔薄，脉缓。

处方及煎服法：黄芪10g，白芷6g，辛夷5g，川芎6g，白术10g，茯苓10g，蝉蜕6g，甘草6g，防风10g，党参10g，当归10g，炒麦芽10g，鸡内金10g，五味子6g，山药10g。21剂，服法如前。

随访：痊愈。

按：本案鼻窒耳鸣。从气虚清阳不升，邪滞清窍辨识，治以益气通窍。方中四君子汤加当归、黄芪、山药、五味子益气扶正，麦芽、鸡内金健脾开胃，白芷、辛夷、川芎通利清窍。二诊仍偶有喷嚏，多属鼻鼽，原方加蝉蜕、防风祛风止嚏。

医案11

蒋某，男，22岁。2016年4月18日初诊。

交替性鼻塞涕少半年，全天均有，伴咽喉异物感，于今年2月29日处中药方21剂（白芷6g，辛夷5g，玄参10g，浙贝母10g，射干10g，薄荷6g，法半夏10g，茯苓10g，射干10g，白术10g，陈皮6g，紫苏梗10g）后，咽喉异物感消失，鼻塞减轻，遂停药。近1周耳鸣尖细夜显，双侧耳胀闷，听力可，交替性鼻塞夜显，咽喉有火辣感，便调。鼻腔通畅干净，咽充血明显，外耳道正常。舌略偏红，苔薄，脉沉细略数。声阻抗检查结果为双耳Ad型。

诊断：慢性鼻炎，慢性咽炎，耳鸣。

治以清热祛邪，行气通窍。

处方及煎服法：白芷6g，辛夷5g，玄参10g，浙贝母10g，甘草10g，桔梗10g，射干10g，薄荷6g，黄芩10g，桑白皮10g，川牛膝10g，枳壳10g，川芎6g，柴胡6g。21剂，每日1剂，分2次开水冲服（颗粒剂）。局部用盐酸赛洛唑啉滴鼻液3周（1日3次）。

随访：痊愈。

按：本案属鼻窒、喉痹、耳鸣同治。舌偏红，脉略数属热，中耳属肺系，从肺论治。方中黄芩、桑白皮清肺，白芷、辛夷宣肺通窍，枳壳、川芎、柴胡行气通耳，玄参、浙贝母、桔梗、射干、薄荷、川牛膝清热化痰利咽，甘草调和诸药。

医案12

周某，女，22岁。2016年7月19日初诊。

耳鸣2个月，无耳胀闭感，伴鼻塞、打鼾半年。鼻甲稍大，咽部轻微充血。舌淡红，苔薄，脉细略数。电测听检查结果呈传导性聋（轻度，双耳），声阻抗检查结果为双耳As型。

诊断：耳鸣，慢性鼻炎，鼾症。

治以益气通窍，清热化痰。

处方及煎服法：柴胡6g，川芎6g，香附10g，枳壳10g，黄芪10g，当归10g，丹参10g，三七粉10g（冲服），郁金10g，黄芩10g，野菊花10g，蒲公英10g，石菖蒲10g，玄参10g，浙贝母10g。21剂，每日1剂，分2次开水冲服（颗粒剂）。口服复方鱼腥草滴丸3周（1日3次）、通窍鼻炎胶囊3周（1日3次），局部用盐酸赛洛唑啉滴鼻液3周（1日3次），曲安奈德鼻喷雾剂外用3周（1日1次）。

2016年8月8日二诊：明显好转。稍有耳鸣，口稍干，有鼻塞与涕后流感，鼾减。鼻甲稍大，有少许黏性分泌物，咽部轻度充血。舌淡红，脉细缓。声阻抗检查结果为检查A型，电测听检查结果正常。

处方及煎服法：柴胡6g，川芎6g，枳壳10g，黄芪10g，当归10g，法半夏10g，白术10g，茯苓10g，黄芩10g，射干10g，石菖蒲10g，玄参10g，浙贝母10g。21剂，服法如前。口服通窍鼻炎胶囊3周（1日3次）。

按：本案鼻窒、耳鸣、鼾症同治，证属正气不足，邪滞清窍，痰热内蕴。方中当归、黄芪补益气血，黄芩、野菊花、蒲公英清热解毒祛邪，玄参、浙贝母化痰利咽，柴胡、川芎、香附、丹参、三七粉、郁金、石菖蒲、枳壳行气活血而通利耳窍。二诊好转，以当归、黄芪扶正，白术、茯苓、法半夏、黄芩、射干、玄参、浙贝母、黄芩健脾清热化痰，柴胡、川芎、枳壳、石菖蒲行气通窍止鸣。

医案13

喻某，女，38岁。2016年8月8日初诊。

左耳鸣1周，有胀闭感，听力微降，起立时有眩晕感，无鼻塞与涕。鼻甲稍大，咽部慢性充血，咽后壁有少许黏浊分泌物。舌淡红，苔薄，脉沉缓。声阻抗检查结果为双耳 As 型；电测听检查结果为左耳低频区混合性聋曲线。

诊断：混合性耳鸣。

治以扶正祛邪，通利清窍。

处方及煎服法：黄芪 10g，当归 10g，丹参 10g，三七粉 10g（冲服），白芷 6g，辛夷 5g，川芎 6g，白术 10g，茯苓 10g，石菖蒲 10g，郁金 10g，柴胡 6g，香附 10g。21 剂，每日 1 剂，分 2 次开水冲服（颗粒剂）。

随访：诸症消失。

按：本案耳鸣，多与耳胀相关，病程短但无明显外感病史，咽后壁有黏浊分泌物，多与鼻病有关。从正虚邪滞论治。方中当归、黄芪、白术、茯苓扶正气，白芷、辛夷通鼻窍，石菖蒲、郁金、柴胡、川芎、香附、丹参、三七粉行气活血、通利耳窍。

医案14

高某，女，38 岁。湖南省安仁县人。2016 年 8 月 30 日初诊。

半月前感冒，1 周前突发左耳聋伴耳鸣、耳内胀闷闭塞，鼻塞无涕，自行口服消炎药无效。鼻甲稍大，舌淡红，苔薄白，脉弦细缓。声阻抗检查结果为 A 型；电测检查结果呈听左耳传导性聋（轻中度）。

诊断：传导性耳聋。

治以清热祛邪，行气通窍。

处方及煎服法：柴胡 6g，川芎 6g，香附 10g，石菖蒲 10g，白芷 6g，辛夷 5g，黄芩 10g，野菊花 10g，枳壳 10g，大青叶 10g，板蓝根 10g。14 剂，每日 1 剂，分 2 次开水冲服（颗粒剂）。局部用盐酸赛洛唑啉滴鼻液 2 周（1 日 3 次），口服复方鱼腥草滴丸 2 周（1 日 3 次）。

随访：诸症消失，电测听检查结果正常。

按：本案多属耳胀耳鸣，病程尚短，邪阻清窍。方中黄芩、野菊花、大青叶、板蓝根清热解毒祛邪，通气散加石菖蒲、枳壳行气通耳，白芷、辛夷宣肺通鼻。

医案15

张某，女，35 岁。湖南省岳阳市人。2017 年 1 月 3 日初诊。

感冒后耳胀闷 1 个月，外院行鼓膜穿刺后耳闷稍好转，无明显鼻塞与涕。鼻腔通畅干净，咽部无充血。舌淡，脉略数。视频耳镜见双侧鼓室积液。

治以健脾利水，解毒祛邪。

处方及煎服法：柴胡 6g，川芎 6g，石菖蒲 10g，泽泻 10g，黄芩 10g，白术 10g，茯苓 10g，党参 10g，黄芪 10g，当归 10g，水蛭 3g（研粉兑服），野菊花 10g，紫花地丁 10g，甘草 6g，香附 10g。21 剂，每日 1 剂，分 2 次开水冲服（颗粒剂）。口服金银花软胶囊 3 周（1 日 2 次）、桉柠蒎肠溶软胶囊 3 周（1 日 2 次），局部用盐酸赛洛唑啉滴鼻液 3 周（1 日 3 次）。

随访：复查诸症消失，声阻抗检查结果为 A 型。

按：此案耳胀，正虚邪阻清窍。方中四君子汤加当归、黄芪扶正，黄芩、野菊花、紫花地丁解毒祛邪，柴胡、川芎、石菖蒲、泽泻、水蛭、香附活血利水而行气通窍。

医案16

童某，女，35 岁。湖南省长沙市人。2017 年 4 月 25 日初诊。

左耳鸣 2 周，变应性鼻炎数年近来无不适。鼻腔通畅干净，耳道通畅。舌淡红，苔薄，脉缓稍弱。声阻抗检查结果为左耳 As 型（峰值略低），右耳 A 型。

诊断：耳鸣。

治以益气通窍。

处方及煎服法：黄芪 15g，当归 10g，白术 10g，茯苓 10g，柴胡 6g，川芎 6g，香附 10g，枳壳 10g，石菖蒲 10g，黄芩 10g，全蝎 3g，白芷 10g，辛夷 5g。14 剂，每日 1 剂，分 2 次开水冲服（颗粒剂）。口服复方鱼腥草滴丸 2 周（1 日 3 次），局部用盐酸羟甲唑啉喷雾剂 2 周（1 日 2 次）。

2017 年 4 月 9 日二诊：耳鸣消失，耳部稍不适。舌略偏红，苔薄，脉细。

治以前法。

处方及煎服法：原方 14 剂，服法如前。

随访：耳症消失。

按：本案属耳胀耳鸣，正虚邪阻清窍。方中当归、黄芪、白术、茯苓益气养血扶正，柴胡、川芎、香附、枳壳、石菖蒲、白芷、辛夷行气通利清窍，全蝎祛风止鸣，黄芩平调寒热。

医案17

肖某，女，37 岁。湖南省长沙市人。2017 年 5 月 16 日初诊。

鼻塞，耳内有胀闭感 1 周。鼻甲稍大，鼻道干净，咽部无充血。舌淡红，苔薄，脉细。声阻抗检查结果为左耳 B 型，右耳 A 型。

治以扶正祛邪，利水通窍。

处方及煎服法：柴胡 6g，黄芩 10g，黄芪 10g，川芎 6g，石菖蒲 10g，白芷 6g，紫花地丁 10g，蒲公英 10g，香附 10g，白术 10g，泽泻 10g，茯苓 10g，当归 10g，甘草 6g。21 剂，每日 1 剂，分 2 次开水冲服（颗粒剂）。口服地红霉素 3 周

（1日1次）、复方鱼腥草滴丸3周（1日3次）、醋酸泼尼松片5日（1日3次），局部用盐酸赛洛唑啉滴鼻液3周（1日3次）。

2017年6月6日二诊：好转。症状不显。鼻甲稍大，舌淡红，苔薄，脉沉细缓。声阻抗检查结果为右耳A型，左耳C型（145daPa）。

处方及煎服法：柴胡6g，黄芩10g，黄芪10g，川芎6g，石菖蒲10g，白芷6g，野菊花10g，败酱草10g，香附10g，白术10g，茯苓10g，当归10g，甘草6g。21剂，服法如前。

随访：痊愈。

按：本案为新病耳胀，外感不显，多属正虚邪阻清窍，致中耳积液。治以当归、黄芪、白术、茯苓扶正，紫花地丁、蒲公英、黄芩、甘草解毒祛邪，柴胡、川芎、石菖蒲、白芷、香附行气化浊通窍，泽泻助白术、茯苓利水消液。二诊积液退，原方去泽泻。

医案18

易某，女，成人。湖南省常德市人。2017年7月17日初诊。

左耳鸣1周，如物塞耳，自听增强，否认近期感冒史，无他症。鼻腔通畅，耳道通畅，咽部正常。舌淡红，苔薄，脉弦。声阻抗检查结果为左耳B型，右耳A型；电测听检查结果呈左耳轻度传导性聋，右耳正常；视频耳镜见左鼓室积液。

治以扶正祛邪，利水通窍。

处方及煎服法：柴胡6g，川芎6g，香附10g，石菖蒲6g，茯苓10g，黄芩10g，黄芪20g，当归10g，野菊花10g，紫花地丁10g，白芷6g，辛夷6g，泽泻20g。21剂，每日1剂，分2次开水冲服（颗粒剂）。口服地红霉素3周（1日1次）、桉柠蒎肠溶软胶囊3周（1日2次），局部用盐酸羟甲唑啉喷雾剂3周（1日2次）、康酸莫米松鼻喷雾剂3周（1日1次）。

2017年8月8日二诊：耳鸣与阻塞感减轻，眼有干涩感。舌淡红，苔薄，脉弦缓。声阻抗检查结果为左耳B型。

治以前法。

处方及煎服法：柴胡6g，川芎6g，香附10g，石菖蒲6g，茯苓10g，黄芩10g，黄芪20g，当归10g，野菊花10g，紫花地丁10g，白芷6g，辛夷6g，泽泻20g，白术10g。21剂，服法如前。口服金银花软胶囊3周（1日2次）、桉柠蒎肠溶软胶囊3周（1日2次），局部用药如前。

2017年9月5日三诊：左耳鸣塞略缓解，自听增强消失。舌淡红，苔薄，脉沉细缓。续前法加减。

处方及煎服法：柴胡6g，川芎6g，香附10g，石菖蒲6g，茯苓10g，黄芩

10g，黄芪 20g，当归 10g，蒲公英 10g，鱼腥草 10g，白芷 6g，辛夷 6g，泽泻 10g，白术 10g，党参 10g，甘草 6g。21 剂，服法如前。口服金银花软胶囊 3 周（1 日 2 次）、桉柠蒎肠溶软胶囊 3 周（1 日 2 次）。

随访：愈，声阻抗检查结果为 A 型。

按：本案耳鸣为主诉，实属中耳积液，按耳胀论治，虽新病但外感不显，据舌脉当属正虚邪阻清窍。方中当归、黄芪、茯苓扶正，黄芩、野菊花、紫花地丁解毒祛邪，柴胡、川芎、香附、石菖蒲、泽泻利水渗湿、行气通窍，白芷、辛夷通利鼻窍。二、三诊续加党参、白术、甘草。

医案19

向某，男，36 岁。湖南省株洲市人。2018 年 7 月 10 日初诊。

右耳听力下降 3 个月，今年 5 月于本科室诊断分泌性中耳炎并行鼓膜穿刺，近来鼻塞不显，无涕，咽稍不适。咽部充血显著，鼻腔通畅。舌偏红，苔薄，脉沉细略数。电测听检查结果呈右耳低频轻度下降；声阻抗检查结果为右耳 B 型，左耳 As 型。

诊断：分泌性中耳炎（右），慢性咽炎。

治以扶正祛邪，利水通窍。

处方及煎服法：黄芪 10g，当归 10g，白芷 6g，桔梗 10g，甘草 6g，玄参 10g，川牛膝 10g，柴胡 6g，黄芩 10g，败酱草 10g，蒲公英 10g，鱼腥草 10g，车前草 10g，泽泻 10g，石菖蒲 10g，川芎 6g。21 剂，每日 1 剂，分 2 次开水冲服（颗粒剂）。口服桉柠蒎肠溶软胶囊 3 周（1 日 2 次）、金银花软胶囊 3 周（1 日 2 次），局部用盐酸羟甲唑啉喷雾剂 3 周（1 日 2 次）。

2018 年 9 月 11 日二诊：药后症消未续治。近 2 周右耳闷胀堵塞感重，听力下降或耳内刺痒，自行咽鼓管吹张右侧不通畅，伴咽痛不适，无鼻症。鼻腔通畅，咽部充血明显，舌淡红，苔薄，脉弦缓。声阻抗检查结果为右耳 B 型，左耳 As 型。

处方及煎服法：黄芪 10g，当归 10g，白芷 6g，桔梗 10g，甘草 6g，玄参 10g，荆芥 10g，射干 10g，柴胡 6g，黄芩 10g，败酱草 10g，野菊花 15g，枳壳 10g，紫花地丁 10g，车前草 10g，泽泻 10g，石菖蒲 10g，川芎 6g。21 剂，服法如前。口服金银花软胶囊 3 周（1 日 2 次）、桉柠蒎肠溶软胶囊 3 周（1 日 2 次），局部用盐酸羟甲唑啉喷雾剂 3 周（1 日 2 次）。

随访：愈，声阻抗检查结果为 A 型。

按：本案首诊以耳聋为主诉，实属中耳积液，按耳胀论治。久病多虚，正虚邪滞。治以当归、黄芪扶正，败酱草、蒲公英、鱼腥草、黄芩解毒祛邪，白芷、柴胡、石菖蒲、川芎、车前草、泽泻通窍利水，佐甘草、桔梗、玄参、川牛膝利咽。

二诊相去较久，耳胀复发，续以当归、黄芪扶正，败酱草、野菊花、紫花地丁、黄芩解毒祛邪，白芷、柴胡、川芎、石菖蒲、枳壳、车前草、泽泻通窍利水，佐甘草、桔梗、玄参、荆芥、射干利咽。

医案20

柏某，女，34岁。湖南省永州市人。2018年10月6日初诊。

声音嘶哑数月，感冒1周，流黄涕，耳内胀闭。咽后壁有脓性分泌物，鼻甲大，鼻内浊涕量多。舌略淡，脉细缓。声阻抗检查结果为双耳C型（均为204daPa）。电测听检查结果呈双耳轻中度混合性聋。

诊断：分泌性中耳炎，鼻窦炎，咽喉炎。

治以扶正祛邪，通利清窍。

处方及煎服法：黄芪10g，当归10g，皂角刺10g，败酱草10g，野菊花10g，桔梗10g，甘草6g，白芷6g，苍耳子9g，黄芩10g，车前草10g，柴胡6g，川芎6g，石菖蒲10g，枳壳10g，茯苓10g。21剂，每日1剂，分2次开水冲服（颗粒剂）。口服香菊胶囊1周（1日2次），局部用盐酸赛洛唑啉滴鼻液1周（1日2次），含服铁笛丸2周（1日2次）。

随访：愈，声阻抗检查结果为A型，电测听检查结果为双耳曲线正常，续治咽喉病。

按： 本案新病鼻渊、耳胀。首诊先治新病耳胀、鼻渊为主。外感急性病邪毒侵袭属实，舌脉所见为虚，正气不足无疑。治以当归、黄芪、茯苓扶正，皂角刺、败酱草、野菊花、黄芩解毒祛邪，白芷、苍耳子、桔梗化浊通鼻，柴胡、川芎、车前草、石菖蒲、枳壳通窍利水，甘草调和诸药。

医案21

来某，女，50岁。湖南省长沙市人。2019年1月15日初诊。

感冒后10日，耳鸣，咽有痰。去年外院诊断为鼻窦炎。鼻腔通畅，咽部轻度充血。舌偏淡，苔厚，脉沉细滑。声阻抗检查结果为双耳As型，视频耳镜检查见鼓膜标志尚清。

诊断：耳鸣。

处方及煎服法：黄芪10g，当归10g，丹参10g，党参10g，白术10g，茯苓10g，法半夏10g，陈皮10g，桔梗10g，甘草6g，枳壳10g，柴胡6g，川芎6g，白芷6g，辛夷6g。21剂，每日1剂，分2次开水冲服（颗粒剂）。

随访：痊愈。

按： 本案耳鸣为主症，根据听力检查，按耳胀辨治，正虚邪滞。益气健脾化痰，活血祛瘀通窍。

医案22

孔某，女，55岁。湖南省长沙市人。2019年5月28日初诊。

感冒好转后，右耳听力下降1个月，耳鸣，耳内胀闭，鼻塞不显。鼻甲稍大，咽部正常，右耳鼓膜充血。舌淡红，苔稍厚，脉弦细缓。声阻抗检查结果为左耳 Ad 型、右耳 B 型。

诊断：分泌性中耳炎。

治以扶正祛邪。

处方及煎服法：黄芪10g，当归10g，白术10g，茯苓10g，甘草6g，柴胡6g，川芎6g，香附10g，白芷6g，黄芩10g，泽泻10g，车前草10g，败酱草10g，紫花地丁10g，枳壳10g。21剂，每日1剂，分2次开水冲服（颗粒剂）。口服金银花软胶囊3周（1日2次）、桉柠蒎肠溶软胶囊3周（1日2次）。

随访：愈，复查声阻抗检查结果为双耳 A 型。

按：本案从气虚邪滞辨识。治以当归、黄芪、白术、茯苓、甘草扶正，通气散加白芷、枳壳行气通窍，黄芩、败酱草、紫花地丁解毒祛邪，泽泻、车前草利水。

医案23

刘某，女，56岁。湖南省浏阳市人。2019年7月13日初诊。

轻微感冒后引起耳闭塞感10日，外院治疗1周以上未见效果，鼻塞不显，稍鼻痒，大便干结。鼻甲大，咽部无明显充血。舌淡红，苔薄，脉缓。视频耳镜检查见双耳鼓室积液。

治以扶正祛邪，通利清窍。

处方及煎服法：柴胡6g，川芎6g，石菖蒲10g，黄芪10g，黄芩6g，当归10g，枳壳10g，败酱草10g，紫花地丁10g，泽泻10g，车前草10g，生地黄10g，竹叶10g，蒲公英10g。21剂，每日1剂，分2次开水冲服（颗粒剂）。口服金银花软胶囊3周（1日2次）、桉柠蒎肠溶软胶囊3周（1日2次），局部用麻黄碱滴鼻液3周（1日3次）。

随访：痊愈。声阻抗检查结果为 A 型。

按：急性外感病实证不显者正气不足。拟当归、黄芪、生地黄扶正，黄芩、败酱草、紫花地丁、蒲公英解毒祛邪，柴胡、川芎、石菖蒲、枳壳行气通窍，泽泻、竹叶、车前草利水消液。

第六节　儿童分泌性中耳炎

儿童分泌性中耳炎，主要是指 14 岁前儿童中耳鼓室 – 咽鼓管黏膜为主的非化脓性炎症，以 2～6 岁发病率最高，是儿童时期易导致耳聋的常见疾病。儿童分泌性中耳炎危害大，特别是反复发生者容易导致听力明显下降或成年期听力减退，影响生活与工作。儿童分泌性中耳炎的发生，与咽鼓管解剖因素、免疫力弱、变态反应、低毒感染等有关，特别是与上呼吸道感染、鼻腔或鼻窦炎症、腺样体肥大关系密切。

本病主要症状有耳鸣，耳痛，听力下降，表现为需要大声或反复说话小儿才能听得更清楚。由于儿童不会表达，此类症状往往不明显，其病程也常难明确，临床中需要监护人或医生特别重视小儿的表现。因此，学龄前儿童感冒后，如有鼻塞重，浊涕多或出现打鼾明显，均宜进行中耳炎的相关检查，否则容易漏诊。检查方法主要有声阻抗，结果一般呈 B 型或 C 型改变；视频耳镜检查，可发现鼓膜内陷、中耳积液等；头部 CT 检查可见到鼓室炎症性改变、鼓膜增厚，多伴鼻窦炎病变；年长儿童可行电测听检查，呈传导性聋或混合性聋。

中医学称本病为耳胀。本病中医病因病机与成人并无特殊不同，如风邪侵袭，正虚邪滞，痰瘀互结等，但由于儿童的生理病理与致病特点不同，存在邪毒滞留（鼻炎、鼻窦炎）、痰浊凝结（腺样体肥大）、饮液停聚（中耳积液），气不足（易外感、病情易反复）等方面的病因病机，医者需要更加重视。

一、辨证论治

1.肺胃郁热，清窍不利

体质偏热，邪毒滞留，循经上蒸，痰浊凝结，津液壅滞，内停于耳，清窍失利。症状可见鼻塞，涕黄白浊，打鼾，大便干结，口臭；较大儿童可有耳内胀闭、耳鸣、耳痛。检查可见鼻窦炎或腺样体肥大，声阻抗检查结果为 B 型或 C 型，舌偏红或略偏红，苔薄。

治宜清泄肺胃，化痰散结，排脓化浊，利水通窍。常用升麻葛根汤加减。常用药物及剂量：葛根 10g，赤芍 5g，升麻 3g，甘草 2g，黄芩 5g，桑白皮 6g，地骨皮 3g，野菊花 6g，金银花 6g，柴胡 3g，川芎 2g，泽泻 10g，炒麦芽 6g。

加减：若鼻塞涕黄浊，酌加皂角刺、冬瓜子、白芷、苍耳子、辛夷之类排脓通窍；伴腺样体肥大，酌加玄参、浙贝母、牡蛎、山慈菇、射干、僵蚕、夏枯草之类清热化痰散结；舌苔光剥，酌加太子参、麦冬、百合、玉竹之类益气养阴。

2.肺脾气虚，清窍不利

肺脾气虚，邪毒滞留，痰浊内生，壅结咽喉，阻滞清窍，饮停于耳，清窍失利。症状可见鼻塞有涕或打鼾，易外感，汗多，食欲差，较大儿童可有耳内胀闭、耳鸣、耳痛。检查可见鼻窦炎或腺样体肥大，声阻抗检查结果为 B 型或 C 型，舌淡红或偏淡，苔薄。

治宜益气健脾，化痰散结，利水渗湿，通利清窍。常用归芪四君子汤加减。常用药物及剂量：黄芪 10g，当归 3g，党参 6g，白术 6g，茯苓 6g，甘草 2g，桔梗 3g，柴胡 3g，川芎 2g，石菖蒲 2g，泽泻 10g，金银花 6g。

加减：若伴鼻塞流浊涕，酌加皂角刺、白芷、辛夷、苍耳子、黄芩、败酱草之类解毒排脓通窍；伴腺样体肥大，酌加法半夏、陈皮、玄参、浙贝母、牡蛎、僵蚕、三棱、莪术之类化痰散结；易汗出，酌加麦冬、浮小麦益阴敛汗；伴大便干结，酌加决明子润肠通便；伴肠系膜淋巴结炎或方中有寒凉类药物容易引起腹痛者，酌加木香、砂仁、白豆蔻之类行气温中止痛。

二、其他治疗

1. 滴鼻：减充血剂滴鼻。若有浊涕，加消炎药滴鼻剂或行鼻腔冲洗；若有腺样体肥大，加激素类喷鼻药。

2. 西药口服：醋酸泼尼松适量，分 1 ～ 2 次服，连续 4 ～ 5 日；抗生素，连续服用 1 ～ 2 周；酌情口服标准桃金娘油或其他促进上呼吸道黏膜排泄剂；口服增强上呼吸道免疫力药物连续 2 ～ 3 个月。

3. 酌情使用鼓膜按摩与咽鼓管吹张法。

三、临证心语

1. 小儿不会表达，即使患了分泌性中耳炎，往往难有明显症状。因此，凡对于小儿急性上呼吸道炎症明显者，特别是鼻塞涕多或打鼾明显，一般宜做声阻抗检查或耳内窥镜检查，以明确有无分泌性中耳炎，以尽早诊断、及时治疗。

2. 儿童分泌性中耳炎，宜中西医结合，酌情多种方法并用。中药为主的治疗，可不使用鼓膜穿刺或置管。

3. 儿童分泌性中耳炎，如果中耳积液，当注意使用利水渗湿药物，加强利湿通窍之力，常用药物如泽泻、车前子、木通、茯苓之类；如果伴病情反复、病程偏长，宜使用活血利水之品，如泽兰、水蛭，其中少数人用水蛭一段时间后可能出现掉头发或面色不华的现象，宜停用水蛭或加黄精，一般可予纠正。

4. 原发病不愈，耳病难医。儿童分泌性中耳炎往往伴随鼻窦炎（或变应性鼻炎）与腺样体肥大（或包括扁桃体肿大）而发生，治疗之法，必须诸病同治，只有缓解病因（使鼻病、腺样体肥大得到好转），才有可能治愈中耳炎。因此，伴鼻塞明显者，酌情选用通利鼻窍之药，如白芷、辛夷、川芎、细辛之类；伴流浊涕多者，酌情选用解毒排脓通窍之品，如皂角刺、蒲公英、桔梗、冬瓜子、白芷、苍耳子、藿香之类；伴腺样体肥大者宜用化痰散结之类药物，如法半夏、玄参、浙贝母、牡蛎、射干、山慈菇、僵蚕、夏枯草、三棱、莪术之类。

5. 由于鼻病或腺样体肥大的存在，儿童分泌性中耳炎容易出现反复，此与患儿体质因素也关系密切，加强扶正之力实属重要。儿童免疫力弱，以气虚或阴虚常见，气虚者宜黄芪、灵芝、党参、白术、茯苓、山药之类；阴虚者宜太子参、沙参、麦冬、玉竹之类。或酌情选用增强免疫力的西药或中成药。

6. 对腺样体肥大显著，连续用药 3 个月以上，声阻抗检查结果为一直为 B 型并非因感冒加重所致，可考虑手术治疗，鼓膜切开置管及切除肥大的扁桃体与腺样体。

四、医案

医案1

向某，男，10 岁。湖南省长沙市人。2014 年 1 月 11 日初诊。

耳胀 3 个月不愈，易感冒。现讲话时耳内响声、胀闷感已消失，听力稍差，鼻塞朝重，涕黄浊，偶有喷嚏打鼾，受凉则显，余可。鼻甲稍大，鼻道尚干净，扁桃体Ⅱ度肿大，舌偏淡，苔薄。声阻抗检查结果为双耳 B 型。

诊断：鼻窦炎，扁桃体肿大，腺样体肥大，分泌性中耳炎，过敏体质。

治以健脾除痰，排脓化浊，利水渗湿。

处方及煎服法：党参 10g，白术 6g，茯苓 10g，法半夏 6g，陈皮 3g，桔梗 6g，甘草 3g，浙贝母 6g，玄参 6g，泽泻 10g，石菖蒲 5g，水蛭 2g（研粉兑服），柴胡 3g，川芎 5g，香附 6g，黄芪 10g，当归 5g，白芷 10g，皂角刺 6g，金银花 6g，炒麦芽 6g。14 剂，每日 1 剂，水煎服，分 2 次服。

2014 年 2 月 15 日二诊：适逢春节，10 日前感冒，仍鼻塞，黄涕稍多，纳可，二便调，偶有腹痛，右耳鸣响，平睡打鼾。舌偏淡，苔薄。鼻渊复发。

处方及煎服法：原方 14 剂，服法如前。

2014 年 3 月 15 日三诊：上方自服 21 剂，右耳蒙鸣，有少许黄涕，平睡鼾声。

鼻甲红肿，鼻底有浊涕，舌淡红，舌有散在红点，苔薄。声阻抗检查结果为左耳 C 型，右耳 B 型。

证属郁热内存。

治以清热。

处方及煎服法：葛根 15g，赤芍 10g，升麻 6g，黄芩 10g，甘草 5g，桔梗 6g，浙贝母 10g，玄参 10g，水蛭 2g（研粉兑服），黄芪 15g，当归 6g，白芷 15g，皂角刺 10g，金银花 10g，泽泻 12g，藿香 6g，石菖蒲 6g。21 剂，服法如前。

随访：诸症消失，声阻抗检查结果为双耳 A 型，听力曲线正常。

按： 本案鼻渊、乳蛾、鼾症、耳胀诸病同治，扶正祛邪。首诊六君子汤加当归、黄芪、麦芽扶正健脾化痰，皂角刺、金银花、白芷解毒排脓通鼻窍，玄参、浙贝母化痰散结，柴胡、川芎、香附、泽泻、石菖蒲、水蛭行气通窍活血利水，桔梗化痰引药上行。三诊好转，热象明显，以升麻葛根汤、黄芩、皂角刺、金银花、藿香、白芷清热祛邪通鼻窍，玄参、浙贝母化痰散结，水蛭、泽泻、石菖蒲活血利水通窍，当归、黄芪扶正，桔梗化痰引药上行。

医案2

艾某，女，3 岁 6 个月。2014 年 5 月 27 日初诊。

睡眠张口呼吸 1 年余，稍打鼾，易感冒，易汗多，食欲可，二便调。1 年前外院 CT 检查见鼻窦炎，腺样体肥大。体瘦，面色萎黄无华，鼻腔尚干净，咽后壁有大量黏稠物，扁桃体Ⅱ度肿大，舌偏淡，苔薄白。声阻抗检查结果为双耳 B 型。

诊断：慢性鼻窦炎，扁桃体肿大，腺样体肥大，分泌性中耳炎。

治以扶正祛邪，利水通窍。

处方及煎服法：桔梗 2g，甘草 2g，玄参 5g，浙贝母 5g，白芷 6g，山慈菇 3g，黄芪 8g，当归 2g，水蛭 1g（研粉兑服），泽泻 10g，石菖蒲 2g，柴胡 3g，麦冬 5g，五味子 2g，党参 5g，白术 5g，茯苓 5g，鸡内金 3g，金银花 6g，白豆蔻 3g，皂角刺 3g，辛夷 2g。21 剂，每日 1 剂，分 2 次开水冲服（颗粒剂）。局部用盐酸赛洛唑啉滴鼻液 1 周（1 日 2 次）、曲安奈德鼻喷雾剂 1 周（1 日 1 次）；口服匹多莫德 1 周（1 日 1 次）。

2014 年 6 月 19 日二诊：好转。张口呼吸改善，小鼾，睡眠有汗，食欲可，二便调。舌偏淡，苔薄。声阻左耳 As 型，右耳 C 型。

处方及煎服法：桔梗 2g，甘草 2g，玄参 5g，浙贝母 5g，射干 2g，薄荷 2g，白芷 6g，山慈菇 3g，黄芪 8g，柴胡 3g，川芎 2g，麦冬 5g，五味子 2g，党参 5g，白术 5g，茯苓 5g，鸡内金 3g，金银花 6g，柴胡 3g，白豆蔻 3g，辛夷 2g。21 剂，服法如前。

2014年7月17日三诊：好转。呼吸音重，稍张口呼吸，打鼾消失，食欲可，大便调。前段时间因吹空调感冒已愈，免疫力有增强。面色好转。鼻腔干净，扁桃体Ⅰ度肿大，舌偏淡。声阻抗检查结果为双耳A型。按鼻渊、乳蛾、鼾症续调。

处方及煎服法：桔梗5g，甘草3g，玄参5g，浙贝母5g，射干5g，薄荷3g，白芷6g，黄芪10g，麦冬5g，五味子3g，党参5g，白术5g，茯苓5g，鸡内金5g，炒麦芽5g，法半夏5g。22剂，每日1剂，分2次开水冲服（颗粒剂）。口服灵芝分散片2周（1日2次）。

随访：诸症消失。

按：本案鼻渊、乳蛾、鼾症、耳胀同治。方中四君子汤加当归、黄芪、鸡内金、白豆蔻扶正益气健脾，麦冬、五味子助党参、黄芪止汗，皂角刺、金银花、白芷、辛夷解毒祛邪化浊通鼻，玄参、浙贝母、山慈菇化痰散结，水蛭、泽泻、石菖蒲、柴胡利水通窍，桔梗化痰引药上行。三诊耳胀消失后，以六君子汤加黄芪、麦冬、五味子、鸡内金、麦芽扶正健脾化痰，助以玄参、浙贝母、射干、薄荷化痰利咽喉，白芷通鼻窍，桔梗化痰引药上行，续调鼻渊、乳蛾、鼾症。

医案3

涂某，男，4岁半，湖南省郴州市人。2015年10月19日初诊。

自小打鼾，近来加重数月，常鼻塞夜显无涕，睡眠汗多，食可，便结、日1行。外院检查腺样体肥大。鼻腔通畅干净，扁桃体Ⅲ度肿大，咽后壁有浊涕，舌偏淡，苔薄。X线双侧鼻窦炎显著。声阻抗检查结果为双耳B型。

诊断：扁桃体肿大，腺样体肥大，慢性鼻窦炎，分泌性中耳炎。

治以健脾化痰，解毒祛邪，利水通窍。

处方及煎服法：黄芪10g，当归3g，柴胡3g，川芎2g，泽泻10g，水蛭1.5g（研粉兑服），金银花10g，白芷6g，苍耳子2g，辛夷3g，党参5g，法半夏3g，白术5g，茯苓5g，陈皮2g，甘草2g，玄参5g，浙贝母5g，射干2g，僵蚕5g，黄芩5g，炒麦芽6g，鸡内金3g。21剂，每日1剂，分2次开水冲服（颗粒剂）。局部用盐酸赛洛唑啉滴鼻液1周（1日2次）、糠酸莫米松鼻喷雾剂1周（1日1次）。

2016年1月11日二诊：药后症状显著减轻，因道远未及时复诊。目前稍鼻塞清嗓晨显，睡眠呼吸音稍粗无鼾，纳可，二便调。鼻前庭有少许干痂，咽部干净，扁桃体Ⅱ度肿大，舌偏淡，苔薄。声阻抗双耳A型（均为80daPa）。

处方及煎服法：党参6g，山药10g，白术5g，法半夏3g，茯苓5g，陈皮2g，甘草2g，玄参5g，浙贝母5g，射干2g，僵蚕5g，山慈菇3g，白芷5g，辛夷3g，黄芩5g，炒麦芽6g，鸡内金3g。45剂，服法如前。

随访：诸症消失。

按：本案外感症状不显，耳胀多因鼾症所致，消鼾以治耳胀。方中六君子汤加当归、黄芪、麦芽、鸡内金扶正健脾化痰，佐玄参、浙贝母、射干、僵蚕化痰散结，白芷、苍耳子、辛夷化浊通鼻，柴胡、川芎、泽泻、水蛭、金银花、黄芩解毒活血利水而通耳窍。二诊时中耳炎愈，续前法加减，以治鼻渊、鼾症。

医案4

李某，男，5岁。2015年12月21日初诊。

乳蛾常发，常咳，常揉鼻，睡眠汗多。现咳1个月，交替鼻塞夜显，早晚有少许清涕无嚏，鼾响无憋气，寐汗多，纳可，二便调。鼻内有浊涕，咽后壁有肿物，扁桃体Ⅱ度肿大。舌偏红，苔薄。X线鼻窦炎显著，腺样体肥大重度。声阻抗检查结果为双耳B型。

诊断：慢性鼻窦炎，腺样体肥大，分泌性中耳炎。

治以解毒排脓，化痰散结，利水通窍。

处方及煎服法：葛根10g，赤芍3g，升麻3g，甘草2g，桔梗3g，山慈菇3g，射干3g，玄参6g，浙贝母5g，白芷6g，辛夷2g，苍耳子3g，皂角刺3g，紫花地丁10g，野菊花10g，炒麦芽10g，当归3g，黄芪10g，麦冬6g，浮小麦10g，泽泻10g，柴胡3g，黄芩5g，水蛭1.5g（研粉兑服）。30剂，每日1剂，分2次开水冲服（颗粒剂）。局部用盐酸赛洛唑啉滴鼻液1周（1日2次）、康酸莫米松鼻喷雾剂1周（1日1次），口服匹多莫德1周（1日1次）。

2016年1月18日二诊：好转。晨起稍咳1～2次，鼻塞不显，偶有鼻痒揉鼻，无涕，鼾不显，寐无汗，纳可，二便调。鼻内干净，咽部有少许分泌物，扁桃体Ⅱ度肿大，舌偏红，苔薄。声阻抗检查结果为双耳A型（均为80daPa）。

处方及煎服法：葛根10g，赤芍3g，升麻3g，甘草2g，桔梗3g，山慈菇3g，射干3g，玄参6g，浙贝母5g，白芷6g，辛夷2g，苍耳子3g，皂角刺3g，紫花地丁10g，野菊花10g，川芎2g，炒麦芽10g，地骨皮3g，桑白皮6g，柴胡3g，黄芩5g。30剂，服法如前。

随访：诸症消失。

按：本案鼻渊、鼾症、耳胀同治。舌红者热邪内蕴。方中升麻葛根汤、皂角刺、紫花地丁、野菊花、黄芩、白芷、辛夷、苍耳子清热解毒排脓除涕，山慈菇、射干、玄参、浙贝母化痰散结，桔梗化痰引药上行，泽泻、柴胡、水蛭活血利水而通耳窍，麦芽、当归、黄芪、麦冬、浮小麦益气止汗健脾开胃。二诊耳胀瘥，原法加减。

医案5

邓某，男，3岁10个月。2015年12月26日初诊。

鼻塞浊涕多3个月，稍咳有痰清嗓朝显，平素偶嚏，睡眠打鼾，纳可，二便调。鼻内干净，咽部稍充血，扁桃体不大，舌淡红，苔薄。声阻抗检查结果为双耳B型。

诊断：慢性鼻窦炎，腺样体肥大，分泌性中耳炎。

治以扶正祛邪，利水通窍。

处方及煎服法：黄芪10g，当归2g，泽泻10g，柴胡2g，黄芩5g，川芎2g，水蛭1g（研粉兑服），玄参6g，山慈菇2g，浙贝母3g，射干2g，僵蚕5g，桔梗2g，甘草2g，白芷6g，皂角刺2g，野菊花6g，紫花地丁6g，炒麦芽6g，鸡内金3g。21剂，每日1剂，分2次开水冲服（颗粒剂）。局部用盐酸赛洛唑啉滴鼻液1周（1日2次）。

2016年2月2日二诊：鼻塞打鼾不显，咳嗽清嗓消失。鼻前有少许干痂，咽无充血，扁桃体不大。舌偏红，苔薄。声阻抗检查结果为双耳As型。

处方及煎服法：柴胡2g，川芎2g，黄芪10g，麦冬5g，升麻3g，射干2g，僵蚕5g，桔梗2g，甘草2g，黄芩5g，桑白皮5g，地骨皮3g，白芷6g，野菊花6g，紫花地丁6g，炒麦芽6g，鸡内金3g。21剂，服法如前。

随访：诸症消失。

按：本案鼻渊、鼾症、耳胀同治。方中当归、黄芪、麦芽、鸡内金扶正，皂角刺、野菊花、紫花地丁、黄芩、白芷解毒祛邪通鼻，山慈菇、玄参、浙贝母、射干、僵蚕化痰散结利咽喉，泽泻、柴胡、川芎、水蛭活血利水而通利耳窍，桔梗化痰排涕而引药上行，甘草调和诸药。二诊症缓，舌见热象，续前法加减。

医案6

晏某，女，6岁3个月。湖南省湘潭市人。2016年1月4日初诊。

鼻渊、鼾症病史数年，加重45日，鼻塞浊涕多，睡眠打鼾，呼吸音粗，纳可，二便调。鼻甲大，鼻内有浊涕，咽无充血，扁桃体不大。舌淡红，苔薄。CT检查见鼻窦炎与腺样体肥大显著。声阻抗检查结果为双耳B型。

诊断：鼻窦炎，腺样体肥大，分泌性中耳炎。

治以扶正祛邪。

处方及煎服法：黄芪10g，当归3g，白术5g，茯苓5g，甘草2g，柴胡3g，川芎3g，黄芩6g，泽泻10g，水蛭2g（研粉兑服），皂角刺3g，野菊花10g，紫花地丁10g，白芷10g，辛夷3g，苍耳子3g，玄参10g，浙贝母5g，山慈菇3g，炒麦芽10g。21剂，每日1剂，分2次开水冲服（颗粒剂）。局部用盐酸赛洛唑啉滴鼻液1

周（1 日 2 次）、康酸莫米松鼻喷雾剂 1 周（1 日 1 次）。

2016 年 1 月 28 日二诊：好转。稍鼻塞涕少，睡眠呼吸音稍粗，偶有打鼾，纳可，二便调。鼻内尚干净，咽无充血，咽后壁有少许黏液分泌物，扁桃体不大。舌略偏红，苔薄。声阻抗检查结果为双耳 C 型（均为 300daPa）。加强清热与排脓。

处方及煎服法：黄芪 10g，当归 3g，柴胡 3g，川芎 3g，黄芩 6g，桑白皮 6g，地骨皮 5g，泽泻 6g，水蛭 2g（研粉兑服），皂角刺 3g，野菊花 10g，紫花地丁 10g，白芷 10g，辛夷 3g，苍耳子 3g，玄参 10g，浙贝母 5g，山慈菇 3g，桔梗 3g，甘草 2g，炒麦芽 10g。30 剂，服法如前。

2016 年 3 月 1 日三诊：症不显。鼻甲不大，鼻道干净，咽无充血，舌正常。声阻抗复双耳 A 型。

处方及煎服法：灵芝 6g，黄芪 10g，党参 6g，山药 10g，白术 6g，茯苓 6g，甘草 3g，鱼腥草 6g，蒲公英 6g，升麻 5g，知母 5g，白芷 10g，辛夷 3g，玄参 10g，浙贝母 5g，炒麦芽 10g，黄芩 6g。21 剂，服法如前，巩固疗效。

按： 首诊鼻渊、鼾症、耳胀同治，寒热无偏，扶正祛邪。方中当归、黄芪、白术、茯苓、麦芽扶正，皂角刺、野菊花、紫花地丁、黄芩、白芷、辛夷、苍耳子解毒排脓化浊除涕，玄参、浙贝母、山慈菇化痰散结，柴胡、川芎、泽泻、水蛭活血利水通耳，甘草调和诸药。二诊好转有热象，咽部浊涕，原主方去白术、茯苓，加桑白皮、地骨皮清肺，桔梗升提排脓。三诊症状不显，扶正为主，兼清余邪。

医案7

刘某，男，3 岁 1 个月。2016 年 1 月 12 日初诊。

流浊涕 2 个月，鼻塞明显，睡眠汗多打鼾明显，纳可，二便调。鼻甲稍大，鼻道尚干净，咽后壁有大量稠涕，扁桃体 II 度肿大，舌淡红，苔薄。CT 检查见全组鼻窦炎明显，腺样体肥大重度；声阻抗检查结果为双耳 B 型。

诊断：慢性扁桃体肿大，腺样体肥大，慢性鼻窦炎，分泌性中耳炎。

治以扶正祛邪，化痰散结，利水通窍。

处方及煎服法：黄芪 6g，当归 2g，柴胡 2g，川芎 2g，黄芩 5g，水蛭 1g（研粉兑服），泽泻 10g，白芷 6g，辛夷 6g，苍耳子 2g，皂角刺 2g，野菊花 6g，紫花地丁 6g，玄参 6g，浙贝母 3g，山慈菇 6g，射干 6g，桔梗 6g，甘草 6g，炒麦芽 6g。21 剂，每日 1 剂，分 2 次开水冲服（颗粒剂）。局部用盐酸赛洛唑啉滴鼻液 1 周（1 日 2 次）、康酸莫米松鼻喷雾剂 1 周（1 日 1 次），口服匹多莫德 1 周（1 日 1 次）。

2016 年 2 月 1 日二诊：余 1 剂未服完。症不显。近 3 天复现打鼾与浊涕，稍咳不多，睡眠汗多，纳可，二便调。舌略偏红，苔薄。声阻抗检查结果为双耳 C 型（均为 150daPa）。耳胀好转，浊涕咳嗽增多，舌略偏红。肺热之证，加强清肺。

处方及煎服法：黄芪 6g，麦冬 6g，浮小麦 6g，柴胡 2g，川芎 2g，黄芩 5g，桑白皮 6g，白芷 6g，辛夷 6g，皂角刺 2g，紫花地丁 6g，玄参 6g，浙贝母 3g，山慈菇 6g，射干 6g，薄荷 3g，枇杷叶 5g，前胡 5g，桔梗 6g，甘草 6g，炒麦芽 6g。21 剂，服法如前。

随访：诸症消失。

按：本案鼻渊、乳蛾、鼾症、耳胀同治。方中当归、黄芪扶正，皂角刺、野菊花、紫花地丁、黄芩、白芷、辛夷、苍耳子解毒排脓除涕，玄参、浙贝母、山慈菇、射干化痰散结，桔梗化痰引药上行，柴胡、川芎、水蛭、泽泻活血利水，炒麦芽开胃护脾，甘草调和诸药。二诊好转汗多，感冒咳嗽，舌偏红属热，调整用药，以黄芪、麦冬、浮小麦益气止汗，皂角刺、紫花地丁、黄芩、桑白皮、白芷、辛夷清热解毒排脓除涕，玄参、浙贝母、山慈菇、射干、薄荷化痰散结利咽喉，柴胡、川芎通耳窍，枇杷叶、前胡、桔梗宣肺肃肺，炒麦芽开胃护脾，甘草调和诸药。

医案8

黄某，男，5 岁 6 个月。2016 年 2 月 4 日初诊。

鼻塞、流浊涕、打鼾半年。鼻甲大，鼻道有浊涕，扁桃体Ⅲ度肿大。舌红，苔薄。CT 检查见全组鼻窦炎显著，腺样体重度肥大；声阻抗检查结果为双耳 B 型。

诊断：慢性鼻窦炎，扁桃体肿大，腺样体肥大，分泌性中耳炎。

治以扶正祛邪，化痰散结，利水通窍。

处方及煎服法：黄芪 10g，当归 3g，皂角刺 3g，白芷 10g，辛夷 2g，桔梗 3g，甘草 2g，玄参 6g，浙贝母 5g，野菊花 10g，紫花地丁 10g，炒麦芽 10g，柴胡 3g，川芎 3g，泽泻 10g，水蛭 1.5g（研粉兑服），山慈菇 2g。21 剂，每日 1 剂，分 2 次开水冲服（颗粒剂）。局部用盐酸赛洛唑啉滴鼻液 1 周（1 日 2 次）、康酸莫米松鼻喷雾剂 1 周（1 日 1 次）；服匹多莫德 40 天（1 日 1 次）。

2016 年 2 月 25 日二诊：打鼾流涕显减。声阻抗检查结果为双耳 A 型（均为 100daPa）。耳胀初瘥，治疗鼻渊、鼾症为主。

处方及煎服法：党参 5g，白术 5g，法半夏 3g，茯苓 6g，黄芪 10g，当归 3g，皂角刺 3g，白芷 10g，辛夷 2g，桔梗 3g，甘草 2g，玄参 6g，浙贝母 5g，野菊花 10g，紫花地丁 10g，炒麦芽 10g，柴胡 3g，川芎 3g，水蛭 1.5g（研粉兑服），山慈菇 2g。21 剂，服法如前。

按：本案鼻渊、乳蛾、鼾症、耳胀同治。方中当归、黄芪、麦芽扶正，皂角刺、白芷、辛夷、野菊花、紫花地丁解毒排脓、化浊除涕，玄参、浙贝母、山慈菇化痰散结，柴胡、川芎、泽泻、水蛭活血利水通利耳窍，桔梗化痰引药上行，甘草调和诸药。

医案9

罗某，男，4 岁 2 个月。2016 年 1 月 14 日初诊。

张口呼吸 4 个月，打鼾憋气，鼻塞夜显，少涕，食可，便结、1～2 日 1 行，寐无汗，常腹痛，近半年外院 B 超诊断为肠系膜淋巴结炎。1 周前外院纤维镜见腺样体肥大、鼻窦炎。鼻内浊涕多，咽后壁有大量脓浊分泌物，扁桃体Ⅰ～Ⅱ度肿大，舌偏红，苔薄。声阻抗检查结果为双耳 B 型。

诊断：慢性鼻窦炎，腺样体肥大，肠系膜淋巴结炎，分泌性中耳炎。

证属郁热。

处方及煎服法：葛根 10g，赤芍 3g，黄芩 5g，桑白皮 5g，地骨皮 3g，白芷 6g，苍耳子 2g，玄参 6g，浙贝母 3g，山慈菇 2g，桔梗 2g，甘草 2g，炒麦芽 6g，鸡内金 3g，升麻 3g，射干 2g，僵蚕 5g，泽泻 10g，水蛭 1g（研粉兑服），野菊花 6g，紫花地丁 10g，柴胡 3g，决明子 10g。21 剂，每日 1 剂，分 2 次开水冲服（颗粒剂）。局部用盐酸赛洛唑啉滴鼻液 1 周（1 日 2 次）、糠酸莫米松鼻喷雾剂 1 周（1 日 1 次）。

2016 年 2 月 4 日二诊：涕少，鼻塞不显，小鼾，大便偏结、1～2 日 1 行。鼻腔通畅干净，咽部干净无充血，扁桃体Ⅰ～Ⅱ度肿大，舌淡红，苔薄。声阻抗检查结果为左耳 B 型，右耳 A 型。

处方及煎服法：原方 21 剂，服法如前。

2016 年 2 月 25 日三诊：数天前感冒。稍鼻塞，涕少难出，睡眠张口呼吸小鼾，寐小汗，食可，便结、1～2 日 1 行。鼻甲稍大，鼻内有少许黏涕，咽后壁有脓涕附着，扁桃体Ⅱ度肿大。舌略偏红，苔薄。

处方及煎服法：葛根 10g，赤芍 3g，黄芩 5g，桑白皮 5g，地骨皮 3g，白芷 6g，苍耳子 2g，玄参 6g，浙贝母 3g，山慈菇 2g，桔梗 2g，甘草 2g，炒麦芽 6g，鸡内金 3g，麦冬 10g，升麻 3g，射干 2g，僵蚕 5g，泽泻 10g，水蛭 1.5g（研粉兑服），野菊花 6g，紫花地丁 10g，柴胡 3g，决明子 10g。21 剂，服法如前。

2016 年 3 月 17 日四诊：好转。鼻塞不显，涕少难出，小鼾，出汗正常，食可，大便偏结、1～2 日 1 行。鼻前庭有少许干痂，咽部干净，扁桃体Ⅰ～Ⅱ度肿大，舌略偏红，苔薄。声阻抗检查结果为双耳 A 型。

处方及煎服法：黄芪 10g，当归 2g，桔梗 3g，甘草 2g，白芷 10g，辛夷 3g，玄参 6g，浙贝母 5g，南沙参 6g，苍耳子 3g，黄芩 6g，山慈菇 3g，桑白皮 6g，地骨皮 3g，炒麦芽 6g，鸡内金 3g，麦冬 10g，夏枯草 6g，射干 2g，决明子 10g。21 剂，服法如前。

随访：诸症消失。

按：本案鼻渊、鼾症、耳胀同治，以其舌红从郁热证论治。方中升麻葛根汤合泻白散加野菊花、紫花地丁清热解毒，白芷、苍耳子化浊除涕，玄参、浙贝母、射干、僵蚕、山慈菇化痰散结，泽泻、水蛭、柴胡利水通窍，麦芽鸡内金开胃护脾，决明子清热通便，桔梗化痰引药上行。

医案10

徐某，女，4岁7个月。2016年1月21日初诊。

打鼾3周，鼻塞涕白浊，寐汗多，近两日咳嗽，平素易感冒，食欲差，大便调。鼻内干净，咽后壁有大量脓性分泌物，扁桃体左侧Ⅲ度肿大、右侧Ⅱ度肿大。舌偏红，苔薄。CT检查见全组鼻窦炎显著，腺样体肥大；声阻抗检查结果为双耳B型。

证属郁热。

处方及煎服法：葛根10g，赤芍2g，升麻3g，桔梗3g，甘草2g，玄参6g，浙贝母5g，山慈菇2g，射干2g，皂角刺2g，野菊花6g，紫花地丁6g，白芷6g，辛夷2g，黄芩5g，桑白皮6g，地骨皮3g，柴胡2g，川芎2g，泽泻10g，水蛭1g（研粉兑服），炒麦芽10g，鸡内金5g。21剂，每日1剂，分2次开水冲服（颗粒剂）。局部用盐酸赛洛唑啉滴鼻液1周（1日2次）、曲安奈德鼻喷雾剂1周（1日1次），口服匹多莫德1周（1日1次）。

2016年2月29日二诊：好转。无窒无涕，小鼾，纳可，二便调。鼻腔前部有少许干痂，咽部无明显充血，扁桃体Ⅱ度肿大，舌略偏红，苔薄。声阻抗检查结果为双耳A型。耳胀愈，乳蛾显著减轻，鼻鼽、鼻渊仍存，续按前法加减调治。

处方及煎服法：葛根10g，赤芍2g，升麻3g，桔梗3g，甘草2g，玄参6g，浙贝母5g，黄芪10g，山药6g，山慈菇2g，射干2g，野菊花6g，麦冬6g，紫花地丁6g，白芷6g，炒麦芽10g，鸡内金5g，黄芩5g，桑白皮5g，地骨皮3g。21剂，服法如前。

随访：诸症消失。

按：本案鼻渊、乳蛾、鼾症、耳胀同治。方中升麻葛根汤合泻白散加野菊花、紫花地丁解毒祛邪，皂角刺、白芷、辛夷排脓化浊除涕，玄参、浙贝母、山慈菇、射干化痰散结，柴胡、川芎、泽泻、水蛭利水通窍，麦芽、鸡内金开胃护脾，桔梗化痰引药上行。

医案11

肖某，男，4岁2个月。湖南省湘西州人。2016年2月23日初诊。

打鼾半年，张口呼吸，鼻塞夜重，涕少，食欲一般，大便干结，日1行。外院CT检查见全组鼻窦炎严重，腺样体肥大。鼻内干净，咽后壁有大量黄浊分泌物，扁桃体Ⅱ度肿大。舌红，苔薄。声阻抗检查结果为双耳B型。

诊断：鼻窦炎，扁桃体肿大，腺样体肥大，分泌性中耳炎。

证属郁热。

处方及煎服法：葛根10g，赤芍3g，桔梗2g，甘草2g，白芷6g，辛夷2g，玄参6g，浙贝母5g，山慈菇2g，升麻3g，黄芩3g，皂角刺2g，野菊花6g，紫花地丁6g，炒麦芽6g，鸡内金3g，黄芪10g，当归3g。21剂，每日1剂，分2次冲服（颗粒剂）。局部用盐酸赛洛唑啉滴鼻液1周（1日2次）、康酸莫米松鼻喷雾剂1周（1日1次），口服鼻渊舒口服液2周（1日2次）。

2016年3月26日二诊：诸症好转，小鼾，鼻塞夜显，涕少。鼻腔通畅干净，扁桃体Ⅱ度肿大，舌淡红，苔薄。声阻抗检查结果为双耳As型。

证属气虚痰凝。

处方及煎服法：党参6g，白术5g，桔梗3g，甘草2g，柴胡2g，白芷6g，辛夷2g，玄参6g，浙贝母5g，山慈菇2g，升麻3g，黄芩3g，茯苓6g，法半夏3g，陈皮2g，炒麦芽6g，鸡内金3g，黄芪10g，当归3g。30剂，服法如前。口服加味西黄丸1周（1日1次）。

2016年5月10日三诊：显著好转。偶有小鼾，无鼻塞，稍清嗓无痰，扁桃体肿大较前略小，鼻腔干净，舌淡红，苔薄。声阻抗检查结果为A型。

处方及煎服法：党参6g，白术5g，桔梗3g，甘草2g，白芷6g，辛夷2g，川芎3g，玄参6g，浙贝母5g，山慈菇2g，半枝莲6g，黄芩3g，牡蛎10g，茯苓6g，夏枯草6g，法半夏3g，陈皮2g，炒麦芽6g，鸡内金3g，黄芪10g，当归3g。30剂，服法如前。口服西黄胶囊1周（1日2次）。

按：本案鼻渊、乳蛾、鼾症、耳胀同治。舌偏红属郁热，故首诊从热证论治，以升麻葛根汤、黄芩、皂角刺、野菊花、紫花地丁、白芷、辛夷及鼻渊口服液解毒排脓治鼻渊，助以当归、黄芪扶正托毒，玄参、浙贝母、山慈菇、桔梗化痰散结消鼾症，麦芽、鸡内金开胃护脾，冀邪毒消解，耳胀或可自消，未用柴胡、川芎、水蛭、泽泻之类。二诊诸症好转，舌红消退，转而扶正祛邪，当归、黄芪扶正，助六君子汤及麦芽、鸡内金益气健脾化痰，玄参、浙贝母、山慈菇、桔梗化痰散结，白芷、辛夷化浊通鼻，柴胡、升麻、黄芩解毒祛邪通利耳窍。三诊耳胀瘥，续以六君子汤加黄芪、当归等益气健脾，清热化痰，通利鼻窍。

医案12

罗某，男，4岁。2016年3月12日初诊。

鼻塞流浊涕2个月，打鼾明显，纳可，二便调。外院CT检查见鼻窦炎显著，腺样体肥大。鼻甲大，鼻内有浊涕，扁桃体Ⅱ度肿大；舌淡红，苔薄。声阻抗检查结果为双耳 B 型。

诊断：鼻窦炎，扁桃体肥大，腺样体肥大，分泌性中耳炎。

治以扶正祛邪，化痰散结，利水通窍。

处方及煎服法：黄芪 10g，当归 2g，皂角刺 2g，紫花地丁 6g，野菊花 6g，白芷 6g，辛夷 1g，白术 5g，茯苓 6g，泽泻 10g，水蛭 1g（研粉兑服），柴胡 3g，川芎 3g，石菖蒲 3g，苍耳子 3g，玄参 5g，浙贝母 3g，山慈菇 2g。21 剂，每日 1 剂，分 2 次开水冲服（颗粒剂）。局部用盐酸赛洛唑啉滴鼻液 1 周（1 日 2 次）、康酸莫米松鼻喷雾剂 1 周（1 日 1 次）。

2016 年 4 月 9 日二诊：窒涕显著减轻，鼾轻，纳可，二便调。鼻腔通畅干净，扁桃体 Ⅱ 度肿大，舌淡红，苔薄。声阻抗检查结果为双耳 A 型。继续治疗鼻渊、乳蛾、鼾症。

处方及煎服法：黄芪 10g，当归 3g，鱼腥草 6g，紫花地丁 6g，白芷 6g，党参 6g，法半夏 3g，辛夷 2g，炒麦芽 6g，白术 6g，茯苓 6g，鸡内金 3g，山药 10g，射干 2g，石菖蒲 2g，苍耳子 2g，玄参 5g，浙贝母 3g，山慈菇 2g。21 剂，服法如前。

按：本案鼻渊、乳蛾、鼾症、耳胀同治。方中当归、黄芪、白术、茯苓扶正，皂角刺、紫花地丁、野菊花、白芷、苍耳子、辛夷解毒祛邪、化浊除涕，玄参、浙贝母、山慈菇化痰散结，泽泻、水蛭、柴胡、川芎、石菖蒲利水通窍。

医案13

李某，男，4 岁。2016 年 3 月 21 日初诊。

鼻鼽 1 年常发，近半月流黄浊涕或清涕，早晚嚏多，无鼾。鼻内干净，扁桃体不大。舌偏红，苔薄。声阻抗检查结果为双耳 B 型。

诊断：变应性鼻炎，鼻窦炎，分泌性中耳炎。

证属郁热。

处方及煎服法：葛根 10g，赤芍 3g，升麻 3g，桔梗 3g，黄芩 5g，地骨皮 2g，桑白皮 6g，皂角刺 2g，野菊花 6g，紫花地丁 6g，白芷 6g，辛夷 2g，蝉蜕 3g，炒麦芽 6g，鸡内金 3g，甘草 2g，黄芪 10g，当归 2g，柴胡 2g，川芎 2g，泽泻 10g。21 剂，每日 1 剂，分 2 次冲服（颗粒剂）。局部用盐酸赛洛唑啉滴鼻液 1 周（1 日 2 次），口服鼻渊舒口服液 2 周（1 日 2 次）、匹多莫德 1 周（1 日 1 次）。

2016 年 4 月 23 日二诊：明显好转。近日稍咳嗽，少痰，喷嚏偶作，无涕，纳可，二便调。扁桃体不大，鼻内干净，舌偏红，苔薄。声阻抗检查结果为双耳 A 型。

处方及煎服法：

①葛根 10g，赤芍 3g，升麻 3g，桔梗 3g，黄芩 5g，地骨皮 2g，桑白皮 6g，鱼

腥草 6g，紫草 6g，细辛 1g，玄参 6g，蒲公英 6g，浙贝母 5g，白芷 6g，辛夷 2g，蝉蜕 3g，泽泻 6g，炒麦芽 6g，鸡内金 3g，甘草 2g，黄芪 10g。21 剂，服法如前。口服匹多莫德至 80 天（1 日 1 次）。

②荆芥 5g，白前 5g，紫菀 5g，桑叶 5g，陈皮 2g。6 剂，每日 1 剂，前 6 天加入上方同服。

按：本案鼻鼽、鼻渊、耳胀同治。耳胀多与新病鼻渊有关，治鼻渊为主。舌偏红，从热证论治。方以升麻葛根汤合泻白散加减。另以皂角刺、野菊花、紫花地丁、桔梗、白芷、辛夷清热解毒、化浊除涕，当归、黄芪扶正，蝉蜕祛风止嚏，柴胡、川芎、泽泻利水通窍，麦芽、鸡内金开胃护脾，甘草调和诸药。二诊诸症好转，耳胀瘥伴新感咳嗽少痰，续治鼻鼽为主，兼顾鼻渊，以清热止嚏汤为主，加鱼腥草、蒲公英解毒，助白芷、辛夷肃窦祛邪，桔梗、玄参、浙贝母利咽化痰，佐宣肺止咳之剂。

医案14

陈某，男，3 岁 5 个月。广东省深圳市人。2016 年 3 月 26 日初诊。

鼻塞，流白浊涕数月，鼾重，食欲差，常感冒。鼻甲大，鼻道有浊涕，咽后壁有黏浊分泌物，扁桃体不大。舌淡红，苔薄。X 线检查鼻窦炎明显，腺样体肥大；声阻抗检查结果为双耳 B 型。

诊断：鼻窦炎，腺样体肥大，分泌性中耳炎。

治以扶正祛邪，通利清窍。

处方及煎服法：柴胡 3g，川芎 2g，白芷 6g，辛夷 2g，苍耳子 2g，桔梗 3g，甘草 2g，黄芪 10g，当归 2g，白术 5g，茯苓 5g，法半夏 3g，陈皮 2g，泽泻 10g，水蛭 1g（研粉兑服），野菊花 6g，紫花地丁 6g，皂角刺 2g，山慈菇 2g，玄参 5g，浙贝母 3g，黄芩 5g。30 剂，每日 1 剂，水煎，分 2 次服。局部用盐酸赛洛唑啉滴鼻液 1 周（1 日 2 次）、康酸莫米松鼻喷雾剂 1 周（1 日 1 次），口服盐酸氨溴索口服溶液 1 周（1 日 3 次）、匹多莫德 1 周（1 日 1 次）。

2016 年 4 月 30 日二诊：好转。鼻塞轻，鼾不显。感冒 5 天，咳嗽 3 天，昨夜发热并出现张口呼吸、打鼾，食欲稍好转，现流清涕。鼻内尚干净，扁桃体不大，咽部有少许稀薄分泌物。舌淡红，苔薄。声阻抗检查结果为左耳 C 型，右耳 B 型。

处方及煎服法：

①柴胡 3g，川芎 2g，白芷 6g，辛夷 2g，苍耳子 2g，桔梗 3g，甘草 1g，黄芪 10g，当归 2g，白术 5g，茯苓 5g，法半夏 3g，陈皮 1g，金银花 6g，野菊花 6g，蒲公英 6g，皂角刺 2g，山慈菇 2g，玄参 5g，浙贝母 3g，黄芩 5g。30 剂，服法如前。口服匹多莫德 1 周（1 日 1 次）。

②荆芥 5g，紫菀 5g，白前 5g，前胡 5g，紫苏叶 5g，枇杷叶 6g，连翘 6g，6剂，每日 1 剂，前 6 天加入上方同服。

2016 年 6 月 13 日三诊：显效。无鼾无涕无咳，食欲好，晚上稍鼻塞与出汗。声阻抗检查结果为双耳 A 型。鼻内干净通畅，咽部正常，扁桃体不大，舌淡红，苔薄。

处方及煎服法：川芎 2g，白芷 6g，辛夷 2g，桔梗 3g，甘草 1g，黄芪 10g，当归 2g，太子参 6g，五味子 2g，浮小麦 6g，白术 5g，茯苓 5g，法半夏 3g，陈皮 1g，夏枯草 6g，鱼腥草 6g，紫花地丁 6g，浙贝母 3g，黄芩 5g，鸡内金 3g，炒麦芽 6g。30 剂，服法如前，口服匹多莫德 1 周（1 日 1 次）。

按：本案鼻渊、鼾症、耳胀同治。舌淡红，正虚邪滞。方中当归、黄芪、白术、半夏、陈皮益气健脾扶正，野菊花、紫花地丁、黄芩、皂角刺、白芷、辛夷、苍耳子解毒排脓除涕，山慈菇、玄参、浙贝母、桔梗化痰散结利咽喉，柴胡、川芎、泽泻、水蛭利水通窍。二诊时耳胀虽有改善，但遇感冒复发，故以祛邪为主，原方去泽泻、水蛭，佐宣肺止咳。三诊耳胀瘥，以扶正祛邪，化痰散结为治，续调鼻渊、鼾症。

医案15

侯某，女，2 岁 11 个月。2016 年 4 月 12 日初诊。

张口呼吸 1 年，打鼾明显，出黄浊涕，食欲一般，大便干结、日 1 行。鼻腔干净，鼻甲稍大，咽部无充血。舌偏红，苔薄。声阻抗检查结果为双耳 B 型。

诊断：慢性鼻窦炎，腺样体肥大，分泌性中耳炎。

治以清解郁热。

处方及煎服法：葛根 10g，赤芍 3g，升麻 3g，白芷 6g，苍耳子 2g，辛夷 2g，泽泻 10g，石菖蒲 2g，水蛭 1g（研粉兑服），黄芩 6g，黄芪 8g，当归 2g，枳壳 3g，桑白皮 6g，地骨皮 3g，皂角刺 3g，野菊花 6g，金银花 6g，玄参 6g，浙贝母 5g，山慈菇 2g，炒麦芽 6g，鸡内金 3g。21 剂，每日 1 剂，分 2 次开水冲服（颗粒剂）。局部用盐酸赛洛唑啉滴鼻液 1 周（1 日 2 次），口服阿莫西林克拉维酸钾 1 周（1 日 2 次）、醋酸泼尼松片 5 日（1 日 3 次）。

2016 年 5 月 10 日二诊：打鼾显减，晚上稍鼻塞，白天偶嚏。鼻甲色淡，鼻腔通畅干净，咽部干净，扁桃体Ⅰ度肿大，舌淡红，苔薄。声阻抗检查结果为双耳 As型。中耳炎好转，郁热退，按气虚证论治。

处方及煎服法：白芷 6g，辛夷 2g，石菖蒲 2g，黄芩 6g，黄芪 8g，当归 2g，柴胡 3g，枳壳 3g，川芎 3g，茯苓 5g，金银花 6g，党参 5g，白术 6g，玄参 6g，半枝莲 6g，夏枯草 6g，浙贝母 5g，山慈菇 2g，炒麦芽 6g，鸡内金 3g。21 剂，服法如前。口服加味西黄丸1周（1日1次）。

2016年6月7日三诊：稍打鼾，食欲可，大便调。鼻腔干净通畅，咽部无充血，扁桃体不大。舌淡红，苔薄。声阻抗检查结果为双耳A型。中耳炎已愈，继续调治鼻渊、鼾症。

处方及煎服法：白芷6g，辛夷2g，黄芩6g，黄芪8g，当归2g，苍耳子2g，川芎3g，茯苓5g，太子参6g，射干2g，白术6g，玄参6g，夏枯草6g，浙贝母5g，山慈菇2g，炒麦芽6g，鸡内金3g。21剂，服法如前。

按： 本案鼻渊、鼾症、耳胀同治。舌偏红，从郁热证论治。方以升麻葛根汤合泻白散加减。另以野菊花、金银花清热解毒祛邪，皂角刺、白芷、苍耳子、辛夷解毒排脓，玄参、浙贝母、山慈菇化痰散结，泽泻、石菖蒲、水蛭、枳壳利水通窍，佐当归、黄芪扶正，麦芽、鸡内金开胃护脾。二诊好转，舌转淡红，按气虚证论治，以益气健脾、化痰散结、通利清窍。三诊耳胀瘥，再按二诊方去通耳窍之品续调鼻渊、鼾症。

医案16

刘某，男，3岁1个月。2016年4月26日初诊。

鼻塞流浊涕数月，张口呼吸，打鼾。鼻腔尚通畅，扁桃体不大，咽后壁有黏浊分泌物。舌略偏红，苔薄。声阻抗检查结果为双耳B型。

诊断：鼻窦炎，腺样体肥大，分泌性中耳炎。

治以清解郁热。

处方及煎服法：白芷6g，辛夷2g，桔梗3g，甘草2g，玄参6g，浙贝母6g，山慈菇3g，夏枯草6g，半枝莲6g，苍耳子3g，黄芩3g，桑白皮5g，地骨皮2g，炒麦芽6g，鸡内金3g，太子参6g。21剂，每日1剂，分2次冲服（颗粒剂）。局部用盐酸赛洛唑啉滴鼻液1周（1日2次）、康酸莫米松鼻喷雾剂1周（1日1次），口服匹多莫德3周（1日1次）。

2016年5月14日二诊：诸症稍减，声阻抗检查结果为双耳B型。舌略偏红，苔薄。

处方及煎服法：白芷6g，辛夷2g，桔梗3g，甘草2g，玄参6g，浙贝母6g，山慈菇3g，皂角刺3g，夏枯草6g，半枝莲6g，苍耳子3g，黄芩3g，桑白皮5g，地骨皮2g，炒麦芽6g，鸡内金3g，太子参6g，水蛭1g（研粉兑服），泽泻10g，柴胡3g，黄芪10g，当归3g。21剂，服法如前。口服匹多莫德3周（1日1次）。

2016年5月30日三诊：目前症状显减，早晚稍鼻塞，睡眠无鼾呼吸平稳，寐汗。鼻腔通畅，咽无充血。舌略偏红。声阻抗检查结果为双耳A型。

处方及煎服法：白芷6g，辛夷2g，桔梗3g，甘草2g，玄参6g，浙贝母6g，山慈菇 3g，夏枯草 6g，黄芩 3g，桑白皮 5g，炒麦芽 6g，鸡内金 3g，太子参 6g，麦冬 6g，浮小麦 6g，黄芪 10g。21 剂，服法如前。

按：本案鼻渊、鼾症、耳胀同治。首诊以治鼻渊、鼾症为主，从热证论治，治以解毒排脓与利水通窍效果不佳，故二诊仍中耳积液。二诊加皂角刺排脓除涕，水蛭、泽泻、柴胡利水通窍，当归、黄芪扶正。三诊诸症好转，中耳积液瘥，前方去苍耳子与解毒排脓利水通窍之品，续调鼻渊、鼾症，加太子参、麦冬、小麦止汗。

医案17

张某，男，3 岁 7 个月。上海市人。2016 年 5 月 21 日初诊。

打鼾重并憋气 2 个月，流浊涕，鼻塞夜重，稍咳，寐汗多。当地纤维镜检查见腺样体肥大。鼻内干净，扁桃体Ⅰ～Ⅱ度肿大，咽部有大量黏浊分泌物，舌淡红，苔薄。X 线鼻窦炎明显；声阻抗检查结果为双耳 B 型。

诊断：鼻窦炎，腺样体肥大，分泌性中耳炎。

治以益气解毒，祛邪通窍。

处方及煎服法：柴胡 3g，川芎 2g，黄芩 5g，泽泻 8g，白芷 6g，辛夷 1g，水蛭 2g（研粉兑服），黄芪 10g，当归 2g，皂角刺 3g，野菊花 6g，紫花地丁 6g，桔梗 3g，甘草 2g，玄参 6g，浙贝母 3g，射干 2g，苍耳子 2g，炒麦芽 6g，鸡内金 3g。21 剂，每日 1 剂，分 2 次冲服（颗粒剂）。局部用盐酸赛洛唑啉滴鼻液 1 周（1 日 2 次），口服阿莫西林克拉维酸钾 1 周（1 日 2 次）、醋酸泼尼松片 5 日（1 日 3 次）。

2016 年 6 月 13 日二诊：偶有小鼾，浊涕消失，稍鼻痒揉鼻，寐汗，偶咳清嗓。鼻前庭有少许干痂，扁桃体Ⅰ度肿大。舌淡红，苔薄微黄。声阻抗检查结果为双耳 A 型。

处方及煎服法：川芎 2g，黄芩 5g，白芷 6g，辛夷 1g，黄芪 10g，当归 2g，皂角刺 3g，鱼腥草 6g，蒲公英 6g，白术 5g，桔梗 3g，甘草 2g，玄参 6g，浙贝母 3g，射干 2g，苍耳子 2g，炒麦芽 6g，鸡内金 3g。21 剂，服法如前。局部用维生素 AD 滴剂 2 周（1 日 1 次）。

按：本案鼻渊、鼾症、耳胀同治。方中当归、黄芪、麦芽、鸡内金扶正，野菊花、紫花地丁、黄芩清热解毒，皂角刺、白芷、辛夷、苍耳子排脓除涕，玄参、浙贝母、射干化痰散结，柴胡、川芎、泽泻、水蛭利水通窍，桔梗化痰引药上行，甘草调和诸药。中耳炎症消除后，原方去柴胡、泽泻、水蛭，续调鼻渊、鼾症。

医案18

雷某，男，7 岁 7 个月。湖南省宁远县人。2016 年 6 月 20 日初诊。

鼻塞流黄涕数月，伴耳鸣，听力减退，汗多，睡眠鼾重或憋气，食欲一般，便溏、日1～2行。体偏瘦弱，面色不华，鼻内有浊涕，扁桃体Ⅱ度肿大。舌淡红，苔薄。声阻抗检查结果为双耳B型。

诊断：鼻窦炎，腺样体肥大，分泌性中耳炎。

治以扶正祛邪。

处方及煎服法：黄芪10g，当归5g，党参5g，白术5g，茯苓5g，法半夏5g，陈皮2g，甘草2g，白芷6g，辛夷3g，桔梗5g，山慈菇3g，射干3g，玄参6g，浙贝母6g，夏枯草10g，浮小麦6g，泽泻10g，水蛭1.5g（研粉兑服），石菖蒲5g，川芎3g，炒麦芽6g，鸡内金3g，牡蛎10g，紫花地丁10g，野菊花10g，黄芩5g，薏苡仁10g。30剂，每日1剂，分2次冲服（颗粒剂）。局部用盐酸赛洛唑啉滴鼻液4周（1日3次）、康酸莫米松鼻喷雾剂4周（1日1次），口服桉柠蒎肠溶软胶囊4周（1日2次）、灵芝分散片4周（1日2次）。

2016年7月23日二诊：好转。涕少，晚上稍鼻塞，偶有张口呼吸无鼾，偶有耳鸣，睡眠汗多，便溏软。鼻腔通畅干净，咽无充血，扁桃体Ⅱ度肿大，舌略偏红。声阻抗检查结果为双耳A型。

处方及煎服法：黄芪10g，白术5g，茯苓5g，太子参10g，法半夏5g，白芷6g，辛夷3g，桔梗5g，山慈菇3g，射干3g，玄参6g，浙贝母6g，夏枯草10g，陈皮2g，浮小麦6g，川芎3g，炒麦芽6g，鸡内金3g，甘草2g，牡蛎10g，蒲公英10g，鱼腥草10g，黄芩5g，薏苡仁10g。30剂，服法如前。局部用药及口服用药如前。

2016年8月29日三诊：有时出涕，稍有鼾，无耳鸣，活动后与睡眠出汗明显改善，食欲好，大便软，舌略偏红，苔薄。

处方及煎服法：黄芪10g，白术5g，茯苓5g，法半夏5g，白芷6g，辛夷3g，桔梗5g，山慈菇3g，射干3g，玄参6g，浙贝母6g，炒麦芽6g，鸡内金3g，甘草2g，牡蛎10g，麦冬6g，黄芩6g，薏苡仁10g。30剂，服法如前。

按：本案鼻渊、乳蛾、鼾症、耳胀同治。小儿耳鼻咽喉科慢性病往往病程较长，疗程也一般较长，不可急于求成，尤以道远难复诊者，首次处方疗程较长，扶正不可急，逐邪不宜猛，味多以顾各方，量小以免副作用，不可误伤脏腑。首诊方中，以六君子汤加当归、黄芪益气健脾化痰，紫花地丁、野菊花、黄芩、白芷、辛夷解毒通利鼻窍，山慈菇、射干、玄参、浙贝母、夏枯草、牡蛎清热化痰利咽，泽泻、水蛭、石菖蒲、川芎利水通窍，麦芽、鸡内金开胃护脾，浮小麦止汗，桔梗引药上行兼以化痰，薏苡仁健脾实便。二诊耳胀消除，舌略偏红而大便仍稀，此为脾虚肺热，原方以太子参代党参避热，减利水通窍之品，续调余症。三诊显著好转，再减清热解毒之品，继续调治鼻渊、鼾症。

医案19

肖某，男，4 岁 3 个月。2016 年 12 月 6 日初诊。

鼻塞流浊涕数月，打鼾明显，常腹痛。鼻内有浊涕，扁桃体不大。舌略偏红，苔薄。声阻抗检查结果为双耳 B 型。

诊断：慢性鼻窦炎，腺样体肥大，分泌性中耳炎。

治以清解郁热。

处方及煎服法：葛根 10g，赤芍 2g，升麻 2g，桔梗 3g，甘草 2g，白芷 6g，辛夷 2g，黄芩 5g，皂角刺 2g，野菊花 6g，紫花地丁 6g，砂仁 2g，木香 2g，柴胡 2g，川芎 2g，水蛭 1g（研粉兑服），泽泻 8g，石菖蒲 2g，苍耳子 2g，玄参 5g，炒麦芽 6g。21 剂，每日 1 剂，分 2 次冲服（颗粒剂）。局部用盐酸赛洛唑啉滴鼻液 3 周（1 日 3 次）、康酸莫米松鼻喷雾剂 3 周（1 日 1 次），口服醋酸泼尼松片 5 日（1 日 3 次）、阿莫西林克拉维酸钾 3 周（1 日 3 次）、匹多莫德 3 周（1 日 1 次）。

2017 年 1 月 5 日二诊：打鼾显减，稍鼻塞，时腹痛。鼻内干净通畅，咽部干净，扁桃体不大。舌淡红，苔薄。声阻抗检查结果为双耳 A 型。

处方及煎服法：黄芪 10g，当归 2g，桔梗 3g，甘草 2g，白芷 6g，辛夷 2g，黄芩 5g，天葵子 6g，皂角刺 2g，鱼腥草 6g，蒲公英 6g，砂仁 2g，木香 2g，法半夏 2g，白术 3g，川芎 2g，茯苓 5g，玄参 5g，浙贝母 3g，炒麦芽 6g。24 剂，服法如前。局部用药如前，口服匹多莫德 4 周（1 日 1 次）。

按：本案鼻渊、鼾症、耳胀同治。舌偏红从热证论治。首诊以升麻葛根汤加味。另以黄芩、野菊花、紫花地丁清热解毒祛邪，皂角刺、白芷、辛夷、苍耳子排脓化浊除涕，柴胡、川芎、水蛭、泽泻、石菖蒲利水通窍，桔梗、玄参利咽化痰，木香、砂仁、麦芽行气开胃止痛。二诊中耳炎症消除，舌淡红，治以扶正祛邪、化痰散结，续调鼻渊、鼾症。

医案20

刘某，女，7 岁。2016 年 12 月 31 日初诊。

流浊涕 4 个月，鼻塞打鼾，偶有喷嚏清嗓。鼻甲稍大，鼻内有浊涕，咽部轻度充血，舌略偏红，苔薄。CT 检查见全组鼻窦炎显著，双侧中耳乳突炎，腺样体肥大。声阻抗检查结果为双耳 B 型。

诊断：鼻窦炎，腺样体肥大，分泌性中耳炎。

处方及煎服法：葛根 10g，赤芍 5g，升麻 3g，桔梗 5g，甘草 2g，白芷 10g，辛夷 3g，玄参 6g，薄荷 3g，黄芩 6g，泽泻 10g，水蛭 2g（研粉兑服），黄芪 10g，当归 3g，野菊花 6g，紫花地丁 6g，炒麦芽 10g，川芎 3g，石菖蒲 3g，藿香 3g。21 剂，每日 1 剂，分 2 次冲服（颗粒剂）。局部用盐酸赛洛唑啉滴鼻液 3 周（1 日 3

次）、康酸莫米松鼻喷雾剂 3 周（1 日 1 次）、鼻可乐洗鼻器洗鼻 3 周（1 日 1 次），口服地红霉素 10 日（1 日 1 次）、桉柠蒎肠溶软胶囊 3 周（1 日 2 次）。

2017 年 1 月 21 日二诊：早晚少许清涕，晚上鼻塞稍张口呼吸，偶有小鼾。鼻腔通畅干净，咽部正常。舌淡红，苔薄。声阻抗检查结果为双耳 A 型。

处方及煎服法：桔梗 5g，甘草 2g，白芷 10g，辛夷 3g，玄参 6g，浙贝母 6g，薄荷 3g，法半夏 5g，木香 3g，茯苓 6g，黄芩 6g，黄芪 10g，当归 3g，砂仁 3g，白术 6g，鱼腥草 6g，蒲公英 6g，天葵子 6g，炒麦芽 10g。21 剂，服法如前。局部用盐酸赛洛唑啉滴鼻液 1 周（1 日 2 次）、康酸莫米松鼻喷雾剂 1 周（1 日 1 次），口服灵芝分散片 2 周（1 日 2 次）。

按：此案鼻渊、鼾症、耳胀同治。舌偏红从热证沦治。方中升麻葛根汤、黄芩、野菊花、紫花地丁清热解毒祛邪，白芷、辛夷、藿香化浊除涕，桔梗、玄参、薄荷化痰利咽，泽泻、水蛭、川芎、石菖蒲利水通窍，当归、黄芪扶正，麦芽开胃护脾。二诊中耳炎症消除，舌转淡红，以扶正祛邪、除痰散结续调鼻渊、鼾症。

医案21

蒋某，男，4 岁 6 个月。2017 年 2 月 7 日初诊。

扁桃体大，张口呼吸，打鼾 3 年，伴鼻塞，汗多。鼻内稍干燥，咽部干净，扁桃体Ⅱ度肿大。舌淡红，苔薄。声阻抗检查结果为双耳 B 型。

诊断：扁桃体肿大，腺样体肥大，慢性鼻炎，分泌性中耳炎。

治以健脾化痰，利水通窍。

处方及煎服法：党参 5g，白术 3g，茯苓 6g，泽泻 10g，水蛭 1.5g（研粉兑服），黄芪 10g，法半夏 3g，陈皮 2g，桔梗 3g，甘草 2g，玄参 6g，浙贝母 3g，柴胡 2g，川芎 2g，黄芩 3g，石菖蒲 2g，白芷 5g，辛夷 2g，炒麦芽 6g。21 剂，每日 1 剂，分 2 次冲服（颗粒剂）。局部用盐酸赛洛唑啉滴鼻液 3 周（1 日 3 次）、康酸莫米松鼻喷雾剂 3 周（1 日 1 次），口服阿莫西林克拉维酸钾 3 周（1 日 3 次）、西黄胶囊 1 周（1 日 2 次）、匹多莫德 3 周（1 日 1 次）。

2017 年 2 月 28 日二诊：上药服 3 天打鼾消失，目前无鼻塞，睡眠小汗，晨起咳嗽不多，有痰音。一般检查同前。声阻抗检查结果为双耳 A 型。

处方及煎服法：党参 5g，白术 3g，茯苓 6g，黄芪 10g，法半夏 3g，陈皮 2g，桔梗 3g，甘草 2g，浮小麦 6g，麦冬 6g，莪术 2g，三棱 2g，山慈菇 2g，玄参 6g，浙贝母 3g，黄芩 3g，白芷 5g，辛夷 2g，炒麦芽 6g。21 剂，服法如前。局部用开喉剑喷雾剂 1 周（1 日 3 次），口服橘红止咳颗粒 2 周（1 日 2 次）。

按：本案乳蛾、鼾症、鼻窒、耳胀同治。治以健脾化痰，利水通窍。首诊方六君子汤加黄芪、麦芽、玄参、浙贝母、桔梗益气健脾化痰，柴胡、川芎、泽泻、水蛭、石菖蒲利水通窍，黄芩清热，白芷、辛夷通鼻窍。二诊中耳炎症消除，原方去利水通窍之品，加三棱、莪术、山慈菇化痰散结，续治乳蛾、鼾症。

医案22

崔某，女，4岁11个月。2017年4月1日初诊。

常年阵发喷嚏，晨起为多，稍鼻塞，常有清涕与浊涕色白或黄，睡眠呼吸音重，大便偏干结。鼻内干燥，扁桃体Ⅱ度肿大，咽后壁有浊涕。舌偏红，苔薄。声阻抗检查结果为双耳B型。CT检查见全组鼻窦炎严重，腺样体肥大，双侧中耳乳突炎。

诊断：慢性鼻窦炎，变应性鼻炎，腺样体肥大，分泌性中耳炎。

治以扶正祛邪。

处方及煎服法：黄芪10g，当归2g，皂角刺2g，野菊花6g，紫花地丁6g，蒲公英6g，白芷6g，辛夷2g，柴胡3g，川芎2g，泽泻10g，水蛭1g（研粉兑服），黄芩5g，玄参5g，浙贝母3g，山慈菇2g，射干2g，炒麦芽10g，鸡内金3g，决明子6g，麦冬6g。21剂，每日1剂，分2次水煎服。局部用盐酸赛洛唑啉滴鼻液3周（1日3次）、糠酸莫米松鼻喷雾剂3周（1日1次）、开喉剑喷雾剂3周（1日3次），口服醋酸泼尼松片5日（1日3次）、阿莫西林克拉维酸钾3周（1日3次）、匹多莫德3周（1日1次）。

2017年6月2日二诊：诸症好转，近1周感冒，晨起喷嚏清涕多，打鼾加重，耳内痛。鼻甲肿大，扁桃体Ⅱ度肿大，咽部稍充血。声阻抗检查结果为双耳B型。

处方及煎服法：黄芪10g，当归2g，皂角刺2g，败酱草6g，紫花地丁6g，蒲公英6g，白芷6g，辛夷2g，柴胡3g，川芎2g，泽泻10g，藿香3g，黄芩5g，玄参5g，浙贝母3g，山慈菇2g，射干2g，炒麦芽10g，鸡内金3g，决明子6g，麦冬6g。21剂，服法如前。局部用药如前，口服金银花软胶囊1周（1日2次）、桉柠蒎肠溶软胶囊1周（1日2次）。

2017年7月8日三诊：诸症不显。鼻腔干净通畅，咽无充血，扁桃体不大。声阻抗检查结果为双耳A型。

处方及煎服法：黄芪10g，当归2g，皂角刺2g，野菊花6g，紫花地丁6g，蒲公英6g，白芷6g，辛夷2g，黄芩5g，玄参5g，浙贝母3g，茯苓6g，法半夏5g，白豆蔻3g，木香2g，苍耳子3g，山慈菇3g，射干2g，炒麦芽10g，鸡内金3g，麦冬6g。21剂，服法如前。口服灵芝分散片2周（1日2次）。

按：本案鼻鼽、鼻渊、乳蛾、鼾症、耳胀同治。舌偏红属热，治疗清热解毒祛邪，佐扶正。首诊方中当归、黄芪扶正，野菊花、紫花地丁、蒲公英、黄芩清热解毒祛邪，皂角刺、白芷、辛夷排脓除涕，柴胡、川芎、泽泻、水蛭利水通窍，玄参、浙贝母、射干、山慈菇化痰散结，麦芽、鸡内金开胃护脾，决明子、麦冬清热通便。二诊好转，但因感冒后声阻抗检查结果仍为B型，原方去水蛭之峻，加藿香祛散风寒。三诊耳胀消除，续原方去利水通窍之品以调余病，加苍耳子以强肃窦之力。

医案23

陈某，男，4岁2个月。2017年5月2日初诊。

耳聋2个月，易感冒，常鼻塞涕少，打鼾重。鼻腔通畅，咽部正常，扁桃体不大。舌淡红，苔薄。CT检查见鼻窦炎明显，腺样体肥大，双侧中耳乳突炎。声阻抗检查结果为双耳B型。

诊断：鼻窦炎，腺样体肥大，分泌性中耳炎。

处方及煎服法：黄芪10g，当归2g，皂角刺2g，鱼腥草6g，紫花地丁6g，柴胡2g，川芎2g，石菖蒲2g，黄芩3g，水蛭1g（研粉兑服），泽泻8g，白芷6g，玄参6g，浙贝母5g，路路通2g，山慈菇2g，炒麦芽6g，射干2g。21剂，每日1剂，分2次冲服（颗粒剂）。局部用盐酸赛洛唑啉滴鼻液3周（1日3次）、康酸莫米松鼻喷雾剂3周（1日1次），口服醋酸泼尼松片5日（1日3次）、阿莫西林克拉维酸钾3周（1日3次）、匹多莫德3周（1日1次）。

2017年5月22日二诊：诸症好转，听力明显改善。鼻腔通畅，咽部正常。舌淡红，苔薄。声阻抗检查结果为双耳B型。

处方及煎服法：黄芪10g，当归2g，皂角刺2g，败酱草6g，蒲公英6g，柴胡2g，川芎2g，石菖蒲2g，黄芩3g，水蛭1g（研粉兑服），泽泻8g，白芷6g，玄参6g，浙贝母5g，海浮石10g，山慈菇2g，炒麦芽6g，射干2g。21剂，服法如前。局部用药如前，口服匹多莫德3周（1日1次）、金银花软胶囊3周（1日3次）。

2017年6月13日三诊：无鼾无窒，少许清涕，睡眠多汗，大便偏结、1～2日1行。鼻内少许浊涕，扁桃体Ⅱ度肿大，舌淡红或略偏红，苔薄。声阻抗检查结果为双耳C型（左耳：274daPa，右耳：300daPa）。

处方及煎服法：黄芪10g，当归2g，皂角刺2g，鱼腥草6g，紫花地丁6g，柴胡2g，川芎2g，石菖蒲2g，藿香3g，苍耳子2g，黄芩3g，泽泻8g，白芷6g，玄参6g，浙贝母5g，山慈菇2g，炒麦芽6g，射干2g。21剂，服法如前。局部用药如前，口服金银花软胶囊3周（1日3次）、灵芝分散片3周（1日2次）。

2017年7月25日四诊：听力正常，偶有打鼾，大便偏结。鼻腔干净，咽部干净，扁桃体不大，舌淡红，苔薄。声阻抗检查结果为双耳A型。

处方及煎服法：黄芪10g，当归2g，皂角刺2g，鱼腥草6g，紫花地丁6g，石菖蒲2g，黄芩3g，白芷6g，辛夷2g，白术5g，茯苓6g，麦冬6g，玄参6g，浙贝母 5g，山慈菇 2g，炒麦芽 6g，射干 2g。21 剂，服法如前。局部用药如前，口服灵芝分散片 3 周（1 日 2 次）。

按：本案鼻渊、鼾症、耳胀同治。方中当归、黄芪扶正，鱼腥草、紫花地丁、黄芩等清热解毒祛邪，皂角刺、白芷、苍耳子、路路通等排脓除涕通鼻，柴胡、川芎、石菖蒲、水蛭、泽泻利水通窍，玄参、浙贝母、射干、山慈菇除痰散结，麦芽开胃护脾。四诊耳胀消，去利水通窍之品，续调鼻渊、鼾症。

医案24

梁某，男，3 岁 7 个月。2017 年 7 月 4 日初诊。

打鼾、鼻塞流浊涕数月。鼻甲肿大，咽后壁有脓性分泌物，扁桃体不大。舌淡红，苔薄。声阻抗检查结果为双耳 B 型。

诊断：鼻窦炎，腺样体肥大，分泌性中耳炎。

处方及煎服法：黄芪 8g，当归 2g，皂角刺 2g，鱼腥草 6g，紫花地丁 6g，桔梗 3g，甘草 2g，白芷 5g，辛夷 2g，苍耳子 2g，泽泻 8g，石菖蒲 3g，川芎 2g，柴胡 2g，法半夏 3g，陈皮 2g，茯苓 5g，黄芩 5g，炒麦芽 6g。21 剂，每日 1 剂，分 2 次开水冲服（颗粒剂）。局部用盐酸赛洛唑啉滴鼻液 3 周（1 日 3 次）、康酸莫米松鼻喷雾剂 3 周（1 日 1 次），口服匹多莫德 3 周（1 日 1 次）。

2017 年 8 月 15 日二诊：症不显，偶有小鼾，便调，睡眠小汗。鼻腔通畅干净，咽部正常。舌淡红，苔薄。声阻抗检查结果为双耳 A 型。

处方及煎服法：黄芪 8g，桔梗 3g，甘草 2g，白术 6g，太子参 6g，麦冬 6g，浮小麦 6g，玄参 5g，浙贝母 3g，山慈菇 2g，白芷 5g，辛夷 2g，法半夏 3g，陈皮 2g，茯苓 5g，黄芩 5g，炒麦芽 6g。21 剂，服法如前。

按：本案鼻渊、鼾症、耳胀同治。方中当归、黄芪扶正，鱼腥草、紫花地丁解毒祛邪，皂角刺、白芷、辛夷、苍耳子排脓除涕，半夏、陈皮、黄芩、桔梗清热化痰，泽泻、石菖蒲、川芎、柴胡利水通窍，麦芽开胃护脾。二诊中耳炎症消除，续调鼻渊、鼾症。

医案25

章某，男，4 岁 10 个月。2018 年 1 月 8 日初诊。

听力差 2 个月，鼻塞流浊涕，打鼾明显，张口呼吸，易感冒。鼻腔有稀浊分泌物，咽后壁有黏性分泌物，扁桃体不大，舌淡红，苔薄。声阻抗检查结果为双耳 B 型。

诊断：鼻窦炎，腺样体肥大，双侧中耳乳突炎。

处方及煎服法：黄芪 10g，当归 3g，皂角刺 3g，败酱草 6g，蒲公英 6g，桔梗

5g，甘草 2g，白芷 6g，辛夷 3g，苍耳子 3g，黄芩 5g，泽泻 10g，车前草 10g，玄参 6g，浙贝母 5g，山慈菇 3g，炒麦芽 10g。21 剂，每日 1 剂，分 2 次开水冲服（颗粒剂）。局部用盐酸赛洛唑啉滴鼻液 3 周（1 日 3 次）、康酸莫米松鼻喷雾剂 3 周（1 日 1 次），口服桉柠蒎肠溶软胶囊 3 周（1 日 2 次）、金银花软胶囊 3 周（1 日 3 次）。

2017 年 2 月 6 日二诊：诸症消失，听力正常，食欲可，便调。口唇稍红，鼻腔通畅干净，咽部无充血，舌淡红，苔薄。声阻抗检查结果为左耳 As 型（SA：0.25mmho），右耳 A 型。

处方及煎服法：党参 5g，茯苓 6g，白术 5g，桔梗 5g，甘草 2g，白芷 6g，辛夷 3g，黄芩 5g，玄参 6g，浙贝母 5g，炒麦芽 10g。21 剂，服法如前。

按：本案鼻渊、鼾症、耳胀同治。方中当归、黄芪扶正，黄芩、蒲公英、败酱草解毒祛邪，皂角刺、白芷、辛夷、苍耳子化浊除涕，甘草、桔梗、玄参、浙贝母、山慈菇化痰散结利咽，泽泻、车前草渗湿，麦芽开胃护脾。二诊诸症全失，耳胀基本消除，以益气健脾化痰通窍续调鼻渊、鼾症。

医案26

杨某，女，3 岁 9 个月。2018 年 4 月 14 日初诊。

打鼾 3 个月，常鼻塞流涕、涕清或黄、受凉加重，无嚏，晨起稍咳。鼻甲稍大，鼻内尚干净，咽部正常，舌淡红，苔薄。声阻抗检查结果为双耳 B 型。

诊断：鼻窦炎，腺样体肥大，分泌性中耳炎。

处方及煎服法：黄芪 8g，当归 3g，皂角刺 3g，蒲公英 6g，败酱草 6g，桔梗 3g，甘草 2g，白芷 5g，辛夷 2g，黄芩 3g，柴胡 2g，泽泻 8g，车前草 6g，川芎 2g，石菖蒲 2g，玄参 6g，山慈菇 3g，炒麦芽 6g，枳壳 3g。21 剂，每日 1 剂，分 2 次开水冲服（颗粒剂）。局部用盐酸赛洛唑啉滴鼻液 3 周（1 日 3 次）、康酸莫米松鼻喷雾剂 3 周（1 日 1 次），口服克林霉素 2 周（1 日 3 次）、金银花软胶囊 3 周（1 日 3 次）。

2018 年 5 月 12 日二诊：稍打鼾，晨起稍咳痰少，有少许清涕，大便调。鼻腔通畅尚干净，咽部正常。舌淡红，苔薄。声阻抗检查结果为左耳 C 型，右耳 B 型。

处方及煎服法：

①黄芪 8g，当归 3g，败酱草 6g，蒲公英 6g，桔梗 5g，甘草 2g，白芷 5g，辛夷 2g，黄芩 5g，柴胡 2g，泽泻 8g，车前草 6g，川芎 3g，石菖蒲 3g，玄参 6g，山慈菇 3g，枳壳 3g，白术 3g，茯苓 5g。21 剂，服法如前。口服金银花软胶囊 3 周（1 日 3 次）、脾氨肽口服液 1 周（1 日 1 次）。

②荆芥 5g，紫菀 5g，白前 5g，前胡 5g，枇杷叶 5g，陈皮 2g，川贝母 2g，9

剂，每日 1 剂，加入上药同服。

2018 年 6 月 14 日三诊：偶有腹痛，无他症。鼻内稍干燥，咽部正常。舌淡红，苔薄。声阻抗检查结果为双耳 A 型。

处方及煎服法：黄芪 8g，麦冬 6g，太子参 6g，白芷 5g，辛夷 2g，黄芩 5g，玄参 5g，浙贝母 3g，枳壳 3g，白术 3g，茯苓 5g，甘草 2g，木香 2g，砂仁 2g，炒麦芽 6g。21 剂，服法如前。

按：本案鼻渊、鼾症、耳胀同治。首诊当归、黄芪扶正，黄芩、蒲公英、败酱草解毒祛邪，白芷、辛夷、皂角刺排脓除涕，甘草、桔梗、玄参、山慈菇化痰利咽，柴胡、泽泻、车前草、川芎、石菖蒲、枳壳利水通窍，麦芽开胃护脾。二诊上呼吸道咳嗽久病未愈，原方佐宣肺化痰止咳为治。三诊耳胀消，诸症好转，以扶正祛邪续调鼻渊、鼾症。

医案27

谢某，女，7 岁 2 个月。2018 年 4 月 14 日初诊。

打鼾，张口呼吸 2 年，鼻塞夜重，涕少，近 2 周打鼾加重，浊涕稍减，纳可，二便调。扁桃体 II 度肿大，鼻腔通畅尚干净，舌淡红，苔薄。声阻抗检查结果为双耳 B 型。

诊断：鼻窦炎，扁桃体肿大，腺样体肥大，分泌性中耳炎。

处方及煎服法：黄芪 10g，当归 6g，蒲公英 10g，败酱草 10g，柴胡 5g，川芎 3g，石菖蒲 3g，黄芩 6g，泽泻 10g，车前草 10g，水蛭 1g（研粉兑服），玄参 10g，浙贝母 5g，山慈菇 5g，法半夏 5g，茯苓 5g，桔梗 6g，甘草 2g。21 剂，每日 1 剂，分 2 次开水冲服（颗粒剂）。局部用盐酸赛洛唑啉滴鼻液 3 周（1 日 3 次）、康酸莫米松鼻喷雾剂 3 周（1 日 1 次）、开喉剑喷雾剂 3 周（1 日 3 次）、口服克林霉素 2 周（1 日 3 次）、金银花软胶囊 3 周（1 日 3 次）。

2018 年 5 月 8 日二诊：1 周前感冒，流浊涕，晚上鼻塞，张口呼吸打鼾，睡眠汗多，纳可，二便调。鼻腔前部稍干燥，扁桃体 II 度肿大，舌淡红，苔薄黄。声阻抗检查结果为双耳 C 型（左耳：160daPa，右耳：322 daPa）。

处方及煎服法：黄芪 10g，当归 6g，紫花地丁 10g，鱼腥草 10g，柴胡 5g，川芎 3g，石菖蒲 3g，黄芩 6g，车前草 10g，玄参 10g，浙贝母 5g，山慈菇 5g，法半夏 5g，茯苓 5g，桔梗 6g，甘草 2g，白芷 6g，辛夷 3g，五味子 6g，麦冬 6g。21 剂，服法如前。局部用药如前，口服金银花软胶囊 3 周（1 日 3 次）、匹多莫德 3 周（1 日 1 次）。

2018 年 6 月 2 日三诊：症不显，稍呼吸声重无鼾，睡眠有汗。鼻腔通畅，咽部有少许黏浊分泌物，扁桃体 I 度肿大。舌淡红，苔薄。声阻抗检查结果为双耳 A 型。

处方及煎服法：黄芪 10g，当归 5g，皂角刺 5g，败酱草 10g，蒲公英 10g，黄芩 6g，玄参 10g，浙贝母 5g，桔梗 6g，甘草 2g，白芷 6g，辛夷 3g，五味子 3g，麦冬 6g，茯苓 5g，炒麦芽 10g。21 剂，服法如前。

按：本案属耳胀、鼻渊、乳蛾、鼾症。首诊以当归、黄芪、蒲公英、败酱草、黄芩扶正解毒祛邪，柴胡、川芎、石菖蒲、泽泻、车前草、水蛭活血利水通耳窍，甘草、桔梗、玄参、浙贝母、法半夏、茯苓、山慈菇化痰散结利咽喉。二诊遇感冒鼻症加重，耳胀好转，睡眠汗多，拟前法去水蛭，加白芷、辛夷化浊通鼻，麦冬、五味子助黄芪益气敛阴止汗。三诊耳胀瘥，诸症好转，去利水通耳窍之品，暂去法半夏、山慈菇续调鼻渊、乳蛾、鼾症。

医案28

彭某，女，4 岁 6 个月。广东省深圳市人。2018 年 4 月 17 日初诊。

鼻塞流浊涕 10 个月，时耳痛，寐汗。外院诊断为腺样体肥大，慢性鼻窦炎。鼻内干燥有浊涕及痂，扁桃体不大，舌淡红，苔薄。声阻抗检查结果为双耳 B 型。

诊断：鼻窦炎，腺样体肥大，分泌性中耳炎。

处方及煎服法：柴胡 3g，川芎 3g，石菖蒲 3g，黄芩 6g，泽泻 10g，车前草 10g，白芷 6g，辛夷 3g，黄芪 10g，当归 3g，蒲公英 10g，败酱草 10g，炒麦芽 10g，枳壳 5g，麦冬 10g，五味子 2g，桔梗 5g，甘草 2g。21 剂，每日 1 剂，分 2 次开水冲服（颗粒剂）。局部用盐酸赛洛唑啉滴鼻液 3 周（1 日 3 次）、糠酸莫米松鼻喷雾剂 3 周（1 日 1 次），口服克林霉素 2 周（1 日 3 次）、金银花软胶囊 3 周（1 日 3 次）、桉柠蒎肠溶软胶囊 3 周（1 日 2 次）。

2018 年 5 月 15 日二诊：好转，鼻内稍干燥结痂，流浊涕，寐汗，舌淡红，苔薄。声阻抗检查结果为双耳 A 型。

处方及煎服法：黄芩 6g，白芷 6g，辛夷 3g，黄芪 10g，当归 3g，五味子 2g，鱼腥草 10g，紫花地丁 10g，炒麦芽 10g，枳壳 5g，麦冬 10g，五味子 2g，党参 6g，茯苓 5g，白术 5g，玄参 6g，浙贝母 6g，桔梗 5g，甘草 2g。21 剂，服法如前。

按：本案鼻渊、耳胀、鼾症同治。首诊以当归、黄芪、黄芩、蒲公英、败酱草、白芷、辛夷、甘草、桔梗扶正解毒祛邪，柴胡、川芎、石菖蒲、泽泻、枳壳、车前草利水通耳，麦冬、五味子助黄芪止汗，麦芽开胃护脾。二诊耳胀瘥，原方去利水之品，加益气健脾化痰之品续治鼻渊、鼾症。

医案29

黄某，男，11 岁。2018 年 7 月 18 日初诊。

鼻塞流浊涕 1 个月，鼾重。鼻腔脓性分泌物多，扁桃体Ⅱ度肿大。舌淡红，苔薄，脉缓。声阻抗检查结果为双耳 B 型。

诊断：鼻窦炎显著，腺样体肥大，双侧中耳乳突炎。

处方及煎服法：黄芪 10g，当归 6g，皂角刺 6g，败酱草 10g，蒲公英 10g，桔梗 10g，甘草 2g，白芷 6g，辛夷 3g，柴胡 5g，川芎 5g，石菖蒲 5g，泽泻 10g，车前草 10g，炒麦芽 10g，黄芩 6g，玄参 10g，浙贝母 6g。21 剂，每日 1 剂，分 2 次开水冲服（颗粒剂）。局部用盐酸赛洛唑啉滴鼻液 3 周（1 日 3 次）、康酸莫米松鼻喷雾剂 3 周（1 日 1 次），口服克林霉素 2 周（1 日 3 次）、匹多莫德 3 周（1 日 1 次）、金银花软胶囊 3 周（1 日 3 次）。

2018 年 8 月 18 日二诊：偶有喷嚏，无窒与涕，小鼾。扁桃体 Ⅱ 度肿大，咽部轻度充血，鼻腔通畅干净。舌淡红，苔薄。声阻抗检查结果为双耳 A 型。

处方及煎服法：黄芪 10g，当归 6g，白术 6g，茯苓 6g，党参 10g，法半夏 6g，陈皮 3g，桔梗 10g，甘草 2g，白芷 6g，辛夷 3g，川芎 5g，山慈菇 6g，玄参 6g，炒麦芽 10g，黄芩 6g，浙贝母 6g。21 剂，服法如前，局部用药如前，口服匹多莫德 3 周（1 日 1 次）、鼻渊软胶囊 3 周（1 日 3 次）。经三、四诊续调，诸症消失。

随访：痊愈。

按：本案耳胀、鼻渊、鼾症同治。以当归、黄芪扶正，皂角刺、败酱草、蒲公英、黄芩解毒祛邪，白芷、辛夷化浊通鼻，柴胡、川芎、石菖蒲、泽泻、车前草行气通窍利水，甘草、桔梗、玄参、浙贝母利咽，麦芽开胃护脾。

医案30

唐某，女，3 岁 2 个月。2019 年 1 月 22 日初诊。

打鼾 4 个月，流浊涕，寐汗多。扁桃体 Ⅱ 度肿大。舌淡红，苔薄。声阻抗检查结果为双耳 B 型。

诊断：鼻窦炎，腺样体肥大，扁桃体肿大，中耳炎。

处方及煎服法：柴胡 2g，川芎 2g，石菖蒲 2g，黄芩 3g，败酱草 5g，紫花地丁 5g，蒲公英 5g，白芷 5g，辛夷 2g，玄参 5g，浙贝母 3g，黄芪 6g，当归 2g，枳壳 2g，泽泻 5g，车前草 5g，炒麦芽 6g，藿香 3g，麦冬 5g，五味子 2g。21 剂，每日 1 剂，分 2 次开水冲服（颗粒剂）。局部用麻黄碱滴鼻液 3 周（1 日 3 次）、康酸莫米松鼻喷雾剂 3 周（1 日 1 次），口服克林霉素 2 周（1 日 3 次）、金银花软胶囊 3 周（1 日 3 次）、脾氨肽口服液 3 周（1 日 1 次）。

2019 年 2 月 18 日二诊：鼾减，脓涕消失，寐汗止，大便干结。鼻腔通畅干净，扁桃体 Ⅱ 度肿大，舌淡红，苔薄。声阻抗检查结果为双耳 As 型（SA：左侧为 0.13mmho，右侧为 0.09mmho）。

处方及煎服法：柴胡 2g，川芎 2g，石菖蒲 2g，黄芩 3g，败酱草 5g，紫花地丁

5g，蒲公英 5g，白芷 5g，辛夷 2g，玄参 5g，浙贝母 3g，党参 5g，白术 3g，茯苓 5g，法半夏 3g，陈皮 2g，黄芪 6g，枳壳 2g，泽泻 5g，车前草 5g，炒麦芽 6g，甘草 2g，桔梗 5g，胖大海 6g。21 剂，服法如前。口服金银花软胶囊 3 周（1 日 3 次）。

按： 本案鼻渊、乳蛾、鼾症、耳胀同治。首诊拟当归、黄芪扶正，黄芩、藿香、败酱草、紫花地丁、蒲公英、白芷、辛夷解毒祛邪通鼻，柴胡、川芎、石菖蒲、枳壳、泽泻、车前草行气利水通耳，玄参、浙贝母化痰散结，麦冬、五味子助黄芪止汗，麦芽开胃。二诊好转，续原法加强健脾化痰，佐胖大海通便。

医案31

戴某，男，6 岁。浙江省杭州市人。2019 年 1 月 12 日初诊。

耳胀半年久治不愈，鼾声大，常感冒，脓涕多，前天当地检查腺样体肥大，声阻抗检查结果为双耳 B 型。咽后壁有脓浊物，扁桃体Ⅱ度肿大，舌淡红，苔薄。

诊断：鼻窦炎，扁桃体肿大，腺样体肥大，分泌性中耳炎。

处方及煎服法：玄参 5g，浙贝母 5g，法半夏 3g，茯苓 5g，陈皮 2g，桔梗 5g，甘草 2g，白芷 5g，山慈菇 3g，海浮石 10g，泽泻 6g，车前草 6g，柴胡 3g，川芎 2g，石菖蒲 3g，黄芪 10g，当归 2g，败酱草 6g，紫花地丁 6g，蒲公英 6g，枳壳 5g，炒麦芽 6g，黄芩 5g，党参 5g，白术 3g。30 剂，每日 1 剂，分 2 次开水冲服（颗粒剂）。局部用麻黄碱滴鼻液 1 周（1 日 3 次）、康酸莫米松鼻喷雾剂 3 周（1 日 1 次），口服克林霉素 2 周（1 日 3 次）、金银花软胶囊 3 周（1 日 3 次）、脾氨肽口服液 3 周（1 日 1 次）。

2019 年 2 月 25 日二诊：鼾减，汗多，近日稍咽痛。咽部轻度充血，扁桃体Ⅱ度肿大，鼻腔干燥。视频耳镜检查外耳道正常，鼓膜标志清、无积液。

处方及煎服法：玄参 5g，浙贝母 5g，法半夏 3g，茯苓 5g，陈皮 2g，桔梗 5g，甘草 2g，白芷 5g，山慈菇 3g，海浮石 10g，黄芪 10g，当归 2g，半枝莲 6g，紫河车 3g，麦冬 5g，五味 2g，太子参 10g，大血藤 6g，砂仁 3g，木香 3g，炒麦芽 6g，黄芩 5g，党参 5g，白术 3g。30 剂，服法如前。局部用开喉剑喷雾剂 1 周（1 日 3 次）。

按： 本案鼻渊、乳蛾、鼾症、耳胀同治。拟六君子汤加当归、黄芪、玄参、浙贝母、桔梗、山慈菇、海浮石益气化痰散结，败酱草、紫花地丁、蒲公英、黄芩解毒祛邪，柴胡、川芎、石菖蒲、枳壳、泽泻、车前草行气利水通耳，白芷通鼻，麦芽开胃。二诊耳胀消，原方加减续调余病。

医案32

童某，男，2 岁 1 个月。2019 年 2 月 19 日初诊。

鼻塞流浊涕4个月，偶嚏。感冒1周，发热两日已退，张口呼吸有小鼾，寐汗多，大便略溏。鼻腔通畅，扁桃体不大，舌偏红，苔薄。声阻抗检查结果为双耳B型。

诊断：鼻窦炎，中耳炎，腺样体肥大。

处方及煎服法：黄芪5g，白术3g，茯苓3g，桔梗3g，甘草2g，白芷3g，辛夷2g，柴胡3g，黄芩3g，川芎2g，石菖蒲2g，泽泻5g，车前草5g，败酱草5g，蒲公英5g，炒麦芽6g，薏苡仁6g，桑白皮3g，地骨皮3g。21剂，每日1剂，分2次开水冲服（颗粒剂）。局部用康酸莫米松鼻喷雾剂3周（1日1次），口服克林霉素2周（1日3次）、脾氨肽口服液3周（1日1次）、金银花软胶囊3周（1日3次）。

2019年3月25日二诊：无鼾，张口呼吸，稍鼻塞，汗多。鼻甲稍大，鼻腔干燥。舌淡红或略偏红，苔薄。声阻抗检查结果为双耳A型。

处方及煎服法：黄芪5g，白术3g，茯苓3g，当归2g，桔梗3g，甘草2g，麦冬3g，五味子2g，白芷3g，辛夷2g，太子参6g，黄芩3g，藿香3g，败酱草5g，蒲公英5g，炒麦芽6g，桑白皮3g，地骨皮3g。21剂，服法如前。局部用复方木芙蓉涂鼻软膏2周（1日2次）。

按：本案鼻渊、耳胀、鼾症同治。首诊拟黄芪、白术、茯苓、甘草、麦芽扶正，败酱草、蒲公英、黄芩、桑白皮、地骨皮、白芷、辛夷清热解毒通鼻，柴胡、川芎、石菖蒲、泽泻、车前草行气利水通耳，桔梗化痰除涕，薏苡仁实便。二诊耳胀消，续拟扶正祛邪治鼻渊，佐麦冬、五味子助黄芪益气敛阴止汗。

医案33

李某，女，2岁3个月。湖南省岳阳市人。2019年3月7日初诊。

睡眠张口呼吸打鼾3个月，鼻塞，涕少，寐汗，便调。扁桃体Ⅱ度肿大，鼻内有浊涕，舌淡红，苔薄。声阻抗检查结果为双耳B型。

诊断：鼻窦炎，扁桃体肿大，腺样体肥大，分泌性中耳炎。

处方及煎服法：黄芪6g，当归2g，党参3g，白术3g，法半夏2g，茯苓5g，陈皮2g，桔梗3g，甘草1g，川芎2g，石菖蒲2g，柴胡3g，泽泻3g，车前草3g，白芷5g，辛夷2g，玄参5g，浙贝母3g，败酱草5g，紫花地丁5g，蒲公英5g，炒麦芽5g，黄芩3g。21剂，每日1剂，分2次开水冲服（颗粒剂）。口服克林霉素2周（1日3次）、金银花软胶囊3周（1日3次）、脾氨肽口服液3周（1日1次）。

2019年4月22日二诊：张口呼吸消失，鼻塞不显，寐汗，便调。扁桃体Ⅱ度肿大，鼻内干净，舌淡红，苔薄。声阻抗检查结果为双耳A型。

处方及煎服法：黄芪6g，党参3g，白术3g，法半夏2g，茯苓5g，陈皮2g，桔梗 3g，甘草 1g，白芷 5g，辛夷 2g，玄参 5g，浙贝母 3g，五味子 2g，麦冬 5g，鱼腥草 5g，紫花地丁 5g，蒲公英 5g，炒麦芽 5g，黄芩 3g。21 剂，服法如前。

按：本案属鼻渊、乳蛾、鼾症、耳胀，诸病同治。首诊用当归、黄芪、党参、白术、茯苓、甘草、玄参、浙贝母益气健脾化痰，黄芩、败酱草、紫花地丁、蒲公英、白芷、辛夷解毒祛邪通鼻，柴胡、川芎、石菖蒲、泽泻、车前草行气利水通耳，桔梗引药上行，麦芽开胃。二诊耳胀消失，原方加减续调余病。

医案34

杨某，男，1 岁 10 个月。2019 年 5 月 28 日初诊。

睡眠张口呼吸，打鼾半年，寐汗多，鼻症不显。鼻腔通畅干净，扁桃体Ⅱ度肿大，舌淡红，苔薄。视频耳镜检查见双侧鼓室积液。

诊断：扁桃体肿大，腺样体肥大，分泌性中耳炎。

处方及煎服法：党参 3g，白术 3g，茯苓 5g，法半夏 2g，陈皮 2g，玄参 5g，浙贝母 2g，柴胡 2g，川芎 g，石菖蒲 2g，黄芩 3g，败酱草 5g，蒲公英 5g，紫花地丁 5g，泽泻 5g，黄芪 6g，当归 2g，桔梗 3g，甘草 2g，海浮石 6g，炒谷芽 6g，木香 2g，砂仁 2g。21 剂，每日 1 剂，分 2 次开水冲服（颗粒剂）。局部用麻黄碱滴鼻液 3 周（1 日 3 次）、康酸莫米松鼻喷雾剂 3 周（1 日 1 次），口服克林霉素 2 周（1 日 3 次）、金银花软胶囊 3 周（1 日 3 次）。

2019 年 6 月 18 日二诊：无鼾无张口呼吸，稍鼻塞，便调。鼻前庭干燥，扁桃体Ⅱ度肿大，舌淡红，苔薄。声阻抗检查结果为双耳 A 型。

处方及煎服法：党参 3g，白术 3g，茯苓 5g，陈皮 2g，玄参 5g，浙贝母 2g，黄芩 3g，僵蚕 3g，白芷 3g，黄芪 6g，太子参 6g，当归 2g，桔梗 3g，甘草 2g，海浮石 6g，炒谷芽 6g，木香 2g，砂仁 2g。21 剂，服法如前。局部用复方木芙蓉涂鼻软膏 2 周（1 日 2 次）。

按：本案乳蛾、鼾症、耳胀。首诊拟当归、黄芪、木香、砂仁、党参、白术、茯苓、陈皮、甘草、半夏、玄参、浙贝母、桔梗、海浮石、谷芽益气健脾散结，黄芩、败酱草、蒲公英、紫花地丁解毒祛邪，柴胡、川芎、石菖蒲、泽泻利水通耳。二诊耳胀消除，再拟原方加减续调余病。

医案35

张某，男，3 岁 5 个月。湖南省人。2019 年 6 月 26 日初诊。

打鼾半月，偶有喷嚏，流少许清涕，脐周痛，食欲一般，大便偏干结。鼻腔通畅干净，扁桃体Ⅱ度肿大偏大，舌淡红，苔薄。声阻抗检查结果为双耳 B 型。

诊断：扁桃体肿大，腺样体肥大，分泌性中耳炎，变应性鼻炎。

处方及煎服法：黄芪 5g，当归 2g，柴胡 2g，川芎 2g，石菖蒲 2g，黄芩 3g，泽泻 5g，车前草 5g，白芷 3g，辛夷 2g，玄参 5g，浙贝母 3g，党参 5g，白术 3g，茯苓 5g，法半夏 2g，陈皮 2g，桔梗 5g，甘草 2g，败酱草 5g，半枝莲 5g，炒谷芽 5g，决明子 5g，木香 2g，砂仁 2g。21 剂，每日 1 剂，分 2 次开水冲服（颗粒剂）。局部用麻黄碱滴鼻液 1 周（1 日 3 次）、康酸莫米松鼻喷雾剂 3 周（1 日 1 次），口服克林霉素 2 周（1 日 3 次）、金银花软胶囊 3 周（1 日 3 次）、脾氨肽口服液 3 周（1 日 1 次）。

2019 年 7 月 23 日二诊：好转。稍鼻塞，鼾止，仍偶有喷嚏与少许清涕，睡眠有汗，大便调。声阻抗检查结果为双耳 A 型。

处方及煎服法：黄芪 6g，当归 2g，防风 3g，五味子 2g，黄芩 3g，白芷 3g，辛夷 2g，玄参 5g，浙贝母 3g，党参 5g，白术 3g，茯苓 5g，法半夏 2g，陈皮 2g，桔梗 5g，甘草 2g，麦冬 5g，半枝莲 5g，炒谷芽 5g，木香 2g，砂仁 2g。21 剂，服法如前。

按：本案乳蛾、鼾症、耳胀，可能存在鼻鼽，诸病同治。首诊拟当归、黄芪、木香、砂仁、党参、白术、茯苓、陈皮、甘草、半夏、谷芽益气健脾扶正，黄芩、败酱草、半枝莲、白芷、辛夷解毒祛邪通鼻，柴胡、川芎、石菖蒲、泽泻、车前草利水通耳，玄参、浙贝母、甘草、桔梗利咽化痰，决明子通大便。二诊耳胀消，以木香、砂仁、党参、白术、茯苓、陈皮、甘草、半夏、当归助玉屏风散扶正益气固表，麦冬、五味子助玉屏风散止汗，白芷、辛夷通鼻，玄参、浙贝母、桔梗、黄芩、半枝莲清热化痰利咽，续调鼻鼽、乳蛾、鼾症。

医案36

李某，女，7 岁 11 个月。2019 年 8 月 20 日初诊。

鼻塞流浊涕数年，睡眠打鼾，晨起咳嗽有痰，食欲可。咽部轻度充血，扁桃体 Ⅱ 度肿大，鼻腔通畅，舌淡红，苔薄。视频耳镜检查见双侧鼓室积液。

诊断：鼻窦炎，扁桃体肿大，腺样体肥大，分泌性中耳炎，上呼吸道咳嗽。

处方及煎服法：

①柴胡 3g，川芎 3g，石菖蒲 3g，泽泻 10g，车前草 10g，枳壳 5g，玄参 5g，浙贝母 5g，山慈菇 3g，法半夏 3g，茯苓 6g，陈皮 2g，桔梗 6g，甘草 2g，黄芪 10g，当归 3g，白芷 6g，辛夷 3g，黄芩 5g，败酱草 10g，蒲公英 10g，炒谷芽 10g。21 剂，每日 1 剂，分 2 次开水冲服（颗粒剂）。局部用盐酸赛洛唑啉滴鼻液 3 周（1 日 3 次）、康酸莫米松鼻喷雾剂 3 周（1 日 1 次），口服金银花软胶囊 3 周（1 日 2 次）、桉柠蒎肠溶软胶囊 3 周（1 日 2 次）、脾氨肽口服液 3 周（1 日 1 次）。

②荆芥 6g，枇杷叶 6g，紫菀 6g，白前 6g，款冬花 6g，百部 10g.9 剂，加入上

药同服。

2019年10月19日二诊：药后效果好。近来便溏，清嗓多，无鼾，无鼻塞与涕。扁桃体Ⅱ度肿大，鼻腔通畅。舌淡红，苔薄。声阻抗检查结果为双耳A型。

处方及煎服法：黄芪10g，当归3g，黄芩5g，败酱草10g，紫花地丁10g，白术6g，茯苓6g，法半夏3g，陈皮2g，桔梗6g，甘草2g，白芷6g，玄参5g，浙贝母5g，山慈菇3g，炒谷芽10g。21剂，服法如前。口服小金丸3周（1日2次）、鼻渊软胶囊3周（1日3次）。

按：本案鼻渊、乳蛾、鼾症、耳胀、咳嗽同治。首诊拟当归、黄芪扶正，黄芩、败酱草、蒲公英、白芷、辛夷解毒祛邪通鼻，柴胡、川芎、石菖蒲、枳壳、泽泻、车前草行气利水通耳，半夏、陈皮、玄参、浙贝母、桔梗、山慈菇化痰散结，谷芽开胃，佐宣肺止咳之剂。二诊耳胀消咳嗽止，再拟原方加减续调鼻渊、鼾症。

医案37

刘某，女，5岁4个月。2019年6月29日初诊。

清嗓咳嗽1个月，流浊涕，回吸鼻涕频繁，时脐周痛。鼻甲稍大，咽后壁有脓性分泌物，扁桃体Ⅱ度肿大，舌淡红，苔薄。视频耳镜见双侧鼓室积液；CT检查见鼻窦炎显著，双侧中耳乳突炎，扁桃体肿大，腺样体肥大。

处方及煎服法：柴胡3g，川芎3g，石菖蒲3g，黄芩5g，败酱草6g，紫花地丁6g，蒲公英6g，枳壳3g，黄芪10g，当归3g，白芷6g，辛夷2g，玄参6g，浙贝母3g，山慈菇3g，桔梗6g，甘草2g，炒谷芽10g，砂仁3g，木香3g，射干2g，荆芥3g，车前草10g。21剂，每日1剂，分2次开水冲服（颗粒剂）。局部用麻黄碱滴鼻液1周（1日3次）、康酸莫米松鼻喷雾剂1周（1日1次），口服克林霉素2周（1日3次）、桉柠蒎肠溶软胶囊1周（1日2次）、金银花软胶囊1周（1日3次）。

2019年7月18日二诊：时有涕，咽中有痰感。扁桃体Ⅱ度肿大，咽充血不显，鼻腔通畅，舌淡红，苔薄。声阻抗检查结果为左耳B型，右耳C型。

处方及煎服法：柴胡3g，川芎3g，石菖蒲3g，黄芩5g，败酱草6g，紫花地丁6g，蒲公英6g，枳壳3g，黄芪10g，当归3g，白芷6g，辛夷2g，玄参6g，僵蚕5g，苍耳子3g，桔梗6g，甘草2g，炒谷芽10g，砂仁3g，木香3g，射干2g，荆芥3g，车前草10g。21剂，服法如前。口服桉柠蒎肠溶软胶囊1周（1日2次）、金银花软胶囊1周（1日3次）。

2019年8月13日三诊：好转。嗓清，无涕无鼾，回吸减少，脐周痛少，寐汗。扁桃体肿大减小，鼻腔通畅干净。舌淡红，苔薄。声阻抗检查结果为左耳As型（SA：0.25mmho），右耳A型。

处方及煎服法：黄芩5g，败酱草6g，半枝莲6g，枳壳3g，黄芪10g，党参

6g，白芷 6g，辛夷 2g，玄参 6g，白术 5g，茯苓 5g，陈皮 2g，法半夏 3g，桔梗 6g，麦冬 5g，五味子 2g，甘草 2g，炒谷芽 10g，砂仁 3g，木香 3g。21 剂，服法如前。口服香菊胶囊 1 周（1 日 2 次）。

按：本案鼻渊、乳蛾、鼾症、耳胀、咳嗽同治。首诊拟当归、黄芪扶正，黄芩、败酱草、紫花地丁、蒲公英、白芷、辛夷解毒祛邪通鼻，柴胡、川芎、石菖蒲、枳壳、车前草行气利水通耳，玄参、浙贝母、甘草、桔梗、山慈菇、射干、荆芥化痰利咽，木香、砂仁、谷芽行气止痛开胃，已用西药消炎而不用宣肺止咳之品。三诊耳胀基本消除，再拟六君消瘰汤加减续调余病，佐麦冬、五味子、黄芪止汗。

医案38

陈某，男，3 岁 7 个月。2019 年 7 月 9 日初诊。

打鼾半年，流浊涕，稍咳，听力差，寐汗多。扁桃体不大，鼻腔通畅，舌偏红，苔薄。声阻抗检查结果为双耳 B 型。

诊断：鼻窦炎，腺样体肥大，分泌性中耳炎。

处方及煎服法：葛根 6g，赤芍 3g，升麻 3g，桔梗 5g，甘草 2g，白芷 5g，辛夷 2g，黄芩 5g，败酱草 5g，紫花地丁 5g，蒲公英 5g，皂角刺 2g，藿香 3g，炒谷芽 6g，柴胡 2g，川芎 2g，石菖蒲 2g，泽泻 5g，车前草 5g，玄参 3g，浙贝母 2g，半枝莲 5g，太子参 6g，麦冬 3g。21 剂，每日 1 剂，分 2 次开水冲服（颗粒剂）。局部用麻黄碱滴鼻液 1 周（1 日 3 次）、康酸莫米松鼻喷雾剂 1 周（1 日 1 次），口服金银花软胶囊 1 周（1 日 3 次）、氨溴特罗口服液 1 周（1 日 2 次）、脾氨肽口服液 1 周（1 日 1 次）。

2019 年 8 月 10 日二诊：涕少，睡眠呼吸音重，偶咳或腹痛，寐汗。扁桃体不大，咽无充血，鼻腔通畅干净，舌淡红，苔薄。声阻抗检查结果为双耳 A 型。

处方及煎服法：桔梗 5g，甘草 2g，白芷 5g，辛夷 2g，黄芩 5g，党参 g，白术 5g，茯苓 5g，炒谷芽 6g，陈皮 5g，神曲 6g，木香 2g，法半夏 2g，玄参 3g，当归 2g，砂仁 2g，浙贝母 2g，黄芪 10g，太子参 6g，麦冬 3g。21 剂，每日 1 剂，分 2 次开水冲服（颗粒剂）。局部用开喉剑喷雾剂 1 周（1 日 3 次）。

按：本案鼻渊、鼾症、耳胀，诸病同治。首诊舌红属内热，方选升麻葛根汤加减。配黄芩、皂角刺、败酱草、紫花地丁、蒲公英、藿香、白芷、辛夷解毒化浊除涕，柴胡、川芎、石菖蒲、泽泻、车前草利水通耳，甘草、桔梗、玄参、浙贝母、半枝莲化痰利咽，太子参、麦冬养止汗，谷芽开胃。二诊耳胀消，舌转淡红，当属气虚邪滞痰凝，续拟香砂六君子汤加味调治余病。

医案39

舒某，女，3岁半。2019年7月9日初诊。

打鼾数月，寐汗多，张口呼吸，近3天鼻塞加重，稍作喷嚏，偶咳，纳可，二便调。鼻内有浊涕，咽部轻度充血，扁桃体Ⅱ度肿大，舌淡红或略偏红，苔薄。视频耳镜检查见双侧鼓室积液。

诊断：鼻窦炎，腺样体肥大，分泌性中耳炎。

处方及煎服法：黄芪5g，当归2g，柴胡2g，川芎2g，石菖蒲2g，泽泻5g，车前草5g，黄芩3g，白芷5g，辛夷2g，败酱草5g，蒲公英5g，炒谷芽6g，生地黄5g，太子参6g，麦冬6g，浮小麦6g，玄参5g，浙贝母2g，桔梗3g，甘草2g。21剂，每日1剂，分2次开水冲服（颗粒剂）。局部用麻黄碱滴鼻液1周（1日3次）、康酸莫米松鼻喷雾剂1周（1日1次），口服克林霉素2周（1日3次）、脾氨肽口服液1周（1日1次）、金银花软胶囊1周（1日3次）。

2019年8月10日二诊：诸症不显，偶嚏，纳可，二便调。鼻腔通畅，扁桃体Ⅱ度肿大，咽部干净，舌淡红，苔薄。声阻抗检查结果为双耳A型。

处方及煎服法：黄芪5g，当归2g，黄芩3g，白芷5g，辛夷2g，桔梗5g，甘草2g，半枝莲6g，炒谷芽6g，功劳叶6g，法半夏2g，陈皮2g，茯苓5g，白术3g，太子参6g，麦冬6g，山药6g，玄参5g，浙贝母2g。21剂，服法如前。

按：本案鼻渊、鼾症、耳胀。首诊以当归、黄芪、太子参、麦冬、生地黄、浮小麦益气养阴扶正，黄芩、败酱草、蒲公英、白芷、辛夷解毒祛邪通鼻，柴胡、川芎、石菖蒲、泽泻、车前草利水通耳，玄参、浙贝母、甘草、桔梗化痰利咽，谷芽开胃。二诊耳胀消，续拟六君消瘰汤加减调治鼻渊、鼾症。

医案40

刘某，男，3岁3个月。湖南省郴州市人。2019年11月25日初诊。

打鼾1个月，听力下降。扁桃体不大，咽后壁有脓性分泌物，舌淡红，苔薄。声阻抗检查结果为双耳B型。

诊断：鼻窦炎，腺样体肥大，中耳炎。

处方及煎服法：黄芪8g，当归2g，柴胡2g，川芎2g，石菖蒲2g，泽泻5g，白术3g，茯苓5g，枳壳3g，败酱草5g，蒲公英5g，桔梗5g，甘草1g，玄参5g，浙贝母2g，法半夏2g，陈皮2g，白芷5g，辛夷2g，党参5g，炒谷芽5g。30剂，每日1剂，分2次开水冲服（颗粒剂）。局部用色甘萘甲那敏鼻喷雾剂1周（1日3次）、康酸莫米松鼻喷雾剂1周（1日1次），口服克林霉素2周（1日3次）、脾氨肽口服液1周（1日1次）、金银花软胶囊1周（1日3次）。

2020年1月2日二诊：好转，小鼾。扁桃体Ⅰ度肿大，鼻腔干燥，舌偏红，苔薄。大便偏结，声阻抗检查结果为双耳 A 型。

处方及煎服法：黄芪 8g，当归 2g，白术 3g，茯苓 5g，枳壳 3g，炒白芥子 2g，黄芩 3g，桔梗 5g，甘草 1g，玄参 5g，浙贝母 2g，法半夏 2g，陈皮 2g，决明子 6g，白芷 5g，辛夷 2g，太子参 10g，炒谷芽 5g。24 剂，服法如前。口服西黄胶囊 1 周（1 日 2 次）、脾氨肽口服液 1 周（1 日 1 次）。

按：本案鼻渊、鼾症、耳胀。首诊拟六君子汤加当归、黄芪益气健脾扶正，败酱草、蒲公英、白芷、辛夷解毒祛邪通鼻，柴胡、川芎、石菖蒲、泽泻、枳壳行气利水通耳，甘草、桔梗、玄参、浙贝母化痰利咽，谷芽开胃。二诊耳胀消，续拟六君子汤加味调治鼻渊、鼾症，太子参代党参以避热，决明子通大便。

第七节　化脓性中耳炎

本病为中耳黏 - 骨膜化脓性感染或波及乳突腔，故也称化脓性中耳乳突炎。本病有急性与慢性之分。急性化脓性中耳炎的致病菌多为乙型链球菌、金黄色葡萄球菌、白色葡萄球菌、肺炎双球菌，病因多为咽鼓管途径感染，常发生于上呼吸道感染性病变或急性感染病程中，儿童多发，临床表现以新病耳痛、鼓膜穿孔、耳内流脓、听力轻中度下降、呈传导性聋等为特点，检查可见鼓膜急性充血或鼓膜中、小穿孔溢脓，外周血象白细胞计数显著升高，X 线或 CT 检查可以明确诊断；慢性化脓性中耳炎的致病菌常为变形杆菌、金黄色葡萄球菌、绿脓杆菌等，其中以革兰阴性杆菌较多见，病因多为急性化脓性中耳炎病程迁延超过 8 周，临床表现以鼓膜穿孔、间歇性或经常性耳内流脓、不同程度听力下降、呈传导性或混合性聋等为主，检查可分 3 种类型：①单纯型：鼓膜紧张部中、小穿孔，鼓室黏膜慢性充血肿胀，耳内分泌物无气味，听力损失轻；②复杂型：鼓膜大穿孔，鼓室黏膜有肉芽、息肉，分泌物稍有气味，中度听力损失，X 线或 CT 检查可以明确听骨链或鼓室内侧壁骨质有损坏；③胆脂瘤型：鼓膜边缘性穿孔，有胆脂瘤样分泌物、味臭秽，中度或重度听力损失，X 线或 CT 检查可以明确乳突胆脂瘤形成。

中医学称本病为脓耳。急性病或急性期多为风热侵袭，肝胆湿热；慢性期多为正虚邪滞，以气虚为主或阴阳不足。

一、辨证论治

1.风热侵袭

外感风热或风寒化热，肺气失宣，上焦风热壅盛，与气血搏结于耳。症状可见新病耳内疼痛或伴发热，鼻塞，头痛，检查见鼓膜潮红、表面标志不清，外周血象白细胞计数显著升高，舌淡红或略偏红，苔薄，脉浮数。

治宜疏风清热，解毒消肿。常用银翘散加减。常用药物及剂量：金银花 10g，连翘 10g，荆芥 10g，黄芩 10g，栀子 10g，柴胡 6g，桔梗 10g，甘草 6g，前胡 10g，蒲公英 10g，紫花地丁 10g。

2.肝胆湿热

外感表邪失治，热邪入里，内传肝胆，湿热循经上蒸，搏结于耳为病。症状可见耳内痛剧牵引头脑，耳内脓液黄浊或伴发热，口渴，口苦，烦躁易怒，检查见鼓膜红肿或穿孔流脓。舌红，苔黄厚腻，脉弦滑数。

治宜清泻肝胆，解毒排脓。常用龙胆泻肝汤加减。常用药物及剂量：龙胆 6g，栀子 10g，黄芩 10g，泽泻 10g，车前草 10g，生地黄 10g，当归 10g，甘草 6g，木通 6g，柴胡 6g，金银花 10g，野菊花 10g，紫花地丁 10g。

加减：病退后多属余邪留恋，酌加益气、养阴类药物，如黄芪、党参、白术、茯苓、麦冬之类。

3.正虚邪滞

久病脓耳，脏腑亏虚，气血不足，祛邪不利，湿浊邪毒久滞于耳为病。症状可见久病耳内溢脓色或黄或白、量或多或少，有耳内微痛，检查见鼓膜穿孔，耳内溢脓，舌淡红，苔薄。

治宜扶正祛邪，解毒排脓。常用托里消毒散加减。常用药物及剂量：黄芪 10g，当归 10g，党参 10g，白芷 10g，白术 10g，茯苓 10g，皂角刺 10g，金银花 10g，连翘 10g，甘草 6g，桔梗 10g，陈皮 6g，柴胡 6g。

加减：若兼畏寒，腰膝酸软，舌淡脉沉，阳气不足，酌加巴戟天、锁阳之类温肾壮阳。若表现为阴虚证，如腰膝酸软，五心烦热，舌偏红，脉细数，可用知柏地黄汤加减，常用药物及剂量：熟地黄 10g，山药 10g，山茱萸 10g，茯苓 10g，泽泻 10g，牡丹皮 10g，知母 10g，黄柏 6g，夏枯草 10g，紫花地丁 10g，野菊花 10g。

二、其他治疗

1.滴鼻法：急性化脓性中耳炎的早期或慢性化脓性中耳炎急性复发时，宜使用减充血剂滴鼻，以消除咽鼓管炎症性肿胀，有利于咽鼓管的排泄引流。

2.清洁法：耳内有脓者，每次反复用过氧化氢清洗；如果鼓室内有白色膜状物，可用耵聍钩类器械仔细清除；有条件时，可用负压吸引器吸出耳内分泌物或行鼓室清理。清洁后再配合耳内用药。

3.耳内用药：消炎药物滴耳，如氧氟沙星滴耳液；或吹药粉，如氯冰散。

三、经验方

氯冰散

药物组成及剂量：氯霉素粉20g，冰片2g。

制用法：二药混合研成极细粉末，装于喷粉器中备用。使用时，医生先以过氧化氢洗净耳内脓液，再吹入鼓室一薄层。每日1～2次，5次为1个疗程。

功效主治：抗菌消炎，消肿止痛。用于急慢性化脓性中耳炎鼓膜中、大穿孔者。

对氯冰散吹耳之法，经数百例观察，干耳时间平均为6天。曾有两例对氯霉素过敏，一例为即刻反应，表现为面色苍白、出冷汗、恶心欲呕、心中不适等，立即予以清除药粉，平卧15分钟后自行缓解。另一例为药后皮肤发痒，次日自行缓解，并避免再次使用。

四、临证心语

新病易治，久病难医。久病多虚，脓耳久病，邪毒久滞是标，正虚不足是本，治当标本兼顾，补虚扶正，解毒祛邪。补虚以归芪四君子汤为要；祛邪宜据病情芳香化浊以除耳中黏白分泌物，如白芷、藿香、石菖蒲之类；或清热解毒，以除耳脓黄浊，如黄芩、蒲公英、败酱草、紫花地丁之类；或利水渗湿，以消耳内脓液稀薄量多之邪，如泽泻、茯苓、车前子之类。久病多瘀，脓耳久病者，耳内或胀或闷，听力下降明显，多属气滞血瘀，宜酌用行气活血化瘀之品；若有胆脂瘤时，宜配合解毒散结之品，如山慈菇、夏枯草等，定期观察。

干耳疗法对脓耳的完全治愈具有重要意义。久病脓耳者，往往伴有鼻渊，辨证论治对鼻渊与脓耳同治具有很好的临床优势，并宜配合局部治疗，以促进干耳。久病脓耳或乳突根治术后分泌物不净，局部用药与清理属常规治法，辨证论治内服药物更具重要效用。

化脓性中耳炎患者的听力损失，如果表现为传导性聋为主，当以修复鼓膜为主；如果表现为混合性聋，辨证论治对提高听力具有一定效果。恢复鼓膜完整性与听骨链功能对脓耳的听力康复具有重要意义，临床中需从西医学方面进行评估与实现。

五、医案

医案1

曹某，女，36岁。湖南省长沙市人。2008年10月30日初诊。

双耳耳聋耳鸣数年，右耳常流脓，感冒后加重，鼻塞与流涕不显，余可。右耳道有黄白脓性分泌物、鼓膜大穿孔，左耳鼓膜完整、内陷混浊。舌偏红，苔薄，脉弦细缓。电测听检查结果呈双耳混合性聋曲线。CT检查见双侧慢性中耳乳突炎。

诊断：慢性化脓性中耳炎（右），慢性分泌性中耳炎（左）。

治以扶正祛邪，通窍聪耳。

处方及煎服法：熟地黄15g，山茱萸10g，山药15g，茯苓10g，牡丹皮10g，泽泻10g，石菖蒲6g，黄芩10g，柴胡6g，皂角刺10g，败酱草15g，野菊花10g，白芷6g。14剂，每日1剂，水煎服，分2次服。口服地红霉素1周（1日1次），局部用过氧化氢1周（1日1次）、氧氟沙星滴耳液1周（1日3次）。

2008年11月13日二诊：耳脓止，仍耳聋耳鸣如前。舌偏红，苔薄微黄，脉弦细缓。

处方及煎服法：熟地黄15g，山茱萸10g，山药15g，茯苓10g，牡丹皮10g，泽泻10g，石菖蒲6g，三七粉3g（冲服），丹参15g，五味子6g，磁石20g，葛根15g。14剂，服法如前。

2008年12月4日三诊：右耳内有时作痒，无脓流出，偶耳鸣，听力仍差。视频耳镜见外耳道正常，右鼓室内稍湿润。舌偏红，苔薄，脉弦缓。

处方及煎服法：熟地黄15g，山茱萸10g，山药15g，茯苓10g，牡丹皮10g，泽泻10g，石菖蒲6g，三七粉3g（冲服），丹参15g，五味子6g，磁石20g，水蛭3g（研粉兑服），葛根15g。14剂，服法如前。

2009年3月25日四诊：药后听力改善，耳鸣消失，耳内无不适遂停药。近来右耳内痒并耳鸣，有湿浊分泌物不出，咽喉痒不适欲咳，听力稍降。鼻腔通畅干净，咽部慢性充血。视频耳镜见右耳鼓膜大穿孔、鼓室湿润无脓。舌偏红，苔薄，脉沉弦细缓。

处方及煎服法：熟地黄15g，山茱萸10g，山药15g，茯苓10g，牡丹皮10g，泽泻10g，石菖蒲6g，三七粉3g（冲服），丹参15g，磁石20g，柴胡6g，黄芩10g，荆芥10g，桔梗10g，甘草6g，僵蚕10g，败酱草10g，薄荷6g。7剂，服法如前。耳部用过氧化氢1周（1日1次）、氧氟沙星滴耳液1周（1日3次），咽喉用金喉健喷雾剂 1 周（1 日 2 次）。

2009 年 4 月 2 日五诊：耳痒、耳鸣、咽痒消失，听力仍差。舌偏红少苔，脉沉弦细缓。

处方及煎服法：熟地黄 15g，山茱萸 10g，山药 15g，牡丹皮 10g，泽泻 10g，茯苓 10g，黄精 20g，三七粉 3g（冲服），丹参 20g，五味子 6g，磁石 30g，水蛭 3g（研粉兑服），葛根 15g，红花 10g。14 剂，服法如前。嘱预防感冒，保持耳内干燥。

按：本案属耳鸣耳聋伴右脓耳、左耳胀。耳病舌红者多属肾阴不足，耳内脓浊分泌物属湿热邪毒。首诊方以六味地黄汤扶正补肾，柴胡、石菖蒲、黄芩、白芷、皂角刺、野菊花、败酱草清热解毒，排脓通窍。二诊脓止，仍舌红，六味地黄汤加五味子、磁石补肾，石菖蒲通窍，三七粉、丹参活血，葛根升清，三诊加水蛭活血化瘀，耳鸣止。四诊因外感清窍不利，耳鸣复现，续以六味地黄汤补肾，石菖蒲、三七粉、丹参、磁石活血通窍聪耳，黄芩、败酱草解毒祛邪，柴胡引经，荆芥、桔梗、甘草、僵蚕、薄荷疏风利咽。五诊以耳聋为主，舌偏红，仍以六味地黄汤加味，补肾聪耳。

医案2

章某，男，12 岁。湖南省益阳市人。2009 年 8 月 18 日初诊。

左耳流脓 6 年，最近见脓液夹血。左耳鼓膜中央性中等穿孔，分泌物稀薄。舌淡红，苔薄，脉缓。

处方及煎服法：黄芪 10g，白术 10g，当归 5g，柴胡 10g，茯苓 10g，泽泻 10g，薏苡仁 15g，泽兰 6g，陈皮 5g，法半夏 5g，白芍 8g，党参 10g，石菖蒲 5g，白芷 6g，甘草 3g。7 剂，每日 1 剂，水煎服，分 2 次服。

2009 年 8 月 25 日二诊：流脓减少。舌脉如前。

处方及煎服法：原方 7 剂，服法如前。

按：本案脓耳从气虚邪滞论治。方中当归、黄芪、白芍、半夏、陈皮、党参、白术、茯苓、甘草益气健脾养血，泽泻、薏苡仁、泽兰、石菖蒲、白芷化浊通窍，柴胡引经。

医案3

冯某，男，45 岁。湖南省株洲市人。2010 年 10 月 12 日初诊。

左耳流脓 6 年，常年不干，近来流脓增多时夹血液，口干，咽喉稍干，睡眠难入，时头痛头晕。左外耳道尚干净，鼓膜穿孔。舌暗滞，苔黄，脉滑有力。

处方及煎服法：黄芪 10g，白术 10g，当归 10g，酸枣仁 10g，川芎 10g，龙胆 6g，黄芩 10g，栀子 10g，丹参 10g，三七粉 5g（冲服），泽兰 10g，木通 6g，石菖蒲 10g，白芷 6g，枳壳 10g，柴胡 12g，蔓荆子 10g。7 剂，每日 1 剂，水煎服，分 2 次服。局部用自制滴耳油 1 周（1 日 2 次）。

滴耳油处方：赤芍、牡丹皮、重楼、儿茶、黄芩、黄柏、苦参、黄连各 10g，先以麻油过药面浸一晚，文火煎熬至药渣焦黄后去渣，待凉后以油滴耳，1 日 2 次。

2010 年 10 月 19 日二诊：流脓显减，头痛头晕好转，睡眠可，咽干消失。左外耳道无明显分泌物。舌微暗滞，苔薄，脉缓有力。

处方及煎服法：黄芪 10g，白术 10g，当归 10g，酸枣仁 10g，皂角刺 10g，龙胆 6g，黄芩 10g，栀子 10g，丹参 10g，三七粉 5g（冲服），泽兰 10g，木通 6g，石菖蒲 10g，白芷 6g，柴胡 12g，蔓荆子 10g，天麻 10g。14 剂，服法如前，继续滴耳。

按：本案脓耳属正虚邪滞。心虚失养则失眠，热郁血瘀则口干咽燥、舌暗滞。治以当归、黄芪、白术、酸枣仁补气养血安神，龙胆、黄芩、栀子、柴胡、蔓荆子、泽兰、木通、石菖蒲、白芷清热化浊通窍，川芎、丹参、三七粉、枳壳行气活血化瘀。二诊好转，原方加天麻利头目。

医案4

康某，男，6 岁。2011 年 1 月 18 日初诊。

反复感冒 1 个月伴左耳流脓两日，对多种西药消炎药过敏，食欲略差，腹胀。左耳道脓性分泌物、鼓膜小穿孔，扁桃体 Ⅱ 度肿大。舌偏红，苔薄微黄。

处方及煎服法：黄芩 5g，桔梗 5g，甘草 3g，皂角刺 5g，白芷 6g，败酱草 10g，金银花 10g，蒲公英 10g，柴胡 5g，法半夏 5g，白术 5g，党参 5g，茯苓 5g，陈皮 2g，黄芪 5g，当归 5g，泽泻 5g。7 剂，每日 1 剂，水煎服，分 2 次服。局部用氯霉素滴耳液 1 周（1 日 3 次）。

2011 年 1 月 25 日二诊：目前无耳脓。耳道内干净，左耳鼓膜小穿孔。舌正常，苔薄。

处方及煎服法：原方 7 剂，服法如前。4 周后复查，左耳鼓膜完整标志清。

按：本案属急性脓耳。治以当归、黄芪、党参、白术、茯苓、甘草益气健脾养血扶正，黄芩、桔梗、白芷、甘草、皂角刺、金银花、败酱草、蒲公英、泽泻解毒排脓，柴胡引经，佐半夏、陈皮化痰兼顾乳蛾之治。

医案5

谢某，男，11 岁半。湖南省永州市人。2015 年 11 月 3 日初诊。

左耳流脓 1 个月。常流浊涕数年，晨起喷嚏频作，平素鼻塞，遇冷而重，睡眠汗多。咽部稍充血，扁桃体不大，舌略偏红，苔薄。视频耳镜见左耳道有少许黏液分泌物，鼓膜穿孔，鼓室内有脓。

诊断：慢性鼻窦炎，变应性鼻炎，化脓性中耳炎（左）。

处方及煎服法：黄芪10g，当归10g，白术10g，防风10g，桔梗10g，甘草3g，白芷6g，辛夷6g，皂角刺10g，紫花地丁10g，野菊花10g，车前草10g，柴胡6g，黄芩10g，川芎6g。30剂，每日1剂，分2次开水冲服（颗粒剂）。鼻部用盐酸赛洛唑啉滴鼻液1周（1日2次）、糠酸莫米松鼻喷雾剂1周（1日1次），耳部用过氧化氢1周（1日1次）、鱼腥草滴眼液1周（1日3次），口服灵芝分散片2周（1日2次）。

2015年12月5日二诊：明显好转，涕清或脓量少，喷嚏偶作，耳无脓出。鼻道干净，咽部正常，耳道干净。舌正常，苔薄。

处方及煎服法：黄芪10g，当归5g，白术6g，防风6g，五味子5g，蝉蜕5g，皂角刺5g，紫花地丁10g，野菊花10g，白芷10g，辛夷3g，炒麦芽10g。30剂，服法如前。

2016年2月6日三诊：感冒2周已好转，现有少许白黏黄涕，鼻塞不显，小鼾，偶有喷嚏。鼻内干净通畅，咽后壁轻微充血，耳道干净。视频耳镜见左侧鼓膜完整、内陷，右耳鼓膜正常。舌淡红，苔薄。

处方及煎服法：黄芪10g，当归5g，党参10g，白术6g，茯苓6g，防风6g，皂角刺5g，紫花地丁10g，野菊花10g，白芷6g，辛夷3g，山慈菇6g，浙贝母6g，桔梗6g，甘草3g，炒麦芽10g。30剂，服法如前。

按：本案属急性脓耳伴鼻渊、鼻鼽。首诊以当归、黄芪、白术扶正以助防风止嚏，白芷、辛夷、柴胡、川芎利清窍，皂角刺、紫花地丁、野菊花、黄芩、车前草、甘草、桔梗解毒祛邪以排脓涕、利水湿。二诊好转，耳脓止，续以原法扶正祛邪，三病兼顾。三诊脓耳初瘥，但遇感冒鼻渊加重并打鼾，再拟治鼻渊、鼾症为主。

医案6

张某，男，38岁。2016年3月21日初诊。

右耳出脓耳鸣3年半，每日脓物不多无臭。鼻腔通畅尚干净，视频耳镜见右耳鼓膜松弛部小穿孔、外耳道深部有脓，左耳鼓膜完整。舌红，苔薄，脉数。CT检查见右耳中耳乳突炎、鼓室结构清、无胆脂瘤、右上鼓窦区少许缺损。

诊断：化脓性中耳乳突炎（右）。

治以扶正祛邪，通利耳窍。

处方及煎服法：柴胡6g，川芎6g，黄芩10g，当归10g，黄芪10g，皂角刺10g，野菊花10g，紫花地丁10g，桔梗10g，甘草6g，白芷12g，石菖蒲10g，枳壳 10g，赤芍 10g，升麻 10g，泽泻 10g，败酱草 10g，生地黄 10g，车前子 10g（包煎），木通 6g。30 剂，每日 1 剂，分 2 次开水冲服（颗粒剂）。口服复方鱼腥草滴丸 1 周（1 日 3 次），局部用过氧化氢 1 周（1 日 1 次）、氧氟沙星滴耳液 1 周（1 日 3 次）。

2017 年 3 月 30 日二诊：上次用药 1 周脓净，至今无脓，右耳鸣显减未完全消失。常阵发嚏涕不多数年。鼻腔尚通畅干净，耳道通畅。舌淡红，苔薄，脉弦缓。视频耳镜检查见双侧鼓膜完整；电测听检查结果呈双侧低频区传导性聋。

诊断：变应性鼻炎，耳鸣。

治以益气通窍。

处方及煎服法：黄芪 10g，当归 10g，白术 10g，防风 10g，五味子 6g，细辛 3g，川芎 6g，丹参 10g，全蝎 3g，三七粉 1g（冲服）。30 剂，服法如前。口服香菊胶囊 1 周（1 日 2 次）、灵芝胶囊 1 周（1 日 3 次），局部用盐酸赛洛唑啉滴鼻液 1 周（1 日 2 次）。

随访：耳鸣消失。

按：本案属脓耳、耳鸣。脓耳久病者正虚邪滞，舌红脉数者郁热内存。治以扶正祛邪，解毒排脓，通利清窍。方中当归、黄芪扶正，皂角刺、桔梗、野菊花、败酱草、紫花地丁、赤芍、升麻、黄芩、泽泻、生地黄、车前子、木通、白芷清热解毒利湿，柴胡、川芎、石菖蒲、枳壳行气通窍，甘草调和诸药。二诊鼓膜愈合而耳鸣未止，并伴鼻鼽，治以益气通窍，以玉屏风散、五味子、细辛益气固表祛风，当归、川芎、丹参、三七粉活血化瘀通窍，全蝎祛风止鸣。

医案7

刘某，男，11 岁。2016 年 4 月 7 日初诊。

感冒后鼻塞流黄涕，双耳痛与听力减退 1 个月，近来双耳流出黏液。鼻内黄白浊涕多，咽部无充血，扁桃体不大，右耳道有大量黏液。舌淡红，苔薄。视频耳镜见左侧鼓膜完整，右耳鼓膜中小穿孔，双鼓室有黄白分泌物，双耳道有黏性分泌物。CT 检查见双侧上颌窦炎与筛窦炎显著，双侧中耳乳突炎。

诊断：鼻窦炎，化脓性中耳炎（右），分泌性中耳炎（左）。

处方及煎服法：黄芪 10g，当归 10g，桔梗 10g，甘草 3g，白芷 6g，辛夷 6g，柴胡 6g，川芎 6g，黄芩 10g，金银花 10g，冬瓜子 10g，紫花地丁 10g，车前草 10g，炒麦芽 10g。21 剂，每日 1 剂，分 2 次冲服（颗粒剂）。鼻部用盐酸赛洛唑啉滴鼻液 1 周（1 日 2 次），左耳局部用过氧化氢 1 周（1 日 1 次）、氧氟沙星滴耳液 1 周（1 日 3 次）。

2016 年 4 月 28 日二诊：耳无痛无溢液，听力似正常。无鼻塞与涕。鼻内干净，视频耳镜见双侧鼓膜内陷无穿孔、无积液。舌淡红，苔薄。

处方及煎服法：黄芪10g，当归10g，茯苓10g，白术10g，桔梗10g，甘草3g，白芷6g，辛夷6g，柴胡6g，川芎6g，黄芩10g，鱼腥草10g，蒲公英10g，炒麦芽10g。21剂，服法如前。口服鼻渊软胶囊1周（1日3次）。

按：本案属脓耳、耳胀、鼻渊。首诊以当归、黄芪扶正，黄芩、金银花、甘草、冬瓜子、紫花地丁、车前草解毒排脓利水，白芷、辛夷、柴胡、川芎通耳鼻之窍，桔梗引药上行，麦芽开胃护脾。二诊耳病初瘥，续原方加减调治鼻渊。

医案8

杨某，女，39岁。2017年3月20日初诊。

感冒后右耳流脓1个月，鼻塞轻，脓涕少。鼻甲肿大，右耳道有大量脓液、鼓膜穿孔。舌偏淡，苔薄，脉略数。CT检查见右侧中耳乳突炎，双侧上颌窦炎。

处方及煎服法：黄芪10g，当归10g，桔梗10g，甘草6g，白芷6g，辛夷6g，皂角刺10g，野菊花10g，紫花地丁10g，藿香10g，黄芩10g，柴胡6g，枳壳10g，车前草10g。21剂，每日1剂，分2次冲服。鼻部用盐酸赛洛唑啉滴鼻液1周（1日2次），耳部用过氧化氢1周（1日1次）、氧氟沙星滴耳液1周（1日3次）。

2017年4月11日二诊：显著好转。无鼻症，耳脓止，听力提高，偶有耳鸣。鼻腔通畅，外耳道有少许脓性分泌物，舌淡红，苔薄，脉细缓。

处方及煎服法：黄芪10g，当归10g，白术10g，茯苓10g，甘草6g，白芷6g，柴胡6g，黄芩10g，川芎6g，香附10g，枳壳10g，郁金10g，石菖蒲10g。21剂，服法如前。

随访：5月6日复查，症状消失，鼓膜完整，未再用药。

按：本案脓耳、鼻渊。首诊以当归、黄芪扶正，皂角刺、野菊花、紫花地丁、黄芩、甘草、桔梗解毒祛邪，枳壳、藿香、车前草行气化浊，白芷、辛夷、柴胡通利耳鼻。二诊好转，续以当归、黄芪、白术、茯苓扶正，白芷、柴胡、川芎、枳壳、香附、郁金、石菖蒲行气通窍，黄芩清热祛邪，甘草调和诸药。

医案9

刘某，女，3岁11个月。湖南省衡阳市人。2017年9月11日初诊。

耳痛耳聋4天，低热，鼻塞涕清，咽痛，咽异物感，睡眠打鼾，大便偏干结。咽部轻微充血，鼻甲大。声阻抗检查结果为右耳B型，左耳As型。

诊断：急性化脓性中耳炎。

处方及煎服法：柴胡5g，川芎3g，石菖蒲3g，黄芩6g，泽泻10g，紫花地丁10g，蒲公英10g，荆芥6g，金银花10g，防风6g，连翘10g，生地黄10g，决明子

10g，炒麦芽10g。6剂，每日1剂，分2次开水冲服（颗粒剂）。局部用盐酸赛洛唑啉滴鼻液1周（1日2次），口服阿莫西林克拉维酸钾1周（1日2次）、匹多莫德1周（1日1次）。

2017年9月16日二诊：耳内流脓4天，伴耳内痒两日。大便偏干结。外院视频耳镜见右耳鼓膜穿孔、外耳道深部肉芽组织，因不愿手术，复来中药治疗。右外耳道有脓性分泌物，舌略偏红，苔薄。视频耳镜见右外耳道深部肉芽样改变、鼓膜穿孔。

处方及煎服法：柴胡5g，川芎3g，石菖蒲3g，黄芩6g，泽泻10g，紫花地丁10g，蒲公英10g，黄芪8g，当归2g，白芷6g，皂角刺3g，白术5g，茯苓6g，决明子10g，炒谷芽10g，炒麦芽10g。15剂，服法如前。先服完首诊方，再服此药。局部用过氧化氢1周（1日1次）、鱼腥草滴眼液1周（1日3次），口服金银花软胶囊1周（1日3次）。

2017年9月30日三诊：好转，耳内稍痒，大便偏干结。视频耳镜见右耳鼓膜完整、外耳道稍充血；声阻抗检查结果为双耳A型。舌略偏红，苔薄。

处方及煎服法：柴胡5g，川芎3g，石菖蒲3g，黄芩6g，太子参10g，黄芪8g，当归2g，白芷6g，白术5g，茯苓6g，决明子10g，炒谷芽10g，麦冬10g，炒麦芽10g。12剂，服法如前。

按：本案属急性脓耳。首诊外邪侵袭，治以荆芥、防风、金银花、连翘、紫花地丁、蒲公英、生地黄、黄芩疏风清热解毒，柴胡、川芎、石菖蒲、泽泻通窍化浊，决明子通大便，麦芽开胃护脾。二诊耳脓外泄而表邪解，治以皂角刺、紫花地丁、蒲公英、黄芩、泽泻、白芷、柴胡、川芎、石菖蒲解毒化浊通窍；小儿易虚易实，加当归、黄芪、白术、茯苓扶正，佐决明子通便，谷芽、麦芽开胃护脾。三诊脓耳初愈，续以扶正通窍之剂善后。二诊时外耳道深部有肉芽组织，局部治疗为一般方法，其消除之速实出意料。

医案10

李某，男，6岁3个月。2018年8月20日初诊。

左耳流脓2个月余，当地久治未效，鼻塞与流涕不显。扁桃体不大，咽轻度充血，鼻腔通畅尚干净。舌淡红，苔薄。左侧外耳道有脓液，清洗后视频耳镜检查见鼓膜中等穿孔。CT检查见左侧中耳乳突炎，鼻窦炎。

处方及煎服法：柴胡3g，川芎3g，石菖蒲3g，黄芩5g，黄芪10g，当归5g，皂角刺5g，败酱草6g，蒲公英6g，桔梗5g，甘草2g，白芷5g，辛夷3g，苍耳子3g，炒麦芽10g，车前草6g，茯苓6g。21剂，每日1剂，分2次开水冲服（颗粒剂）。局部用盐酸赛洛唑啉滴鼻液1周（1日2次）、过氧化氢1周（1日1次）、氧氟沙星滴耳液1周（1日3次），口服金银花软胶囊1周（1日3次）。

2018年9月8日二诊：耳脓消失，耳内稍痒，无他症。视频耳镜检查见鼓膜完整，外耳道有少许菌斑。局部用3%硼酸乙醇滴耳1周（1日3次）。

按：本案属脓耳、鼻渊。治以扶正祛邪，通利清窍，局部用一般方法处理，脓耳愈速出乎意料。

医案11

韩某，男，8岁9个月。2018年3月24日初诊。

左耳痛并伴流脓1个月，伴鼻塞、浊涕少。鼻甲大，鼻道有脓性分泌物，扁桃体不大，咽后壁有脓性分泌物，左外耳道有脓性分泌物，清除后见皮肤充血，左侧鼓膜穿孔，右耳鼓膜充血并有鼓室积液。CT检查见双侧中耳炎改变，全组鼻窦炎显著，腺样体肥大。

处方及煎服法：黄芪10g，当归6g，皂角刺5g，甘草3g，白芷6g，辛夷5g，苍耳子3g，败酱草10g，鱼腥草10g，柴胡3g，黄芩6g，茯苓6g，白术6g，桔梗6g，枳壳6g，石菖蒲5g，车前草10g。21剂，每日1剂，分2次开水冲服（颗粒剂）。鼻部用盐酸赛洛唑啉滴鼻液3周（1日3次）、康酸莫米松鼻喷雾剂3周（1日1次），左耳局部用过氧化氢3周（1日1次）、氧氟沙星滴耳液3周（1日3次），口服金银花软胶囊3周（1日3次）。

2018年4月14日二诊：左耳无脓出，稍鼻塞。鼻腔通畅，咽部干净，舌淡红，苔薄。视频耳镜见左耳道充血、鼓膜内陷无穿孔。声阻抗检查结果为左耳A型，右耳As型（SA：0.15mmho）。

处方及煎服法：黄芪10g，当归6g，皂角刺5g，甘草3g，白芷6g，辛夷5g，败酱草10g，蒲公英10g，紫花地丁10g，柴胡3g，川芎5g，黄芩6g，玄参10g，茯苓6g，白术6g，桔梗6g，枳壳6g，石菖蒲5g。21剂，服法如前。局部用药如前，口服金银花软胶囊3周（1日3次）、匹多莫德3周（1日1次）。

2018年5月5日三诊：症状不显。舌淡红，苔薄。视频耳镜双耳鼓膜完整、标志清、稍内陷。声阻抗检查结果为双耳As型（SA：0.25mmho）。

处方及煎服法：黄芪10g，当归6g，皂角刺5g，甘草3g，白芷6g，辛夷5g，败酱草10g，鱼腥草10g，野菊花10g，柴胡3g，川芎5g，黄芩6g，玄参10g，茯苓6g，白术6g，桔梗6g，枳壳6g，石菖蒲5g。21剂，局部用药如前。口服匹多莫德3周（1日1次）。

2018年6月9日四诊：耳症不显，稍鼻塞，有少许浊涕。舌淡红，苔薄。声阻抗检查结果为双耳A型，视频耳镜复查见鼓膜标志清。

处方及煎服法：黄芪10g，当归6g，皂角刺5g，甘草3g，白芷6g，辛夷5g，川芎 5g，黄芩 6g，玄参 10g，茯苓 6g，白术 6g，桔梗 6g，山慈菇 6g，玄参 10g，炒麦芽 10g。21 剂，服法如前。口服鼻渊软胶囊 3 周（1 日 3 次）、灵芝分散片 2 周（1 日 2 次）。

按：本案左侧脓耳、右侧耳胀，伴鼻渊、鼾症。前三诊以当归、黄芪、白术、茯苓等扶正，皂角刺、败酱草、鱼腥草、黄芩、甘草、桔梗等解毒祛邪，车前草利水湿，枳壳行气，助白芷、辛夷、苍耳子、柴胡、石菖蒲等化浊通窍。四诊耳病瘥，续以扶正祛邪，化痰散结，通利鼻窍之法以治鼻渊、鼾症。

医案 12

文某，女，30 岁。2018 年 11 月 27 日初诊。

20 天前右耳外伤致鼓膜穿孔，次日出现双耳胀闷闭塞感，稍头晕，1 周后右耳出脓液不多，否认感冒史，稍鼻塞无涕，鼻腔尚通畅，咽无充血，舌淡红，苔薄，脉弦略数。视频耳镜检查见右耳鼓膜穿孔、鼓室内有脓性分泌物，左鼓室积液；声阻抗检查结果为双耳 B 型；听力检查右耳 0～30dB，左耳 25～45dB。

诊断：外伤并伴化脓性中耳炎（右），分泌性中耳炎（左）。

处方及煎服法：黄芪 10g，当归 10g，赤芍 10g，川芎 6g，桃仁 10g，红花 10g，石菖蒲 10g，柴胡 6g，黄芩 10g，败酱草 10g，野菊花 10g，紫花地丁 10g，桔梗 10g，甘草 6g，白芷 6g，泽泻 10g。21 剂，每日 1 剂，分 2 次开水冲服（颗粒剂）。右耳用过氧化氢 1 周（1 日 1 次）、氧氟沙星滴耳液 1 周（1 日 3 次），口服金银花软胶囊 1 周（1 日 3 次）。

2018 年 12 月 17 日二诊：仍有头晕、头重，右耳少量出脓，稍鼻塞无涕。鼻腔通畅，咽部轻度充血，右耳道内少量分泌物，舌略偏红，苔薄，脉略数。声阻抗检查结果为左耳 A 型，右耳 B 型；视频耳镜检查见右耳道少许脓性分泌物、鼓膜穿孔。

处方及煎服法：黄芪 10g，黄芩 10g，当归 10g，赤芍 10g，川芎 6g，石菖蒲 10g，皂角刺 10g，柴胡 6g，败酱草 10g，野菊花 10g，紫花地丁 10g，桔梗 10g，甘草 6g，白芷 6g，天麻 10g。21 剂，服法如前。右耳局部用药如前，口服金银花软胶囊 1 周（1 日 3 次）、香菊胶囊 1 周（1 日 2 次）。

随访：耳病瘥，双耳鼓膜完整，电测听检查结果正常。

按：本案患者因右耳外伤性鼓膜穿孔后并发脓耳，伴左侧耳胀，诸病同治。首诊拟黄芪、当归、赤芍、桃仁、红花、川芎益气活血，败酱草、野菊花、紫花地丁、黄芩解毒祛邪，白芷、石菖蒲、柴胡、泽泻行气通窍利水，桔梗引药上行，甘草调和诸药。二诊左侧耳胀消，右侧脓耳仍存，并发现鼻渊存在，再拟原方去桃仁、红花、泽泻，加天麻定晕。

医案13

钟某，女，45 岁。湖南省湘阴县人。2019 年 12 月 3 日初诊。

感冒后右耳流脓 2 个月，鼻塞流浊涕。外院 CT 检查见双侧鼻窦炎显著，右侧中耳乳突炎。鼻甲大，咽无明显充血，舌淡红，苔薄，脉细缓。视频耳镜检查见右侧外耳道有少许黏浊分泌物、鼓膜中央性小穿孔，左耳正常。

诊断：慢性鼻窦炎，化脓性中耳炎（右）。

治以扶正祛邪。

处方及煎服法：黄芪 10g，当归 10g，皂角刺 10g，败酱草 10g，蒲公英 10g，桔梗 10g，甘草 6g，白芷 6g，辛夷 6g，车前草 10g，黄芩 10g，柴胡 6g，石菖蒲 10g，川芎 6g。21 剂，每日 1 剂，分 2 次开水冲服（颗粒剂）。局部用色甘萘甲那敏鼻喷雾剂 1 周（1 日 3 次），口服香菊胶囊 1 周（1 日 2 次）、桉柠蒎肠溶软胶囊 1 周（1 日 2 次）。

2019 年 12 月 24 日二诊：耳脓减轻，鼻塞减轻，涕少。鼻甲稍大，咽部正常。舌淡红，苔薄，脉细缓。视频耳镜检查见右外耳道少许黏浊分泌物、鼓膜轻微充血小穿孔。

处方及煎服法：黄芪 10g，当归 10g，皂角刺 10g，败酱草 10g，蒲公英 10g，桔梗 10g，甘草 6g，白芷 6g，辛夷 6g，车前草 10g，黄芩 10g，柴胡 6g，石菖蒲 10g，川芎 6g。21 剂，服法如前。口服香菊胶囊 1 周（1 日 2 次）、金银花软胶囊 1 周（1 日 3 次）。

2020 年 1 月 14 日三诊：耳无脓，近日阵发喷嚏、流少许清涕，轻微鼻塞。鼻腔通畅干净，咽部正常，舌淡红，苔薄，脉细缓。视频耳镜检查见右外耳道轻微充血、鼓膜完整。声阻抗检查结果为左耳 A 型，右耳 C 型（106daPa）。脓耳基本治愈，鼻渊尚存，伴新见鼽嚏之症。

处方及煎服法：黄芪 10g，当归 10g，升麻 10g，知母 10g，桔梗 10g，柴胡 6g，川芎 6g，枳壳 10g，白芷 6g，辛夷 6g，黄芩 10g，白术 10g，防风 10g，蒲公英 10g。21 剂，服法如前。口服香菊胶囊 1 周（1 日 2 次）、鼻渊舒丸 1 周（1 日 3 次）。

按：本案属鼻渊、脓耳，病程长者正虚邪滞，治以扶正祛邪。方中当归、黄芪扶正，皂角刺、败酱草、蒲公英、黄芩、车前草、甘草、桔梗解毒祛邪，柴胡、石菖蒲、川芎、白芷、辛夷通耳鼻之窍。三诊脓耳瘥，再仿升陷汤加味续调余症。

第八节 咽鼓管异常开放症

咽鼓管异常开放症，是指在静息状态下咽鼓管不能维持其正常闭合状态而呈持续性开放，气流随呼吸出入中耳腔并引起某些症状的病变。其病因尚不清楚，多见于成年人。主要表现有：耳内胀闷闭塞感、压迫感，在用力擤涕时更容易出现或加重，甚至可引起轻微耳痛感；与呼吸节律一致的低音调耳鸣（呼气时耳内轰轰作响），在深呼吸、讲话、吞咽、呵欠时耳鸣声增强；自声增强，即自己听自己讲话的声音在耳内响声过大，往往在劳累后更为明显；个别患者在吸入冷空气时，可能引起眩晕。检查，捏鼻深呼吸时可见鼓膜随呼吸扑动，以听诊管从患者耳道可听到深吸气的呼吸声，听力检查正常或有轻度传导性聋，声阻抗检查可有鼓膜声顺值增大，鼓室曲线可为 Ad 型或波浪型压力曲线。

中医学称本病为耳闭或气奔耳窍。其病机多与气虚、阴虚有关。

一、辨证论治

1.肺脾气虚

肺脾气虚，中气下陷，清阳不升，耳窍失养，功能失司。症状可见自声增强，耳鸣，劳而易发，伴倦怠乏力，易感冒，纳差，面色不华或萎黄，检查见捏鼻深呼吸时鼓膜随呼吸扑动，听力稍降，舌淡，舌有齿痕，脉虚弱。

治宜补中益气，升阳固窍。常用补中益气汤加减。常用药物及剂量：黄芪 20g，炙甘草 10g，党参 15g，陈皮 6g，柴胡 6g，升麻 6g，当归 10g，白术 10g，葛根 20g。

加减：有鼻塞，酌加白芷、辛夷芳香通窍；鼻咽干燥，酌加麦冬、玄参养阴清燥；耳内胀闷，酌加郁金、枳壳、石菖蒲行气通窍。

2.肺肾阴虚

中耳乃肺之系，为肾所主。肺肾阴虚，阴火上乘，清阳不举，耳窍失养，功能失司为病。症状可见自声增强，耳鸣，每于气候或环境干燥时症状加重，伴鼻咽干燥，干咳少痰，形体瘦弱，失眠多梦，腰膝酸软，检查见鼻腔、咽喉干燥少津，捏鼻深呼吸时鼓膜随呼吸扑动，听力稍降，舌偏红，苔少，脉细数。

治宜滋补肺肾，养阴润窍。常用麦味地黄丸加减。常用药物及剂量：生地黄 15g，山茱萸 10g，山药 10g，牡丹皮 10g，泽泻 10g，茯苓 10g，麦冬 10g，五味子

6g，桑椹 10g，枸杞子 10g，沙参 10g。

加减：耳内胀闷，酌加郁金、柴胡、丹参、红花以助行气活血；头晕加天麻、蒺藜祛风定晕。

二、医案

王某，男，39 岁。1980 年 8 月 26 日初诊。

右耳胀闭不适感 2 个月，每于过劳、多言或高声朗读后症状加重，伴耳鸣、听力减退，吞咽时耳内作响，前医治疗未效。刻下头晕，倦怠乏力，食欲欠佳。面色萎黄，鼻腔通畅，双耳道通畅，左耳鼓膜正常标志清，右耳鼓膜混浊，捏鼻吸气和呼气时可见双侧鼓膜内外鼓动，舌淡嫩，舌有齿痕，苔薄白，脉虚缓。音叉检查右耳轻度传导性聋，左耳正常。

诊断：咽鼓管异常开放症（右）。

证属中气虚弱，清阳不升。

治以益气升清通窍。

处方及煎服法：炙黄芪 15g，葛根 15g，党参 12g，炙甘草 5g，升麻 5g，陈皮 6g，白术 10g，柴胡 10g，石菖蒲 10g，川芎 10g，法半夏 10g，茯苓 10g。15 剂，每日 1 剂，水煎服，分 2 次服。

1980 年 9 月 14 日二诊：目前听力基本恢复，早晨短暂耳鸣，朗读 5 分钟以上即耳胀闭不适，头晕。舌淡，舌有齿痕，苔薄白，脉缓。

治以前法。

处方及煎服法：炙黄芪 15g，葛根 15g，党参 10g，白芍 10g，炙甘草 5g，升麻 5g，白术 10g，柴胡 10g，石菖蒲 10g，当归 10g。10 剂，服法如前。

1980 年 9 月 26 日三诊：症不显，朗读较久而无耳闭胀不适感。右耳鼓膜混浊，舌淡红，苔薄白，脉缓。音叉检查基本正常。

嘱常服补中益气丸以巩固疗效。

1981 年 8 月 13 日四诊：因工作繁忙耳病复发，仍用补中益气汤加减治疗逾 2 个月而愈。

按：本案患者多属气虚。《素问·举痛论》说："劳则气耗。"患者中气素虚，多言朗读更耗中气，以致耳窍失于精气之充养，浊气乘虚滞留，故耳闭胀不适、耳鸣、听力减退。正如《素问·生气通天论》所说："阳气者，烦劳则张……耳闭不可以听。"今用益气升清、化浊通窍之法治之，使清阳升而精气充，浊阴化而耳窍健，诸症悉除。

第九节　神经性耳鸣

一般认为，神经性耳鸣是由于内耳、听神经通路或大脑的疾病所致的主观感觉异常。神经性耳鸣可突然发生，亦可逐渐加重，常常持续不断，晚上安静时更为明显。耳鸣可如风吹声、雷鸣声、铃声、轰轰声、蚊虫声等，病程中鸣声可有变化，出现单侧或双侧耳鸣，亦有难以区分者，有时自我感觉颅内鸣响，或鸣声在颅外。自感颅内或颅外鸣响时也称脑鸣或颅鸣。

神经性耳鸣病因很多，常见者如：①外因：头部外伤、噪音等。②耳部疾病：主要是内耳疾病。③药物反应：临床上，许多药物有可能引起耳毒性反应而产生耳鸣，如抗生素、抗寄生虫药、抗癌药、水杨酸盐类药物、利尿剂、抗组胺药、麻醉镇痛药、中枢神经系统兴奋药、血管扩张药、皮质类固醇类药、非甾体类镇痛药、免疫抑制剂、奎宁类药物、口服避孕药、抗甲状腺药等。④全身性多种疾病：如颅内疾病、颈椎病变、心血管系统疾病、脂血症、内分泌失调（如糖尿病、甲状腺病，垂体功能失调所致的其他疾病）、严重的肝肾疾病、免疫性与自身免疫性疾病、营养不良、贫血等。⑤微量元素失调：近些年来，一些学者认为，耳鸣耳聋可能与某些微量元素不足及其代谢障碍有关，如铁、锌等。⑥精神心理因素：突然强烈的精神刺激可引起耳鸣。

耳鸣的影响因素也很多：①精神心理因素：对耳鸣的影响最为明显和多见。如精神紧张、情绪低落、抑郁、过度疲劳等均可加重耳鸣，而耳鸣本身又可导致患者产生不良情绪，二者可相互影响而出现恶性循环；轻松愉快的情绪和良好心理状态可减轻或缓解耳鸣。②噪声：可加重原有的耳鸣，也可使原有耳鸣减轻或缓解；外界噪声降低（如夜晚或安静状态下），正常掩蔽效应减小，原有的耳鸣则更加明显。③饮食：烟酒过度、浓茶、含咖啡因饮料、高脂高盐饮食、食物过敏等可引起或加重耳鸣。④体位：体位改变可影响耳鸣，多数情况下卧位时加重，立位时减轻。⑤月经与妊娠：妇女月经期或妊娠期有可能出现耳鸣加重。⑥眼球运动：某些患者在眼球运动或眨眼时可出现耳鸣，后者可能为面神经与镫骨肌同时兴奋所致。

在临床上，神经性耳鸣的诊断方法主要有：①耳科一般检查多属于正常。②听力学检查可呈神经性聋，也可为听力正常或混合性聋。③耳鸣匹配检查可明确耳鸣的响度。④排除幻听、客观性耳鸣等疾病的检查。

古代中医文献对耳鸣的论述很多，包括了对神经性耳鸣的认识。中医学认为，耳鸣多变，有类于风，故标属风邪上扰，本有虚实之别，与心肝脾肾失调关系密切，阴血内损，清阳不升，火热内盛，痰浊壅阻，气滞血瘀，皆可致耳鸣，而以肝火上扰、脾胃虚弱、肝肾不足、气滞血瘀多见，且常虚实夹杂。神经性耳鸣属于疑难病，临床疗效殊难预测。

一、辨证论治

1.肝火上扰

肝胆主疏泄。久郁化火或暴怒伤肝，肝火内生，上盛而跃，发为耳鸣。症状可见耳鸣发作，鸣声如潮，日夜不歇，伴烦躁易怒，头痛，眩晕，耳聋，胸胁不适，口苦咽干，夜寐不宁，小便黄，大便干结。舌红，苔黄，脉弦数或弦滑数。

治宜清肝泻火，安神止鸣。常用龙胆泻肝汤加减。常用药物及剂量：龙胆 12g，黄芩、栀子、泽泻、木通、车前子、当归、柴胡各 10g，甘草 6g，生地黄 20g。

加减：伴头痛、眩晕者，酌加石决明、钩藤、蝉蜕之类息风止鸣；夜寐不宁，酌加龙齿、牡蛎、珍珠母之类安神止鸣。病程较长者，酌加地龙、全蝎之类搜风通络。若耳鸣嘈杂，鸣声较大，心烦失眠，性情急躁，口舌生疮，小便黄赤，舌尖红，苔黄，脉实有力，多由心火上扰，治宜清心泻火，可用导赤散加减，酌加栀子、黄连、磁石、丹参、牡丹皮以助清心降火。症见胁肋不适，神情不畅，心事重重，饮食不香，情志抑郁，耳鸣致心烦、睡眠难入，多因肝气郁结，气郁化火扰心，治宜疏肝解郁，清心安神，可用丹栀逍遥散，酌加莲子心、合欢花、合欢皮、丹参、郁金之类。耳鸣声粗或头重如裹，耳中胀闷，耳聋，伴胸脘满闷，咳嗽痰多，口苦或口淡，大便不爽，舌红，苔黄腻，脉滑数，多属痰火内盛，宜用清气化痰丸加减以清热化痰而降火止鸣。

2.脾胃虚弱

素体虚弱，久病失养，劳倦过度，脾胃虚弱，气血生化乏源，宗脉不足，风邪乘虚入于耳窍脉络，与气相击，发为耳鸣。症状可见耳鸣、鸣声尖细，劳后、夜晚或蹲位起立时加重，常伴倦怠乏力，少气懒言，面色不华，食欲差，食后腹胀，便溏，舌淡或淡胖有齿痕，苔白，脉细弱。

治宜健脾益气，升清利窍。常用补中益气汤合益气聪明汤加减。常用药物及剂量：黄芪 20g，党参 15g，葛根 15g，黄柏 6g，白芍 10g，川芎 6g，炙甘草 10g，柴胡 6g，蔓荆子 10g。

加减：耳内胀闷，酌加木香、郁金以助行气活血；病程久或舌见瘀象，酌加檀香、丹参、红花、全蝎、蜈蚣之类行气活血，搜风止鸣；若鸣声尖细，入夜为著，面色萎黄不华，倦怠乏力，心悸怔忡，夜寐不宁，梦多，舌淡，脉细缓，多属心脾两亏，可用归脾汤加减。

李凡成耳鼻咽喉科医案选

3.肝肾不足

病后失养，劳累过度，年老体衰，肝肾亏虚，髓海不足，发为耳鸣。症状可见耳鸣入夜明显或有头晕眼花，腰膝酸软，性功能减退，心烦少寐，潮热盗汗，舌偏干红少，脉细数。

治宜滋补肝肾，降火止鸣。常用耳聋左慈丸加减。常用药物及剂量：熟地黄20g，山药20g，山茱萸15g，牡丹皮10g，泽泻10g，茯苓10g，磁石30g，石菖蒲6g，五味子6g，丹参20g，三七粉10g，葛根15g。

加减：上方主要适用于阴虚证。若症状见畏寒肢冷，小便余沥，夜尿多，舌淡，脉沉迟，多属阳虚，可用右归丸、补骨脂丸加减。常用药物及剂量：熟地黄20g，山茱萸15g，山药20g，枸杞子10g，菟丝子10g，杜仲10g，当归10g，甘草6g，肉桂6g，附子6g，鹿角胶10g，丹参10g，三七粉10g。

4.气滞血瘀

因头部外伤或久病失于调理，致气滞血瘀，耳窍脉络痹阻，风邪内郁，与气相击，发为耳鸣。症状可见耳鸣持续不已，病程或长或短，全身其他症状不显，舌有瘀点或暗滞，脉或涩。

治宜活血化瘀，搜风止鸣。常用桃红四物汤加减。常用药物及剂量：桃仁10g，红花10g，当归10g，赤芍10g，川芎10g，生地黄15g，柴胡6g，延胡索10g，全蝎3g。

加减：若舌偏淡者，酌加黄芪、白术以助益气活血；病程久者，酌加地龙、丹参、水蛭之类以助化瘀通络；耳部胀闷者，酌加木香、檀香、青皮、枳实之类以助行气活血。

二、医案

医案1

邓某，男，64岁。2007年5月22日初诊。

双耳高音调耳鸣8个月。2005年12月出现面瘫，经针灸等治疗后痊愈。2006年3～5月双耳如雷鸣响，经医行补肾等治疗后消失。2006年10月耳鸣再起，自面瘫后味觉丧失至今未恢复，大便调，纳可，睡眠可。鼓膜正常。舌淡红嫩，伸舌左偏斜，脉沉弦缓。

处方及煎服法：黄精15g，丹参20g，熟地黄15g，山药15g，山茱萸10g，茯苓15g，牡丹皮10g，泽泻10g，石菖蒲10g，磁石30g，五味子6g。7剂，每日1剂，分2次服。

2007年6月12日二诊：自服上方20剂，耳鸣显著减轻，有时无。舌脉如前。

处方及煎服法：黄精 15g，丹参 20g，熟地黄 15g，山药 15g，山茱萸 10g，茯苓 15g，牡丹皮 10g，泽泻 10g，石菖蒲 10g，磁石 30g，五味子 6g，水蛭 3g（研粉兑服），蜈蚣 2 条。20 剂，耳鸣消失，味觉障碍无明显好转。

按：本案属神经性耳鸣，辨证依据不足，以年老多肾虚、久病多血瘀辨治，治以补肾活血，耳聋左慈丸加味。

医案2

张某，男，19 岁。2009 年 10 月 15 日初诊。

右耳聋伴双耳鸣 6 年，持续性高音调耳鸣夜显，寐佳。双耳鼓膜标志清。电测听检查结果呈左耳传导性聋，右耳骨导（bone conduction，BC）基本消失。有链霉素用药史。舌偏淡，舌有齿痕，苔薄，脉沉弦细缓。

处方及煎服法：黄芪 15g，白术 10g，茯苓 10g，炙甘草 6g，石菖蒲 10g，黄精 15g，当归 10g，枸杞子 10g，三七粉 3g（冲服），全蝎 3g，党参 10g。30 剂，每日 1 剂，水煎服，分 2 次服。

2009 年 11 月 17 日二诊：药后左耳听力明显好转，右耳无变化，双侧耳鸣消失。舌淡红，舌胖有齿痕，苔薄，脉弦细缓。

处方及煎服法：黄芪 15g，白术 10g，茯苓 10g，炙甘草 6g，石菖蒲 10g，黄精 15g，当归 10g，枸杞子 10g，三七粉 3g（冲服），全蝎 3g，党参 10g，水蛭 3g（研粉兑服）。嘱续服 30 剂。

按：本案舌脉所见属气虚或气血不足。治以补气血、升清阳、祛风止鸣，效果良好。

医案3

甘某，女，39 岁。2009 年 12 月 1 日初诊。

左耳聋伴双侧持续耳鸣 6 年，常手足凉，月经调，睡眠易醒，夜尿二三次，纳可，二便调。舌淡红，舌胖有齿痕，苔薄白，脉沉细缓稍弱。电测听检查结果为低频区气骨导分离。双耳鼓室曲线呈 A 型，左侧声反射未引出，右侧可引出。

处方及煎服法：巴戟天 15g，锁阳 10g，黄精 20g，当归 10g，黄芪 30g，石菖蒲 10g，全蝎 5g，蝉蜕 6g，丹参 30g，葛根 15g，茯苓 20g，柴胡 6g，枳壳 10g，白术 10g，炙甘草 9g。7 剂，每日 1 剂，水煎服，分 2 次服。口服血塞通 1 周（1 日 3 次）。

2009 年 12 月 8 日二诊：好转。间歇性耳鸣，睡眠好转，夜尿 1 次。舌脉如前。

处方及煎服法：原方 14 剂，口服消栓通络胶囊 2 周（1 日 3 次）。

随访：耳鸣消失。

按： 本案从阳虚气血不足论治，久病耳聋多兼血瘀，故佐活血化瘀。方中黄精、当归、黄芪、白术、茯苓、甘草补益气血，巴戟天、锁阳温肾，柴胡、葛根、枳壳、石菖蒲行气升阳，全蝎、蝉蜕祛风止鸣，丹参、血塞通之类活血化瘀。

医案4

高某，男，22岁。湖南省长沙市某高校学生。2010年1月5日初诊。

经常性耳鸣夜显3年，听力减退，听音不清楚，常手足凉，易感冒，睡眠难入，夜尿2次，大便调。电测听检查结果为双耳神经性聋；声阻抗检查结果为双耳A型。舌稍偏红，苔薄，脉弦细略数。

处方及煎服法：栀子10g，木通6g，玄参15g，山茱萸10g，黄精15g，丹参20g，酸枣仁20g，五味子6g，柴胡10g，巴戟天15g，锁阳10g。7剂，每日1剂，分2次服。

2010年1月12日二诊：耳鸣减，手足不温改善，时有腰酸。大便偏结、日2行，睡眠难入。舌偏红，苔薄，脉弦细略数、右尺大。

处方及煎服法：栀子10g，木通6g，玄参15g，山茱萸10g，黄精15g，丹参20g，酸枣仁20g，五味子6g，石菖蒲10g，巴戟天15g，锁阳10g，牛膝15g，麦冬15g，牡蛎20g，牡丹皮10g。14剂，服法如前，耳鸣消失。

按： 本案患者多以阴血不足为主，兼阳气亏虚。阳虚生外寒则手足不温，易感冒，夜尿频；阴虚生内热则舌红脉细数，睡眠不宁，耳鸣。气血阴阳不足当重补益，因虚致寒热宜辅温清。方中以黄精、山茱萸益气血而养阴，丹参、栀子、木通、玄参、酸枣仁、五味子养阴清心安神，巴戟天、锁阳温阳补肾，柴胡引经。二诊石菖蒲通窍以代柴胡，以牛膝补肾、麦冬润肠、牡丹皮滋阴降火、牡蛎潜阳安神。

医案5

邹某，男，46岁。2010年6月1日初诊。

用药后发生听力减退，药物不详。4月25日突然双耳听力下降右侧为重，伴双侧耳鸣，两侧鸣声不一致，时有变化，右耳部有沉重阻塞感。5月18日外院声阻抗检查结果为双耳A型。寐差，每晚睡眠3小时左右，白天疲劳。舌正常，苔中心厚黑染，脉细缓略滑。

处方及煎服法：党参10g，白术10g，茯苓10g，法半夏10g，炙甘草3g，枳壳10g，石菖蒲10g，酸枣仁10g，远志10g，天麻10g，蒺藜10g，柴胡6g，全蝎3g。7剂，每日1剂，水煎服，分2次服。口服消栓络胶囊1周（1日3次）、枣仁安神胶囊1周（1日2次）。

2010年6月8日二诊：耳部沉重感消失，听力似有好转，耳鸣轰轰声无明显变化，休息好后耳鸣明显减轻。睡眠好转，可入眠5～6小时。无心烦，腰痛多年，近年加重；口稍干，时欲饮水不多，大便溏、日4～5次，今日大便成形。舌淡红，苔白，脉弦细缓。

处方及煎服法：党参10g，白术10g，茯苓10g，法半夏10g，炙甘草3g，枳壳10g，石菖蒲10g，酸枣仁10g，远志10g，天麻10g，蒺藜10g，柴胡6g，全蝎3g，杜仲10g，菟丝子10g。14剂，服法如前。续服消栓通络胶囊2周（1日3次）、枣仁安神胶囊1周（1日2次）。

2010年6月22日三诊：右耳鸣声小，听力可。左耳鸣如蝉昼夜不停以致心烦，仍腰痛，睡眠不规律，夜尿3～4次。舌正常，苔薄，左脉细弱、右脉弦缓。

处方及煎服法：黄芪10g，当归10g，白术10g，石菖蒲10g，天麻10g，蒺藜10g，柴胡6g，锁阳10g，牡蛎20g，龙骨20g，白芍20g，五味子6g，杜仲10g，炙甘草3g，菟丝子10g。7剂，服法如前。续服消栓通络胶囊2周（1日3次）、枣仁安神胶囊1周（1日2次）

2010年6月29日四诊：耳鸣耳聋明显好转，休息充分后耳鸣消失，睡眠好转。舌正常，苔薄，脉弦细缓。

处方及煎服法：黄芪10g，当归10g，白术10g，石菖蒲10g，天麻10g，蔓荆子10g，黄柏6g，锁阳10g，白芍10g，五味子6g，杜仲10g，甘草3g，菟丝子10g，丹参10g，三七粉5g（冲服），郁金10g。21剂，服法如前。

按：本案首诊从脾虚痰阻，清阳不升辨识，以六君子汤（枳壳代陈皮）益气健脾化痰，加酸枣仁、远志安神，石菖蒲、柴胡升阳通窍，天麻、蒺藜、全蝎祛风止鸣。二诊腰痛，加杜仲、菟丝子补肾。三诊仍心烦不寐，夜尿多，从阴阳两虚辨识，以当归、黄芪、白术、锁阳、菟丝子、杜仲补阳气，牡蛎、龙骨、白芍、炙甘草、五味子养阴潜阳，柴胡交通阴阳，石菖蒲通窍，天麻、蒺藜祛风止鸣。

医案6

肖某，女，15岁。2011年1月27日初诊。

两耳昼夜皆鸣2年，鸣声尖细，学习紧张时耳鸣重，压力缓解耳鸣轻，近1年听力稍减。行经1年尚无规律，色黑量少无痛。寐可纳可，大便偏结，2～3日1行，偶腹泻。发育可，面色可，舌淡红嫩，苔中心稍厚微黄白。脉弦细缓，寸关稍大。

处方及煎服法：当归10g，柴胡6g，白术10g，茯苓10g，甘草3g，石菖蒲10g，党参10g，黄芪10g，龙胆6g，白芍10g，黄精10g，山茱萸10g，山药10g，全蝎3g，地龙10g，天麻6g，菟丝子10g，火麻仁10g。14剂，每日1剂，分2次开水冲服（颗粒剂）。

2011年2月17日二诊：春节期间停服。耳鸣白天不显晚上轻，仍蹲位起立时头晕，余可。舌淡红，舌体胖，舌前部有少许红点、根部苔微腻，脉弦细缓。

处方及煎服法：当归10g，柴胡6g，白术10g，茯苓10g，炙甘草3g，石菖蒲10g，党参10g，黄芪10g，黄柏6g，白芍10g，黄精10g，山茱萸10g，山药10g，全蝎3g，地龙10g，天麻6g，菟丝子10g，火麻仁10g。21剂，服法如前。

随访：耳鸣消失。

按： 本案以健脾补肾，升清降火，祛风止鸣为治。

医案7

李某，女，28岁。2011年4月28日初诊。

耳鸣耳聋数年。近日感冒咽喉稍痛。鼻腔通畅干净，咽部稍充血、咽侧索增生。电测听检查结果为双耳神经性聋曲线，呈水平波动型。舌正常，苔薄，脉沉细缓。

处方及煎服法：黄芪20g，白术10g，甘草6g，桔梗10g，甘草6g，牛蒡子10g，射干10g，丹参20g，三七粉5g（冲服），石菖蒲6g，柴胡6g，全蝎3g，土鳖虫5g，蝉蜕6g，当归10g，茯苓10g，郁金10g。7剂，每日1剂，水煎服，分2次服。口服肿痛安胶囊2周（1日3次），局部用金喉健喷雾剂1周（1日2次）。

2011年5月5日二诊：耳鸣减，听力未变。咽部检查如前，舌淡红，苔薄，脉沉细缓。

处方及煎服法：黄芪20g，白术10g，丹参20g，三七粉5g（冲服），石菖蒲6g，柴胡6g，全蝎3g，土鳖虫5g，蝉蜕6g，当归10g，茯苓10g，郁金10g，补骨脂10g，菟丝子10g，黄精20g。7剂，服法如前。口服新癀片1周（1日2次），局部用金喉健喷雾剂1周（1日2次）。

2011年5月12日三诊：耳鸣续减，听力无变化。睡眠可，舌正常，苔薄，脉弦细缓。

处方及煎服法：白芍15g，当归10g，川芎6g，熟地黄15g，白术15g，炙甘草6g，党参15g，黄芪30g，石菖蒲6g，茯苓15g，柴胡6g，全蝎5g，丹参30g，三七粉5g（冲服），郁金10g。21剂，服法如前，口服复方天麻蜜环糖肽片1周（1日3次）。

随访：耳鸣愈。

按： 本案治以益气养血，活血通窍为主，前二诊兼顾喉痹。

李凡成耳鼻咽喉科医案选

医案8

刘某，男，38岁。2011年8月20日初诊。

双耳重度聋30余年，昼夜耳鸣不止，耳内稍闭塞不重，寐差，余可。电测听检查结果为双耳重度神经性聋曲线。舌正常，脉弦缓。

处方及煎服法：水蛭3g（研粉兑服），土鳖虫5g，全蝎3g，丹参10g，三七粉5g（冲服），山药10g，山茱萸10g，珍珠母20g，熟地黄10g，黄精10g，牛膝10g，当归5g，升麻10g，知母10g，酸枣仁20g。20剂，每日1剂，分2次开水冲服（颗粒剂）。

2011年9月9日二诊：耳鸣减，耳内通畅心情好，睡眠好转，听力如前，声音难辨。舌偏暗滞，脉弦缓。

处方及煎服法：水蛭3g（研粉兑服），土鳖虫5g，全蝎6g，丹参20g，三七粉10g（冲服），山药10g，山茱萸10g，珍珠母20g，熟地黄10g，黄精20g，牛膝10g，当归10g，升麻10g，知母10g，酸枣仁10g，石菖蒲10g，木香6g。20剂，服法如前。

2011年9月30日三诊：耳鸣显减，天凉耳鸣轻、天热耳鸣增，左侧较右侧明显，听力及声音分辨力无明显提高。舌微暗滞，苔薄，脉沉弦缓。

处方及煎服法：水蛭3g（研粉兑服），土鳖虫5g，全蝎6g，丹参20g，三七粉10g（冲服），山药10g，山茱萸10g，磁石20g，熟地黄10g，黄精20g，牛膝10g，当归10g，升麻10g，知母10g，黄柏6g，远志10g，石菖蒲10g。20剂，服法如前。

2011年10月21日四诊：耳鸣基本消失，听力与声音分辨力无改善。舌偏红，舌胖有齿痕，苔薄，脉缓有力。

处方及煎服法：续服上方20剂。

按：本案以补肾活血佐安神为治。

医案9

奉某，女，24岁。2011年10月15日初诊。

头晕耳鸣10余天，可能为劳累所致，耳鸣夜显，听力正常。疲劳明显，白天思睡，睡眠偏差，食欲可，大便1～2日1行。已生育两孩（4岁，2岁9个月），生育后至今月经未行，常手脚凉。最近外院头部CT、血象、心电图检查正常。鼻与咽部正常，耳部正常。舌淡红，舌胖有齿痕，苔薄白微黄，脉弦细略数。

处方及煎服法：黄芪20g，人参10g，当归10g，白芍10g，川芎6g，天麻10g，白术10g，连翘10g，升麻10g，柴胡10g，陈皮6g，炙甘草10g，蔓荆子10g，菟丝子15g，补骨脂10g，知母10g。14剂，每日1剂，水煎服，分2次服。

2011年10月29日二诊：精神大振，耳鸣消失，稍头晕或痛，胃部似不适，睡眠多梦，纳一般，大便调。舌淡胖有齿痕，苔薄，脉弦细弱略数。

处方及煎服法：黄芪15g，人参10g，当归10g，白芍10g，川芎6g，天麻10g，白术15g，茯苓15g，熟地黄15g，柴胡10g，陈皮6g，炙甘草10g，巴戟天15g，菟丝子15g，补骨脂10g，知母10g，酸枣仁20g，木香6g。21剂，服法如前，头痛头晕消失，睡眠好转，月经亦行。

按：本案多属气血不足，肾元亏虚。治以益气血，扶肾元，升清阳，降阴火。

医案10

张某，女，42岁。2012年5月29日初诊。

双耳神经性耳鸣3年，感冒后症显，咽喉稍不适，易感冒，常腰部以下冷或痛，睡眠多梦，纳可，二便调。鼻腔通畅干净，咽部慢性充血，淋巴滤泡增生。电测听检查结果基本正常，高频区轻度下降。舌淡红，苔薄，脉弦细缓。

处方及煎服法：黄芪20g，当归10g，柴胡5g，赤芍10g，桃仁10g，红花5g，菟丝子10g，补骨脂10g，牛膝10g，全蝎3g，黄精20g，白术10g，山药10g，巴戟天10g，桔梗10g，甘草6g。14剂，每日1剂，分2次开水冲服（颗粒剂）。口服复方天麻片1周（1日2次）、耳聪丸1周（1日2次）。

2012年6月15日二诊：耳鸣显减，咽喉无不适，腰痛减，下肢发凉好转。咽部微充血，少许淋巴滤泡增生、粒细小。舌淡红，苔薄，脉弦细缓。

处方及煎服法：黄芪20g，当归10g，桃仁10g，红花5g，菟丝子10g，补骨脂10g，牛膝10g，柴胡5g，赤芍10g，全蝎3g，黄精20g，白术10g，山药10g，甘草6g，桔梗10g。14剂，服法如前。续服复方天麻片1周（1日2次）、耳聪丸1周（1日2次）。

随访：耳鸣愈。

按：本案治以益气养血，温阳补肾，活血化瘀，祛风止鸣；佐利咽以顾喉痹。

医案11

汤某，男，24岁。2012年6月14日初诊。

双侧昼夜耳鸣4个月，早晚交替性鼻塞涕少，余可。鼻甲稍大，鼻道干净，鼓膜正常。舌正常，苔薄，脉弦细缓。

处方及煎服法：黄芪10g，水蛭3g（研粉兑服），熟地黄10g，山茱萸10g，红花5g，柴胡6g，补骨脂10g，赤芍10g，当归10g，沉香3g，黄精10g，山药10g，桃仁10g，五味子6g，菟丝子10g，磁石20g。21剂，每日1剂，分2次开水冲服（颗粒剂）。口服甲钴胺片2周（1日3次）、复方天麻蜜环糖肽片1周（1日3次）。

2012年7月12日二诊：耳鸣昼消夜显。舌淡红，苔中后黄腻稍厚，脉细滑。

处方及煎服法：党参10g，白术10g，茯苓10g，法半夏10g，陈皮6g，枳壳10g，沉香6g，黄芩10g，水蛭3g（研粉兑服），柴胡6g，全蝎3g，石菖蒲10g，川芎6g，甘草6g。21剂，服法如前。耳鸣愈。

按：首诊以益气养血，补肾活血；二诊舌象为痰夹热，以益气健脾，清热化痰，活血通窍。

医案12

任某，男，33岁。2013年3月14日初诊。

双耳鸣夜显半年，稍腰胀，睡眠多梦，房事后疲劳，有时梦遗。鼓膜完整，光锥消失。舌淡红，舌有齿痕，苔薄白。脉沉缓稍弱。

处方及煎服法：黄芪10g，川芎6g，党参10g，茯苓10g，陈皮6g，金樱子10g，当归10g，全蝎6g，柴胡6g，甘草6g，补骨脂10g，石菖蒲10g。14剂，每日1剂，分2次开水冲服（颗粒剂），睡前半小时冲服酸枣仁20g（颗粒剂），远志10g（颗粒剂），连续10日。口服复方天麻蜜环糖肽片1周（1日3次）、银杏酮酯分散片1周（1日3次）。

2013年3月28日二诊：耳鸣减，休息后改善明显，睡眠好转，仍梦遗。舌淡红略偏淡，舌有齿痕，苔薄。脉沉细缓略滑。

处方及煎服法：黄芪20g，川芎6g，党参10g，茯苓10g，陈皮6g，甘草6g，金樱子10g，当归10g，柴胡6g，骨碎补10g，菟丝子10g，补骨脂10g，石菖蒲10g。21剂，服法如前。服复方天麻蜜环糖肽片1周（1日3次）、银杏酮酯分散片1周（1日3次），晚上续服酸枣仁、远志如前，连续10日。

随访：耳鸣愈。

按：本案治以健脾补肾，养血安神，祛风止鸣。

医案13

张某，女，20岁。2013年3月19日初诊。

右耳鸣1个月余，此期间睡眠少，有时头晕乏力，睡眠梦多，纳可，月经正常。舌偏淡，苔薄，脉沉略数。电测听检查结果正常。

处方及煎服法：黄芪10g，白术10g，当归10g，茯苓10g，川芎6g，柴胡6g，黄精10g，知母10g，黄柏6g，水蛭3g（研粉兑服），全蝎3g，蝉蜕5g。7剂，每日1剂，分2次开水冲服（颗粒剂）。口服甲钴胺片2周（1日3次）、复方地龙片1周（1日3次）。

2013年3月25日二诊：效果不显。精神状态差则耳鸣重，精神状态佳则耳鸣轻。舌偏淡，苔薄，脉沉略数。

处方及煎服法：黄芪 20g，白术 15g，当归 10g，茯苓 15g，川芎 6g，柴胡 6g，黄精 20g，陈皮 6g，酸枣仁 15g，远志 10g，石菖蒲 6g，党参 15g，五味子 6g，炙甘草 10g。10 剂，服法如前。

2013 年 4 月 8 日三诊：鸣声减小，月经期耳鸣加重，但较上次月经期耳鸣为轻。睡眠多梦好转，纳可，稍有疲劳感。舌偏淡，脉沉略数。

处方及煎服法：黄芪 15g，白术 10g，当归 10g，茯苓 15g，川芎 10g，柴胡 6g，陈皮 6g，首乌藤 20g，远志 10g，石菖蒲 6g，党参 15g，五味子 6g，炙甘草 10g，水蛭 5g（研粉兑服），黄柏 6g，菟丝子 15g，补骨脂 10g。14 剂，服法如前。

随访：痊愈。

按： 寐少梦多、头晕乏力、舌淡，当属气虚，治以益气升清。以知母、黄柏降阴火，全蝎、蝉蜕祛风止鸣，水蛭活血。二诊效果不佳，去降火祛风活血之品，加养心安神。三诊见效，再加补肾，佐活血降火。首诊与三诊用水蛭活血者，意在改善内耳微循环。气虚见脉略数，阴阳失调，阳不足而阴火盛，宜于甘温补剂佐苦寒之味，用黄芩、栀子、知母、黄柏之类。

医案14

刘某，男，36 岁。2013 年 9 月 28 日初诊。

昼夜左耳鸣 1 个月，原因不明，高频尖细如电流声，睡眠时差，耳鸣引起焦虑，夜尿 5～6 次，食可大便调，无他症。耳鼻咽喉科一般检查正常。舌偏淡，舌胖有齿痕，苔薄。脉尺沉，寸关部稍大略数。声阻抗检查结果为双耳 A 型。

诊断：神经性耳鸣。

处方及煎服法：黄芪 20g，当归 10g，白术 10g，茯苓 10g，甘草 6g，蔓荆子 10g，天麻 10g，党参 10g，黄芩 10g，益智仁 10g，山药 15g，乌药 10g，菟丝子 15g。14 剂，每日 1 剂，分 2 次开水冲服（颗粒剂）。

2013 年 10 月 12 日二诊：耳鸣减轻，上班后加重，焦虑稍减，睡眠可，大便调，夜尿 2～3 次。舌质淡稍暗，舌体胖，苔薄黄腻，脉略数。

处方及煎服法：黄芪 10g，当归 10g，白术 10g，茯苓 10g，甘草 6g，蔓荆子 10g，党参 10g，黄芩 12g，益智仁 10g，山药 15g，菟丝子 15g，水蛭 5g（研粉兑服），知母 10g，丹参 20g，三七粉 6g（冲服），白芍 15g，柴胡 6g。14 剂，服法如前。

2013 年 10 月 26 日三诊：耳鸣时轻时重，时有时无，睡眠可，原有舌麻已经消失，夜尿 1～2 次。舌淡红，舌体胖，脉略数。

处方及煎服法：黄芪 10g，当归 10g，白术 10g，茯苓 10g，甘草 6g，白芷 10g，党参 10g，黄芩 12g，益智仁 10g，山药 15g，菟丝子 15g，水蛭 5g（研粉兑服），知母 10g，丹参 20g，三七粉 6g（冲服），赤芍 15g，柴胡 6g，蝉蜕 6g。14 剂，服法如前。

随访：诸症消失。

按：本案首诊甘温益气，健脾补肾，祛风止鸣，佐降阴火；二、三诊再佐活血化瘀，改善微循环。

医案15

彭某，男，43 岁。2013 年 10 月 19 日初诊。

双侧耳鸣伴右耳胀闷 4 天，原因不明，睡眠不佳。右侧鼓膜内陷、混浊，无光锥。舌淡红，舌体胖，苔薄，脉弦细缓。电测听检查结果为双耳轻中度神经性聋曲线下降型。

处方及煎服法：柴胡 10g，香附 10g，川芎 10g，丹参 20g，水蛭 5g（研粉兑服），枳壳 10g，当归 10g，黄芪 15g，黄芩 10g，首乌藤 20g，酸枣仁 20g，远志 10g，白芍 15g。14 剂，每日 1 剂，分 2 次开水冲服（颗粒剂）。

2013 年 11 月 2 日二诊：耳闷消失，鸣减，频率降低，睡眠可。电测听复查结果为低频区气骨导线重合。舌质淡，舌体胖，苔薄，脉缓。

处方及煎服法：柴胡 6g，香附 10g，川芎 10g，丹参 20g，水蛭 5g（研粉兑服），木香 6g，茯苓 15g，砂仁 6g，当归 10g，党参 15g，远志 10g，法半夏 10g，白术 10g。14 剂，服法如前。

随访：痊愈。

按：耳胀闷多属气滞血瘀，舌淡红、舌体胖、脉弦细缓多属气血不足。治以益气养血、行气活血为主，首诊佐养心安神，二诊佐和胃降逆。

医案16

张某，女，51 岁。湖南省洞口县人。2013 年 12 月 10 日初诊。

双侧耳鸣半年，日轻夜重，头晕乏力，听力可。舌淡红，苔薄，脉细缓。

处方及煎服法：柴胡 6g，白术 10g，黄芪 10g，当归 10g，黄芩 10g，水蛭 6g（研粉兑服），全蝎 6g，蔓荆子 10g，山药 10g，丹参 10g，三七粉 10g（冲服）。14 剂，每日 1 剂，分 2 次开水冲服（颗粒剂）。口服复方天麻片 1 周（1 日 3 次）、龙灯胶囊 1 周（1 日 3 次）。

2013 年 12 月 24 日二诊：耳鸣减。近日咽喉稍干微痛。鼻腔通畅，咽部轻微充血。舌淡红，苔薄，脉细缓。

处方及煎服法：南沙参 10g，白术 10g，黄芪 10g，当归 10g，黄芩 10g，黄精 10g，水蛭 6g（研粉兑服），全蝎 6g，甘草 6g，桔梗 10g，知母 10g，山药 10g，丹参 10g，三七粉 10g（冲服）。14 剂，冲服。口服复方天麻片 1 周（1 日 3 次）、龙灯胶囊 1 周（1 日 3 次）。

随访：耳鸣愈。

按：本案患者属高频下降型耳鸣，治以益气活血，祛风止鸣，佐黄芩、知母等平调寒热。二诊加甘草、桔梗、南沙参利咽喉。

医案17

杨某，男，45 岁。2014 年 4 月 10 日初诊。

突发性左侧耳聋耳鸣 1 个月，原因不明，在某院住院治疗效果不佳。刻下左耳鸣夜显，听力稍降，夜尿 2～3 次。舌淡红，舌体胖，苔薄，脉沉缓。鼻与咽部正常。声阻抗检查结果为双耳 A 型；电测听检查结果为左耳听力曲线中重度聋下降型。

处方及煎服法：山药 10g，五味子 6g，磁石 10g，水蛭 6g（研粉兑服），乌药 10g，益智仁 10g，葛根 15g，熟地黄 10g，山茱萸 10g，丹参 10g，三七粉 10g（冲服），补骨脂 10g，锁阳 10g，麦冬 10g，全蝎 6g。21 剂，每日 1 剂，分 2 次开水冲服（颗粒剂）。

2014 年 6 月 19 日二诊：服完上方后，自己在药店以此方继续服用至今共 2 个月，已停药 1 周。耳鸣显著减轻，听力明显改善，偶有夜尿。近来右耳稍痛，打喷嚏鼻塞 1 周，有变应性鼻炎病史。鼻甲稍大，鼻道干净，咽部正常。声阻抗检查结果为双耳 A 型。舌淡红，舌体胖，苔薄，脉缓略沉。

处方及煎服法：黄芪 20g，当归 10g，山药 10g，五味子 6g，水蛭 6g（研粉兑服），知母 10g，丹参 20g，三七粉 10g（冲服），蔓荆子 10g，熟地黄 10g，川芎 6g，柴胡 6g，白术 10g，防风 10g。21 剂，服法如前。口服复方天麻蜜环糖肽片 1 周（1 日 3 次）、银杏叶片 1 周（1 日 3 次）。

按：本案首诊治以补肾活血，祛风止鸣，用药 2 个月；二诊仍以补肾活血，佐益气固表兼顾鼻鼽。

医案18

黄某，男，70 岁。2015 年 12 月 5 日初诊。

左耳鸣夜显 1 个月，听力可，畏寒，余可。外院电测听与声阻抗检查结果正常。鼓膜正常。舌偏淡，脉缓。

处方及煎服法：黄芪 10g，当归 10g，黄精 10g，川芎 6g，柴胡 6g，丹参 10g，天麻 10g，熟地黄 10g，山药 10g，山茱萸 10g。30 剂，每日 1 剂，分 2 次开水冲服（颗粒剂）。

2016年1月14日二诊：耳鸣减，畏寒，稍疲劳，腿易抽筋、时膝难弯曲，睡眠可，无高血压病史。头部MRI示基底结节区多发性脑梗死，脑白质病变，脑萎缩。舌淡红，脉弦细略数。

处方及煎服法：熟地黄10g，山茱萸10g，山药10g，泽泻10g，茯苓10g，牡丹皮10g，五味子6g，磁石10g，木瓜10g，牛膝10g，三七粉10g（冲服），丹参10g，天麻10g。30剂，服法如前。

随访：耳鸣消失。

按：本案首诊从气虚肾亏论治，以熟地黄、山药、山茱萸、当归、黄芪、黄精、柴胡补肾养血益气，丹参、川芎活血，天麻祛风止鸣。二诊时据证以六味地黄汤加五味子、磁石补肾聪耳，木瓜、牛膝强腰膝，三七粉、丹参活血化瘀，天麻祛风止鸣。

医案19

王某，女，68岁。2015年12月14日初诊。

右侧颅鸣近1年，自感听力下降，有时头痛或晕，睡眠梦多。双耳鼓膜正常，声阻抗检查结果为双耳A型；电测听检查结果为双耳神经性聋曲线。舌略偏红有裂、苔少近无，脉弦缓。

处方及煎服法：熟地黄10g，山茱萸10g，山药10g，茯苓10g，牡丹皮10g，泽泻10g，柴胡6g，五味子6g，磁石10g，丹参10g，三七粉10g（冲服）。21剂，每日1剂，分2次开水冲服（颗粒剂）。

2016年1月5日二诊：耳鸣耳聋稍好转，头痛头晕明显好转。睡眠可，多梦。舌淡红，苔薄，脉缓。

处方及煎服法：黄芪10g，当归10g，党参10g，白术10g，茯苓10g，甘草6g，陈皮6g，山药10g，石菖蒲10g，川芎6g，丹参10g，三七粉10g（冲服），柴胡6g。21剂，服法如前。

随访：耳鸣、头痛或晕消失，耳聋好转。未续治。

按：本案首诊患者舌红少苔有裂纹、脉弦缓，属阴虚，方以耳聋左慈丸加减有效；二诊患者舌淡红、苔薄脉缓，属气虚，改拟当归、黄芪等加味，仍效。

医案20

雷某，女，32岁。2016年1月18日初诊。

20天前开车当风，引起耳鸣头晕，外院治疗后头晕消失，仍左耳鸣伴听力稍降，右耳闷，平素腰酸胀，睡眠难入。鼓膜标志清。舌淡红，苔薄，脉沉缓稍弱略数。声阻抗检查结果为双耳A型。

诊断：神经性耳鸣，感觉神经性耳聋。

处方及煎服法：补骨脂10g，杜仲10g，熟地黄10g，山药10g，山茱萸10g，知母10g，远志10g，首乌藤20g，磁石10g，天麻10g，丹参10g，三七粉10g（冲服）。20剂，每日1剂，分2次开水冲服（颗粒剂）。

2016年2月20日二诊：听力提高，耳闷不显，偶有耳内痛或痒，左耳鸣夜显，稍疲劳腰酸，脉沉缓弱、寸脉稍大。

处方及煎服法：原方30剂，服法如前。口服耳聪丸1周（1日2次）。

随访：愈（未复查听力）。

按：神经性聋鸣之治多宜活血，腰酸者肾虚，睡眠难入者心神不宁。方中熟地黄、山药、山茱萸、补骨脂、杜仲补益肾元，丹参、三七粉活血化瘀以改善内耳微循环，远志、首乌藤安神助眠，磁石重镇，天麻祛风，知母降阴火。

医案21

邹某，女，60岁。湖南省长沙市人。2016年2月20日初诊。

耳鸣伴胀闭感1个月，右重左轻。外院MRI检查见右侧中耳乳突炎，脑白质轻度萎缩病变。舌淡红，苔薄，脉细缓。电测听检查结果为右耳神经性聋曲线35～65dB，左侧正常。声阻抗检查结果为双耳A型。

诊断：分泌性中耳炎（右），感觉神经性耳聋。

处方及煎服法：柴胡6g，川芎6g，香附10g，石菖蒲10g，丹参10g，三七粉10g（冲服），黄芪10g，当归10g，赤芍10g，郁金10g，枳壳10g，生地黄10g，水蛭3g（研粉兑服），白术10g，茯苓10g。30剂，每日1剂，分2次开水冲服（颗粒剂）。口服脑得生片1周（1日3次）。

2016年3月19日二诊：症如前，睡眠可。舌脉同前。

处方及煎服法：柴胡6g，川芎6g，香附10g，石菖蒲10g，丹参10g，三七粉10g（冲服），黄芪10g，当归10g，土鳖虫10g，郁金10g，枳壳10g，延胡索10g，白术10g，茯苓10g。14剂，服法如前。口服脑得生片1周（1日3次）。

2017年9月16日三诊：上次药后诸症消失，未续治。目前右耳鸣复发1周，伴耳内痒，无他症。鼻腔通畅，咽无充血，耳道通畅。舌淡红，苔薄白，脉细缓。声阻抗检查结果为右耳C型（279daPa），左耳A型；电测听检查结果为听力右耳气导（air conduction，AC）30～20dB，气导线略低于骨导线5～10dB；左耳正常。

诊断：分泌性中耳炎，耳鸣。

处方及煎服法：黄芪10g，当归10g，川芎6g，石菖蒲10g，柴胡6g，枳壳10g，黄芩10g，鱼腥草10g，紫花地丁10g，蒲公英10g，水蛭3g（研粉兑服），白术10g，茯苓10g，甘草6g。21剂，每日1剂，分2次开水冲服（颗粒剂）。局部用盐酸羟甲唑啉喷雾剂1周（1日2次），口服鼻炎通窍胶囊1周（1日3次）、麝香抗栓胶囊1周（1日3次）。

2017年11月11日四诊：药后耳鸣显减，头顶偏右侧有按压痛，余可。舌淡红，苔薄，脉细缓。

处方及煎服法：柴胡6g，川芎6g，丹参10g，三七粉10g（冲服），延胡索10g，乳香6g，没药6g，赤芍10g，当归10g，白术10g，茯苓10g，生地黄10g，黄芪10g。21剂，服法如前。

随访：痊愈。

按：本案患者两次患耳鸣，病因病性难定，均伴患侧中耳炎症，两次听力曲线均呈神经性聋曲线，首次声阻抗检查结果为正常，二次声阻抗检查结果为C型，经治疗后全部恢复正常。两次治疗均以益气活血，行气通窍为主。三诊（二次发病）属新病，理当有外感之因但患者不予肯定，新病中耳炎当宜祛邪，故加鱼腥草、紫花地丁、蒲公英之类解毒祛邪，并服鼻炎通窍胶囊以宣通肺窍。四诊方中乳香、没药之用意在因症所宜，化瘀止痛。

医案22

程某，男，32岁。2016年2月27日初诊。

右耳特发性突聋1个月，当地医院治疗10日，呕吐止，眩晕稍减。刻下右耳鸣重，耳内胀闷，畏寒，眩晕。舌淡红，苔稍厚白腻，脉弦细缓。

治以益气健脾，化痰活血。

处方及煎服法：党参10g，白术10g，茯苓10g，法半夏10g，枳壳10g，石菖蒲10g，甘草6g，川芎6g，柴胡6g，黄芩10g，天麻10g，黄芪10g，当归10g，红花10g。30剂，每日1剂，分2次开水冲服（颗粒剂）。

2016年3月31日二诊：耳鸣显减，眩晕止，畏寒消失，听力无改善。舌略偏红，苔薄，脉沉缓。症状不多难辨，据舌象有内热，改拟从肾论治，耳聋左慈丸加味。

处方及煎服法：熟地黄10g，山茱萸10g，山药10g，枳壳10g，泽泻10g，磁石10g，川芎6g，柴胡6g，葛根15g，五味子6g，牡丹皮10g，丹参10g，石菖蒲10g，红花10g。30剂，服法如前。

2016年4月25日三诊：前方有效。耳鸣微，舌淡红或略偏红，苔薄，脉沉缓。仍从首方加减，佐清热。

处方及煎服法：党参10g，白术10g，茯苓10g，法半夏10g，枳壳10g，石菖蒲10g，甘草6g，川芎6g，土鳖虫10g，柴胡6g，黄芩10g，天麻10g，黄芪10g，当归10g，红花10g。30剂，服法如前。

随访：痊愈。

按：舌淡红、苔厚白腻、脉细缓，此属痰湿之象。痰湿中阻，升降失调，可致眩晕耳鸣。首诊以六君子汤（枳壳代陈皮）健脾化痰，石菖蒲、柴胡通窍，当归、黄芪、红花、川芎益气活血，天麻祛风止鸣，黄芩平调寒热。二诊显著好转，舌偏红，改拟耳聋左慈丸加味。三诊有效，舌偏红减，据患者感觉，仍从首诊方加减收功。

医案23

邹某，女，47岁。2016年3月14日初诊。

左耳鸣昼显夜消4天，时耳内疼痛或左或右，无他症。鼻甲稍大，鼻道干净，咽无明显充血。舌淡红，苔薄，脉沉缓。声阻抗检查结果为双耳Ad型。

处方及煎服法：黄芪10g，当归10g，川芎6g，柴胡6g，石菖蒲10g，郁金10g，丹参10g，三七粉10g（冲服），枳壳10g，白芷6g，桔梗10g，甘草6g，土鳖虫10g。21剂，每日1剂，分2次开水冲服（颗粒剂）。

2016年4月5日二诊：服药1周耳鸣止，每周仍有1次耳内稍痛，舌淡红，苔薄，脉沉缓。

处方及煎服法：黄芪10g，当归10g，川芎6g，柴胡6g，石菖蒲10g，黄精10g，丹参10g，三七粉10g（冲服），没药6g，枳壳10g，乳香6g，白芷6g，桔梗10g，甘草6g，土鳖虫10g。30剂，服法如前。

随访：痊愈。

按：本案患者白天耳鸣伴耳内时痛，舌淡红，苔薄，脉沉缓。从气虚血瘀辨识，治以益气活血，化瘀通窍。

医案24

高某，女，36岁。2016年3月24日初诊。

右耳鸣半年，听力下降，咽喉有痰，无鼻塞。咽部稍充血，鼻腔正常。声阻抗检查结果为双耳Ad型；电测听检查结果为右耳低频25～35dB，中高频45～70dB，呈神经性聋曲线。舌偏淡，苔薄，脉沉细弱。

处方及煎服法：柴胡6g，川芎6g，当归10g，黄芪10g，丹参10g，三七粉10g（冲服），白术10g，茯苓10g，桔梗10g，甘草6g，党参10g，枳壳10g。30剂，每日1剂，分2次开水冲服（颗粒剂）。

2016年4月26日二诊：耳鸣减弱，咽症不显，平素畏寒，手足不温。舌淡红，苔薄，脉沉细缓稍弱。

处方及煎服法：柴胡6g，川芎6g，当归10g，黄芪10g，丹参10g，三七粉

10g（冲服），白术 10g，茯苓 10g，补骨脂 10g，巴戟天 10g，甘草 6g，党参 10g，枳壳 10g。30 剂，服法如前。

随访：痊愈。

按：本案从气虚血瘀辨识，治以益气活血化瘀，首诊据症佐利咽，二诊佐补肾。

医案25

陈某，女，21 岁。2016 年 4 月 5 日初诊。

耳鸣半月，晨起明显，反复少量鼻衄 1 个月，鼻塞明显。咽部轻度充血，鼻前庭稍干燥，鼻甲不大，鼻中隔稍右偏，耳道正常。声阻抗检查结果为双耳 A 型；电测听检查结果正常。舌淡红，舌体胖有齿痕，苔稍厚，脉沉略数。

诊断：神经性耳鸣，干燥性鼻炎。

证属脾虚肺热。

治以补脾清肺为主，佐通利鼻窍，凉血止血。

处方及煎服法：枳壳 10g，石菖蒲 10g，白芷 6g，柴胡 6g，黄芩 10g，当归 10g，川芎 6g，党参 10g，白术 10g，茯苓 10g，甘草 6g，法半夏 10g，桑白皮 10g，地骨皮 10g，白茅根 15g，仙鹤草 10g，黄芪 10g。7 剂，每日 1 剂，分 2 次开水冲服（颗粒剂）。

2016 年 4 月 16 日二诊：好转。耳鸣减轻，1 周内无鼻出血，鼻塞稍减，近两日有少许白涕，稍有太阳穴头痛，面部皮肤有痘。舌脉同前。

处方及煎服法：枳壳 10g，白芷 6g，柴胡 6g，黄芩 10g，当归 10g，紫花地丁 10g，野菊花 10g，川芎 6g，党参 10g，白术 10g，茯苓 10g，辛夷 5g，甘草 6g，桑白皮 10g，黄芪 10g。14 剂，服法如前。

随访：痊愈。

按：本案以舌脉之象为据，从脾虚肺热辨识，首诊以六君子汤（枳壳代陈皮）益气健脾，以泻白散加白茅根、仙鹤草清肺凉血，以当归、黄芪、川芎益气活血，以白芷、柴胡、石菖蒲通窍。二诊减凉血之品，加紫花地丁、野菊花解毒，兼顾面部痤疮。

医案26

谢某，男，52 岁。安徽省人。2016 年 4 月 9 日初诊。

左耳鸣 10 余年，常腰痛。舌淡红，苔薄，脉沉缓。电测听检查结果为 4、8kHz 右耳 20～45dB，左耳 20～70dB，其他频率基本正常。

处方及煎服法：熟地黄 10g，山茱萸 10g，山药 10g，丹参 10g，三七粉 10g（冲服），五味子 6g，茯苓 10g，泽泻 10g，牡丹皮 10g，杜仲 10g，知母 10g，水蛭 6g（研粉兑服），磁石 10g。30 剂，每日 1 剂，开水冲服，分 2 次服。

2016 年 5 月 9 日二诊：药后耳内舒适，耳鸣显减，腰痛减，晨起眼眵多。舌淡红，苔薄，脉沉缓。

处方及煎服法：熟地黄 10g，山茱萸 10g，山药 10g，丹参 10g，三七粉 5g（冲服），五味子 6g，茯苓 10g，泽泻 10g，牡丹皮 10g，杜仲 10g，知母 10g，柴胡 6g，磁石 10g，菊花 10g。60 剂，每日服 2 剂，分 2 次开水冲服（颗粒剂）。

随访：痊愈。

按： 本案属中老年患者，常腰痛，耳鸣伴高频听力下降，舌正常脉沉缓，从肾虚血瘀辨识，治以补肾活血。

医案27

孟某，女，27 岁。湖南省长沙县人。2016 年 4 月 21 日初诊。

左耳鸣 20 天，安静时明显，伴左耳胀闭，听力略降。1 个月前有受凉史，鼻塞轻微无涕，咽无不适，食欲不佳。鼻甲稍大，咽部轻微充血，耳道通畅，鼓膜光锥正常。舌略偏红，苔薄，脉弦缓。声阻抗检查结果为双耳 A 型。

处方及煎服法：柴胡 6g，川芎 6g，香附 10g，丹参 10g，三七粉 10g（冲服），黄芪 10g，当归 10g，白术 10g，茯苓 10g，菊花 10g，蒲公英 10g，黄芩 10g，枳壳 10g，石菖蒲 10g，白芷 6g，鸡内金 10g，炒谷芽 10g。15 剂，每日 1 剂，分 2 次开水冲服（颗粒剂）。

2016 年 5 月 3 日二诊：耳鸣消失，耳内胀闭好转，听力似正常，食欲一般。鼻腔通畅干净，咽部稍慢性充血，舌略偏红，苔薄，脉弦缓。电测听检查结果为左耳 AC、BC 各频率均为 0～10dB。

处方及煎服法：柴胡 6g，川芎 6g，香附 10g，白术 10g，茯苓 10g，黄芩 10g，延胡索 10g，枳壳 10g，甘草 6g，薄荷 6g，升麻 10g，葛根 15g，桑白皮 10g，赤芍 10g，石菖蒲 10g，白芷 6g，鸡内金 10g，炒谷芽 10g。10 剂，服法如前。

2017 年 7 月 19 日三诊：去年药后愈。1 周前受凉，目前左耳鸣 3 天伴胀闭感，鼻咽无不适。鼻腔通畅，咽部轻微充血，耳道通畅，鼓膜光锥正常。舌淡红，苔薄，脉略数。声阻抗检查结果为双耳 A 型；电测听检查结果为听力曲线基本正常；视频耳镜检查正常。

处方及煎服法：柴胡 6g，川芎 6g，香附 10g，白术 10g，茯苓 10g，黄芩 10g，延胡索 10g，枳壳 10g，甘草 6g，薄荷 6g，升麻 10g，葛根 15g，桑白皮 10g，赤芍 10g，石菖蒲 10g，白芷 6g，鸡内金 10g，炒谷芽 10g，金银花 10g。14 剂，服法如前。

2018年3月15日四诊：去年药后愈。6天前受凉，目前稍鼻塞，左耳鸣有回音两日、伴微胀感，睡眠难入。鼻腔通畅，咽部无明显充血，视频耳镜检查正常。舌淡红，苔薄，脉略数。声阻抗检查结果为双耳 A 型；电测听检查结果为双耳听力曲线正常。

诊断：神经性耳鸣。

处方及煎服法：柴胡6g，川芎6g，石菖蒲10g，白芷6g，辛夷5g，枳壳10g，党参10g，白术10g，茯苓10g，甘草6g，龙骨20g，酸枣仁10g，牡蛎20g，天麻10g，黄芩10g。14剂，服法如前。

按：本案患者3年内右侧耳鸣发作3次，病前均有受凉史，但均无明显上呼吸道炎症表现，首次有轻微左侧神经性聋，后2次声阻抗与听力检查结果均正常，由此诊断为神经性耳鸣，但与受凉致咽鼓管功能障碍不无关系。首诊病程稍长，据舌脉治以益气活血、行气通窍为主，耳胀闭感多属外邪入侵阻窍，故佐解毒祛邪。二诊好转，舌略偏红，改拟益气清热、行气通窍。三诊属新病，舌淡红、脉略数，按二诊方加金银花解毒祛邪。四诊属新病，病程短，睡眠不佳、舌淡红、脉略数，治以行气通窍，益气安神。3次发病均有受凉史并有耳内闭塞感，虽无明显鼻塞，均加白芷宣通肺窍以畅耳窍。

医案28

尹某，女，43岁。湖南省湘阴县人。2016年5月12日初诊。

左耳鸣1个月，全天可感，耳内稍胀闭，有时对声音分辨不清或心烦。有颈椎病，常肩颈胀痛左侧明显，时有腰痛或足部发麻，睡眠一般。舌淡红略有瘀点，苔薄，脉弦细缓略沉。声阻抗检查结果为双耳 A 型。

处方及煎服法：黄芪10g，当归10g，川芎6g，党参10g，茯苓10g，白术10g，甘草6g，柴胡6g，石菖蒲10g，丹参10g，三七粉10g（冲服），葛根15g，桑枝10g，杜仲10g。14剂，每日1剂，分2次开水冲服（颗粒剂）。口服脑得生片1周（1日3次）。

2016年5月26日二诊：效果不显。舌淡红稍有瘀点，苔薄，脉弦细缓。

治以前法。

处方及煎服法：黄芪10g，当归10g，川芎6g，党参10g，茯苓10g，白术10g，甘草6g，柴胡6g，石菖蒲10g，丹参10g，三七粉10g（冲服），葛根15g，桑枝10g，杜仲10g，熟地黄10g，独活10g。30剂，服法如前。

2016年6月25日三诊：耳鸣消失，稍有闭塞感，舌淡红，脉弦细缓。颈部胀痛减轻。舌淡红，舌有齿痕，苔薄，脉细缓。电测听检查结果为左耳：AC25～15dB，BC0～10dB；右耳：AC25～20dB，BC10dB。

处方及煎服法：黄芪 10g，当归 10g，川芎 6g，党参 10g，茯苓 10g，白术 10g，甘草 6g，柴胡 6g，枳壳 10g，丹参 10g，三七粉 10g（冲服），葛根 15g，桑枝 10g，杜仲 10g，木瓜 10g。30 剂，服法如前。

按：本案治以益气活血，健脾补肾，行气通窍，并佐葛根、桑枝、杜仲、木瓜、独活等药舒筋活络以兼顾肩颈腰脚之恙。

医案29

吴某，男，51 岁。2016 年 5 月 23 日初诊。

双耳鸣 6 年余，汗多，寐差。舌淡红，苔薄，脉细缓。电测听检查结果为双耳听力曲线均下降型 30 ～ 100dB。

处方及煎服法：黄芪 10g，当归 10g，川芎 6g，丹参 10g，三七粉 10g（冲服），柴胡 6g，黄芩 10g，白术 10g，茯苓 10g，郁金 10g，石菖蒲 10g，黄精 10g，土鳖虫 10g，首乌藤 20g。30 剂，每日 1 剂，分 2 次开水冲服（颗粒剂）。

2016 年 6 月 26 日二诊：耳鸣明显减轻，听力无变化，余可。舌淡红，苔薄，脉细缓。

处方及煎服法：黄芪 10g，当归 10g，川芎 6g，丹参 10g，三七粉 10g（冲服），柴胡 6g，白术 10g，茯苓 10g，郁金 10g，石菖蒲 10g，甘草 6g，黄精 10g，土鳖虫 10g，党参 10g。30 剂，服法如前。

随访：耳鸣消失。未续治。

按：本案治以益气活血为主。

医案30

李某，男，64 岁。上海市人。2016 年 6 月 14 日初诊。

左耳全聋多年，右耳突聋 3 个月，住院治疗效果不佳，目前听力极差或无，右耳鸣声大而重或有耳内闭塞感。舌淡红，苔薄，脉弦细缓。声阻抗检查结果为双耳 A 型；电测听检查结果为左耳全聋，右耳 AC55 ～ 75dB，BC70 ～ 90dB。

处方及煎服法：黄芪 10g，当归 10g，川芎 6g，丹参 10g，三七粉 10g（冲服），水蛭 3g（研粉兑服），白术 10g，茯苓 10g，石菖蒲 10g，木香 6g。30 剂，每日 1 剂，分 2 次开水冲服（颗粒剂）。

2016 年 7 月 25 日二诊：右耳鸣声显著减小但听力无变。电测听检查结果为左耳全聋，右耳 AC55 ～ 70dB，BC70 ～ 90dB。舌淡红，苔薄，脉弦细缓。

处方及煎服法：原方 30 剂，服法如前。

随访：耳鸣消失。

按：本案属神经性耳鸣耳聋，治以益气活血化瘀，耳鸣消失，但听力无改善。

医案31

朱某，女，40岁。湖南省平江县人。2016年6月18日初诊。

右耳鸣1年，左侧偶鸣、鼻塞有黏涕，无耳胀闭感，听力稍降。大便调，有内痔容易出血，睡眠难入。鼻甲稍大，鼻道干净，外耳道通畅干净。舌淡红，苔薄，脉细缓。声阻抗检查结果为双耳A型；电测听检查结果为左耳：BC20～10dB，AC35～20dB；右耳：AC55～25dB，BC15～30dB。

诊断：慢性鼻炎，神经性耳鸣。

处方及煎服法：柴胡6g，石菖蒲10g，川芎6g，当归10g，黄芪10g，郁金10g，地榆10g，枳壳10g，土鳖虫10g，白芷6g，辛夷6g，黄芩10g，首乌藤10g。21剂，每日1剂，分2次冲服（颗粒剂）。口服耳聪丸1周（1日2次）。

2016年7月14日二诊：耳聋鸣改善不显。近来手麻，颈部痛，睡眠不佳。鼻腔通畅干净，咽部稍充血。舌淡红，苔薄，脉略数。

处方及煎服法：柴胡6g，川芎6g，当归10g，黄芪10g，郁金10g，地榆10g，枳壳10g，赤芍10g，桃仁10g，茯苓10g，红花6g，白术10g，白芷6g，辛夷6g，黄芩10g，首乌藤10g。30剂，服法如前。口服耳聪丸1周（1日2次）。

2016年8月20日三诊：好转，耳鸣显减，听力改善，手麻与颈部疼痛消失。无鼻塞，睡眠好转。电测听检查结果为左耳基本正常如前；右耳AC35～20dB，BC20～5dB。

处方及煎服法：柴胡6g，川芎6g，当归10g，黄芪10g，郁金10g，石菖蒲10g，枳壳10g，赤芍10g，桃仁10g，茯苓10g，红花6g，白术10g，白芷6g，辛夷6g，黄芩10g，首乌藤10g。30剂，服法如前。口服耳聪丸1周（1日2次）。

按：本案虽诊断为神经性耳鸣，声阻抗检查结果正常，但电测听低频区气骨导分离显著，且伴慢性鼻炎，因此多存在中耳炎病变对听力或耳鸣的影响。慢性中耳炎之治，行气通窍之法必不可少。首诊方中柴胡、石菖蒲、川芎、枳壳行气通耳，白芷、辛夷通窍利鼻，当归、黄芪、郁金、土鳖虫益气活血化瘀，地榆凉血止血以顾内痔之疾，首乌藤安神止鸣，黄芩平调寒热。后续治疗更加白术、茯苓、赤芍、桃仁、红花益气活血。

医案32

伍某，男，58岁。湖南省湘潭市人。2016年6月25日初诊。

去年8月右耳突聋伴耳鸣，当时住院治疗未效。目前仍右耳聋鸣如前伴耳内胀闭，气温升高则显，常腿软无力。电测听检查结果为右耳神经性聋曲线下降型15～85dB。舌略偏淡，脉弦细缓。

处方及煎服法：黄芪10g，当归10g，川芎6g，丹参10g，郁金10g，土鳖虫

10g，木瓜 10g，白术 10g，茯苓 10g，补骨脂 10g，骨碎补 10g。30 剂，每日 1 剂，分 2 次开水冲服（颗粒剂）。口服耳聪丸 1 周（1 日 2 次）、甲钴胺片 2 周（1 日 3 次）。

2016 年 7 月 30 日二诊：耳鸣减，闭塞感消失，大便干结。舌淡红，苔薄，脉细缓。电测听检查结果无明显变化。

处方及煎服法：黄芪 10g，当归 10g，川芎 6g，赤芍 10g，丹参 10g，三七粉 10g（冲服），郁金 10g，熟地黄 10g，决明子 10g，枳壳 10g，白术 10g，茯苓 10g，补骨脂 10g，骨碎补 10g。30 剂，服法如前。口服耳聪丸 1 周（1 日 2 次）、甲钴胺片 2 周（1 日 3 次）。

随访：耳鸣消失，听力无变化。

按：本案属神经性耳鸣耳聋，治以益气活血化瘀补肾，耳鸣消失但听力无改善。

医案33

李某，男，30 岁。广东省深圳市人。2016 年 10 月 22 日初诊。

持续性耳鸣半年，听力正常，无他症。鼻腔、外耳道正常。舌淡红，苔薄，舌略有齿痕，脉沉细缓。声阻抗与电测听检查结果正常。

诊断：神经性耳鸣。

处方及煎服法：黄芪 10g，川芎 6g，丹参 10g，三七粉 10g（冲服），水蛭 3g（研粉兑服），全蝎 3g，白术 10g，茯苓 10g，石菖蒲 10g，当归 10g。30 剂，每日 1 剂，分 2 次冲服（颗粒剂）。

2016 年 11 月 26 日二诊：仍全天耳鸣，酒后耳鸣缓解。无他症。舌脉同前。

处方及煎服法：黄芪 10g，川芎 6g，丹参 10g，三七粉 1g（冲服），水蛭 3g（研粉兑服），全蝎 3g，白术 10g，茯苓 10g，石菖蒲 6g，当归 10g，巴戟天 10g，天麻 10g。30 剂，服法如前。

2016 年 12 月 24 日三诊：耳鸣显减，近来手容易出汗。舌脉同前。

处方及煎服法：原方 30 剂。服法如前。

随访：痊愈。

按：本案治以益气活血。二、三诊加巴戟天补肾，天麻祛风止鸣。

医案34

郭某，女，42 岁。河南省三门峡市人。2016 年 11 月 15 日初诊。

左耳鸣与右耳堵塞感 3 个月，交替性鼻塞夜显，睡眠多梦，当地治疗未效，远道求治。鼻甲不大，鼻道耳道干净。舌淡，脉沉略数。声阻抗与电测听检查结果正常。

诊断：神经性耳鸣，慢性鼻炎。

处方及煎服法：黄芪 10g，当归 10g，川芎 6g，柴胡 6g，香附 10g，枳壳 10g，白芷 6g，辛夷 6g，石菖蒲 10g，郁金 10g，升麻 10g，知母 10g，党参 10g，葛根 15g，茯苓 10g，白术 10g，白芍 10g，甘草 6g。30 剂，每日 1 剂，分 2 次冲服（颗粒剂）。局部用盐酸赛洛唑啉滴鼻液 1 周（1 日 2 次）、康酸莫米松鼻喷雾剂 1 周（1日 1 次），口服消栓通络胶囊 2 周（1 日 3 次）。

2016 年 12 月 27 日二诊：药后右耳堵塞感、左耳鸣交替出现，自行咽鼓管吹张双侧可通，晚上稍鼻塞。鼻与咽部正常。舌偏淡，苔薄，脉沉细缓。

处方及煎服法：黄芪 10g，当归 10g，川芎 6g，柴胡 6g，香附 10g，枳壳 10g，白芷 6g，辛夷 6g，石菖蒲 10g，郁金 10g，水蛭 3g（研粉兑服），知母 10g，党参 10g，茯苓 10g，白术 10g，甘草 6g。30 剂，服法如前。口服麝香抗栓胶囊 1 周（1日 3 次）、甲钴胺片 2 周（1 日 3 次）。

2017 年 2 月 28 日三诊：耳鸣消失，偶见耳堵塞感，鼻塞晚上较前减少。舌偏淡，苔薄，脉沉略数。

处方及煎服法：黄芪 10g，当归 10g，川芎 6g，柴胡 6g，香附 10g，枳壳 10g，白芷 6g，辛夷 6g，石菖蒲 10g，郁金 10g，水蛭 3g（研粉兑服），知母 10g，党参 10g，茯苓 10g，白术 10g，甘草 6g。30 剂，服法如前。口服麝香抗栓胶囊 1 周（1日 3 次）。

随访：痊愈。

按：本案全身症状不显著，局部症状见耳鸣、耳闭塞与鼻塞不利，舌脉之象为阳气不足、阴火上乘。从气虚窍闭论治。方中升麻葛根汤合四君子汤加当归、黄芪、知母益气养血升清，柴胡、川芎、枳壳、石菖蒲、郁金、白芷、辛夷、香附行气通窍。二诊时去升麻、葛根、白芍，加水蛭化瘀。

医案35

朱某，女，31 岁。2016 年 11 月 1 日初诊。

双耳耳鸣 2 个月，无他症。耳鼻通畅，舌淡红，苔薄，脉细缓。声阻抗检查结果为右耳 As 型，左耳 A 型；电测听检查结果为双耳正常。

诊断：神经性耳鸣，咽鼓管功能不良（右）。

处方及煎服法：柴胡 6g，川芎 6g，香附 10g，石菖蒲 10g，枳壳 10g，白芷 6g，水蛭 3g（研粉兑服），白术 10g，茯苓 10g，黄芪 10g，当归 10g。14 剂，每日 1 剂，分 2 次水煎服。局部用盐酸赛洛唑啉滴鼻液 1 周（1 日 2 次），口服复方鱼腥草滴丸 1 周（1 日 3 次）。

2016年12月24日二诊：耳鸣消失。近来左侧半身冷，咽喉颈部稍不适。大便略溏。鼻腔通畅干净，咽黏膜稍充血欠润。舌淡红，苔薄，脉略数。

处方及煎服法：白术10g，茯苓10g，法半夏10g，黄芩10g，柴胡6g，川芎6g，桑枝10g，葛根15g，甘草6g，桔梗10g，薏苡仁15g，党参10g，赤芍10g，枳壳10g。21剂，服法如前。局部用口洁喷雾剂1周（1日3次），消栓通络胶囊2周（1日3次）。

随访：痊愈。

按：本案从气虚窍闭论治。方中当归、黄芪、白术、茯苓益气养血，通气散加石菖蒲、枳壳、白芷行气通窍利鼻，水蛭活血化瘀。二诊治咽喉肩颈之病。

医案36

戴某，女，39岁。广东省清远市人。2016年8月12日初诊。

耳鸣，听力下降8年余，食欲可，睡眠一般，头部汗多，五心发热，二便调。舌淡红，舌胖有齿痕，苔薄，脉沉细略数。声阻抗检查结果为双耳As型；电测听检查结果为左耳35～90dB；右耳55～90dB，均呈下降型，气骨导分离，中低频下降为主，高频陡降。

处方及煎服法：黄芪10g，当归10g，川芎6g，丹参10g，三七粉10g（冲服），红花10g，熟地黄10g，山药10g，山茱萸10g，茯苓10g，白术10g，知母10g。30剂，每日1剂，分2次水煎服。

2016年9月10日二诊：耳鸣减，听力提高，听音较前清楚，疲劳时容易耳闭。头部MRI示左侧脑白质脱髓鞘病变；电测听检查结果为双耳听力各提高20dB以上，中低频提高明显，高频陡降，仍然有气骨导分离。舌略偏红，苔薄，脉弦细缓。

处方及煎服法：原方30剂，服法如前，口服耳聪丸1周（1日2次）。

按：本案患者五心发热、脉沉细略数当属阴虚虚火，头部汗多、舌淡红、舌胖有齿痕当属气虚。听力气骨导分离而既往有中耳炎症者，为邪阻清窍、气血瘀滞所致。方中当归、黄芪、白术、茯苓益气养血，川芎、丹参、三七粉、红花活血化瘀，熟地黄、山药、山茱萸补肾育阴，知母坚阴降火。

医案37

蔺某，女，43岁。湖南省浏阳市人。2016年10月17日初诊。

双耳耳鸣半年，鸣声如流水，头晕起床后明显，听力可。舌淡，脉细缓。视频耳镜正常，电测听检查结果为听力曲线基本正常。

诊断：神经性耳鸣。

处方及煎服法：黄芪 10g，当归 10g，川芎 6g，全蝎 3g，丹参 10g，三七粉 1g（冲服），柴胡 6g，黄芩 10g，枳壳 10g，延胡索 10g，茯苓 10g，白术 10g，甘草 6g。30 剂，每日 1 剂，分 2 次开水冲服（颗粒剂）。

2018 年 8 月 7 日二诊：上次药后耳鸣消失，未再服。近来又耳鸣嗡嗡 2 个月，听力可。稍有疲劳感，睡眠可。舌淡红，苔薄，脉细缓。听力双耳神经性聋曲线 20 ～ 45dB 下降型。

处方及煎服法：黄芪 10g，当归 10g，丹参 10g，三七粉 1g（冲服），枳壳 10g，白术 10g，茯苓 10g，甘草 6g，川芎 6g，柴胡 6g，红花 5g。21 剂，服法如前。口服脑得生片 1 周（1 日 3 次）。

2018 年 8 月 30 日三诊：症如前，耳鸣减，有时头痛。舌脉如前。

处方及煎服法：黄芪 10g，当归 10g，丹参 10g，三七粉 1g（冲服），枳壳 10g，白术 10g，茯苓 10g，川芎 6g，补骨脂 10g，菟丝子 10g，羌活 10g，黄芩 10g，柴胡 6g，红花 5g。21 剂，服法如前。口服麝香抗栓胶囊 1 周（1 日 3 次）。

随访：药后复查，耳鸣消失，听力曲线正常。

按：本案首诊为神经性耳鸣，从气虚论治，以当归、黄芪、白术、茯苓、川芎、甘草补气血，助以丹参、三七粉、枳壳、延胡索行气活血化瘀，柴胡引经，全蝎祛风止鸣，黄芩平调寒热。再诊相去较远，属神经性耳鸣耳聋，续以当归、黄芪、白术、茯苓、川芎、甘草补益气血，助以丹参、三七粉、红花、枳壳行气活血化瘀，柴胡引经。三诊好转，时见头痛，原方加补骨脂、菟丝子补肾，羌活、黄芩助柴胡疏风清热止头痛。

医案38

赖某，女，38 岁。湖南省醴陵市人。2018 年 3 月 13 日初诊。

右耳鸣 2 年，无其他不适。鼻与咽部正常。舌淡红，苔薄，脉弦细略数。视频耳镜见右耳鼓膜前下方暗红疑为出血块所致；声阻抗检查结果为双耳 A 型；电测听检查结果为双耳高频下降。

处方及煎服法：黄芪 10g，当归 10g，川芎 6g，柴胡 6g，黄芩 10g，丹参 10g，枳壳 10g，水蛭 3g（研粉兑服），黄精 10g，白术 10g，茯苓 10g，甘草 6g。30 剂，每日 1 剂，分 2 次水煎服。口服麝香抗栓胶囊 1 周（1 日 3 次）。

2018 年 10 月 9 日二诊：药后耳鸣完全消失，未再服药。9 月 20 日双耳外伤（被人掌掴），目前右耳鸣，听力差。视频耳镜见右耳鼓膜小穿孔，左耳鼓膜内陷。声阻抗检查结果为左耳未引出，右耳 B 型；电测听检查结果为双耳低频区轻度下降。舌淡红，苔薄，脉细缓。

处方及煎服法：黄芪 10g，当归 10g，川芎 6g，柴胡 6g，丹参 10g，三七粉 5g

（冲服），枳壳 10g，白术 10g，茯苓 10g，甘草 6g，水蛭 3g（研粉兑服）。21 剂，服法如前。口服三七活血丸 1 周（1 日 2 次）、甲钴胺片 2 周（1 日 3 次）。

随访：1 个月后复查，诸症消失，视频耳镜检查双耳鼓膜正常。

按： 首诊属神经性耳鸣伴高频听力下降，治以当归、黄芪、白术、茯苓、川芎、甘草、黄精补益气血，丹参、枳壳、水蛭行气活血化瘀，柴胡引经，黄芩平调寒热。二诊时相去已远，属外伤性耳鸣，当以血瘀为主，气虚不足，续以原方加减而愈。

医案39

屈某，男，42 岁。湖南省永州市人。2018 年 3 月 19 日初诊。

两耳耳鸣 5 年，原因不明，听力可，耳内胀闷，无他症。舌略偏红，苔薄，脉沉略数。声阻抗检查结果为双耳 A 型。

诊断：感觉神经性耳聋，神经性耳鸣。

处方及煎服法：法半夏 10g，茯苓 10g，黄芩 10g，胆南星 10g，水蛭 3g（研粉兑服），枳壳 10g，柴胡 6g，川芎 6g，丹参 10g，石菖蒲 10g，竹茹 10g，甘草 6g。21 剂，每日 1 剂，分 2 次开水冲服（颗粒剂）。口服复方银杏通脉口服液 1 周（1 日 3 次）。

2018 年 4 月 17 日二诊：效果不显，双耳鸣、耳胀闷。舌略偏红，苔薄，脉沉略数。

处方及煎服法：原方去石菖蒲。21 剂，服法如前。口服复方银杏通脉口服液 1 周（1 日 3 次）。

2018 年 5 月 10 日三诊：明显好转，左耳稍胀，舌略偏红，苔薄，脉沉略数。

处方及煎服法：法半夏 10g，茯苓 10g，黄芩 10g，胆南星 10g，水蛭 3g（研粉兑服），枳壳 10g，柴胡 6g，天麻 10g，白术 10g，竹茹 10g，甘草 6g。21 剂，服法如前。口服复方银杏通脉口服液 1 周（1 日 3 次）。

随访：痊愈。

按： 本案属神经性耳鸣，感觉神经性耳聋症状不显。神经性耳鸣与感觉神经性耳聋舌偏红者，从阴虚、肝胆热、痰热论治，若尚无证可辨，优先从痰热辨识。痰热者，温胆汤主之，宜佐活血化瘀改善微循环，本案佐柴胡、石菖蒲通窍，三诊合半夏白术天麻汤以助祛风止鸣。

医案40

王某，女，38 岁。湖南省宁乡市人。2018 年 4 月 9 日初诊。

突发右耳鸣半月，听力略降，外院住院治疗 10 日未好转，今日出院来诊，无他不适。舌淡红，苔薄，脉细滑。声阻抗检查结果为双耳 A 型。电测听检查结果为右耳 AC20～30dB 下降型，BC50～35dB 上升型；左耳正常。

诊断：突发性耳聋耳鸣。

处方及煎服法：黄芪 10g，当归 10g，川芎 6g，柴胡 6g，水蛭 3g（研粉兑服），黄精 10g，白芷 6g，枳壳 10g，丹参 10g，白术 10g，茯苓 10g。21 剂，每日 1 剂，分 2 次开水冲服（颗粒剂）。口服复方银杏通脉口服液 1 周（1 日 3 次）。

2018 年 5 月 3 日二诊：耳鸣显减，安静时出现，听力正常。舌淡红，苔薄，脉细略数。电测听检查结果为右耳 AC10～20dB，BC25～15dB，基本正常。

处方及煎服法：原方 21 剂，服法如前。

随访：痊愈。

按： 本案患者舌淡红、苔薄脉细，多属气血不足。方中当归、黄芪、黄精、白术、茯苓补益气血，丹参、川芎、水蛭、枳壳行气活血，柴胡、白芷通清窍。

医案41

李某，男，34 岁。湖南省长沙市人。2018 年 11 月 5 日初诊。

耳鸣半年声大，偶有耳胀，侧卧压耳则耳胀明显，晨起吐痰，无鼻塞，睡眠不佳。鼻甲稍大，咽部轻度充血，舌淡红，苔薄，脉略数。声阻抗检查结果为双耳 A 型；电测听检查结果为双耳低频略降。

诊断：神经性耳鸣，慢性咽炎，慢性鼻炎。

处方及煎服法：法半夏 10g，茯神 10g，黄芩 10g，柴胡 6g，川芎 6g，枳壳 10g，白芷 6g，石菖蒲 6g，郁金 10g，延胡索 10g，知母 10g，丹参 10g，红花 10g，桔梗 10g，甘草 6g，煅龙骨 20g。21 剂，每日 1 剂，分 2 次开水冲服（颗粒剂）。口服甲钴胺片 2 周（1 日 3 次）、麝香抗栓胶囊 1 周（1 日 3 次）。

2018 年 11 月 24 日二诊：耳鸣好转仍存，下午明显，睡眠不佳，有时头痛。吐痰消，鼻、咽无明显症状。鼻甲稍大，咽部轻微充血。舌淡红，苔薄有齿痕，脉弦细。

处方及煎服法：茯神 10g，黄芩 10g，柴胡 6g，川芎 6g，枳壳 10g，白芷 6g，羌活 10g，首乌藤 10g，延胡索 10g，玄参 10g，丹参 10g，红花 10g，桔梗 10g，甘草 6g，煅龙骨 20g。21 剂，服法如前。口服麝香抗栓胶囊 1 周（1 日 3 次）、甲钴胺片 2 周（1 日 3 次）。

2018 年 12 月 15 日三诊：耳鸣好转，双耳胀痛，睡眠好转，头痛止，咽鼻无不适。舌淡红，舌有齿痕，苔薄，脉细略数。

处方及煎服法：党参 10g，白术 10g，茯苓 10g，甘草 6g，黄芩 10g，柴胡 6g，川芎 6g，枳壳 10g，白芷 6g，延胡索 10g，丹参 10g，远志 10g，合欢皮 10g，首乌藤 10g，煅龙骨 20g。21 剂，服法如前。口服麝香抗栓胶囊 3 周（1 日 3 次）、脑得生片 3 周（1 日 3 次）。

2019 年 1 月 5 日四诊：耳鸣好转，晨起左耳不适，睡眠可。舌淡红，苔薄，脉细数。

处方及煎服法：黄芪 10g，当归 10g，升麻 10g，知母 10g，黄芩 10g，柴胡 6g，合欢皮 10g，川芎 6g，枳壳 10g，白芷 6g，延胡索 10g，丹参 10g，桔梗 10g，甘草 6g。21 剂，服法如前。口服麝香抗栓胶囊 3 周（1 日 3 次）、复方地龙片 3 周（1 日 3 次）。

2019 年 1 月 26 日五诊：耳胀消失，耳鸣声减，睡眠可，夜尿 2 次，平素畏寒。舌淡红，苔薄，脉细略数。

处方及煎服法：黄芪 10g，当归 10g，升麻 10g，知母 10g，白术 10g，茯苓 10g，甘草 6g，红花 10g，川芎 6g，枳壳 10g，丹参 10g，乌药 10g，远志 10g，益智仁 10g。21 剂，服法如前。口服麝香抗栓胶囊 3 周（1 日 3 次）、脑得生片 3 周（1 日 3 次）。

2019 年 2 月 16 日六诊：耳鸣显著好转，仍轻微耳鸣，睡眠可，时有疲劳感，夜尿 1 次。舌淡红，苔薄，脉弦略数。

处方及煎服法：原方 21 剂，服法如前。口服麝香抗栓胶囊 1 周（1 日 3 次）、脑得生片 1 周（1 日 3 次）。

按：本案患者属神经性耳鸣伴耳胀。鼻甲大与晨起吐痰，双耳低频略降，多属邪滞清窍，故从气虚邪滞辨识，予通利耳鼻咽喉清窍之法。前二诊以柴胡、川芎、枳壳、石菖蒲、郁金、延胡索、丹参、红花之类行气活血通耳，黄芩、知母、法半夏、茯神、龙骨、甘草、桔梗之类清热化痰、利咽安神，白芷通鼻，羌活疏风止头痛。三诊以健脾安神，行气通窍为治。四诊以仿升陷汤加味，益气升清，活血通窍。五、六诊以其畏寒、夜尿频，以缩泉丸加减温肾。

医案42

陈某，女，57 岁。2018 年 12 月 6 日初诊。

右耳鸣夜晚明显，遇冷鼻内干痒。有糖尿病史，高血压病史。鼻通畅，咽部轻度充血。舌淡红，苔薄，脉略数。声阻抗检查结果为双耳 A 型；电测听检查结果为左耳 10～20dB，右耳 15～30dB；视频耳镜见鼓膜标志清；血液流变学检查结果正常。

处方及煎服法：黄芪 10g，当归 10g，川芎 6g，丹参 10g，三七粉 2g（冲服），白术 10g，茯苓 10g，甘草 6g，枳壳 10g，知母 10g。21 剂，每日 1 剂，分 2 次开水冲服（颗粒剂）。口服耳聪丸 1 周（1 日 2 次）、复方地龙片 1 周（1 日 3 次）。

2018年12月27日二诊：右耳鸣显减，稍打鼾，睡眠易醒。鼻甲稍大，咽部轻度充血。舌淡红，舌体胖，脉略数。电测听检查结果为左耳10～20dB，右耳0～20dB。

处方及煎服法：黄芪10g，当归10g，白芷6g，丹参10g，柴胡6g，川芎6g，煅龙骨20g，白术10g，茯神10g，甘草6g，枳壳10g，知母10g。21剂，服法如前。口服耳聪丸1周（1日2次）、复方地龙片1周（1日3次）。

随访：2019年1月31日求治鼻病时谓耳鸣病愈。

按： 本案属神经性耳鸣，从气虚论治。首诊以当归、黄芪、白术、茯苓、川芎、甘草补益气血，助以丹参、三七粉、枳壳行气活血化瘀，知母平调寒热。二诊好转，睡眠仍差，续以原方，茯苓改茯神并加龙骨，以助安神止鸣，加柴胡引经有助龙骨平肝止鸣。

医案43

卢某，女，38岁。2019年7月4日初诊。

右耳鸣半年伴听力下降，睡眠多梦，头昏蒙，焦虑，疲劳，外院声阻抗检查结果正常。鼻腔通畅，咽部正常。舌偏红，脉弦略数。视频耳镜检查见双耳鼓膜内陷。

处方及煎服法：南沙参10g，麦冬10g，生地黄10g，枸杞子10g，川楝子10g，太子参10g，白芍10g，天麻10g，黄芩10g，远志10g，煅龙骨20g，柴胡6g。21剂，每日1剂，分2次开水冲服（颗粒剂）。口服复方地龙片1周（1日3次）、天丹通络片1周（1日3次）。

2019年7月29日二诊：听力恢复正常，耳鸣显减。焦虑感减轻，睡眠多梦好转。舌略偏红，苔薄，脉弦缓。

处方及煎服法：南沙参10g，麦冬10g，当归10g，生地黄10g，枸杞子10g，川楝子10g，天麻10g，栀子10g，丹参10g，黄芩10g，远志10g，煅龙骨20g，柴胡6g。21剂，服法如前。口服复方地龙片1周（1日3次）、天丹通络片1周（1日3次）。

随访：愈，听力复查正常。

按： 本案脉症合参从肝阴不足辨识，治以一贯煎加减。

第十节　感觉神经性耳聋

感觉神经性耳聋（神经性聋）在临床上有时也称为感音性聋、感音神经性聋，病位一般在耳蜗、听神经传导通路、听觉中枢，临床上以耳蜗与听神经病变所致者多见，既可表现为突然发生的中重度神经性聋，也可表现为快速形成或隐袭性发生的不同程度的神经性聋。神经性聋的患者呈不同程度的听力障碍，电测听检查呈感音神经性聋曲线，即气导与骨导均下降并基本重合，部分患者伴有声音频率辨别能力下降，有些患者病程中伴有耳鸣、眩晕等症。

感觉神经性耳聋病因很多，如糖尿病、肾病、甲状腺病、心脑血管系统疾病、免疫性疾病（如多发性结节性动脉炎等）、营养不良，老年退行性变（老年性聋）、有出血素质者、酒精性肝硬化症、耳毒性或肾毒性药物、变态反应、寄生虫病、病灶感染、某些传染病与病毒感染（流行性脑脊髓膜炎、流行性乙型脑炎、麻疹、猩红热、百日咳、病毒性腮腺炎、流行性感冒、风疹、水痘、耳部带状疱疹、病毒性肺炎、结核性脑膜炎、伤寒等）、爆震或噪声损伤、头部外伤等，均可引起神经性聋。临床上，对神经性聋突然发生而原因不明者常称为特发性突聋；对神经性聋而病因明确者，可称为该疾病（性）聋，如糖尿病聋、营养不良性聋、肾病性耳聋、甲状腺病变性耳聋、噪声性聋、爆震性聋、传染病中毒性聋、自身免疫性聋、药物中毒性聋等；对神经性聋而原因不明者，也可称为原因不明性神经性聋。神经性聋当与传导性聋相鉴别，还应与听神经瘤等某些严重疾病所致的神经性听力障碍相鉴别。

神经性聋可以突然发生或缓慢渐进性发生，中医学称本病为耳聋，对耳聋突然发生者称暴聋，对缓慢渐进性发生者称渐聋，对耳聋病程较长者称久聋。由于耳聋难治，病程多长，故临床上以久聋居多。神经性聋多因脏腑失调，痰火壅闭，气滞血瘀，气血阴阳亏虚所致。

神经性聋与神经性耳鸣可单独发生，也可同时发生或先后发生，两病辨证论治可互参。

一、辨证论治

1.痰火壅闭

脾胃蕴热，痰火内生，上壅清窍，功能失司，听力障碍。多见于暴聋，症状可见耳聋，音感模糊或伴鸣声洪而粗，头昏头重，胸腹痞满，大便不爽，小便黄。舌红略胖，苔黄腻，脉滑数略弦。

治宜清热化痰，开郁通窍。常用温胆汤加减。常用药物及剂量：法半夏10g，陈皮6g，茯苓10g，甘草6g，黄芩10g，竹茹10g，枳实10g，郁金10g，石菖蒲10g，路路通10g。

2.阴虚失聪

肝肾阴虚，肾精亏损，髓海不足，耳窍失濡，听力障碍。症状可见久聋，听力渐减或伴头晕脑鸣，眼花，腰膝酸软。舌偏红，少苔，脉弦细或细数无力。

治宜滋补肝肾，养精聪耳。常用耳聋左慈丸加减。常用药物及剂量：熟地黄15g，山药15g，山茱萸10g，牡丹皮10g，泽泻10g，茯苓10g，磁石20g，石菖蒲6g，五味子6g，桑椹10g，女贞子10g，知母6g。

3.阳虚失聪

肾阳亏虚，命门火衰，耳失温煦，听力失聪。症状可见久聋，听力渐降或伴耳鸣，腰膝酸软，面色淡白，畏冷肢凉，小便清长或余沥，夜尿多。舌淡嫩，脉沉迟弱。

治宜温阳补肾，通窍聪耳。常用补骨脂丸加减。常用药物及剂量：熟地黄20g，当归10g，川芎10g，巴戟天10g，菟丝子12g，淫羊藿10g，沙苑子10g，胡芦巴10g，杜仲10g，石菖蒲6g，补骨脂10g。

4.气虚失聪

脾胃气虚，清阳不升，上气不足，耳窍失充，听力失聪。症状可见久聋，听力渐减或伴耳鸣，倦怠乏力，少气懒言，面色不华，食欲不振。舌淡，脉细缓无力。

治宜补中益气，升阳聪耳。常用补中益气汤加减。常用药物及剂量：黄芪30g，炙甘草10g，党参15g，陈皮6g，柴胡6g，葛根15g，当归10g，白术10g，黄精10g，丹参15g，三七粉2g。

5.血虚失聪

心脾两虚，气血不足，耳窍失养，听力失聪。症状可见久聋，听力渐减或伴耳鸣，头部或耳内空虚发凉感，劳后加重，面色萎黄不华，倦怠少力，失眠多梦，心悸不宁。舌淡，脉细或弦细。

治宜补益心脾，养血聪耳。常用归脾汤加减。常用药物及剂量：黄芪30g，党参15g，白术10g，茯苓10g，当归10g，远志10g，酸枣仁10g，木香6g，龙眼肉10g，炙甘草6g，黄精10g，丹参20g，石菖蒲10g。

6.气滞血瘀

脏腑失调，气血不和，经脉运行不畅，耳窍络脉痹阻；或气血阴阳不足，络脉失充，日久耳窍络脉枯萎，痹塞不通，听力障碍。症状可见暴聋、或久聋、或伴耳鸣，舌暗或有瘀点，脉弦细或涩。

治宜活血化瘀，通窍复聪。常用通窍活血汤合桃红四物汤加减。常用药物及剂量：赤芍 10g，川芎 6g，熟地黄 10g，当归 10g，桃仁 10g，红花 6g，丹参 30g，柴胡 6g，葛根 15g，香附 10g。

二、经验方

复聪片（亦名耳聪丸，谭敬书教授经验方）

药物组成及剂量：熟地黄 30g，磁石 30g，淫羊藿 12g，骨碎补 12g，黄芪 15g，当归 15g，丹参 15g，水蛭 5g，泽泻 10g，石菖蒲 10g。

制用法：汤剂。或按制剂规范，将磁石粉碎，过 100 目筛备用；余药以 70% 乙醇提取过滤，回收后浓缩为流浸膏，加入磁石粉，烘干，然后制成片剂，每片含生药 0.5g。口服，每次 6 片，每日 3 次，饭前淡盐汤送服，连服 60 天为 1 个疗程。

功效与主治：补肾活血，益气养血。用于老年性聋、感觉神经性耳聋。

方解：方中熟地黄、淫羊藿、骨碎补补肾；水蛭逐瘀通络；黄芪、当归、丹参益气养血活血；黄芪、泽泻升清降浊；石菖蒲芳香化浊通窍。合用共奏补肾活血，益气养血，升清降浊，通窍聪耳之功。

三、临证心语

1.首辨内外，次辨虚实

从中医病因病机看，耳聋可以从外感与内伤、实证与虚证进行归类。外感病机主要是见于暴聋或新病耳聋，多属肺气不宣或少阳经脉阻塞，以发病前有外邪侵袭病史为重要辨证依据，当治以疏风宣肺、解毒祛邪为主，根据风寒、风热、暑湿、少阳经脉阻塞等，酌情选择主方，灵活加减。耳聋无论新久，皆有内证当辨，内证分虚实。实者肝火、痰火、血瘀；虚者心脾亏虚或气血不足、肝肾阴虚或脾肾阳虚。根据证候采用不同治法方药，并根据兼证酌情加减。临床上，内外虚实各证多有相兼，宜灵活辨治，不可拘泥。

2.辨证立法，活血化瘀不可偏废

对感觉神经性耳聋的治疗，一要讲求辨证论治，突出中医特点特色。二要掌握各种不同感觉神经性耳聋病机的中西医特点，重视某些病机与治法的认识与应用。如噪声性聋者，气血不足为主要病机，当重视补益气血；感染中毒性聋者，早期须首先考虑选择抗病毒感染中药的应用；对外伤性聋者，行气活血化瘀当属首选；对药物中毒性聋的早期宜注意选择清热解毒药物治疗；对老年性聋者，补气血与补肝肾或化痰浊与祛血瘀，当属重要。三要针对神经性聋大多存在耳蜗微循环障碍这一基本病理特点，充分考虑行气活血、活血化瘀、化瘀通络等治法的应用。

3.耳属清窍主听觉，酌用通窍聪耳法

耳属清窍，贵在通利无窒，无论耳聋病机如何，多有窍闭络阻之机，因虚因实致窒，自当补虚泻实。故治耳聋者，柴胡、川芎、石菖蒲、白芷、磁石、天麻、全蝎、水蛭之类，常在斟酌选用之列。

四、医案

医案1

周某，女，55岁。2005年7月26日初诊。

左耳听力差多年，近半月左右耳均听力突降，侧睡时两耳内有水响声，耳鸣，乏力，常头脑昏沉欲睡。鼻腔通畅干净，耳道正常。舌淡有瘀点，脉弦细略沉。电测听检查结果为右耳低频区呈神经性聋曲线，左耳听力全无。

诊断：突发性聋。

证属气虚血瘀，浊阴上干。

处方及煎服法：黄芪30g，当归尾12g，赤芍15g，地龙6g，川芎10g，桃仁12g，红花6g，石菖蒲10g，泽兰10g，附子6g，白术12g，茯苓15g。7剂，每日1剂，水煎服，分2次服。

2005年8月2日二诊：头昏沉好转，余同前。舌脉同前。

处方及煎服法：黄芪30g，当归尾12g，赤芍15g，地龙6g，川芎10g，桃仁12g，红花6g，石菖蒲10g，泽兰10g，附子6g，白术12g，茯苓15g，丹参30g。7剂，服法如前。

2005年8月9日三诊：自8月5日后耳聋好转，头昏沉感进一步减轻。余症同前。舌脉同前。

处方及煎服法：原方14剂，服法如前。

2005年8月30日四诊：左耳听力无增，右耳听力明显提高，耳鸣减轻。近来咽部有异物感不适，右手臂上部有冷痛麻木感。服药前大便稍稀，药后正常。咽部慢性充血，扁桃体Ⅱ度肿大。舌淡红，脉弦细缓。

处方及煎服法：黄芪30g，当归尾12g，赤芍15g，地龙6g，川芎10g，红花6g，黄精15g，浙贝母15g，柴胡10g，桑枝15g，威灵仙12g，白术12g，茯苓15g，丹参30g。14剂，服法如前。

按： 本案原本左耳听力极差，忽右耳突聋，据舌脉当属气虚血瘀，浊阴上干。治以益气活血，温阳利水，新病右耳听力有增，左耳听力未缓解。四诊用桑枝、威

-122-

灵仙兼顾臂痛，浙贝母兼顾乳蛾。

医案2

赵某，男，73 岁。2005 年 8 月 9 日初诊。

右耳聋鸣 8 年，语音辨别能力差，有颈椎病史，血压时有偏低，平素嗜冰饮。鼓膜正常，舌微暗有瘀点，脉弦缓。电测听检查结果为左耳：AC30 ～ 40dB，BC50 ～ 60dB；右耳：AC30 ～ 40dB，BC50 ～ 55dB。

诊断：老年性聋。

处方及煎服法：桃仁 10g，红花 6g，丹参 20g，葛根 15g，枳壳 10g，牛膝 15g，郁金 10g，蝉蜕 6g，当归尾 10g，地龙 6g，黄芪 15g。7 剂，每日 1 剂，水煎服，分 2 次服。

2005 年 8 月 16 日二诊：耳鸣稍减，仍然较重，难以忍受，语音辨别能力增强。舌淡红，舌有裂纹，脉弦缓。

处方及煎服法：原方 7 剂，服法如前。

2005 年 9 月 13 日三诊：上方自服 14 剂，耳鸣明显减轻，鸣声较小可以忍受，心情变好，听力转清。舌微暗，舌有裂纹，脉弦缓稍大。

处方及煎服法：原方加全蝎 6g。7 剂，服法如前。

2005 年 12 月 27 日四诊：自服上药 3 个月，耳鸣轻微或无，自觉听力明显提高，要求继续服药。舌偏红，少苔，脉弦略数。

处方及煎服法：桃仁 10g，红花 6g，丹参 20g，葛根 15g，枳壳 10g，牛膝 15g，郁金 10g，蝉蜕 6g，当归尾 10g，地龙 6g，黄精 12g，全蝎 6g，熟地黄 20g，山茱萸 12g，山药 15g。30 剂，服法如前。

按：本案患者舌淡红微暗滞，脉弦缓，从气虚血瘀证论治，予补阳还五汤加减。三诊后好转，舌偏红，少苔，脉弦略数，属阴虚之兆，以原方加补肾育阴之品。

医案3

刘某，男，75 岁。2006 年 3 月 7 日初诊。

先右耳突聋不鸣，随后双耳均聋，病程 2 年余。半年前外院电测听检查结果为双耳听力曲线均在 50 ～ 70dB。有高血压、冠心病、前列腺增生、慢性胆囊炎、胃病、脑萎缩等病史。平素梦多，时心悸，智力可，神清合作。口干或苦，大便偏干，两颞时牵痛。舌偏红，苔薄，脉弦略数。

诊断：老年性聋。

处方及煎服法：山茱萸 10g，山药 20g，熟地黄 20g，丹参 20g，栀子 10g，枸杞子 10g，菊花 10g，酸枣仁 20g，牡丹皮 10g，茯苓 10g，泽泻 10g，磁石 30g，五味子 6g。14 剂，每日 1 剂，水煎服，分 2 次服。

2006 年 3 月 21 日二诊：口干苦好转，右耳堵塞感重，舌同前，脉弦缓。

处方及煎服法：山茱萸 10g，山药 20g，熟地黄 15g，丹参 20g，当归 10g，沙参 15g，川楝子 10g，酸枣仁 20g，牡丹皮 10g，茯苓 10g，泽泻 10g，磁石 30g，五味子 6g。7 剂，服法如前。

2006 年 3 月 28 日三诊：右耳仍有堵塞感。脉弦滑。

处方及煎服法：山茱萸 10g，山药 20g，熟地黄 15g，丹参 20g，沙参 15g，香附 10g，石菖蒲 10g，柴胡 10g，川芎 10g，酸枣仁 20g，牡丹皮 10g，磁石 30g，五味子 6g。7 剂，服法如前。

2006 年 4 月 4 日四诊：听力好转，右耳时胀。睡眠难入易醒，白天神困。舌偏红，苔薄，脉弦略数。

处方及煎服法：黄连 3g，当归 10g，生地黄 20g，炙甘草 6g，五味子 6g，柏子仁 15g，酸枣仁 30g，丹参 30g，玄参 15g，柴胡 10g，川芎 10g，香附 12g，茯苓 15g，远志 6g，牡蛎 20g。7 剂，服法如前。

2006 年 4 月 11 日五诊：仍寐差，右耳有堵塞感，尿频且急，夜尿数次。舌红，脉弦略数。

处方及煎服法：熟地黄 30g，山药 20g，枸杞子 15g，山茱萸 15g，牛膝 12g，菟丝子 10g，鹿角胶 10g，龟甲 15g，知母 10g，黄柏 6g，磁石 30g，五味子 6g，远志 6g，石菖蒲 6g。7 剂，服法如前。

2006 年 4 月 25 日六诊：听力明显好转，可接听电话，仍右耳胀，夜尿 2 次，舌脉同前。

处方及煎服法：熟地黄 20g，山药 15g，枸杞子 12g，山茱萸 12g，牛膝 10g，菟丝子 10g，鹿角胶 6g，龟甲 10g，知母 10g，黄柏 6g，磁石 30g，五味子 6g，远志 6g，石菖蒲 6g，丹参 20g，黄精 10g。30 剂，服法如前。

2006 年 5 月 30 日七诊：听电话基本上没有问题，听电视有时语音难辨，右耳闭塞时于按压耳屏后缓解。睡眠梦多。舌略偏红，苔薄，脉弦缓。

处方及煎服法：熟地黄 20g，山药 15g，枸杞子 12g，山茱萸 12g，牛膝 10g，西洋参 6g，当归尾 15g，龟甲 10g，知母 10g，黄柏 6g，五味子 6g，酸枣仁 15g，丹参 20g，黄精 15g。30 剂，服法如前。

按：本案患者年老病多，口苦便干，舌偏红，脉弦略数，从肝肾阴虚证论治，前后七诊均以补益肝肾阴虚为主，方以耳聋左慈丸、一贯煎、知柏地黄汤、左归丸等。据证加减，佐丹参、栀子、酸枣仁之类清心安神，香附、石菖蒲、柴胡、川芎之类行气通闭，知母、黄柏降火，丹参、当归活血等。

医案4

陈某，男，70岁。2007年3月27日初诊。

双耳耳聋渐重4年，交流困难，血压偏高。双侧鼓膜内陷增厚混浊。舌偏红稍干，脉弦洪有力。电测听检查结果为双耳曲线AC45～70dB，BC65～80dB，左耳较右耳稍轻。

诊断：混合性聋（双）。

处方及煎服法：熟地黄15g，山药15g，山茱萸10g，泽泻10g，茯苓10g，牡丹皮10g，磁石30g，五味子6g，石菖蒲10g，丹参20g，水蛭4g（研粉兑服），黄精15g。7剂，水煎服，每日1剂，分2次服。

2007年4月3日二诊：心理上自觉听力有好转。舌脉同前。

处方及煎服法：熟地黄20g，山药15g，山茱萸10g，泽泻10g，茯苓10g，牡丹皮10g，磁石30g，五味子6g，石菖蒲10g，丹参20g，水蛭4g（研粉兑服），黄精15g。7剂，服法如前。

2007年5月22日三诊：自服上方35剂效不显。舌略偏红，舌中后部苔稍黄腻，脉弦滑有力。从痰热论治。

处方及煎服法：陈皮10g，枳实10g，黄芩12g，瓜蒌10g，茯苓15g，胆南星10g，法半夏10g，柴胡10g，郁金10g，生地黄15g，赤芍15g，丹参20g，水蛭3g（研粉兑服）。7剂，服法如前。

2007年6月19日四诊：听力好转有波动，语言交流可。舌略偏红，苔薄，脉弦滑有力。

处方及煎服法：陈皮10g，枳实10g，黄芩12g，瓜蒌10g，茯苓15g，胆南星15g，法半夏12g，柴胡10g，郁金10g，生地黄15g，赤芍15g，丹参20g，水蛭2g（研粉兑服），石菖蒲10g。30剂，服法如前。

随访：效佳。

按：本案患者存在鼓膜内陷增厚混浊的中耳炎改变，听力呈混合性聋，听力中重度损失。前二诊舌偏红稍干、脉弦洪有力，用耳聋左慈丸加味滋阴补肾，化瘀聪耳，效果不佳。后两诊舌略偏红，舌中后部苔稍黄腻，脉弦滑有力，以温胆汤清热化痰为主，佐活血化瘀，取得较好效果。

医案5

张某，男，25岁。2010年6月1日初诊。

4天前右耳突聋，伴右耳鸣，安静时明显。大便偏干结、数日1行。舌少苔有红点，舌边有齿痕，苔薄，脉细缓。电测听检查结果为左耳10～30dB；右耳先上升再下降，低频区（125kHz、250kHz、500Hz）60～40dB，中频区（1kHz、2kHz）

40dB，高频区（4kHz、6kHz、8kHz）70～80dB。

处方及煎服法：黄芪20g，白术10g，炙甘草6g，当归10g，赤芍10g，地龙10g，丹参20g，三七粉5g（冲服），瓜蒌10g，全蝎3g。7剂，每日1剂，水煎服，分2次服。口服消栓通络胶囊2周（1日3次）、甲钴胺片2周（1日3次）。

2010年6月8日二诊：耳鸣减轻，听力好转。电测听检查结果为右耳低频区30～40dB；中频区10～20dB，高频区80～90dB。舌淡红，舌有少量红点，舌体胖，苔薄，脉弦细缓略数。

处方及煎服法：黄芪20g，白术10g，炙甘草6g，当归10g，赤芍10g，地龙10g，丹参20g，三七粉5g（冲服），瓜蒌10g，砂仁5g，全蝎3g，郁金10g。14剂，服法如前。口服消栓通络胶囊2周（1日3次）、甲钴胺片2周（1日3次）。

随访：听力恢复满意，耳鸣消失。

按：本案治以益气活血，祛风止鸣。

医案6

蔡某，男，36岁。2010年6月17日初诊。

10日前左耳突聋伴耳鸣，随即住院治疗，听力好转耳鸣无改善，左耳闭塞感，听闻汽车鸣笛后刺耳不适。舌质淡，舌体胖，苔薄微腻，脉沉弦细缓。电测听检查结果为左耳听力曲线45～15dB上升型。

处方及煎服法：黄芪30g，当归10g，川芎10g，桃仁10g，红花10g，地龙10g，石菖蒲10g，丹参30g，三七粉5g（冲服），巴戟天10g，党参10g，白术10g，柴胡10g，蔓荆子10g，黄柏10g。7剂，每日1剂，水煎服，分2次服。

2010年6月24日二诊：自觉听力明显改善，偶有耳鸣，动则汗多，睡眠难入。舌正常，脉沉弦细缓。

处方及煎服法：酸枣仁20g，栀子10g，黄芪30g，当归10g，川芎10g，桃仁10g，红花10g，地龙10g，石菖蒲10g，丹参20g，三七粉5g（冲服），巴戟天10g，白术10g，柴胡10g，蔓荆子10g，黄柏10g。7剂，服法如前。

2010年7月1日三诊：耳鸣消失，耳内闷感，睡眠难入。舌淡红，舌体胖微暗，脉沉细缓。电测听检查结果为左耳20～30dB。

处方及煎服法：酸枣仁20g，黄芪30g，当归10g，川芎10g，桃仁10g，红花10g，地龙10g，丹参20g，三七粉5g（冲服），巴戟天10g，白术10g，柴胡10g，枳实10g，郁金10g。7剂，服法如前。

2010年7月8日四诊：无耳鸣，耳闷明显，睡眠好转。舌正常，脉弦缓。

处方及煎服法：黄芪30g，当归10g，川芎10g，桃仁10g，红花10g，地龙10g，丹参20g，三七粉5g（冲服），白术10g，柴胡10g，枳实10g，郁金10g，威灵仙 30g，秦艽 10g。15 剂，服法如前。

随访：诸症消失，电测听检查结果正常。

按：本案属特发性突聋，治以益气活血为主，佐补肾、降阴火。

医案7

陈某，男，37 岁。办公室文员。2010 年 6 月 29 日初诊。

双耳耳鸣如蝉 10 年，近 3 年加重，听力减退，语音辨别能力差。睡眠难入，时有颈痛。舌胖有齿痕，苔薄，脉沉缓无力。电测听检查结果为双耳神经性聋曲线下降，右耳 35 ～ 70dB；左耳 35 ～ 90dB；声阻抗检查结果为双耳 A 型。

处方及煎服法：黄芪 10g，党参 10g，白术 10g，茯苓 10g，柴胡 6g，蝉蜕 6g，当归 10g，陈皮 6g，甘草 6g，菟丝子 10g，石菖蒲 10g，酸枣仁 10g，丹参 10g，三七粉 5g（冲服），郁金 10g，天麻 10g。7 剂，每日 1 剂，分 2 次开水冲服（颗粒剂）。口服消栓通络胶囊 2 周（1 日 3 次）、甲钴胺片 2 周（1 日 3 次）。

2010 年 7 月 6 日二诊：语音辨别能力提高，耳鸣如前，有时心烦。舌正常，苔薄，脉沉缓。

处方及煎服法：黄芪 10g，白术 10g，柴胡 6g，蝉蜕 6g，秦艽 10g，菟丝子 10g，酸枣仁 10g，丹参 10g，三七粉 5g（冲服），郁金 10g，川芎 9g，香附 10g，天麻 10g。7 剂，服法如前。口服消栓通络胶囊 2 周（1 日 3 次）、甲钴胺片 2 周（1 日 3 次）。

2010 年 7 月 13 日三诊：耳鸣减轻，思睡加重。舌稍胖嫩，脉弦细缓。

处方及煎服法：黄芪 10g，白术 10g，柴胡 6g，蝉蜕 6g，秦艽 10g，菟丝子 10g，丹参 10g，三七粉 5g（冲服），当归 10g，郁金 10g，川芎 9g，香附 10g，天麻 10g。14 剂，服法如前。口服消栓通络胶囊 2 周（1 日 3 次）、甲钴胺片 2 周（1 日 3 次）。

2010 年 7 月 27 日四诊：语音辨别能力好，听力提高，耳鸣未消，仍有白天思睡，心烦消失。舌淡红，舌胖有齿痕，苔薄，脉沉弦细缓。

处方及煎服法：党参 10g，白术 10g，茯苓 10g，柴胡 6g，蝉蜕 6g，秦艽 10g，郁金 10g，川芎 9g，龙胆 6g，泽兰 10g，石菖蒲 10g，天麻 10g，甘草 3g。14 剂，服法如前。口服消栓通络胶囊 2 周（1 日 3 次）。

2010 年 8 月 10 日五诊：仍耳鸣、思睡，语音辨别正常，听力好。舌胖嫩红，苔少，脉沉缓稍弱。

处方及煎服法：党参 10g，黄芪 20g，白术 10g，茯苓 10g，柴胡 6g，蝉蜕 6g，秦艽 10g，郁金 10g，川芎 9g，龙胆 6g，泽兰 10g，石菖蒲 10g，天麻 10g，甘草 3g，巴戟天 10g。14 剂，服法如前。口服消栓通络胶囊 2 周（1 日 3 次）。

2010年8月24日六诊：仍耳鸣如蝉，鼻腔干燥感，中午难入睡，嗅觉不敏。舌胖嫩有齿痕，苔薄，脉沉缓。

处方及煎服法：党参10g，黄芪20g，白术10g，茯苓10g，柴胡6g，蝉蜕6g，郁金10g，川芎9g，龙胆12g，泽兰10g，石菖蒲10g，甘草3g，菟丝子10g，玄参10g。14剂，服法如前，口服消栓通络胶囊2周（1日3次）。

2010年9月7日七诊：近来心情烦躁，仍耳鸣不止、有闭塞感。大便偏干，小便黄。舌胖嫩，苔薄黄，脉弦缓略数。

处方及煎服法：柴胡12g，川芎6g，香附10g，青皮10g，枳壳10g，龙胆12g，甘草3g，泽兰10g，皂角刺10g，蝉蜕5g，郁金10g，丹参10g，三七粉5g（冲服），栀子10g。14剂，服法如前。口服消栓通络胶囊2周（1日3次）。

2010年9月21日八诊：仍耳鸣，耳闭塞感。舌脉同前。

处方及煎服法：柴胡12g，川芎12g，香附10g，青皮10g，枳壳10g，龙胆12g，甘草3g，泽兰10g，皂角刺20g，蝉蜕5g，郁金10g，丹参10g，三七粉5g（冲服），栀子10g，玄参10g，木通10g。14剂，服法如前。

2010年10月5日九诊：耳鸣减轻未全消。睡眠好。舌淡红嫩，脉缓。

处方及煎服法：柴胡12g，川芎12g，香附10g，青皮10g，白术10g，龙胆12g，甘草3g，泽兰10g，皂角刺20g，蝉蜕5g，郁金10g，丹参10g，三七粉5g（冲服），牡蛎20g，泽泻10g，茜草根10g。14剂，服法如前。

2010年10月19日十诊：轻微耳鸣夜显，无他症。舌淡红，舌体胖嫩，苔薄，脉弦缓。

处方及煎服法：柴胡12g，川芎12g，香附10g，枳实10g，白术10g，甘草3g，泽兰10g，皂角刺20g，蝉蜕5g，郁金10g，丹参10g，三七粉5g（冲服），牡蛎20g，泽泻10g，党参10g，玄参10g。14剂，服法如前。

随访：2011年3月8日因他病就诊，谓药后病愈。

按：本案属感觉神经性耳聋、神经性耳鸣。前六诊以益气补肾，活血通窍为主，自觉听力提高、语言辨别能力恢复正常，耳鸣效不显。第七诊开始以清利肝胆，行气活血为主，耳鸣好转并消失。

医案8

李某，男，43岁。教师。2010年7月20日初诊。

双耳听力渐差2年，左耳偏重，咽喉干燥不适常哕4年。鼻腔通畅干净，咽部慢性充血，耳道干净通畅。舌淡红，苔薄，脉弦细缓。声阻抗检查结果为双耳A型；电测听检查结果为左耳平坦型45～55dB，右耳上升型60～45dB。

诊断：感觉神经性耳聋，慢性咽炎。

处方及煎服法：玄参10g，麦冬10g，桔梗10g，甘草3g，郁金10g，丹参10g，三七粉5g（冲服），法半夏10g，茯苓10g，石菖蒲10g，黄芪10g，当归10g，黄精10g。14剂，每日1剂，分2次开水冲服（颗粒剂）。口服甲钴胺片2周（1日3次）、消栓通络胶囊2周（1日3次）。

2010年8月10日二诊：咽喉干燥好转，作哕消失，听力无改善，耳内微胀。舌微暗滞，苔中心稍厚微腻白黄，脉弦缓。

处方及煎服法：郁金10g，丹参10g，三七粉5g（冲服），法半夏10g，茯苓10g，石菖蒲10g，黄芪10g，当归10g，黄精10g，枳壳10g，柴胡6g，川芎6g，黄芩10g。14剂，服法如前，口服消栓通络胶囊2周（1日3次）、甲钴胺片2周（1日3次）。

2010年8月31日三诊：耳内胀与听力好转，咽部仍不适。舌淡红，苔薄，脉弦缓。

处方及煎服法：郁金10g，丹参10g，三七粉5g（冲服），法半夏10g，茯苓10g，射干10g，黄芪10g，当归10g，黄精10g，枳壳10g，柴胡6g，川芎6g，玄参10g，黄芩10g。14剂，服法如前，口服消栓通络胶囊2周（1日3次）、甲钴胺片2周（1日3次）。

2010年9月21日四诊：左耳听力略差，耳胀消失，有时右耳鸣，近来讲课多，有时声音嘶哑，有时烦躁。舌偏红，苔黄腻稍厚，脉弦略数。

处方及煎服法：龙胆6g，黄芩10g，栀子10g，当归10g，木通10g，麦冬10g，玄参10g，浙贝母10g，射干10g，郁金10g，丹参20g，三七粉5g（冲服），全蝎3g，水蛭3g（研粉兑服），石菖蒲10g，柴胡12g。14剂，服法如前。口服消栓通络胶囊2周（1日3次）、甲钴胺片2周（1日3次），含服铁笛丸2周（1日2次）。

2010年10月12日五诊：听力明显提高，似有波动感（时好时差），右耳似鸣不显，咽喉症缓解，全天讲课均可承受。舌微暗滞有齿痕，苔中心稍厚表面如积粉，脉洪略缓、重按无力。

处方及煎服法：党参10g，白术10g，茯苓10g，法半夏10g，甘草3g，龙胆6g，泽兰10g，郁金10g，丹参20g，三七粉5g（冲服），全蝎3g，水蛭3g（研粉兑服），石菖蒲10g，柴胡12g，枳壳10g。14剂，服法如前。

按： 本案感觉神经性耳聋与慢性咽炎并治。治以益气活血、化痰利咽为主，四诊佐清利肝胆，五诊治耳聋为主，健脾化痰、活血通窍。

医案9

史某，女，19岁。湖南省衡阳市人。2012年4月3日初诊。

双耳听力自小下降，原因不明。目前听力差，左耳不能接听电话，讲话时语音吐词欠清（语音不准，夹舌音重），平素耳鸣明显，睡眠难入易醒。耳鼻咽喉科一般检查正常。舌淡红，苔薄，脉沉弦细缓。电测听检查结果为神经性聋曲线。

处方及煎服法：黄芪20g，当归10g，白术10g，菟丝子10g，五味子6g，巴戟天10g，柴胡6g，川芎6g，全蝎3g，郁金10g，土鳖虫5g，石菖蒲10g，黄精20g，人参10g，甘草6g，远志10g，酸枣仁10g。30剂，每日1剂，分2次开水冲服（颗粒剂）。口服甲钴胺片2周（1日3次）、耳聪丸1周（1日2次）。

2012年5月5日二诊：偶有耳鸣，睡眠稍有改善，晨起疲劳明显。舌偏淡，苔薄白，脉沉弦细缓。

处方及煎服法：黄芪20g，当归10g，白术10g，菟丝子10g，五味子6g，补骨脂10g，白芷6g，乳香6g，全蝎3g，郁金10g，土鳖虫5g，石菖蒲10g，黄精20g，人参10g，甘草6g。30剂，服法如前。晚上睡前服远志与酸枣仁各10g（颗粒剂）。

2012年6月12日三诊：耳鸣消失，耳聋进展不大。舌脉同前。

处方及煎服法：黄芪10g，黄精10g，当归10g，川芎6g，柴胡6g，石菖蒲10g，熟地黄10g，菟丝子10g，补骨脂10g，骨碎补10g，白术10g，茯苓10g，山药10g，郁金10g，锁阳10g，山茱萸10g，丹参10g，三七粉5g（冲服）。30剂，服法如前。

2012年7月28日四诊：自觉听力改善，原来左耳不能听电话，目前可以接听电话，有时耳内胀闷，睡眠梦多，纳可，二便调，月经调。舌淡红，苔薄后部微腻，脉沉弦细缓。

处方及煎服法：黄芪15g，黄精15g，当归10g，川芎6g，柴胡6g，石菖蒲6g，熟地黄15g，菟丝子15g，补骨脂10g，骨碎补15g，白术10g，茯苓10g，山药5g，延胡索10g，山茱萸10g，丹参20g，三七粉5g（冲服），水蛭3g（研粉兑服）。20剂，每日1剂，水煎，分2次服。

2012年8月24日五诊：听力进一步提高，语音辨别能力低，偶有耳鸣，略脱发，睡眠可，便秘、1～3日1行。舌略偏淡，苔薄，脉沉细缓。

处方及煎服法：黄芪20g，当归10g，川芎6g，柴胡6g，延胡索10g，菟丝子10g，骨碎补10g，熟地黄20g，白术10g，茯苓10g，山药10g，丹参20g，三七粉5g（冲服），山茱萸10g，水蛭3g（研粉兑服），黄精20g，何首乌10g，肉苁蓉20g。30剂，每日1剂，分2次开水冲服（颗粒剂）。

2012年9月22日六诊：听力好转但仍然较差，语音辨别能力有提高。上周感冒后耳鸣明显，目前感冒好转耳鸣减轻，耳内微痛胀闷，睡眠易醒难入或有头痛，月经可，食欲可，二便调。舌偏淡，脉沉弦细缓。

处方及煎服法：黄芪20g，黄精20g，当归10g，川芎6g，柴胡6g，枳壳10g，菟丝子10g，骨碎补10g，熟地黄20g，白术10g，茯苓10g，山药10g，丹参20g，三七粉5g（冲服），山茱萸10g，水蛭3g（研粉兑服），何首乌10g，肉苁蓉10g，天麻5g。30剂，服法如前。

2012年11月3日七诊：近来头痛，脚软畏寒，双耳鸣右重，月经1个月内行经两次。舌淡，苔薄，脉沉弱。

处方及煎服法：黄芪20g，黄精20g，当归10g，川芎6g，柴胡6g，延胡索10g，巴戟天10g，骨碎补10g，白术10g，全蝎3g，牛膝10g，丹参20g，三七粉10g（冲服），白芍10g，羌活10g，甘草6g，菟丝子10g。30剂，服法如前。

2012年12月8日八诊：近来听力变差，耳鸣右大左小，口腔起泡，睡眠难入易醒，疲劳明显，白带增多，月经正常。餐后腹胀不适，大便略溏。前两日当地电测听检查结果为双耳听力均较前有下降。舌正常，苔薄，脉沉细缓。

处方及煎服法：黄芪20g，枸杞子10g，当归10g，川芎6g，柴胡6g，熟地黄10g，菟丝子10g，补骨脂10g，骨碎补10g，白术10g，茯苓10g，山药10g，锁阳10g，山茱萸10g，丹参10g，三七粉5g（冲服），知母10g。30剂，服法如前。酸枣仁、远志各10g（颗粒剂），睡前服。

2012年12月21日九诊：近来耳鸣明显，耳内有胀闭感，舌淡红，苔薄，脉沉缓。

处方及煎服法：黄芪20g，白术10g，茯苓10g，当归10g，黄精10g，香附10g，川芎12g，乳香6g，没药6g，延胡索10g，柴胡12g，水蛭3g（研粉兑服），天麻10g。14剂，每日1剂，分2次开水冲服（颗粒剂）。

2015年6月27日十诊：上次治疗后停药，已参加工作，在北京某单位任话务员。目前仍听力差，与以前听力提高后水平差不多，高频耳鸣，跑步后耳内有抽痛感，晨起无力，易汗出上午剧。语言吐词较前清晰准确，夹舌音明显减少。鼻甲稍大，鼻道干净。舌略偏淡，苔薄，脉缓。

处方及煎服法：甘草6g，黄芪10g，党参10g，茯苓10g，丹参10g，柴胡6g，川芎6g，补骨脂10g，菟丝子10g，磁石10g，全蝎3g，三七粉10g（冲服），白术10g，当归10g。30剂，服法如前。

2015年8月22日十一诊：有时听力似乎好转，耳鸣无变，耳内痛感无，容易出汗，有时头晕，舌偏淡，苔薄，脉沉细缓。

处方及煎服法：甘草6g，黄芪10g，党参10g，茯苓10g，丹参10g，柴胡6g，川芎6g，葛根15g，白芷6g，五味子6g，补骨脂10g，菟丝子10g，全蝎3g，三七粉10g（冲服）。30剂，服法如前。服耳聪丸1周（1日2次）。

2015年10月29日十二诊：耳鸣，听力改善。近来稍头痛乏力，体重下降，寐差，食欲不佳，月经不调，便结，小便调。舌偏淡，苔薄，脉沉细缓。上海某院检查血清铁含量在正常低值。

处方及煎服法：甘草6g，黄芪10g，党参10g，丹参10g，川芎6g，葛根15g，白芷6g，黄精10g，补骨脂10g，决明子10g，炒麦芽10g，首乌藤20g，远志10g，全蝎3g，磁石10g，菟丝子10g。30剂，服法如前。

2015年12月24日十三诊：前面服药效果较好，听力提高，但近3天听力差，耳内有时痛感。舌偏淡有齿痕，苔薄，脉弦细缓。

处方及煎服法：甘草6g，黄芪10g，党参10g，茯苓10g，丹参10g，麦冬10g，川芎10g，葛根15g，黄精10g，补骨脂10g，决明子10g，炒麦芽10g，骨碎补10g，首乌藤20g，远志10g，菟丝子10g，磁石10g，全蝎3g，三七粉10g（冲服），白术10g，当归10g。30剂，服法如前。

2016年2月27日十四诊：情况好，听力提高。仍有疲劳感，精神状态好时听力更好。舌淡红，苔薄，脉弦细缓。

处方及煎服法：黄芪10g，当归10g，川芎6g，党参10g，白术10g，麦冬10g，茯苓10g，炒麦芽10g，龙骨20g，远志10g，磁石10g，补骨脂10g，丹参10g，三七粉10g（冲服），菟丝子10g，骨碎补10g，天麻10g，黄精10g。30剂，服法如前。

2016年6月30日十五诊：听力无明显变化，无耳鸣，梦多，月经提前，大便干、2日1行。舌略偏红，苔薄。

处方及煎服法：熟地黄10g，山药10g，山茱萸10g，茯苓10g，泽泻10g，牡丹皮10g，五味子6g，丹参10g，三七粉10g（冲服），磁石10g，首乌藤20g，决明子10g。30剂，服法如前。

按：本案患者属原因不明感觉神经性耳聋并伴神经性耳鸣，左侧尤重不能接听电话。第一阶段连续治疗约8个月，用药3个月后左耳可以接听电话达到实用水平，耳鸣消失但有反复。中断一段时间后开始第二阶段间歇性用药，并担任话务员工作，由于听力提高，语言发音也得到一定程度的自我矫正。全程治疗中，主要以益气活血补肾为主，佐以行气通窍安神。

医案10

胡某，男，50岁。2012年11月23日初诊。

患特发性突聋3个月，伴左耳持续耳鸣、右耳间歇耳鸣或耳闷，气温升高或运动后听力好转，劳累或精神差则听力下降。舌稍暗滞偏淡，苔稍厚，脉弦缓有力。

处方及煎服法：黄芪20g，当归10g，川芎12g，丹参20g，三七粉10g（冲服），柴胡6g，水蛭6g（研粉兑服），黄精20g，白术10g，枳壳10g，茯苓10g，香附

10g，全蝎 6g，远志 10g。14 剂，每日 1 剂，分 2 次开水冲服（颗粒剂）。

2012 年 12 月 11 日二诊：好转不显。舌脉同前。

处方及煎服法：柴胡 12g，川芎 12g，香附 10g，丹参 20g，三七粉 10g（冲服），水蛭 6g（研粉兑服），全蝎 6g，白术 10g，茯苓 10g，法半夏 10g，枳壳 10g，当归 10g，人参 10g，陈皮 12g，甘草 6g，菟丝子 10g，黄芪 20g。20 剂，服法如前。

2013 年 1 月 11 日三诊：听力增进，鸣声减小。仍左耳闷，耳内有嗡嗡声，有疲劳感，心烦。舌偏淡稍暗，苔薄，脉弦缓。

处方及煎服法：柴胡 12g，川芎 12g，香附 10g，丹参 20g，三七粉 10g（冲服），水蛭 6g（研粉兑服），全蝎 6g，白术 10g，茯苓 10g，法半夏 10g，延胡索 10g，木香 6g，当归 10g，人参 10g，陈皮 12g，甘草 6g，知母 10g，黄芪 20g。20 剂，服法如前。

2013 年 6 月 7 日四诊：听力提高有波动，耳鸣消失。近来天气不好，复发耳鸣声大，耳聋时轻时重，睡眠难入，近来趾关节痛复发。舌淡红，苔稍厚微腻，寸脉大。

处方及煎服法：柴胡 12g，天麻 10g，丹参 20g，三七粉 10g（冲服），水蛭 6g（研粉兑服），全蝎 6g，白术 10g，茯苓 10g，法半夏 10g，延胡索 10g，郁金 10g，人参 10g，陈皮 12g，甘草 6g，知母 10g，木瓜 10g，牛膝 10g，酸枣仁 20g，远志 10g。20 剂，服法如前。

2013 年 8 月 2 日五诊：近来听力好但双耳略耳鸣。舌淡红，舌体胖，苔薄，脉细滑。

处方及煎服法：法半夏 10g，天麻 10g，丹参 20g，三七粉 10g（冲服），白术 10g，茯苓 10g，枳壳 10g，郁金 10g，人参 10g，陈皮 12g，甘草 6g，木瓜 10g，牛膝 10g，泽泻 10g，仙鹤草 30g。14 剂，服法如前。

按： 本案患者证候特点当属气血失调，全案五诊，治以益气活血为主。

医案11

王某，男，50 岁。湖南省长沙市人。2013 年 4 月 26 日初诊。

左侧化脓性中耳炎病史多年，近 2 年未出现流脓。双侧耳鸣耳聋渐重 1 年，左侧为重，耳鸣夜显，左耳中常有短暂痛感，腰酸疲劳，夜尿 1～2 次，冬天畏寒手足不温。鼻腔通畅，左耳鼓膜大穿孔、鼓室无分泌物、外耳道干净，右耳鼓膜完整标志清。舌质淡，舌体胖，苔薄微黄，脉沉弦缓。电测听检查结果左耳混合性聋曲线下降型；右耳神经性聋曲线下降型。

处方及煎服法：黄芪 20g，当归 10g，水蛭 6g（研粉兑服），全蝎 6g，丹参 20g，三七粉 10g（冲服），菟丝子 10g，补骨脂 10g，白芷 6g，熟地黄 10g，山茱萸

10g，山药 10g，杜仲 10g，补骨脂 10g，骨碎补 10g，锁阳 10g，巴戟天 10g，黄柏 6g。30 剂，每日 1 剂，分 2 次开水冲服（颗粒剂）。

2013 年 6 月 1 日二诊：听力明显好转，左耳痛显减，偶有短暂出现，睡眠好转，仍精神不振，疲劳，耳鸣略减仍显。舌淡红，苔薄。电测听检查结果为双耳听力曲线低中频各提高 20～25dB，高频区各提高 15～20dB。

处方及煎服法：原方 30 剂，服法如前。

按：本案患者 50 岁。考虑老年性神经性聋的可能，左耳因化脓性中耳炎后鼓膜穿孔，存在混合性聋。据脉症，多属阳气不足，耳窍瘀阻。治以益气活血，补肾聪耳，佐降阴火。

医案 12

蒋某，女，47 岁。2015 年 8 月 29 日初诊。

左耳突聋 10 日，后住院治疗 10 日，眩晕减轻，耳鸣耳聋无好转，左耳胀闭，睡眠难入。舌偏红，脉沉细数。声阻抗检查结果为双耳 A 型；电测听检查结果为左耳全聋，右耳正常。

处方及煎服法：熟地黄 10g，山药 10g，山茱萸 10g，珍珠母 20g，磁石 10g，五味子 6g，柴胡 6g，川芎 6g，全蝎 6g，丹参 10g，三七粉 10g（冲服），延胡索 10g，龙骨 20g。21 剂，每日 1 剂，分 2 次开水冲服（颗粒剂）。

2015 年 10 月 24 日二诊：头晕消失，耳鸣显减，听力明显好转，疲劳，动则多汗，睡眠显著改善。舌淡红，舌体胖，苔薄，脉缓。

处方及煎服法：黄芪 10g，白术 10g，当归 10g，白芷 6g，茯苓 10g，党参 10g，柴胡 6g，川芎 6g，全蝎 6g，丹参 10g，三七粉 10g（冲服），甘草 6g。30 剂，服法如前。

随访：痊愈。

按：本案属特发性突聋，首诊从阴虚窍闭辨识，以耳聋左慈丸益肾聪耳，加行气活血通窍之品，全蝎祛风止鸣，龙骨安神。二诊诸症好转，证候变化明显，从气虚血瘀辨识，改拟益气活血，加全蝎祛风止鸣。

医案 13

杨某，男，41 岁。湖南省永州市人。2015 年 10 月 17 日初诊。

9 月底突发左耳聋伴眩晕耳鸣呕吐，住院 2 周眩晕止，听力稍改善，耳鸣减轻，转头时稍有眩晕感，烦躁，寐差，稍疲劳。舌偏红暗，脉细数。电测听检查结果为左耳神经性聋曲线 60～65dB，右耳正常。

处方及煎服法：黄芩 10g，地骨皮 10g，桑白皮 10g，柴胡 6g，生地黄 10g，当归 10g，赤芍 10g，桃仁 10g，红花 10g，葛根 15g，延胡索 10g，水蛭 6g（研粉兑服），黄芪 10g。30 剂，每日 1 剂，水煎服，分 2 次服。口服葛酮通络胶囊 4 周（1日 2 次）。

2015 年 11 月 14 日二诊：听力明显好转，耳鸣减，稍疲劳。舌脉同前。电测听检查结果为左耳曲线 10 ～ 65dB，低中频区提高显著。

处方及煎服法：黄芩 10g，地骨皮 10g，桑白皮 10g，川楝子 10g，生地黄 10g，当归 10g，赤芍 10g，桃仁 10g，红花 10g，地龙 10g，南沙参 10g，麦冬 10g，葛根 15g，延胡索 10g，黄芪 10g。30 剂，服法如前。口服葛酮通络胶囊 4 周（1日 2 次）。

按：本案属特发性突聋。首诊以桃红四物加味活血化瘀，因伴疲劳感而加黄芪助益气活血，舌略偏红无肾阴亏虚之象，佐泻白散清肝肺。二诊合一贯煎加减以滋养肝阴。

医案14

龙某，男，59 岁。2016 年 1 月 9 日初诊。

左耳耳鸣渐重 4 年，晨重夜轻，既往西药久治未效。舌稍偏暗，脉缓。电测听检查结果为左耳下降型神经性聋曲线 25 ～ 100dB，右耳基本正常。

处方及煎服法：黄芪 10g，当归 10g，川芎 6g，丹参 10g，三七粉 10g（冲服），土鳖虫 10g，升麻 10g，知母 10g，柴胡 6g，赤芍 10g，桃仁 10g，红花 10g。30 剂，每日 1 剂，分 2 次开水冲服（颗粒剂）。

2016 年 2 月 15 日二诊：耳鸣显减夜显，听力无增，晨起口舌干燥、眼有干涩感，食欲不佳。舌略偏红，苔黄稍厚，脉缓。

处方及煎服法：熟地黄 10g，山药 10g，山茱萸 10g，茯苓 10g，泽泻 10g，牡丹皮 10g，五味子 6g，磁石 10g，丹参 10g，三七粉 10g（冲服），土鳖虫 10g，炒麦芽 10g，知母 10g，川芎 6g。30 剂，服法如前。

2016 年 3 月 1 日三诊：上药已服 15 剂，因需外出，求继续处方。耳鸣夜微，听力稍增，有疲劳感，餐后稍腹胀。舌淡红，苔薄，脉缓。

处方及煎服法：熟地黄 10g，山茱萸 10g，山药 10g，川芎 6g，丹参 10g，三七粉 10g（冲服），土鳖虫 10g，白术 10g，枳壳 10g，当归 10g，黄芪 10g，磁石 10g，知母 10g，五味子 6g，茯苓 10g，泽泻 10g，牡丹皮 10g。30 剂，服法如前。

随访：耳鸣消失，听力恢复满意。

按：本案为原因不明神经性聋与耳鸣。首诊辨证依据不足，因舌偏暗脉缓，从气虚血瘀论治，效果不佳。二诊阴虚夹热，以耳聋左慈丸加味补肾聪耳，佐活血化瘀，三诊再佐当归、黄芪、白术以助益气活血。

医案15

肖某，男，66岁。2016年2月23日初诊。

双耳听力下降1个月，稍耳鸣，腰酸不适。舌略偏淡，苔薄，脉弦细缓。电测听检查结果为双耳神经性聋曲线下降型。

处方及煎服法：黄芪10g，当归10g，川芎6g，柴胡6g，丹参20g，三七粉10g（冲服），石菖蒲10g，甘草6g，枳壳10g，杜仲10g，白术10g，茯苓10g，党参10g。21剂，每日1剂，分2次开水冲服（颗粒剂）。

2016年3月15日二诊：听力好转，稍耳鸣。电测听检查结果为双耳低、高频均有上升。舌淡红偏淡，苔薄，脉弦细缓。

处方及煎服法：原方30剂，服法如前。

随访：耳鸣消失，听力恢复满意。

按：本案属老年性聋，治以益气活血补肾。

医案16

罗某，男，12岁。2016年4月19日初诊。

病毒性腮腺炎后右耳突聋2个月，住院治疗2周未效。目前右耳全聋，右耳鸣伴耳内胀闷感。舌淡红，苔薄，脉缓。

处方及煎服法：柴胡6g，川芎6g，大青叶10g，丹参10g，枳壳10g，郁金10g，土鳖虫6g，香附10g，黄芪10g，当归10g，地龙10g，赤芍10g，桃仁10g，红花5g，板蓝根10g，白术10g，石菖蒲6g。30剂，每日1剂，分2次开水冲服（颗粒剂）。口服甲钴胺片2周（1日3次）、脑得生片1周（1日3次）。

2016年5月21日二诊：耳鸣耳聋无明显效果，无不适，舌脉同前。

处方及煎服法：柴胡6g，川芎6g，大青叶10g，丹参10g，枳壳10g，郁金10g，土鳖虫6g，香附10g，黄芪10g，当归10g，地龙10g，赤芍10g，桃仁10g，红花5g，板蓝根10g，白术10g，石菖蒲6g。30剂，服法如前。续服甲钴胺片2周（1日3次）、脑得生片1周（1日3次）。

2016年7月2日三诊：听力显著改善，耳鸣消失。舌淡红，苔薄，脉细缓。

处方及煎服法：柴胡6g，川芎6g，丹参10g，天麻10g，枳壳10g，郁金10g，香附10g，黄芪10g，当归10g，地龙10g，赤芍10g，桃仁10g，红花5g，白术10g，石菖蒲6g。30剂，服法如前。续服甲钴胺片2周（1日3次）、脑得生片1周（1日3次）

随访：痊愈。

按：曾对病毒性腮腺炎后遗耳聋中药治疗数例未显效，但此例效果很好，最终恢复正常。据症与舌脉之象治以益气活血，行气通窍。根据病史尚短，起于病毒感染后，佐解毒（抗病毒中药）祛邪。

医案17

郑某，男，30岁。湖南省株洲市人。2016年5月31日初诊。

左耳突发性聋10日，原因不明，当地住院治疗10日后眩晕减轻，仍耳鸣耳聋出院。舌嫩红，苔薄，脉缓。声阻抗检查结果为双耳A型；电测听检查结果为左耳中度神经性聋曲线，右耳正常。

处方及煎服法：熟地黄10g，山药10g，山茱萸10g，泽泻10g，茯苓10g，牡丹皮10g，丹参10g，三七粉10g（冲服），枳壳10g，水蛭3g（研粉兑服），葛根15g，磁石10g，黄芪10g，当归10g。30剂，每日1剂，分2次开水冲服（颗粒剂）。

2016年6月21日二诊：耳鸣耳聋好转，稍眩晕。舌脉同前。考虑到仍属新病，拟加抗病毒中药。

处方及煎服法：熟地黄10g，山药10g，山茱萸10g，泽泻10g，茯苓10g，牡丹皮10g，丹参10g，三七粉10g（冲服），枳壳10g，水蛭3g（研粉兑服），葛根15g，磁石10g，大青叶10g，贯众10g，板蓝根10g。30剂，服法如前。口服环扁桃酯胶囊4周（1日3次）、甲钴胺片4周（1日3次）。

2016年7月30日三诊：耳鸣与听力明显好转。眩晕在睡眠与起床时、摆头时明显，与体位有关。行良性位置性眩晕位置性试验阳性，遂予复位治疗，眩晕立消，耳鸣无变化。舌淡红，脉细。

处方及煎服法：熟地黄10g，山药10g，山茱萸10g，黄芪10g，当归10g，泽泻10g，茯苓10g，牡丹皮10g，丹参10g，三七粉10g（冲服），枳壳10g，水蛭3g（研粉兑服），葛根15g，磁石10g。30剂，服法如前。

随访：痊愈。

按：本案属突发性聋。舌嫩红者脾肾不足，以六味地黄汤加味补肾聪耳，佐益气活血。二诊时加解毒祛邪之品。

医案18

吴某，男，35岁。湖南省株洲市人。2016年6月23日初诊。

右耳突发性聋1个月，原因不明，当地住院治疗眩晕稍好转，听力与耳鸣无改善。舌淡红，苔薄，脉略数。电测听检查结果为右耳上升型神经性聋曲线。

处方及煎服法：法半夏10g，茯苓10g，竹茹10g，黄芩10g，蒺藜10g，党参10g，甘草6g，白术10g，丹参10g，土鳖虫10g。30剂，每日1剂，分2次开水冲服（颗粒剂）。口服耳聪丸4周（1日2次）、甲钴胺片4周（1日3次）。

2016年7月19日二诊：眩晕消失，耳鸣仍存。平素口疮常复发。舌脉同前。

处方及煎服法：法半夏10g，茯苓10g，竹茹10g，黄芩10g，党参10g，甘草6g，白术10g，枳壳10g，丹参10g，三七粉10g（冲服）。30剂，服法如前。口服耳聪丸4周（1日2次）、甲钴胺片4周（1日3次）。

2016年8月20日三诊：听力好转，耳鸣消失。舌脉同前。

处方及煎服法：法半夏10g，茯苓10g，竹茹10g，黄芩10g，蒺藜10g，龙胆6g，党参10g，天麻10g，甘草6g，白术10g，枳壳10g，丹参10g，三七粉10g（冲服）。30剂，服法如前。续服耳聪丸4周（1日2次）、甲钴胺片4周（1日3次）

随访：痊愈。

按：眩晕多痰，舌淡红，病在脾；脉略数者有热。方以六君子汤加味益气健脾化痰，兼活血化瘀。以蒺藜、天麻之类祛风止鸣，以黄芩、龙胆之类平调寒热。

医案19

田某，女，57岁。2016年7月7日初诊。

右耳突聋13天，随即住院治疗无效，今日出院。起病时稍有外感，一身不适，目前右侧半身不适明显，右耳胀闭重，耳周麻木，双手麻木，右侧听力全无，伴右耳鸣，容易疲劳，咽喉干燥。舌淡，脉沉数、寸部稍大。声阻抗检查结果为双耳Ad型；电测听检查结果为右耳骨导消失。

处方及煎服法：柴胡6g，川芎6g，黄芩10g，栀子10g，茯苓10g，车前子10g（包煎），生地黄10g，当归10g，木通6g，甘草6g，党参10g，白术10g，大青叶10g，贯众10g，板蓝根10g，威灵仙10g，络石藤10g，赤芍10g，红花10g，桃仁10g。21剂，每日1剂，水煎，分2次服。口服耳聪丸1周（1日2次）。

2016年8月6日二诊：听力好转，耳内胀感，余症消失。舌淡红，舌有齿痕，苔薄。

处方及煎服法：黄芪10g，当归10g，川芎6g，白术10g，茯苓10g，生地黄10g，赤芍10g，地龙10g，桃仁10g，红花10g，延胡索10g，柴胡6g，全蝎3g，黄芩10g，龙骨10g，首乌藤20g。21剂，服法如前，口服耳聪丸1周（1日2次）。

2016年8月27日三诊：听力进一步提高。耳内仍胀。

处方及煎服法：黄芪10g，当归10g，川芎6g，柴胡6g，延胡索10g，丹参10g，三七粉10g（冲服），郁金10g，石菖蒲10g，白术10g，茯苓10g。30剂，服法如前。口服耳聪丸1周（1日2次）。

随访：自觉听力恢复正常，未续诊。

按：本案为特发性突聋。据症与舌脉，以龙胆泻肝汤、四君子汤、桃红四物汤加味益气清肝，活血通络。以其病程尚短，起于外感之后，佐解毒（抗病毒中药）

祛邪之品，以应突聋或与病毒感染。二诊好转，以益气活血为主，佐祛风止鸣、安神之品。

医案20

王某，女，21岁。2016年12月20日初诊。

右耳突聋1个月。起病后随即住院治疗1周略有好转出院，次日出现听力异常、耳鸣加重。否认病前外感史，有变应性鼻炎病史但无不适。鼻甲稍大，咽部充血明显，鼓膜标志清。舌淡红，苔薄，脉弦细缓。声阻抗检查结果为双耳A型；电测听检查结果为右耳中度神经性聋。

处方及煎服法：黄芪10g，当归10g，丹参10g，三七粉10g（冲服），柴胡6g，决明子10g，川芎6g，香附10g，枳壳10g，白术10g，茯苓10g，甘草6g，贯众10g，板蓝根10g，大青叶10g，白芷6g，黄芩10g。21剂，每日1剂，分2次开水冲服（颗粒剂）。口服甲钴胺片3周（1日3次）、环扁桃酯胶囊3周（1日3次）。

2017年1月10日二诊：听力恢复正常，稍有耳胀闭感，无鼻塞。舌淡红，苔薄脉细。

处方及煎服法：黄芪10g，当归10g，丹参10g，三七粉10g（冲服），柴胡6g，川芎6g，香附10g，枳壳10g，白术10g，茯苓10g，甘草6g，板蓝根10g，野菊花10g，黄芩10g。21剂，服法如前。

按： 本案属特发性突聋。据症与舌脉，治以益气活血，行气通窍；听力异常伴耳胀闭感，病机为气滞、血瘀或外邪阻滞，以行气活血通窍之法，佐解毒祛邪。

医案21

赵某，女，58岁。湖南省张家界市人。2017年3月20日初诊。

突发性右耳全聋1个月，当地治疗未效，伴耳鸣、眩晕，偶有腰痛，食欲与睡眠可。耳鼻喉一般检查正常。舌淡红，苔薄，脉沉滑。声阻抗检查结果为右耳Ad型，左耳A型。

处方及煎服法：黄芪10g，当归10g，川芎6g，柴胡6g，赤芍10g，生地黄10g，桃仁10g，红花5g，丹参10g，三七粉10g（冲服），香附10g，枳壳10g。30剂，每日1剂，分2次开水冲服（颗粒剂）。并嘱同服甲钴胺片4周（1日3次）、麝香抗栓胶囊4周（1日3次）。

2017年4月20日二诊：好转，眩晕消失，仍耳聋耳鸣。舌淡红，苔薄，脉沉缓。

处方及煎服法：黄芪10g，当归10g，川芎6g，柴胡6g，全蝎3g，赤芍10g，生地黄10g，桃仁10g，红花5g，丹参10g，三七粉10g（冲服），香附10g。30剂，服法如前。嘱服甲钴胺片4周（1日3次）、麝香抗栓胶囊4周（1日3次）。

2017年6月8日三诊：前面好转，未及时复诊。近1个月数次眩晕，发则视物旋转、呕吐，夜发为多，伴耳鸣耳聋，耳内胀闷，当地治疗效果不显。

处方及煎服法：黄芪10g，白术10g，茯苓10g，法半夏10g，丹参10g，当归10g，三七粉10g(冲服)，天麻10g，全蝎3g，僵蚕10g，甘草6g，知母10g。21剂，服法如前。

2017年7月15日四诊：明显好转，自觉听力显著提高，稍耳胀闷，耳鸣。舌淡红，苔薄，脉沉细缓。声阻抗检查结果为双耳A型。

处方及煎服法：黄芪10g，白术10g，茯苓10g，丹参10g，当归10g，三七粉10g（冲服），川芎6g，天麻10g，全蝎3g，僵蚕10g，甘草6g，知母10g。21剂，服法如前。

2017年8月8日五诊：耳胀耳鸣如前，听力好转。睡眠不佳。舌淡红，苔薄，脉沉细缓。

处方及煎服法：黄芪10g，白术10g，茯苓10g，丹参10g，当归10g，三七粉10g（冲服），枳壳10g，川芎6g，法半夏10g，天麻10g，全蝎3g，柴胡6g，僵蚕10g，甘草6g，黄芩10g。30剂，服法如前。

随访：耳聋进一步改善，自觉听力满意，未续治。

按： 本案属突发性聋，全程治以益气活血为主，佐柴胡、川芎、枳壳之类行气通窍，法半夏、茯苓、僵蚕之类化痰，全蝎、天麻之类祛风止鸣，黄芩、知母之类平调寒热，有效。

医案22

张某，女，35岁。湖南省长沙市人。2017年9月19日初诊。

右耳突聋5日，原因不明，耳内胀闷。舌淡红，苔薄，脉弦细数。声阻抗检查结果为双耳A型。电测听检查结果为曲线右耳骨导下降型，气导上升型；左耳正常。

处方及煎服法：茯苓10g，法半夏10g，黄芩10g，柴胡6g，川芎6g，香附10g，桃仁10g，红花10g，生地黄10g，赤芍10g，陈皮6g，甘草6g，贯众10g，板蓝根10g，当归10g。14剂，每日1剂，分2次开水冲服（颗粒剂）。口服麝香抗栓胶囊2周（1日3次）。

2017年11月16日二诊：药后前症愈，未复诊。最近轻微耳鸣，寐差难入，舌淡红，舌体胖，苔薄，脉弦细数。电测听检查结果为双耳正常；声阻抗检查结果为双耳A型。

处方及煎服法：黄芪10g，当归10g，升麻10g，知母10g，党参10g，白术

10g，茯苓 10g，甘草 6g，黄芩 10g，柴胡 6g，首乌藤 10g，龙骨 20g，三七粉 10g（冲服），丹参 10g。14 剂，服法如前。口服枣仁安神胶囊 10 天（1 日 2 次）。

随访：痊愈。

按：本案属突发性聋，暴聋多实，治聋宜活血，故治以活血化瘀，行气通窍；耳胀者，不外痰瘀、气滞内阻清窍，故佐二陈汤加黄芩清热化痰；暴聋新病或有邪毒所犯，贯众、板蓝根解毒祛邪抗病毒。由于病程尚短，2 周即愈。二诊属神经性耳鸣，以仿升陷汤合四君子汤加味益气活血、清热安神。

医案23

易某，女，45 岁。2017 年 10 月 31 日初诊。

右耳听力突降 1 个月，伴胀闷闭塞感，外院诊为突发性聋住院治疗半月未效。鼻甲稍大，咽正常，耳道通畅。舌淡红，苔薄白，脉缓。声阻抗检查结果为左耳 As 型，右耳 Ad 型；电测听检查结果为右侧神经性聋曲线上升型。

处方及煎服法：黄芪 10g，当归 10g，川芎 6g，石菖蒲 10g，枳壳 10g，白芷 6g，白术 10g，茯苓 10g，水蛭 3g（研粉兑服），黄精 10g。21 剂，每日 1 剂，分 2 次开水冲服（颗粒剂）。口服麝香抗栓胶囊 3 周（1 日 3 次）。

2017 年 11 月 21 日二诊：好转，有时耳内偶有疼痛不重。舌淡红，苔薄白，脉缓。声阻抗检查结果为双耳 A 型。

处方及煎服法：黄芪 10g，当归 10g，川芎 6g，石菖蒲 10g，枳壳 10g，乳香 6g，没药 6g，知母 10g，白术 10g，茯苓 10g，水蛭 3g（研粉兑服），黄精 10g。21 剂，服法如前。口服麝香抗栓胶囊 3 周（1 日 3 次）。

2018 年 1 月 8 日三诊：耳鸣消失，劳累后出现耳胀闷感。舌淡红，苔薄。

处方及煎服法：黄芪 10g，当归 10g，川芎 6g，白芷 6g，石菖蒲 10g，枳壳 10g，柴胡 6g，香附 10g，黄芩 10g，白术 10g，茯苓 10g，水蛭 3g（研粉兑服），黄精 10g。21 剂，服法如前。

随访：痊愈。

按：本案属突发性聋，治以益气活血通窍，二诊时据证加乳香、没药化瘀止痛。

医案24

李某，男，17 岁。湖南省长沙市人。2018 年 2 月 1 日初诊。

右耳突聋 2 年，原因不明，当时住院治疗 2 周无效，后经西医诊治无果。现无其他不适，无明显耳鸣。当时外院脑部 CT 检查结果正常、耳部 CT 检查结果正常，近期外院电测听检查结果为右耳全聋。鼻腔正常，耳道正常。舌淡红，苔薄，脉缓。电测听检查结果为右耳全聋，左耳正常；声阻抗检查结果为双耳A型，视频耳镜见鼓膜标志清。

处方及煎服法：黄芪10g，当归10g，川芎6g，枳壳10g，丹参10g，三七粉10g（冲服），水蛭3g（研粉兑服），黄精15g，白术10g，茯苓10g，甘草6g。21剂，每日1剂，分2次开水冲服（颗粒剂）。口服复方银杏叶口服液3周（1日3次）、脑得生片1周（1日3次）。

2018年3月24日二诊：耳无不适，偶有打鼾，余可。舌淡红，苔薄，脉沉缓。

处方及煎服法：黄芪10g，当归10g，川芎6g，枳壳10g，丹参10g，三七粉10g（冲服），水蛭3g（研粉兑服），法半夏10g，黄精15g，白术10g，茯苓10g，甘草6g。30剂，服法如前。口服复方银杏叶口服液4周（1日3次）、脑得生片1周（1日3次）。

2018年8月14日三诊：听力明显改善。舌淡红，苔薄，脉弦滑有力。

处方及煎服法：黄芪10g，当归10g，川芎6g，枳壳10g，柴胡6g，丹参10g，三七粉10g（冲服），天麻10g，陈皮6g，黄芩10g，法半夏10g，茯苓10g，甘草6g。30剂，服法如前。口服复方银杏叶口服液4周（1日3次）、脑得生片1周（1日3次）。

2018年9月29日四诊：本人未到，目前无特殊情况。

处方及煎服法：原方30剂，服法如前。口服脑得生片4周（1日3次）、耳聪丸4周（1日2次）。

2018年12月15日五诊：右耳听力改善，稍打鼾。鼻甲稍大，舌淡红，苔薄，脉缓。

处方及煎服法：原方30剂，服法如前。口服脑得生片4周（1日3次）、耳聪丸4周（1日2次）。

按： 本案久病突聋，从气虚血瘀论治。首诊以当归、黄芪、白术、茯苓、川芎、甘草、黄精补益气血，助以枳壳、丹参、三七粉、水蛭行气活血化瘀。二诊加法半夏以助健脾化痰，三至五诊加天麻祛风通络，黄芩平调寒热。

医案25

李某，男，35岁。2018年10月29日初诊。

因外感咳嗽后耳内胀闷2年，听力稍降。平素咽喉不适多年，昨天咽喉痛加重。鼻腔通畅，咽部慢性充血，耳道正常。电测听检查结果为双耳低频下降，呈神经性聋曲线。舌红，舌体胖，脉弦数。

处方及煎服法：柴胡6g，车前草10g，生地黄10g，当归10g，黄芩10g，栀子10g，泽泻10g，甘草6g，桔梗10g，玄参10g，白花蛇舌草10g，大青叶10g，板蓝根 10g，丹参 10g，红花 10g。21 剂，每日 1 剂，分 2 次开水冲服（颗粒剂）。局部用口洁喷雾剂 3 周（1 日 3 次），口服复方地龙片 3 周（1 日 3 次）、脑得生片 3 周（1 日 3 次）。

2018 年 11 月 24 日二诊：明显好转。近日右耳鸣有胀闷感，无鼻症。鼻甲稍大，咽部充血，耳道通畅。舌偏红，脉细缓。声阻抗检查结果为右耳 C 型（257daPa），左耳 A 型。

诊断：分泌性中耳炎。

处方及煎服法：柴胡 6g，车前草 10g，生地黄 10g，当归 10g，黄芩 10g，栀子 10g，石菖蒲 10g，甘草 6g，川芎 6g，白花蛇舌草 10g，大青叶 10g，板蓝根 10g，丹参 10g，红花 10g。21 剂，服法如前。口服脑得生片 3 周（1 日 3 次）、复方地龙片 3 周（1 日 3 次）。

随访：痊愈。

按：本案首诊为感觉神经性耳聋低频为显，伴咽喉疼痛，以舌脉辨识从肝热论治，药用龙胆泻肝汤为主，佐丹参、红花活血化瘀，加玄参、桔梗利咽，用白花蛇舌草、大青叶、板蓝根既清热以助祛邪利咽又解毒以祛病毒感染所致耳聋之虞。二诊听力曲线显著上升，肝火有降，遇新感诱发分泌性中耳炎右侧为重，以原方加减，以川芎、石菖蒲行气通窍消耳胀。

医案26

匡某，男，8 岁 8 个月。2019 年 3 月 9 日初诊。

左耳突聋 8 个月，无耳鸣。大便干结。舌淡红，苔薄。声阻抗检查结果为双耳 A 型。电测听检查结果为左耳：BC55 ～ 80dB，AC100 ～ 115dB；右耳正常。

处方及煎服法：黄芪 10g，当归 6g，川芎 6g，丹参 10g，三七粉 2g（冲服），白术 6g，茯苓 6g，甘草 2g，黄精 10g，知母 6g，升麻 5g，柴胡 3g，枳壳 5g，天麻 10g。21 剂，每日 1 剂，分 2 次开水冲服（颗粒剂）。口服复方地龙片 3 周（1 日 3 次）、甲钴胺片 3 周（1 日 3 次）。

2019 年 4 月 4 日二诊：听力好转。舌淡红，苔薄。电测听检查结果为曲线先升后降型，左耳 BC35 ～ 20 ～ 60dB，AC55 ～ 35 ～ 70dB。

处方及煎服法：黄芪 10g，当归 6g，川芎 6g，丹参 10g，三七粉 2g（冲服），红花 2g，白术 6g，茯苓 6g，甘草 2g，黄精 10g，黄芩 5g，知母 6g，升麻 5g，柴胡 3g，枳壳 5g，天麻 10g。21 剂，服法如前。口服复方地龙片 3 周（1 日 3 次）、甲钴胺片 3 周（1 日 3 次）。

2019 年 5 月 6 日三诊：听力好转，容易汗出，舌淡红，苔薄。

处方及煎服法：黄芪 10g，当归 6g，川芎 6g，丹参 10g，三七粉 2g（冲服），红花 2g，白术 6g，茯苓 6g，甘草 2g，黄精 10g，麦冬 6g，黄芩 5g，知母 6g，升麻 5g，柴胡 3g，枳壳 5g，天麻 10g。21 剂，服法如前，口服复方地龙片 3 周（1 日 3 次）、甲钴胺片 3 周（1 日 3 次）。

2019 年 6 月 22 日四诊：听力稳定，有好转。舌淡红，苔薄。

处方及煎服法：黄芪 10g，当归 6g，川芎 6g，丹参 10g，三七粉 2g（冲服），红花 2g，白术 6g，茯苓 6g，甘草 2g，黄精 10g，麦冬 6g，黄芩 5g，知母 6g，升麻 5g，柴胡 3g，枳壳 5g，天麻 10g。21 剂，服法如前。口服复方地龙片 3 周（1 日 3 次）。

2019 年 8 月 6 日五诊：听力好转，近来咽喉不适。扁桃体肿大，咽部慢性充血。舌淡红，苔薄。电测听检查结果为左耳 BC30～10dB，AC30～20dB，均为上升型。

处方及煎服法：黄芪 10g，当归 6g，川芎 6g，丹参 10g，三七粉 2g（冲服），川芎 3g，红花 2g，牡蛎 10g，茯苓 6g，骨碎补 10g，补骨脂 10g，黄精 10g，甘草 2g，黄芩 5g，桔梗 6g，玄参 6g，山慈菇 5g，法半夏 5g，半枝莲 10g。21 剂，服法如前。口服复方地龙片 3 周（1 日 3 次）、甲钴胺片 3 周（1 日 3 次），含服五福化毒丸 2 周（1 日 3 次）。

按：本案无明显证候可辨，以其舌淡红，苔薄，从气虚血瘀辨识，治以升陷汤加味，药以益气活血为主，加天麻祛风通络。五诊时佐补肾，并兼顾乳蛾之治加化痰散结利咽之品。

第十一节　耳源性眩晕

耳源性眩晕有多种疾病，其中梅尼埃病、良性位置性眩晕较常见。

梅尼埃病也称膜迷路积水，是膜迷路积水所致的发作性眩晕症，具有自限性，多见于 30～40 岁患者，病因未明，可能与自主神经功能失调、内淋巴代谢过程中的机械阻塞与吸收障碍、变态反应、内分泌紊乱等有关。临床表现主要是突然发作旋转性眩晕，伴耳鸣、听力下降、耳内胀满感等，以及面色苍白，恶心，呕吐，出冷汗，脉搏迟缓，血压下降等症状，每次发作持续时间不定，可为数分钟、数小时或数日，间隔时间不定，多有反复发作；发作期有自发性水平旋转性或位置性眼震；自发性前庭平衡失调试验呈病态；冷热试验示前庭功能反应低下，有优势偏向；病侧耳听力呈感音神经性聋，早期较轻，反复发作后逐渐加重。

良性位置性眩晕又称耳石症，表现为因体位改变而诱发的阵发性短暂眩晕症，属于前庭末梢器官常见病，具有自限性，常见病因为老年退行性变、内耳供血不足、头部外伤、耳部病变（分泌性中耳炎、慢性化脓性中耳炎、病毒性迷路炎、前庭神经元炎、梅尼埃病缓解期、特发性突聋恢复期、耳部手术后，内耳气压伤）等。主要表现为体位或头位改变，当患耳处于最低位时，突发旋转性眩晕，变换体位后迅速好转，眩晕发作时伴自发性眼震，无耳鸣耳聋，偶有恶心呕吐，位置性眼震检查存在方向固定的典型眼震和眩晕，病程可持续数周或数月，少数患者可持续数年。

耳源性眩晕在临床上应当与颅内肿瘤（包括听神经瘤）、心脑血管疾病、癫痫等病相鉴别，也应当与迷路炎鉴别。

中医学称本病为耳眩晕，因此耳眩晕可泛指病位在耳的多种眩晕，在古代文献中属眩晕、真眩晕范畴。耳眩晕病因病机与风痰扰耳、痰热扰耳、寒水泛耳、肝火熏耳、肝阳扰耳、髓海不足、阳虚耳窍失聪、清气不足、肝脾两虚等有关。

一、辨证论治

1.风痰扰耳

脾虚肝旺，脾虚痰浊内生，肝旺风阳上扰，肝风夹痰，上扰清窍，平衡失司。症状可见眩晕突发，头脑胀重，胸闷不舒，恶心重，呕吐痰涎多，舌淡，舌胖有齿痕，苔腻，脉滑或弦滑。

治宜健脾燥湿，涤痰息风。常用半夏白术天麻汤加减。常用药物及剂量：半夏10g，白术10g，天麻10g，茯苓12g，橘红10g，甘草6g，生姜5片，大枣5枚。

加减：呕吐重者，加藿香、佩兰；头胀重，呕吐痰涎多者，倍半夏，加泽泻、车前子；眩晕重，酌加天南星、僵蚕、白芥子；兼阳气不足者，酌加黄芪、党参、附子。

2.痰热扰耳

脾胃失健，痰浊内生，久郁化热，痰热内阻，升降失调，清窍不利，平衡失司。症状可见眩晕，头脑胀重，胸闷不舒，恶心重、呕吐痰涎多，舌质红，舌体胖，苔黄腻，脉弦滑数。

治宜清热除痰，息风定晕。常用温胆汤加减。常用药物如：陈皮10g，法半夏10g，茯苓12g，甘草6g，竹茹15g，枳实10g，生姜3片，大枣5枚，黄芩10g，蒺藜10g，钩藤10g。

加减：大便结者加石决明、瓜蒌子；呕吐甚者，加代赭石、旋覆花、胆南星之类。

3.寒水泛耳

脾肾阳虚，阴寒内盛，水湿中阻或寒水互结，升降失调，浊阴上泛，清窍失利，平衡失司。症状可见眩晕，呕吐清水，心下悸动，耳内胀满。形寒肢冷，小便清长。舌淡，舌胖有齿痕，苔白润，脉沉迟缓或沉迟弱。

治宜温肾壮阳，散寒利水。常用真武汤加减。常用药物如：茯苓20g，白术15g，白芍15g，生姜3片，附子10g，桂枝6g，细辛3g，巴戟天10g，益智仁10g，泽泻10g。

4.肝火熏耳

暴怒伤肝或肝郁化火，肝火内盛上迫，清窍不利，平衡失司而为眩晕。症状可见眩晕，急躁易怒，头痛，口苦咽干或有目赤，两胁胀痛，小便黄。舌偏红，脉弦数。

治宜清肝泻火，定晕止眩。常用龙胆泻肝汤加减。常用药物如：龙胆10g，栀子10g，黄芩10g，泽泻10g，车前草10g，生地黄12g，当归6g，甘草6g，木通6g，柴胡6g。

5.肝阳扰耳

肝阴素亏或暴怒伤肝，肝阳升发太过；或阴虚肝旺，肝阳化火生风，上扰清窍，平衡失司。症状可见眩晕，急躁易怒，口苦，失眠，两颧泛红，腰酸腿软。舌红苔少，脉弦细数。

治宜平肝息风，育阴潜阳。常用天麻钩藤饮加减。常用药物如：天麻10g，钩藤10g，石决明20g，栀子10g，黄芩10g，川牛膝10g，杜仲10g，益母草10g，桑寄生10g，首乌藤10g，茯神10g。

加减：喉干舌燥，舌干红有裂纹者，加生地黄、玄参、麦冬；风盛而眩晕重，加龙骨、牡蛎、珍珠母、磁石；大便干结加槐花、决明子。

6.髓海不足

肝肾内损，精血亏耗，髓海不足，耳窍失养，功能失司，发为眩晕。症状可见眩晕屡发，耳鸣尖细，入夜为著，精神萎靡，腰膝酸软，少寐多梦，舌红少，脉弦细数。

治宜滋阴补肾，填精益髓。常用杞菊地黄丸加减。常用药物如：熟地黄15g，山药10g，山茱萸10g，枸杞子10g，菊花6g，牡丹皮10g，茯苓10g，泽泻10g，何首乌15g，白芍10g，石决明10g，牡蛎15g，龟甲10g，阿胶10g。

7.阳虚耳窍失煦

肾阳亏虚，耳失温煦；或肾阳虚，精阳之气不足，清阳不升，浊阴上干，耳窍功能失司所致。症状可见屡发眩晕，耳鸣耳聋，精神萎靡，腰膝酸软，肢端发凉或麻木，形寒，夜尿多。舌淡红，苔白，脉沉弱。

治宜温补肾阳，定晕止眩。常用补骨脂丸加减。常用药物如：磁石30g，熟地黄20g，当归10g，川芎10g，肉桂10g，菟丝子10g，沙苑子10g，胡芦巴10g，杜仲10g，石菖蒲6g，补骨脂10g，天麻10g。

8.上气不足

心脾虚弱，肺气亏损，气衰血少，清阳不升，上气不足，耳窍失充，功能失司，发为眩晕。症状可见眩晕时作，耳鸣耳聋，倦怠乏力，面色不华，心悸，腹胀纳差。舌淡，苔薄。脉细弱无力。

治宜补益气血，养心安神。常用归脾汤加减。常用药物如：白术10g，茯苓10g，黄芪15g，炙甘草6g，龙眼肉10g，酸枣仁10g，木香10g，党参10g，当归10g，远志6g，白芍10g，天麻10g，蒺藜10g。

9.肝脾两虚

肝脾两虚，气血不足，耳失所养，痰湿内生，上干清阳之位，发为眩晕。症状可见眩晕时作，头昏眼花，耳鸣耳聋，胸胁不适，喜叹息，倦怠纳差，食少腹胀。舌淡红，脉弦细缓。

治宜补益肝脾，化痰息风。常用六君子汤加减。常用药物如：党参10g，白术10g，茯苓10g，炙甘草6g，陈皮6g，法半夏10g，生姜3片，大枣5枚，当归10g，白芍10g，枸杞子10g，天麻10g，蒺藜10g。

二、临床心语

眩晕之发，不外风、火、痰、虚、瘀。

耳眩晕病，风证之因，外感风邪有之。如前庭神经元炎早期之眩晕多属此因，当以疏散外逐为主，治宜川芎茶调散之类；然耳眩晕之病，风邪以内生居多。内风之生，起于脏腑失调，气血阴阳失偏，与肝关系尤为密切。肝主疏泄性喜条达，故脾气亏虚痰浊内生，土侮木则肝失条达而风痰上扰，治宜化痰息风如半夏白术天麻汤；气血不足或肝肾阴虚，肝失濡养血虚生风，治以益气养血为主，如逍遥散；阴阳失调火盛阳亢，则肝气升发太过而肝风上扰，治宜清肝抑阳为主，方以龙胆泻肝汤、天麻钩藤饮。

火证之因，外感有之，内生为主，有虚有实，实者肝火生风，治法如前；虚者肝肾不足，阴虚火旺，上扰清窍，治宜育阴潜阳，方以耳聋左慈丸、左归饮。

痰证属内因，脾胃失调痰浊内生、夹虚夹热。夹虚者为痰湿，治宜健脾化痰，方以六君子汤、半夏白术天麻汤；夹热者为痰热，治宜清热化痰，方以温胆汤、滚痰丸。

虚证之因属正虚，气虚血虚，肝肾不足。气虚者上气不足，心脾两亏，治宜补益心脾，方以归脾汤或脾虚生痰。血虚者肝虚生风，治如前；肝肾不足者，阴虚与阳虚，阴虚者治如前；阳虚者，寒水上泛，治宜温肾壮阳利水，方以肾气丸、真武汤。

眩晕病，尤其是耳眩晕病，古人论及血瘀证极少，今人论及血瘀证极多，诚为中医理论之进步，与西医内耳病微循环障碍学说有关。究其理，耳眩晕病无非外感、七情内伤、饮食等因，外感与七情饮食之伤必致气机失调，气血失和，易致血瘀。内伤者无非邪实正虚，邪实为瘀血、痰湿、水饮、寒邪、郁热，正虚为气血津液阴阳不足，皆可致瘀。故耳眩晕之治，血瘀病机不可忽视，属主证不多，属兼证常有。故耳眩晕之治，无论何证，多宜酌兼活血化瘀之品。

三、医案

医案1

殷某，女，54岁。湖南省醴陵市人。2015年3月16日初诊。

左耳突聋1个月，在当地治疗后有所好转，目前仍头晕且与体位无关，左耳鸣，寐差，二便调，睡眠出汗，鼻塞，咽喉稍不适，少许咳嗽痰少。血压正常（服降压药），外院头部MRI检查无异常。鼻甲稍大，鼻道干净，咽部慢性充血。舌淡红，苔薄，脉弦缓。声阻抗检查结果为双耳A型；电测听检查结果为左耳高频下降中度，低中频正常。

诊断：慢性鼻炎，慢性咽炎，突聋，耳眩晕。

处方及煎服法：黄芪10g，当归10g，党参10g，白术10g，茯苓10g，甘草6g，丹参10g，三七粉10g（冲服），蒺藜10g，珍珠母20g，全蝎3g，黄芩10g，白芷6g，杜仲10g。21剂，每日1剂，分2次开水冲服（颗粒剂）。局部用麻黄碱滴鼻液1周（1日3次）、局部用口洁喷雾剂2周（1日3次），口服复方天麻蜜环菌片4周（1日3次）。

2015年4月13日二诊：仍然头晕，吹风后明显，左耳鸣，稍咳嗽，睡眠可，小便调，时有便溏。舌淡红，苔薄，脉弦缓。

处方及煎服法：黄芪10g，当归10g，党参10g，白术10g，茯苓10g，甘草6g，丹参10g，三七粉10g（冲服），天麻10g，珍珠母15g，全蝎3g，黄芩10g，杜仲10g，仙鹤草10g，川芎6g，柴胡6g。21剂，服法如前。

2015年7月30日三诊：仍头晕晨起明显，吹空调易发。舌淡红，苔薄，脉弦缓。

处方及煎服法：黄芪10g，当归10g，党参10g，白术10g，茯苓10g，甘草6g，丹参10g，三七粉10g（冲服），天麻10g，柴胡6g，陈皮6g，升麻6g。21剂，服法如前。口服珍黄片 2 周（1 日 3 次）、复方天麻蜜环菌片 4 周（1 日 3 次）。

2015 年 8 月 20 日四诊：好转。稍有头晕、吹风后明显，左耳鸣，畏寒，有疲劳感，腰痛，睡眠时好时差，夜尿 1 次。舌淡红苔薄，脉沉缓。

处方及煎服法：黄芪 10g，当归 10g，熟地黄 10g，山茱萸 10g，山药 10g，白术 10g，茯苓 10g，甘草 6g，丹参 10g，三七粉 10g（冲服），天麻 10g，全蝎 3g，葛根 15g，桔梗 10g。21 剂，服法如前。

2016 年 4 月 23 日五诊：前面效果较好，停药后偶有稍有眩晕、与体位无关，睡眠出汗。舌淡红，苔薄，脉沉缓。

处方及煎服法：党参 10g，白术 10g，茯苓 10g，法半夏 10g，陈皮 6g，甘草 6g，枳壳 10g，丹参 10g，三七粉 10g（冲服），天麻 10g，土鳖虫 10g，蒺藜 10g。21 剂，服法如前。

2016 年 6 月 4 日六诊：有时眩晕或头昏痛、遇热明显，睡眠有汗。舌淡红，苔薄，脉沉细缓。

处方及煎服法：黄芪 10g，党参 10g，白术 10g，茯苓 10g，法半夏 10g，陈皮 6g，甘草 6g，枳壳 10g，丹参 10g，天麻 10g，土鳖虫 10g，桔梗 10g，黄芩 10g，桑白皮 10g，蒺藜 10g。21 剂，服法如前。

2016 年 8 月 16 日七诊：眩晕减少减轻、劳累及受凉后仍有发生，无头痛，受凉后胃部不适。舌淡红，苔薄白，脉沉细缓。

处方及煎服法：黄芪 10g，当归 10g，党参 10g，白术 10g，茯苓 10g，法半夏 10g，陈皮 6g，甘草 6g，枳壳 10g，丹参 10g，天麻 10g，全蝎 3g，郁金 10g。30 剂，服法如前。

随访：痊愈。

按：本案属耳聋、眩晕。脉症合参，从气虚论治。前后七诊，治以益气活血为主，佐以祛风清热。

医案2

李某，男，57 岁。2015 年 8 月 17 日初诊。

梅尼埃病史多年，近 3 年反复发作，每次发作眩晕呕吐剧烈，伴听力下降明显。4 月 15 日外院电测听检查结果为左耳 35 ～ 55dB，右耳 10 ～ 35dB；声阻抗检查结果为双耳 A 型。舌淡红，苔薄，脉缓。

处方及煎服法：党参 10g，白术 10g，茯苓 10g，甘草 6g，枳壳 10g，蒺藜 10g，法半夏 10g，郁金 10g，柴胡 6g，丹参 10g，三七粉 10g（冲服），竹茹 10g，黄芩 10g。21 剂，口服麝香抗栓胶囊 1 周（1 日 3 次）。

2016 年 1 月 26 日二诊：去年药后病情复发显著减少，发作时症状减轻，近来偶有眩晕、发作时稍恶心，听力较前明显好转，无其他不适感。舌淡红，苔薄，脉缓。声阻抗检查结果为双耳 A 型；电测听检查结果为 1kHz、2kHz、4kHz 左耳 50dB，右耳 20～40dB。

处方及煎服法：白术 10g，茯苓 10g，甘草 6g，法半夏 10g，天麻 10g，竹茹 10g，丹参 10g，三七粉 10g（冲服），郁金 10g，土鳖虫 10g，葛根 15g，威灵仙 10g。14 剂，服法如前。

随访：2019 年 12 月 19 日来诊中耳炎，谓药后至今未再复发，双耳听力复查在 20～50dB。

按：眩晕多痰，朱丹溪《丹溪心法·头眩》卷四说："无痰则不作眩。"脾为生痰之源，舌淡红、苔薄、脉缓属平人，别无他症者，其痰咎脾虚。故首诊治以六君子汤加竹茹益气健脾化痰，蒺藜祛风定晕，郁金、柴胡、丹参、三七粉行气活血改善内耳微循环，黄芩平调寒热。二诊好转，治以半夏白术天麻汤去生姜、大枣健脾化痰息风，佐竹茹化痰，丹参、三七粉、郁金、土鳖虫、威灵仙活血化瘀通络，葛根助丹参活血扩张内耳血管。

医案3

龙某，女，78 岁。2015 年 10 月 4 日初诊。

反复眩晕 2 个月，与体位有关，直立位时头部不能稍低与上抬，躺下睡眠时眩晕感最显著并引起干哕，伴头昏沉、额部明显，近期住院内科治疗 2 周无效。近来体倦明显，食欲不佳，睡眠可，有高血压病（药物控制良好），舌偏淡，苔白，脉弦缓略滑。经眩晕诊断治疗仪检查，确诊为良性位置性眩晕，但在诊疗过程中呕吐不止难以承受，遂中止复位治疗。

处方及煎服法：党参 15g，白术 15g，茯苓 15g，法半夏 10g，陈皮 6g，甘草 6g，郁金 10g，丹参 15g，石菖蒲 10g，川芎 6g，红花 5g，柴胡 6g，枳实 10g。4 剂，水煎服，每日 1 剂，分 2 次服。

随访：痊愈。

按：本案属良性位置性眩晕，脉症合参，从气虚风痰上扰辨识。治以六君子汤加味健脾化痰息风，佐行气活血。

医案4

何某，女，51 岁。2016 年 6 月 20 日初诊。

头晕 3 个月，视物旋转，与体位有关，无恶性呕吐。容易疲劳，口干苦，口黏，纳可，二便调。脉沉缓。

诊断：良性位置性眩晕。

处方及煎服法：党参 10g，白术 10g，茯苓 10g，天麻 10g，枳壳 10g，黄芩 10g，竹茹 10g，法半夏 10g，陈皮 10g，郁金 10g，三七粉 10g（冲服），丹参 10g。14 剂，每日 1 剂，分 2 次开水冲服（颗粒剂）。

2016 年 7 月 2 日二诊：好转。容易疲劳，思睡，无眩晕，两颞部有血管跳动感，后枕部不适，口苦，余可。舌淡红，舌胖有齿痕，苔薄，脉沉数重按无力。

处方及煎服法：党参 10g，白术 10g，茯苓 10g，法半夏 10g，陈皮 6g，竹茹 10g，柴胡 6g，黄芩 10g，知母 10g，当归 10g，升麻 10g，黄芪 10g，三七粉 10g（冲服），丹参 10g。21 剂，服法如前。

按：本案从痰瘀阻滞辨识。首诊治以六君子汤加枳壳、黄芩、竹茹清热化痰，佐郁金、丹参、三七粉活血化瘀。二诊好转，续拟六君子汤合仿升陷汤加黄芩、柴胡、竹茹健脾化痰、升清降浊，佐丹参、三七粉活血化瘀。

医案5

张某，女，52 岁。湖南省桃江县人。2016 年 7 月 21 日初诊。

眩晕 4 个月，与头位有关，向左侧睡时、起床时、走路时明显，转动头部时或引起眩晕。昨日诊断为良性位置性眩晕，并行耳石复位疗法，显著好转，今日仍然头晕明显。舌淡红，苔薄，脉沉缓略滑。

诊断：良性位置性眩晕。

处方及煎服法：茯苓 10g，法半夏 10g，陈皮 6g，竹茹 10g，黄芩 10g，天麻 10g，丹参 10g，三七粉 10g（冲服），甘草 6g，蔓荆子 10g，栀子 10g，枳壳 10g。14 剂，每日 1 剂，分 2 次开水冲服（颗粒剂）。

2016 年 8 月 20 日二诊：眩晕减少，程度减轻，睡眠不佳，口苦。舌略偏淡，苔薄，脉沉缓。

处方及煎服法：茯苓 10g，法半夏 10g，陈皮 6g，竹茹 10g，黄芩 10g，党参 10g，白术 10g，天麻 10g，丹参 10g，三七粉 10g（冲服），柴胡 6g，甘草 6g，蔓荆子 10g，栀子 10g，枳壳 10g。14 剂，服法如前。口服消栓通络颗粒 2 周（1 日 3 次）。

2016 年 11 月 5 日三诊：眩晕偶有发作，近来睡眠时自觉头部有起伏感，睡眠多梦。余可。舌略偏淡，苔薄，脉沉缓。

处方及煎服法：茯苓 10g，法半夏 10g，陈皮 6g，竹茹 10g，黄芩 10g，党参 10g，白术 10g，天麻 10g，丹参 10g，三七粉 10g（冲服），柴胡 6g，甘草 6g，珍珠母 20g，龙骨 20g，枳壳 10g。30 剂，服法如前。口服脑得生片 4 周（1 日 3 次）。

按：本案属良性位置性眩晕，已进行复位疗法仍有症状出现，遂拟内治，从痰热辨识。首诊治以二陈汤加黄芩、栀子、竹茹、枳壳行气清热化痰，佐天麻、蔓荆子、丹参、三七粉活血化瘀，祛风定晕。二诊好转，原方以六君子汤代二陈汤加柴胡升阳。三诊进一步好转，再去栀子、蔓荆子，加珍珠母、龙骨安神。

医案6

张某，女，72岁。湖南省长沙市人。2016年10月24日初诊。

眩晕1周，头部向前或向后屈伸时出现旋转性眩晕，恶性呕吐，每次发作时间短暂约1分钟左右，严重时引起收缩压陡然升高至190mmHg（平素血压正常）。平素有疲劳感，大便常偏稀。舌淡红，舌体胖，苔微黄腻，脉滑。于本室行良性位置性眩晕复位治疗仪检查时诱发眩晕呕吐重，难以承受，遂中止检查与治疗。

处方及煎服法：党参10g，白术10g，茯苓10g，法半夏10g，陈皮6g，枳壳10g，天麻10g，黄芩10g，竹茹10g，丹参10g，三七粉10g（冲服），甘草6g。6剂，每日1剂，分2次开水冲服（颗粒剂）。

随访：痊愈。

按：本案属良性位置性眩晕。治以六君子汤加枳壳、竹茹、黄芩益气健脾，清热化痰，佐丹参、三七粉、天麻活血化瘀，祛风定晕。

医案7

陈某，男，66岁。湖南省长沙市人。2016年12月27日初诊。

反复旋转性眩晕呕吐1年，多从梅尼埃病治，近期外院检查左侧颈总动脉窦部粥样硬化伴斑块形成，前庭功能检查见右侧水平半规管轻瘫。颈动脉无压痛。舌略偏红，苔薄，脉缓。电测听检查结果为左侧混合性聋，低频区气骨导分离；右侧神经性聋曲线。

诊断：梅尼埃病，颈动脉硬化伴斑块形成，混合性聋。

处方及煎服法：熟地黄10g，山药10g，山茱萸10g，茯苓10g，泽泻10g，牡丹皮10g，五味子6g，磁石10g，丹参10g，三七粉10g（冲服），全蝎3g，水蛭3g（研粉兑服），白芷6g。21剂，每日1剂，分2次开水冲服（颗粒剂）。口服麝香抗栓胶囊1周（1日3次）。

2017年1月19日二诊：好转。眩晕症轻无呕吐，身有沉重感、疲劳感。舌淡红，苔薄，脉沉缓。

处方及煎服法：黄芪10g，当归10g，川芎6g，茯苓10g，白术10g，甘草6g，桃仁10g，红花10g，赤芍10g，三七粉10g（冲服），白芷6g。21剂，口服麝香抗栓胶囊1周（1日3次）。

2017年2月13日三诊：眩晕未再发作，常有睡眠难入，余可。颈动脉B超复查双侧颈动脉内膜毛糙，厚度1.2mm，左颈动脉窦部斑块形成约5mm×2mm。舌淡红，苔薄，脉缓。

处方及煎服法：黄芪 10g，当归 10g，川芎 6g，白术 10g，茯苓 10g，甘草 6g，桃仁 10g，红花 10g，赤芍 10g，丹参 10g，三七粉 2g（冲服），熟地黄 10g，首乌藤 15g，远志 10g。30 剂，口服枣仁安神胶囊 4 周（1 日 2 次）。消栓通络胶囊 4 周（1 日 3 次）。

随访：眩晕痊愈。

按：本案属梅尼埃病、混合性聋、颈动脉硬化伴斑块形成。三病同治，眩晕为主。首诊以其年长舌偏红，无痰热、肝热症状而从肾阴虚辨识，治以六味地黄汤加五味子、磁石、白芷补肾通窍，佐丹参、三七粉、水蛭、全蝎化瘀搜风。二诊好转，脉症当属气虚阳损，从益气活血立法。三诊眩晕已止，血瘀之症仍存，睡眠不佳，续拟益气活血，养血安神。

医案8

徐某，男，22 岁。湖南省长沙市人。2019 年 6 月 24 日初诊。

静止时坐、立位时头晕 1 年，活动时无眩晕，位置性眩晕试验阴性，电测听检查结果正常，前庭功能检查正常。舌淡红微暗滞，苔薄。

诊断：原因不明性眩晕。

处方及煎服法：黄芪 10g，当归 10g，白术 10g，茯苓 10g，甘草 6g，丹参 10g，法半夏 10g，枳壳 10g，天麻 10g，黄芩 10g，红花 10g。21 剂，每日 1 剂，分 2 次开水冲服（颗粒剂）。口服精血补片 3 周（1 日 3 次）。

2019 年 7 月 29 日二诊：显著好转，仍有时头晕，舌淡红，苔薄，脉细缓。

处方及煎服法：原方 21 剂，服法如前。口服精血补片 3 周（1 日 3 次）。

随访：痊愈。

按：本案患者眩晕病因未明。脉症合参，从气虚血瘀辨识，治以半夏白术天麻汤健脾化痰息风，佐当归、黄芪、丹参、枳壳、红花益气活血化瘀。

第二章　鼻科医案

第一节　外鼻炎症

外鼻炎症常见的有鼻疖、鼻前庭炎、鼻前庭湿疹。

鼻疖是鼻部皮肤毛囊、皮脂腺或汗腺的局限性急性化脓性炎症。本病多发于夏秋季节，与局部皮肤感染有关。临床表现为鼻部灼热疼痛或跳痛，可伴周身不适；检查时在鼻尖、鼻翼或鼻前庭部位可见丘状隆起，周围发红，较硬，疖肿成脓后顶部出现黄白色脓点。本病若处理不当，可致感染扩散，出现同侧上唇、面颊和下睑红肿疼痛，甚至引起颅内感染，出现寒战、高热、剧烈头痛等症。

鼻前庭炎是鼻前庭皮肤的弥漫性炎症，多由鼻腔分泌物或长期粉尘刺激及挖鼻等不良习惯引起，有急性与慢性之分。急性鼻前庭炎表现为鼻前庭灼热疼痛，擤涕时加重；检查时可见鼻前庭皮肤弥漫性红肿、皲裂，鼻毛有脓痂附着。慢性鼻前庭炎多表现为鼻前庭作痒、灼热、干燥与异物感；检查时可见鼻毛脱落稀少，鼻前庭皮肤粗糙增厚、结痂或皲裂，揭除痂皮后可引起局部渗血。

鼻前庭湿疹是鼻前庭及其周围皮肤损害性疾病，与变态反应有关，可合并感染，多因鼻腔脓性分泌物刺激或对食物过敏，以及面部湿疹蔓延所致。病变部位主要在鼻前庭、上唇皮肤，多为两侧性，可蔓延至鼻翼、鼻尖等处，有急性与慢性之分。急性鼻前庭湿疹表现为局部奇痒、灼热感，患处皮肤潮红、斑块、肿胀，继而出现针头大小红色丘疹、水疱，因搔抓破溃后则肌肤糜烂、溢脂水，干后结痂，可堵塞鼻孔。慢性鼻前庭湿疹病程长，反复难愈，患处作痒、干燥或微痛；检查见患处肌肤增厚、粗糙、皲裂、结痂，表皮多有鳞屑脱落。

中医学对鼻疖称为鼻疔，鼻前庭炎称为鼻疮，鼻前庭湿疹称为鼻䘌。外鼻炎症的中医病机，初期多属风热或风热湿邪侵袭，鼻疔病重者可发展为火热邪毒壅盛，而鼻疮、鼻䘌病久者，多属阴虚血燥。

一、辨证论治

1.风热侵袭

多因外感风热或风热湿邪，邪壅鼻窍。症状可见疾病初起，鼻部灼热疼痛或轻微跳痛，鼻疔者可见鼻部皮肤丘状隆起，周围发红，较硬或疔肿已经化脓，疮顶有黄白脓点；鼻疮者可见鼻前庭皮肤红肿，干痂附着鼻毛，鼻息灼热；鼻疳者可见鼻前庭皮肤弥漫性红肿作痒，起水疱、糜烂，溢少许脂水。舌淡红或偏红，苔薄或稍黄，脉数。

治宜疏风清热，解毒消肿。常用五味消毒饮合黄芩汤加减。常用药物及剂量：荆芥10g，薄荷6g，黄芩10g，桑白皮10g，赤芍10g，甘草6g，金银花10g，连翘10g，蒲公英10g，野菊花10g。

加减：兼见浊涕，宜酌加白芷、苍耳子、辛夷、皂角刺、紫花地丁之类，以助解毒排脓，化浊除涕。局部痒者属风邪，酌加防风、蝉蜕之类以祛风止痒；糜烂、渗液脂水属湿热，酌加滑石、车前子、木通、泽泻之类以助清热渗湿。

2.火毒壅盛

多见于鼻疔重症，早期失治误治，火热邪毒内盛，气血壅滞，与邪毒搏结于鼻。症状可见鼻部跳痛或伴发热、头痛，检查见鼻部红肿范围大，触之较硬，中心小疔突起，顶端脓点或有或无，同侧上唇、面颊和下睑红肿疼痛。舌偏红，苔黄，脉洪数。

治宜泻火解毒，消肿止痛。常用银花解毒汤合黄连解毒汤加减。常用药物及剂量：金银花15g，连翘10g，牛蒡子10g，甘草6g，柴胡6g，黄芩10g，赤芍15g，陈皮6g，大黄6g，黄柏6g，栀子10g。

3.阴虚血燥

多见于鼻疮、鼻疳久病，素有阴血不足或反复外感风热之邪，余邪久滞鼻窍，内耗阴血，外损肌肤，迁延致病。症状可见鼻部灼热、干燥、作痒、微痛、异物感，检查见鼻前庭皮肤干燥、粗糙、皲裂、结痂、表皮鳞屑、鼻毛脱落。舌偏红少，脉细数。

治宜滋阴养血，润燥散邪。常用四物消风饮加减。常用药物及剂量：生地黄15g，当归12g，赤芍15g，川芎10g，防风12g，柴胡10g，黄芩10g，薄荷6g，荆芥穗10g，蝉蜕6g，甘草3g。

二、其他治疗

1. 涂药法：①鼻疗，初起时局部搽碘酊，每 4～6 小时 1 次，2～3 次后多可消除红肿疼痛。但若初起失治再搽药则难起效。②鼻疮，可搽消炎软膏或眼膏（如红霉素、金霉素），每日 1～2 次。③鼻疳，局部可搽激素类软膏（如醋酸氟轻松乳膏）。

2. 外敷法：①鼻疗，以如意金黄散、紫金锭、六神丸、点舌丹（丸）之类研粉末，醋调外敷局部，每 4～6 小时换药 1 次。②鼻疳，局部糜烂或渗液，先以生理盐水清洁后再以青黛散撒于疮面，每日 1～2 次。

3. 护理要点：对于鼻疗，不能进行局部挤压。鼻面部血管无静脉瓣，且通过内眦静脉直达颅内，凡鼻面部疗肿挤压后可能出现鼻面部蜂窝织炎或海绵窦血栓性静脉炎，严重者可危及生命。

三、医案

医案1

陈某，男，48 岁。湖南省长沙市人。2017 年 2 月 16 日初诊。

左侧鼻部肿痛 6 天，打消炎针 5 日好转未愈，目前疼痛不重。左侧鼻前庭底部红肿显著，左侧鼻翼及其上方轻度红肿，局部按压痛，鼻唇沟存在。舌淡红，苔薄，脉略数。

诊断：鼻疗。

治以益气解毒，扶正祛邪。

处方及煎服法：葛根 15g，赤芍 10g，升麻 10g，皂角刺 10g，野菊花 10g，紫花地丁 10g，蒲公英 10g，天葵子 10g，连翘 10g，金银花 10g，甘草 6g，黄芪 10g，当归 10g，白芷 6g，黄芩 10g。10 剂，每日 1 剂，分 2 次开水冲服（颗粒剂）。局部调敷如意金黄散 10 天（1 日 3 次）。

随访：痊愈。

按：外感火热邪毒舌当红而不红，消炎药当愈而不愈，皆属正虚，宜扶正祛邪。鼻属肺与阳明，故以五味消毒饮加皂角刺、连翘清热解毒，合升麻葛根汤加黄芩清解肺与阳明之热，佐当归、黄芪扶正逐邪，白芷引经。

医案2

孙某，女，48 岁。湖南省华容县人。2017 年 9 月 30 日初诊。

双侧鼻塞，通气受阻，伴鼻前庭疼痛20天，讲话鼻音重，自诉因感冒所致，无涕，鼻内干燥不适，无头痛发热，食欲差。省会某大型综合医院CT检查见左侧上颌窦黏膜下囊肿，鼻前庭组织增厚性质不明，不排除癌肿可能，建议手术治疗。因对拟诊有疑不愿手术，特求治中医。检查见鼻小柱后方组织淡红，向两侧膨突，右鼻孔前端通道明显受阻狭窄，鼻中隔前部软组织向左膨隆致左鼻道受阻，局部触诊疼痛但不剧。舌略偏红，苔薄，脉细数。

诊断：鼻前庭组织增生，性质不明。

处方及煎服法：葛根15g，赤芍10g，升麻10g，桔梗10g，甘草6g，白芷6g，辛夷6g，薄荷6g，黄芩10g，桑白皮10g，木香6g，炒麦芽10g，黄连3g，砂仁3g。10剂，每日1剂，开水冲服（颗粒剂），分2次服。

2017年10月10日二诊：显著好转。稍鼻塞无涕，鼻前庭有微痛、干燥感，食欲不佳，大便调。鼻前庭通畅，双侧鼻孔与鼻道通畅。舌淡红，苔薄，脉细缓。

处方及煎服法：党参10g，白术10g，茯苓10g，桔梗10g，甘草6g，白芷6g，辛夷6g，薄荷6g，玄参10g，麦冬10g，黄芩10g，木香6g，砂仁3g，炒麦芽10g。14剂，服法如前。局部用复方木芙蓉涂鼻软膏2周（1日2次）。

随访：2019年7月19日因感冒致中耳炎求诊时，谓前病愈。

按：此案少见，多与鼻小柱软组织感染性炎症有关。以其起于感冒后，舌略红脉细数，按肺与阳明热邪论治。方中升麻葛根汤加黄芩、桑白皮清肺与阳明，佐黄连解毒泻火，白芷、辛夷、薄荷通利鼻窍，桔梗引药上行，麦芽、木香、砂仁健脾开胃。二诊主病体征消失，从气虚津少辨识，以四君子汤加木香、砂仁、麦芽益气健脾，白芷、辛夷、薄荷通利鼻窍，玄参、麦冬养阴生津，桔梗引药上行，黄芩平调寒热。

第二节　急性鼻炎

急性鼻炎俗称伤风、感冒，是以鼻黏膜为主的上呼吸道黏膜急性炎症，初起多为病毒感染，后则继发细菌感染。本病四季可发，尤以冬春多见。本病诱因有全身性因素，如受凉、过劳、烟酒过度、维生素缺乏、内分泌失调、全身慢性疾病等，亦有局部因素如鼻腔疾病、口腔咽部感染病灶等。临床表现可分三期：早期鼻腔及鼻咽部有干燥灼热感，鼻痒、喷嚏或恶寒、发热、周身不适等症，检查见鼻黏膜充血、发干；中期病情发展，鼻塞加重，鼻内发胀，清涕增多，讲话有闭塞性鼻音或伴头痛，发热口干，检查见鼻黏膜红肿，下鼻甲肿胀，鼻内充满水样分泌物或黏液性涕；后期趋向好转，鼻塞逐渐减轻，分泌物渐以黏液性分泌物为主并逐渐消失。整个病程约为 7～10 日，中后期容易引起鼻窦炎、中耳炎等并发症。

中医学称本病为伤风鼻塞。其病机多为肺经风寒或肺经风热，以及气虚外感、阴虚外感等。

一、辨证论治

1.肺经风寒

外感风寒，皮毛受邪，内舍于肺，肺失清肃，邪壅鼻窍为病。症状可见新病鼻塞，喷嚏，流清涕，讲话鼻音重，伴周身不适或有头痛，微恶寒发热；检查见鼻黏膜色略红或淡红带紫，鼻腔有水样分泌物，舌淡，苔薄白，脉浮紧。

治宜祛风散寒，辛温通窍。常用辛夷散加减。常用药物及剂量：羌活 10g，防风 10g，藁本 10g，白芷 10g，辛夷 10g，川芎 10g，升麻 10g，细辛 3g，木通 6g，甘草 6g。

2.肺经风热

外感风热或外感风寒化热，肺失清肃，邪壅鼻窍为病。症状可见新病鼻塞，鼻息气热，喷嚏，涕黏白或黏黄，伴口微干渴，发热恶风，微汗出，头痛；检查见鼻黏膜红肿，舌淡红，苔薄黄，脉浮数。

治宜疏风清热，宣肺通窍。常用银翘散加减。常用药物及剂量：荆芥 10g，金银花 10g，连翘 10g，牛蒡子 10g，薄荷 6g，竹叶 6g，桔梗 10g，甘草 6g，芦根 15g，白芷 10g。

3.气虚外感

气虚之体，肺脾不足，卫表不固，复因劳后当风或调摄失宜，以致感受风邪为病。症状可见鼻塞，喷嚏，涕清或黏或伴恶风出汗，周身不适，疲劳无力；检查见鼻黏膜肿胀，舌偏淡或胖，苔薄，脉浮重按无力。

治宜益气解表，通利鼻窍。常用参苏饮加减。常用药物及剂量：党参 10g，紫苏叶 10g，葛根 15g，半夏 10g，前胡 10g，茯苓 10g，枳壳 10g，桔梗 10g，木香 6g，陈皮 6g，甘草 6g。

4.阴虚外感

阴虚之体，正气不足，御邪不力，复因调摄失宜或有所劳累，外感风邪为病。症状可见鼻塞，喷嚏，涕清或黏或伴口咽干燥，发热身痛，平素手足心热；检查见鼻黏膜红肿，舌偏红，苔薄，脉浮细数。

治宜养阴解表，通利鼻窍。常用加减葳蕤汤加减。常用药物及剂量：玉竹 10g，百合 10g，白薇 10g，薄荷 6g，桔梗 10g，大枣 6g，甘草 6g，蝉蜕 6g，牛蒡子

10g，射干 6g。

二、临证心语

伤风鼻塞宜早期治疗，治疗越早效果越好、病程越短。早期治疗时，无论有风寒或风热，首次服药后均宜适当出汗，以促进发表散邪，一般可在服药后再酌情加服温开水，以促使出汗并及时换衣，避免再次受凉致病情反复。若病情中后期并发鼻渊、耳胀，按并发症治疗。

三、医案

医案1

杨某，女，34岁。2005年11月8日初诊。

月经欲行，昨日头痛，鼻塞，咽痛，每次经前明显。咽部无明显充血，鼻甲稍大，鼻道干净。舌淡红，苔薄，脉沉缓。

处方及煎服法：川芎 10g，荆芥 6g，白芷 10g，羌活 10g，甘草 6g，防风 6g，僵蚕 10g，薄荷 6g，当归 5g，白芍 10g，黄芪 10g，黄芩 10g。7剂，每日1剂，开水冲服（颗粒剂），分2次服。

2005年11月15日二诊：头痛消失，鼻塞轻，咽稍痛，夜尿3～4次。鼻道干净，鼻甲不大，咽无充血。舌淡红，苔薄，脉虚数。

处方及煎服法：熟地黄 15g，山药 15g，枸杞子 10g，山茱萸 10g，牛膝 10g，知母 10g，菟丝子 10g，乌药 10g，益智仁 10g，白芷 10g，射干 6g。7剂，服法如前。

随访：痊愈。

按： 经行感冒，多有血虚容易受寒，治以川芎茶调散加减。以荆芥、防风、羌活、白芷、川芎发散风寒利窍，助以僵蚕、薄荷疏风利咽，佐当归、黄芪、白芍益气养血，以甘草调和诸药，以黄芩平调寒热。二诊显著好转，夜尿频，多属阳虚，改拟温补肾阳之剂，佐白芷通鼻，射干利咽。

医案2

曾某，女，26岁。2006年9月26日初诊。

感冒后鼻塞不通20余天，黏黄涕少，鼻息灼热。鼻黏膜稍充血，鼻道干净，咽部充血不显。舌淡红，苔薄，脉略数。

处方及煎服法：荆芥 10g，连翘 10g，金银花 15g，黄芩 10g，赤芍 10g，葛根

15g，升麻6g，白芷10g，苍耳子10g，竹叶10g，桔梗10g，甘草6g。7剂，每日1剂，水煎，分2次服。局部用盐酸赛洛唑啉滴鼻液1周（1日2次）、鱼腥草滴眼液1周（1日3次）。

按：本案脉症属热，当咎邪入肺与阳明，治以升麻葛根汤加黄芩清肺与阳明，助以金银花、连翘、苍耳子、白芷、桔梗解毒化浊，佐荆芥之宣散与竹叶之渗利分消热邪。

医案3

余某，男，36岁。2013年3月23日初诊。

鼻窒4年，交替性鼻塞早晚明显。近来感冒10余天，刻下交替鼻塞，少许清涕，咽无恙，便调，余可。咽部无充血，鼻甲肿大。舌偏红，苔薄，脉沉缓。久病鼻窒多有气虚，刻下已成肺热。

治以清肺通窍，补益气血，标本同治。

处方及煎服法：黄芪30g，当归10g，羌活10g，白芷20g，川芎10g，黄芩10g，桑白皮10g，地骨皮10g，桔梗10g，甘草6g，葛根20g，赤芍15g，升麻10g，地龙10g，白豆蔻6g，薄荷6g。7剂，每日1剂，水煎，分2次服。

随访：翌年5月3日求治变应性鼻炎，谓去年药后新病久病均愈。

按：本案舌象属热，故以升麻葛根汤加黄芩、桑白皮、地骨皮清肺与阳明，助以羌活、白芷、川芎、薄荷通利鼻窍，桔梗引药上行；因患者久病鼻窒早晚明显多属气虚夹寒，鼻涕当浊而清，此乃气虚，再佐当归、黄芪补益气血，加地龙活血通络，如此新病旧病同医。

第三节　慢性鼻炎

慢性鼻炎是鼻腔黏膜和黏膜下层的慢性炎症，以鼻黏膜肿胀、鼻塞、分泌物增多为特点。本病多因急性鼻炎反复发作或治疗不彻底所致，与邻近器官病变（如腺样体肥大、鼻窦炎、变应性鼻炎、鼻中隔偏曲）、鼻腔用药不当、职业或环境因素、全身慢性疾病、营养不良、内分泌失调等密切相关，并与免疫功能失调和变态反应亦也有一定关系。本病在临床上一般分为慢性单纯性鼻炎与慢性肥厚性鼻炎。前者表现为鼻塞较轻，呈交替性或间歇性鼻塞，有少许白黏分泌物，检查见下鼻甲黏膜肿胀，表面光滑；后者表现为鼻塞重，常呈持续性鼻塞、时轻时重，鼻部胀痛、头痛，检查见下鼻甲黏膜肥厚状改变，表面不平，对1%麻黄碱收缩反应迟钝。

中医学称本病为鼻窒。其病机多为肺脾气虚、肺胃郁热、阳虚寒凝、气滞血瘀，不同病机可相互夹杂。

一、辨证论治

1.肺脾气虚

肺脾气虚，清阳不升，浊阴不降，寒湿之邪久滞鼻窍。症状可见鼻塞时轻时重，早晚明显或遇风冷即塞，有少许清涕或黏涕，伴体倦乏力。检查见面色不华，鼻甲肿胀、色淡红或偏淡暗，舌淡红，舌胖有齿痕，苔白，脉缓弱。

治宜补益肺脾，祛邪通窍。常用补中益气汤加减。常用药物及剂量：黄芪20g，当归10g，党参15g，白术10g，茯苓10g，甘草6g，陈皮6g，白芷10g，辛夷6g，川芎6g，升麻6g，石菖蒲10g。

2.肺胃郁热

由于外感风邪久郁化热、饮食不节、体质等因素，致热邪内蕴肺胃，循经上蒸，清窍不利。症状可见鼻塞时轻时重，有少许黏黄涕或鼻内灼热干燥感，嗅觉减退，头额胀痛，口微干渴，小便黄，大便干。检查见鼻黏膜暗红，下鼻甲肿大。舌质红，舌体胖，苔微黄，脉略数或洪缓有力。

治宜清肺胃热，宣肺通窍。常用加味升麻葛根汤或黄芩汤加减。常用药物及剂量：葛根15g，赤芍10g，升麻10g，黄芩10g，桑白皮15g，地骨皮10g，生地黄15g，麦冬10g，白芷10g，辛夷6g，木通6g，路路通10g。

3.阳虚寒凝

肾阳亏虚，肺气不足，卫表不固，寒邪凝滞鼻窍。症状可见间歇性或持续性鼻塞，常出清涕，遇寒冷而重，易外感，畏寒，四肢不温，夜尿频。检查见鼻甲肿大，色偏暗淡。舌淡，脉沉弱。

治宜温阳益气，散寒通窍。常用温肺止流丹合桂枝汤加减或当归四逆汤加减。常用药物及剂量：黄芪15g，当归6g，党参10g，白术10g，防风6g，白芷10g，辛夷10g，川芎6g，细辛3g，诃子10g，巴戟天10g，锁阳10g，甘草6g。

4.气滞血瘀

慢性鼻炎病程长，久病入络，气血瘀滞，鼻窍不利。症状可见鼻塞重，嗅觉差，常伴鼻部胀痛、头痛、头昏。检查见鼻甲肥大，表面不平，色暗滞，收缩反应差。舌暗滞或有瘀点、瘀斑。

治宜活血化瘀，通利鼻窍。常用桃红四物汤合补阳还五汤加减或当归芍药汤加减。常用药物及剂量：桃仁10g，红花6g，生地黄15g，赤芍10g，当归10g，川芎6g，白术10g，茯苓10g，白芷10g，辛夷6g，丝瓜络10g，石菖蒲6g，郁金10g。

外治

1. 滴（喷）鼻剂，酌情使用减充血剂、激素类鼻雾剂、中药类滴（喷）鼻剂。由于减充血剂所致的药物性鼻炎，当尽可能减少使用次数，以求恢复正常。

2. 中药膏剂搽鼻，如复方木芙蓉涂鼻软膏2周。

二、经验方

鼻炎膏（鼻炎灵滴鼻液）

药物组成及剂量：牡丹皮、赤芍、白芷、藿香、板蓝根各10g，冰片1g，白色凡士林100g，纱条若干（约2.5cm×3cm大小）。

用法：将前药分别研粉，过100目筛，入冰片后再研匀，入凡士林中，再入纱条并搅动，使每块纱条均沾上药膏，装瓶后高温高压消毒备用。用时以枪状镊夹取纱条1片，呈条状塞入下鼻道或总鼻道，并稍用力向外侧壁压紧，以免容易掉出。每次每侧1～2块，两侧可同时或交替塞用。每日1次，每次保留2小时以上，然后自行擤出。或对上述前5味药物按提取法制剂，制成滴鼻液，装瓶备用。滴鼻，每日3次。

功效与主治：凉血活血，解毒祛邪，芳香通窍。治慢性鼻炎、鼻窦炎、变应性鼻炎。

方解：方中牡丹皮、赤芍凉血活血，配以板蓝根解毒祛邪；白芷、藿香、冰片芳香化浊。全方合用共奏凉血活血，解毒祛邪，芳香通窍之功。

三、临证心语

鼻窒在临床上以肺脾气虚、肺胃郁热、气滞血瘀居多，阳虚寒凝证多伴鼻衄。

鼻窒以整体辨证（症状、舌、脉）为主要依据，局部体征（鼻甲的色泽、分泌物性质等）往往作为兼证认识，鼻甲肥厚、收缩不良者，多从气血瘀滞辨识。

四、医案

医案1

贺某，男，27岁。1980年3月10日初诊。

鼻窒4年，鼻塞夜甚，有少许黏白涕。平素易感冒，常有倦怠乏力，近来纳差，二便调。鼻黏膜红肿欠润。舌淡红，舌体胖，苔白黄微腻，脉缓。

治以益气健脾，清肺通窍。

处方及煎服法：黄芪 10g，党参 10g，当归 10g，川芎 10g，木通 10g，白术 10g，黄芩 10g，白芷 10g，桔梗 10g，薏苡仁 20g，葛根 15g，陈皮 6g，甘草 6g。5 剂，每日 1 剂，水煎，分 2 次服。

1980 年 3 月 16 日二诊：鼻塞明显减轻，饮食增进。鼻黏膜仍肿胀，表面不平，舌苔转薄。续前法加减。

处方及煎服法：黄芪 10g，党参 10g，当归 10g，川芎 10g，木通 10g，白术 10g，黄芩 10g，白芷 10g，桔梗 10g，路路通 10g，葛根 15g，陈皮 6g，甘草 6g。5 剂，服法如前。

随访：诸症消失。

按：本案有肺脾气虚，舌象兼热，故为脾虚肺热证。鼻黏膜与鼻窦慢性炎症病变中，脾虚肺热证极为常见。脾虚之理易知，肺热之咎何为？鼻为肺窍，与五脏相关。故鼻之热证，首先责于肺，若见口苦咽干当责于肝胆，若见口渴便燥结当责于脾胃，若见舌赤心烦不寐当责于心。方中党参、白术、当归、黄芪、薏苡仁、陈皮、甘草之属益气健脾补肺，川芎、白芷、木通、路路通利窍，黄芩清肺，葛根、桔梗升清。

医案2

吴某，男，26 岁。1980 年 3 月 14 日初诊。

鼻窒 2 年，交替鼻塞，早晚明显，遇寒而重，时有清涕不多。近来天寒，持续性鼻塞，白天稍减。素易感冒，面色不华，乏力，纳可，二便调。鼻黏膜色淡暗肿胀、表面光滑、收缩反应好，鼻内有少许清涕。舌偏淡，苔薄，脉细缓。

证属肺虚寒凝。

处方及煎服法：黄芪 10g，党参 10g，白术 10g，白芍 10g，川芎 10g，桂枝 10g，辛夷 10g，荆芥 10g，细辛 3g，生姜 3g，甘草 6g。4 剂，每日 1 剂，水煎，分 2 次服。局部用呋麻滴鼻液 1 周（1 日 3 次）。

1980 年 3 月 19 日二诊：诸症好转，鼻塞时间缩短，程度减轻。下鼻甲嫩红肿胀。舌脉如前。

治以前法。

处方及煎服法：黄芪 10g，党参 10g，白术 10g，白芍 10g，川芎 10g，桂枝 5g，白芷 10g，石菖蒲 10g，辛夷 10g，生姜 3g，甘草 6g。15 剂，服法如前。

随访：痊愈。

按：本案治以温肺散寒，通利鼻窍。鼻病之治，温肺酌伍益气（补脾）、壮阳（温肾）之品。方中桂枝汤佐党参、白术、黄芪、荆芥益气温肺散寒，川芎、白芷、石菖蒲、辛夷、细辛之类辛温芳香而通利鼻窍。

医案3

孙某，男，45岁。1985年6月11日初诊。

鼻窒20余年，近5年持续鼻塞，鼻音重，晚上张口呼吸，白天鼻息微通，晨起咽干口燥。下鼻甲肿胀，前端粗糙，后端呈桑椹样变，左侧为重。舌淡红略胖，脉弦缓。

证属气血瘀阻。

治以行气活血，化瘀通络。

处方及煎服法：熟地黄10g，当归10g，川芎10g，赤芍10g，桃仁10g，白术10g，茯苓10g，地龙10g，路路通10g，葛根15g，红花3g，煅牡蛎30g。5剂，每日1剂，水煎，分2次服。复方丹参注射液1mL进行下鼻甲黏膜下注射，每周2次。

1985年6月17日二诊：服药后心中不适欲呕，可能是地龙之故，以穿山甲6g代（穿山甲现为国家一级保护动物，属禁用药）。

处方及煎服法：在4个月内以上方服药60余剂，以复方丹参注射液和5-氟尿嘧啶进行鼻甲黏膜下注射共30次。

随访：鼻塞症状明显减轻，鼻音减轻，下鼻甲缩小，但未治愈。患者基本满意，因条件所限，未再予治疗。

按：此案为慢性肥厚性鼻炎。如此典型之证临床少见。方中桃红四物汤加地龙、路路通活血化瘀通络，白术、茯苓益气健脾扶正，葛根升清活血，牡蛎散结。

医案4

袁某，男，19岁。1987年4月3日初诊。

鼻窒4年，间歇鼻塞，天热涕黏，天冷涕清，偶作喷嚏。近半月天冷而持续性鼻塞，常流清涕，畏寒肢凉，食纳一般。面色不华，下鼻甲淡暗肿胀、表面不平、收缩反应欠敏感，下鼻道有大量清涕潴留。舌淡，苔薄白，脉沉细。

证属阳虚寒凝。

处方及煎服法：桂枝10g，白芍10g，当归10g，川芎10g，辛夷10g，诃子10g，木通10g，细辛3g，附子6g，甘草6g。3剂，每日1剂，水煎，分2次服。

1987年4月7日二诊：好转。清涕止，仍间歇性鼻塞，涕少黏白。舌正常，脉细缓。

治以前法。

处方及煎服法：桂枝5g，白芍5g，当归10g，川芎10g，辛夷10g，木通10g，黄芪15g，白术10g，桔梗10g，甘草6g。5剂，服法如前。

随访：痊愈。

按：本病鼻窒为阳虚，首诊以当归四逆汤加附子、川芎温阳通经，诃子涩津止涕。复诊好转，减附子、细辛、诃子，加黄芪、白术补气，桔梗肃肺止涕。

医案5

唐某，男，18岁。1988年3月10日初诊。

鼻窒10余年，自幼交替性鼻塞，近2年加重，持续不通，早晚稍轻，运动后反而加重，闭塞性鼻音重，很少有涕，无鼻干，常有胃痛，未予重视，有时治疗效果亦差。下鼻甲肿、色暗红、表面光滑、收缩反应欠敏感。舌前见小红点，苔薄微黄，脉弦细缓。

证属热郁气血瘀滞。

处方及煎服法：葛根15g，黄芩10g，桑白皮10g，赤芍10g，当归10g，川芎10g，辛夷10g，白术10g，茯苓10g，木通10g，甘草6g，路路通10g。10剂，水煎，每日1剂，分2次服。

随访：痊愈。

按：本案证候特点，特别是从舌象看当属热郁血滞，然久病多虚，慢性鼻病多气虚，脾为生气之源。故以葛根、黄芩、桑白皮、白芍、当归、川芎、木通清热活血，佐白术、茯苓、甘草健脾益气，辛夷、路路通通利鼻窍。

医案6

李某，男，22岁。2008年11月4日初诊。

鼻窒病史8年，鼻塞夜显，有少许黏涕晨起或运动后多见，余可。鼻甲大，鼻道通畅干净，咽部正常。舌淡红，舌体胖，苔薄，脉弦细缓。

证属气虚邪滞。

治以益气通窍，平调寒热。

处方及煎服法：黄芪20g，白术12g，茯苓15g，甘草6g，桔梗10g，白芷12g，苍耳子10g，辛夷10g，当归10g，路路通10g，诃子10g，赤芍15g，牡丹皮10g。7剂，每日1剂，水煎，分2次服。

2008年11月18日二诊：上方自服14剂，鼻塞减，有少许白黏涕，冬天手足凉。鼻甲不大，鼻道干净通畅。舌淡红，舌体胖，脉弦细缓。

治以前法。

处方及煎服法：黄芪20g，白术12g，茯苓15g，甘草6g，桔梗10g，白芷12g，木通6g，辛夷10g，当归10g，川芎10g，诃子10g，赤芍15g，牡丹皮10g。7剂，服法如前。

2008年11月25日三诊：晨起或有鼻塞涕黏，手足凉好转。舌淡红微暗滞，舌体胖，舌有齿痕，苔稍黄微少津，脉弦细缓。

治以前法。

处方及煎服法：黄芪20g，白术15g，茯苓15g，甘草6g，桔梗10g，白芷10g，木通5g，辛夷10g，当归10g，川芎10g，赤芍15g，牡丹皮10g，穿山甲5g。7剂，服法如前。

2008年12月2日四诊：晨起黏涕难出，晚上鼻塞，天冷手足发凉。鼻甲稍大，鼻道干净。舌淡红，舌体胖，苔薄，脉弦细缓。

处方及煎服法：黄芪20g，白术15g，茯苓15g，甘草6g，石菖蒲6g，白芷10g，木通5g，辛夷10g，当归10g，川芎10g，穿山甲5g，地龙6g，巴戟天10g。7剂，服法如前。

2008年12月9日五诊：仍晨起有涕，晚上鼻塞。鼻腔同前，舌淡红嫩，脉细缓。

处方及煎服法：黄芪20g，白术15g，茯苓15g，甘草6g，木通5g，当归10g，穿山甲5g，巴戟天10g，桂枝6g，麻黄6g，白芍15g，防风6g。7剂，服法如前。

2008年12月16日六诊：晨起及运动后有涕，晚上鼻塞。鼻腔正常。舌淡红，舌体胖，苔薄，脉沉细缓。

处方及煎服法：黄芪20g，白术15g，茯苓15g，甘草6g，木通5g，当归10g，穿山甲5g，巴戟天10g，桂枝5g，麻黄5g，白芍15g，防风5g，白芷10g。7剂，服法如前。

2008年12月23日七诊：近两日气温零度以下，稍鼻塞，有少许黏涕。舌淡红，舌体胖，苔薄，脉弦细缓。

处方及煎服法：黄芪20g，白术15g，茯苓15g，甘草6g，木通5g，当归10g，穿山甲5g，巴戟天10g，桂枝5g，麻黄5g，白芍15g，细辛3g，白芷10g。上方连服21剂，诸症消失。

按：前诊以久病脉见细缓，从气虚邪滞辨识，以当归、黄芪、白术、茯苓、甘草益气，以白芷、苍耳子、辛夷、诃子、路路通通窍除涕，以桔梗肃肺；运动后出涕多属有热，舌不淡，寒热偏向不著，加牡丹皮、白芍平调寒热。四诊后气候偏寒冷，去牡丹皮、白芍之凉，续加巴戟天、麻黄、桂枝、细辛之类温阳祛寒通经。

医案7

龙某，女，36岁。2010年11月2日初诊。

鼻塞5年，间歇性与交替性鼻塞，流少许清涕，鼻塞重时头痛，睡眠可，纳可，二便调，夜尿3次，手足常凉。鼻甲大，鼻道干净，鼻中隔右侧黏膜肥厚，咽部正常，舌正常有少许红点，苔薄微腻，脉沉细缓弱。

证属阳气不足，邪滞鼻窍。

治以益气温阳，通利鼻窍。

处方及煎服法：黄芪 10g，白术 10g，法半夏 10g，茯苓 10g，川芎 6g，白芷 6g，桔梗 10g，皂角刺 10g，当归 10g，甘草 3g，巴戟天 10g，锁阳 10g，乌药 10g，山药 10g，益智仁 10g，细辛 3g。14 剂，每日 1 剂，水煎分 2 次服。局部用盐酸赛洛唑啉滴鼻液 1 周（1 日 2 次）、鱼腥草滴眼液 1 周（1 日 3 次）。

2010 年 11 月 15 日二诊：鼻塞不显，无涕，夜尿 1～3 次。舌有少量红点，苔薄，脉沉细缓。

前法续进，佐平调寒热。

处方及煎服法：黄芪 10g，白术 10g，川芎 6g，白芷 6g，桔梗 10g，当归 10g，甘草 3g，巴戟天 10g，锁阳 10g，乌药 10g，山药 10g，益智仁 10g，赤芍 10g，牡丹皮 10g，菟丝子 10g。14 剂，服法如前。

随访：鼻症消失，无夜尿。

按：鼻塞涕清、夜尿频而脉沉缓弱者气虚阳亏，以当归、黄芪、白术、茯苓、法半夏、甘草、巴戟天、锁阳、乌药、山药、益智仁益气健脾温肾，以桔梗肃肺，以川芎、白芷、辛夷、皂角刺温通窍，取效显著。其中，缩泉丸（乌药、山药、益智仁）用于夜尿频数者，常有佳效。二诊前法续进，以其舌有少量红点，内热或见，原方稍调，加牡丹皮、白芍以平调寒热，防甘温太过之虑。

医案8

刘某，女，16 岁。2010 年 5 月 18 日初诊。

鼻塞半年，鼻塞夜显、遇冷而重、影响睡眠、无涕，月经后期或数月不至，余可。鼻腔尚通，鼻道干净。舌正常，苔薄，脉沉弦细缓。

诊断：慢性单纯性鼻炎。

证属气血不足，寒邪久滞。

治以益气活血，散寒通窍。

处方及煎服法：黄芪 10g，当归 10g，白芷 12g，桔梗 10g，川芎 6g，白术 10g，红花 5g，赤芍 10g，石菖蒲 10g，桃仁 10g，茯苓 10g。7 剂，每日 1 剂，分 2 次开水冲服（颗粒剂）。口服辛夷鼻炎丸 1 周（1 日 3 次），局部用 1% 麻黄碱滴鼻液 1 周（1 日 3 次）。

2010 年 5 月 24 日二诊：好转，运动后鼻塞消失，鼻内稍痒，大便偏结、数日 1 行。3 月 5 日以来月经未行。舌正常，脉沉弦细缓。

处方及煎服法：黄芪 10g，当归 10g，白芷 10g，桔梗 10g，川芎 6g，白术 10g，红花 6g，赤芍 10g，蒺藜 10g，桃仁 10g，茯苓 10g，瓜蒌 10g。14 剂，服法如前。

2010年6月8日三诊：晚上稍鼻塞，大便数日1行，睡眠可。月经已行量少，经期5日。舌淡红，舌有少量红点，脉弦略数。

处方及煎服法：黄芪10g，当归10g，生地黄15g，白芷10g，桔梗10g，川芎6g，白术10g，红花6g，赤芍10g，桃仁10g，茯苓10g，瓜蒌10g。21剂，服法如前。

2010年7月13日四诊：晚上稍鼻塞，余无不适。舌尖稍红，右脉略滑、左脉弦细缓。

处方及煎服法：黄芪10g，当归10g，生地黄15g，白芷10g，桔梗10g，川芎6g，白术10g，红花6g，赤芍10g，木通6g，桃仁10g，茯苓10g，瓜蒌10g。21剂，服法如前。

随访：痊愈。

按：首诊气血不足，寒邪久滞，以白术、茯苓、当归、黄芪补益气血，助以川芎、赤芍、桃红活血化瘀，石菖蒲、白芷通窍，桔梗引药上行。后三诊续方略有加减，去石菖蒲，加蒺藜祛风止痒，木通清心火，瓜蒌通便。

医案9

陈某，男，18岁。2011年2月15日初诊。

鼻窒幼发，鼻塞时轻时重，常作喷嚏而少涕但近来未作，头痛，易受凉。鼻甲肿大，鼻道通畅干净，咽部稍慢性充血，淋巴滤泡增生。舌淡红，舌有红点，苔薄白，脉缓有力。

诊断：慢性鼻炎，慢性咽炎。

治以清肺胃，通清窍。

处方及煎服法：黄芩10g，白芷12g，川芎12g，蔓荆子10g，葛根15g，赤芍10g，升麻10g，甘草3g，桔梗10g，桑白皮10g，皂角刺10g，丹参10g，郁金10g，三七粉5g（冲服）。21剂，每日1剂，分2次开水冲服（颗粒剂）。局部用盐酸赛洛唑啉滴鼻液3周（1日3次）。

2011年3月22日二诊：鼻塞减，头痛失，近来鼻干，咽喉不适有痰，余可。鼻甲稍肿，鼻道干净，咽部慢性充血明显、淋巴滤泡增生。舌淡红有红点，苔薄，脉弦缓有力。

续前法，佐化痰利咽。

处方及煎服法：黄芩10g，白芷6g，川芎6g，葛根15g，赤芍10g，升麻10g，甘草3g，桔梗10g，桑白皮10g，丹参10g，三七粉5g（冲服），郁金10g，玄参10g，浙贝母5g。20剂，服法如前。

随访：痊愈。

按：本案鼻窒、喉痹同治。以舌脉辨，首诊从郁热论治，方中升麻、葛根、白芍、甘草、黄芩、桑白皮清肺与阳明，丹参、三七粉、郁金、川芎、皂角刺、白芷活血通窍，桔梗肃肺除痰兼引药上行，蔓荆子、荆芥祛风止痛。二诊续前法，去蔓荆子、荆芥、皂角刺，佐玄参、浙贝母、甘草、桔梗利咽化痰。

医案10

唐某，男，9岁。2013年3月8日初诊。

感冒后交替性鼻塞2个月不愈，有少许白涕，易汗多。鼻甲稍大，鼻内有少许黏白分泌物，咽部充血不显，扁桃体Ⅱ度肿大。舌淡红，苔薄白。

证属气虚，邪滞清窍。

处方及煎服法：黄芪10g，白术10g，白芷10g，川芎3g，桔梗6g，茯苓10g，皂角刺6g，金银花10g，白豆蔻6g，当归3g，太子参10g，灵芝10g，法半夏5g，五味子3g，浙贝母6g，玄参5g，甘草3g，陈皮3g。20剂，每日1剂，水煎分2次服。

随访：1年后因乳蛾求治，谓上次药后病愈。

按：方中六君子汤加减加黄芪、当归、灵芝补益扶正，太子参、黄芪、五味子益气敛汗，皂角刺、金银花、白芷、川芎祛邪通鼻，半夏、陈皮、甘草、桔梗、玄参、浙贝母化痰散结利咽喉，白豆蔻温中兼防寒药伤脾致泻。

医案11

徐某，男，29岁。2015年10月14日初诊。

鼻窒数年，交替性间歇性鼻塞早晚明显，涕少，运动后鼻塞减轻或消失，无疲劳感，余可。鼻甲稍大，鼻道干净。舌淡红，苔薄，脉细缓。

证属气虚邪滞。

处方及煎服法：黄芪10g，当归10g，白术10g，茯苓10g，甘草6g，白芷12g，辛夷10g，川芎12g，黄芩10g，党参10g，升麻10g，陈皮6g，柴胡6g。21剂，每日1剂，分2次开水冲服（颗粒剂）。局部用盐酸赛洛唑啉滴鼻液1周（1日2次）。

2016年6月7日二诊：去年治疗后鼻症消失。目前感冒后鼻塞不愈1个月，鼻塞早晚明显、活动后减轻或消失、静坐常塞，涕少，咽喉有痰感。鼻甲肿胀，鼻道干净，舌淡红，苔薄，脉细缓、寸脉应指。

治以前法。

处方及煎服法：黄芪10g，当归10g，川芎6g，白芷12g，辛夷10g，黄芩10g，桔梗10g，甘草6g，白术10g，茯苓10g，赤芍10g，路路通10g，地龙10g，石菖蒲10g。21剂，服法如前。

随访：痊愈。

按： 本案鼻窒，治以补中益气汤益气升清，加茯苓健脾，白芷、辛夷、川芎通鼻，黄芩平调寒热，诸症消失。次诊为感冒迁延鼻窒伴喉痹，主证气虚，寸脉应指多有郁热，治以当归、黄芪、白术、茯苓、甘草扶正，黄芩清肺，路路通、赤芍、地龙凉血通络，川芎、白芷、辛夷、石菖蒲通利鼻窍，甘草、桔梗化痰利咽。

医案12

陈某，女，43岁。2016年2月27日初诊。

鼻窒2年，早晚鼻塞重，无涕，咽喉或有不适，有疲劳感，精神不振，纳可，二便调。鼻甲稍大，鼻道干净，咽无充血。舌淡红，苔薄，脉沉缓。

治以升清通窍。

处方及煎服法：黄芪10g，当归10g，白芷10g，辛夷10g，川芎10g，白术10g，茯苓10g，桔梗10g，甘草6g，玄参10g，党参10g，黄芩10g，炒麦芽10g。30剂，每日1剂，分2次开水冲服（颗粒剂）。盐酸赛洛唑啉滴鼻液滴鼻1周（1日2次）。

2016年4月7日二诊：鼻塞显减，精神转佳。晨起稍鼻塞，活动后很快消失。鼻腔通畅干净，鼻甲不大。舌淡红，苔薄，脉沉细缓。

处方及煎服法：黄芪10g，当归10g，白芷10g，桂枝6g，川芎10g，细辛3g，乌药10g，白术10g，茯苓10g，桔梗10g，甘草6g，玄参10g，党参10g，白芍10g，炒麦芽10g。21剂，服法如前。

随访：痊愈。

按： 首诊从气虚邪滞鼻窍论治。方中归芪四君子汤加麦芽益气健脾以升清阳，川芎、白芷、辛夷通利鼻窍，桔梗、玄参化痰利咽，黄芩平调寒热。次诊脉仍沉缓，当有阳气不足，加桂枝、白芍、细辛、乌药温阳通窍。

医案13

鲍某，女，6岁。湖南省常德市人。2016年6月21日初诊。

鼻窒2年，鼻塞早晚明显，常回吸鼻、揉鼻、清嗓、易感冒，易汗多，食欲差，大便秘结、1～2日1行。鼻腔通畅，鼻前庭稍干燥，咽无明显充血。舌略偏红，苔薄。

诊断：慢性鼻炎，慢性咽炎。

治以益气清热，通利清窍。

处方及煎服法：葛根10g，赤芍3g，升麻3g，桔梗3g，甘草2g，白芷6g，辛夷 3g，黄芩 5g，桑白皮 6g，地骨皮 5g，麦冬 6g，黄芪 10g，太子参 6g，浮小麦 10g，五味子 3g，薄荷 3g，玄参 5g，浙贝母 3g，炒麦芽 6g，鸡内金 6g。30 剂，每日 1 剂，分 2 次开水冲服（颗粒剂）。局部用复方木芙蓉涂鼻软膏 2 周（1 日 2 次）。

随访：2016 年 8 月 13 日其母带另一个孩子看病时，谓药后病愈，诸症消失。

按：易感多汗者气虚，大便结而舌红属热，咽鼻不利乃邪滞。从气虚夹热辨识。方拟太子参、黄芪、麦冬、五味子、浮小麦、麦芽、鸡内金益气健脾敛汗，泻白散合升麻葛根汤清肺与阳明，白芷、辛夷、薄荷、玄参、浙贝母、甘草、桔梗通鼻利咽。

第四节　鼻窦炎

本病是鼻窦黏膜的化脓性炎症，临床上有急性与慢性之分，以其伴有鼻黏膜炎症，也称鼻–鼻窦炎。急性鼻窦炎多继发于感冒，临床表现以感冒中后期鼻塞加重、出黄浊涕量多或伴头痛、鼻窦相应体表部位触压痛、发热等为主要特点，以上颌窦炎与筛窦炎多见，常见致病菌多为化脓性球菌，亦有杆菌和厌氧菌感染。慢性鼻窦炎多因急性鼻窦炎病程迁延，并与全身抵抗力低下、鼻窦口阻塞引流不畅有关，病程在 2 个月以上，容易因感冒而急性复发或加重，致病菌主要为化脓性球菌，亦有杆菌和厌氧菌，多为混合感染，免疫力弱者易并发真菌感染，儿童与病程长者容易出现全组鼻窦炎。慢性鼻窦炎临床表现主要为鼻塞，脓涕或多或少，嗅觉或减退，部分患者伴有头痛头昏、倦怠乏力、记忆力减退、注意力不集中等症，X 线、CT 或 MRI 检查可以明确诊断。鼻窦炎容易产生局部、邻近器官与全身并发症，如慢性鼻炎、嗅觉障碍、鼻息肉、中耳炎、咽喉炎、扁桃体炎、上呼吸道咳嗽、泪囊炎、结膜炎、眶内感染、视神经炎等多种并发症。

中医学称本病为鼻渊。其病机主要有风邪犯肺、脏腑热盛、脏腑郁热、气虚邪滞、阳虚寒凝等。

一、辨证论治

1.风热犯肺

外感风热或风寒化热，肺失宣肃，邪壅清窍。症状可见感冒后鼻塞，涕浊色黄，前额或面颊部闷胀疼痛或伴头痛，周身不适，发热恶风，咳嗽等症。检查见鼻黏膜肿胀，苔薄，脉浮。

治宜疏风宣肺，通利鼻窍。常用苍耳子散合银黄连蒲汤加减。常用药物及剂量：苍耳子10g，白芷10g，辛夷10g，薄荷6g，桔梗10g，甘草6g，葛根15g，金银花10g，黄芩10g，连翘10g，蒲公英15g。

加减：若慢性鼻窦炎感冒初起即见浊涕多，多为风寒犯肺或外寒内热证，治标之法，当祛风散寒，宣肺通鼻，可用辛夷散加减，常用药物及剂量：辛夷10g，白芷10g，川芎10g，细辛3g，藁本10g，羌活10g，防风10g，升麻10g，木通6g，甘草6g。涕黄浊者合银黄连蒲汤。

2.肺胃热盛

肺开窍于鼻，鼻属阳明，鼻病热证肺与阳明居多。外感表邪失治，邪毒入深，致肺胃热盛，循经上蒸，灼腐窦窍，发为鼻渊。症状可见发热，口渴欲饮，鼻塞重，黄浊涕多。检查见鼻黏膜色深红肿胀，舌红，苔黄厚，脉滑数。

治宜清泄肺胃，排脓畅窦。常用升麻解毒汤加减。常用药物如：升麻10g，葛根20g，赤芍15g，黄芩10g，鱼腥草15g，蒲公英15g，甘草6g，苍耳子10g，白芷10g，桔梗10g，皂角刺10g。

加减：若属肝胆湿热，症状可见流涕黄浊，头痛，口苦咽干，烦躁易怒，舌红，苔黄，脉弦滑数，宜清利肝胆，常用龙胆泻肝汤加减。常用药物及剂量：柴胡6g，黄芩10g，栀子10g，泽泻10g，车前子10g，生地黄15g，当归10g，木通6g，苍耳子10g，白芷15g，藿香10g，甘草6g。

3.肺胃郁热

反复感受风寒、风热，邪热内蕴或嗜食辛辣炙煿厚味，脏腑积热，循经上干，蒸腐鼻窦为病。症状可见久病鼻塞，流涕黄浊，嗅觉减退，伴口干，小便黄，大便或干结。检查见鼻黏膜红肿。舌略红，苔微黄，脉实略数。

治宜清泄肺胃，通利鼻窍。常用清肺通窍汤合升麻解毒汤加减。常用药物及剂量：升麻10g，葛根20g，赤芍15g，辛夷10g，白芷10g，苍耳子10g，桔梗10g，桑白皮15g，鱼腥草15g，黄芩10g，麦冬10g，甘草6g。

加减：若见口苦咽干或烦躁属于肝胆郁热者，可用加减奇授藿香汤。

4.气虚邪滞

肺脾气虚，卫表不固，反复感受邪毒；正气不足，祛邪无力，邪毒久滞为病。症状可见涕黏白浊，鼻塞时轻时重、遇寒而加，嗅觉减退，倦怠乏力，容易出汗，纳差，大便溏。检查见鼻黏膜暗淡肿胀，面色不华。舌淡，苔薄白，脉虚。

治宜益气健脾，化浊通鼻。常用四君子汤、参苓白术散、补中益气汤合苍耳子散加减。常用药物及剂量：黄芪20g，当归10g，党参10g，白术10g，茯苓15g，山药15g，桔梗10g，川芎6g，苍耳子10g，白芷10g，辛夷10g，炙甘草6g。

加减：鼻渊久病，肺脾气虚之体，因外感或饮食失宜，热邪蕴积，以致气虚热郁，涕黄白浊，酌加清热化浊解毒之品，如藿香、黄芩、败酱草、紫花地丁、蒲公英之类。

5.阳虚寒凝

肾为元阳之处，肾阳亏虚，脾肺不足，寒湿内生，督脉虚寒，湿浊不化，寒湿浊邪久滞清窍。症状可见头痛，鼻塞，浊涕黏白，嗅觉减退，形寒肢凉，精神萎靡，腰背冷痛，小便清长，夜尿频。检查见鼻黏膜色淡而肿。舌淡，苔白，脉沉弱。

治宜温肾壮阳，散寒通窍。常用麻黄附子细辛汤合苍耳子散加减。常用药物及剂量：麻黄 6g，附子 6g，细辛 3g，白芷 10g，苍耳子 10g，辛夷 10g，黄芪 15g，当归 10g，党参 10g，白术 10g，茯苓 10g，炙甘草 6g。

二、其他治疗

1.滴（喷）鼻药：酌情选用减充血剂、消炎剂、激素类制剂或中药制剂。脓涕多者，可配合鼻腔冲洗。

2.手术治疗：有明显鼻中隔偏曲或伴鼻息肉，宜行辅助性手术，以助鼻窦引流通畅，有利病情好转。慢性鼻窦炎，连续性中药保守疗法一段时间（一般为 2～3 个月）无明显效果，可考虑手术治疗，然后可继续中医药治疗。

三、经验方

1.升麻解毒汤（谭敬书教授经验方）

药物组成及剂量：升麻 10g，葛根 15g，赤芍 10g，黄芩 10g，鱼腥草 10g，蒲公英 20g，桔梗 10g，白芷 10g，苍耳子 10g，甘草 6g。

功效与主治：清热解毒，通窍除涕。用于鼻渊病，鼻塞重，涕黄浊量多，鼻息灼热或有头痛，舌质红，舌体胖，脉洪数或滑数。

方解：升麻、葛根入阳明，解毒散热；黄芩、蒲公英、鱼腥草清热解毒泻火；桔梗化痰，排脓畅窦，亦可引药上行；白芷既可排脓，又善治头痛、眉棱骨痛，为阳明头痛之要药；苍耳子辛香走窜，宣通鼻窍；赤芍活血化瘀；甘草调和诸药兼能解毒。

加减：身热、口渴、舌红、脉数加石膏；口苦咽干，耳鸣胀闭，加柴胡、藿香、龙胆；头晕身重，脘胀纳呆加藿香、佩兰、薏苡仁；鼻塞涕难出，加川芎、当归尾、皂角刺之类；涕中带血，加茜草根、牡丹皮、白茅根、小蓟；涕黄浊量多加金银花、败酱草、冬瓜子之类；头痛甚者加蒺藜、白芍、制草乌；体虚加黄芪、当归；便秘加大黄或决明子。

2.清肺通窍汤

药物组成及剂量：辛夷 10g，苍耳子 10g，桔梗 10g，黄芩 10g，麦冬 10g，桑白皮 20g，鱼腥草 20g，赤芍 10g，川芎 6g。

功效与主治：宣肺清热，活血通窍。用于鼻渊病，症状可见久病鼻塞，涕黏黄，鼻内灼热或干燥。舌偏红，苔薄，脉缓或略数。

方解：辛夷、苍耳子、桔梗宣肺通窍除涕；桑白皮、鱼腥草、黄芩清肺解毒祛邪；郁热于内，久则伤阴，致鼻内干燥，佐麦冬养阴清热以扶正；赤芍、川芎行气活血，有利通窍。合用共奏清热解毒，行气活血，宣肺通窍之功。

3.加减奇授藿香汤

药物组成及剂量：藿胆丸 15g，柴胡 6g，黄芩 10g，龙胆 6g，茵陈 15g，辛夷 10g，木通 6g，白芷 10g，苍耳子 9g，皂角刺 10g。

功效与主治：清利肝胆，化浊通窍。用于鼻渊病，症状可见鼻塞，涕黄浊或有头痛头昏，口苦咽干，烦躁易怒。舌偏红，苔黄腻，脉弦滑数。

方解：方中柴胡、黄芩、龙胆疏肝清胆，藿胆丸（藿香、猪胆汁）、茵陈、辛夷、木通、白芷、苍耳子解毒化浊通窍；皂角刺排脓祛涕。

三、临证心语

鼻渊久病，往往需要坚持治疗一段时间才能取得较好疗效，并须注意预防感冒，最终达到自愈。

鼻渊新病早期多属风邪犯肺，进一步发展则为肺胃热盛或肝胆热盛。鼻渊久病，由于病机复杂，基本证候虽有脏腑郁热、气虚邪滞、阳虚寒凝三类，然而诸证多兼夹为病。如各证均可兼外感表证，当酌选发表宣肺之品；或因病程久而兼气滞血瘀，如鼻塞重、涕难出、头痛隐隐，当酌选皂角刺、川芎、丹参、红花、郁金、地龙、丝瓜络之类以助活血化瘀通络；脏腑郁热证可兼气虚，往往易外感或见疲劳乏力，可酌选黄芪、当归、白术、茯苓之类以助扶正；气虚邪滞或兼湿热内蕴者，见有黄绿浊涕，酌选清化湿浊、解毒排脓之品；脏腑郁热证与气虚邪滞证均可兼阴液不足，舌苔光剥，宜酌用太子参、麦冬、玉竹之类以益气养阴；阳虚寒凝证常兼气虚，宜配合党参、白术、黄芪、当归之类。

四、医案

医案1

王某，女，31岁。2006年3月7日初诊。

鼻渊多年。刻下额头痛月余，稍鼻塞，少涕。鼻腔通畅干净，咽无充血。舌淡红，苔薄，脉细缓。

处方及煎服法：川乌3g，草乌3g，细辛6g，羌活10g，黄芩12g，甘草6g，白芍20g，白芷10g。7剂，服法如前。用鱼腥草滴眼液滴鼻1周（1日3次）。

随访：诸症消失。

按：本案多属鼻渊头痛，治以白芍、甘草酸甘化阴，羌活、川乌、草乌、细辛温经散寒止痛，白芷通窍，黄芩平调寒热。

医案2

王某，男，28岁。2007年3月13日初诊。

3个月前行右侧上颌窦开放手术及双侧鼻息肉手术。目前鼻内有窒塞感但通气无碍，现黄白浊涕增多，余可。右侧鼻腔宽大直视鼻咽部，右侧中鼻道有脓，左侧鼻道干净，鼻甲偏小，咽部正常。舌淡红，苔白微黄微腻，脉洪缓有力。

证属气虚热郁，邪滞鼻窍。

治以扶正祛邪，化浊通窍。

处方及煎服法：黄芪20g，当归10g，白术10g，法半夏10g，茯苓15g，陈皮10g，白芷10g，赤芍12g，黄芩10g，皂角刺10g，金银花10g，桔梗10g，甘草6g，枳壳10g。7剂，每日1剂，水煎，分2次服。

2007年4月17日三诊：上方共服21剂。近3天感冒，涕少许略黏黄，微咳。右鼻道有少许脓性分泌物，右腔宽大，左鼻甲稍大。咽部正常。舌微暗，苔白黄稍干中心微厚，脉弦细缓。

处方及煎服法：荆芥10g，白芷10g，甘草6g，桔梗10g，麻黄8g，杏仁10g，前胡10g，白前10g，法半夏10g，茯苓15g，陈皮10g，黄芩10g。7剂，服法如前。

2007年4月24日四诊：有少许黏涕。鼻道干净。舌淡红，苔薄，脉细缓。

治以扶正祛邪。

处方及煎服法：黄芪10g，当归10g，丹参15g，党参10g，白术10g，茯苓10g，白芷10g，辛夷6g，黄芩10g，皂角刺10g，蒲公英10g，金银花10g，桔梗10g，甘草6g，炒麦芽10g。30剂，服法如前。

按：涕黄、苔黄、脉洪属热，见于久病且舌淡红者，当有气虚。首诊方以二陈汤加当归、黄芪、白术、枳壳益气健脾扶正，黄芩、赤芍、皂角刺、金银花、白芷清热解毒除涕，桔梗引药上行。三诊感冒后，清涕者表寒犹存，黄涕夹肺热。以三拗汤加荆芥、前胡、白前宣肺止咳，白芷通利鼻窍，二陈汤加黄芩清热化痰。四诊正虚为本，余邪久滞，六君子汤加黄芪、当归、麦芽益气养血，健脾扶正；皂角刺、蒲公英、金银花、黄芩、白芷、辛夷解毒除涕；因术后鼻腔宽大，加丹参、当归活血养血，以促黏膜得养而丰；桔梗引药上行。

医案3

周某，男，50岁。2007年3月27日初诊。

感冒1周，鼻塞明显，脓涕黄白量多，稍咳嗽少许黏痰，大便略溏。鼻黏膜充血潮红肿胀，鼻道干净，咽部正常。舌淡红，苔薄稍黄，脉细缓。

诊断：急性鼻窦炎。

证属体虚外感，热邪内蕴。

治以扶正祛邪，通利清窍。

处方及煎服法：黄芪20g，当归10g，黄芩10g，金银花15g，桔梗10g，赤芍15g，葛根15g，升麻10g，鱼腥草15g，甘草6g，白芷15g，皂角刺10g，枇杷叶10g，前胡10g，白前10g，炒薏苡仁20g。7剂，每日1剂，水煎，分2次服。局部用盐酸赛洛唑啉滴鼻液1周（1日2次）、鱼腥草滴眼液1周（1日3次）。

2007年4月3日二诊：咳止，稍鼻塞，有少许黏涕，食欲一般，大便略溏。鼻黏膜充血，鼻道尚干净。舌淡红，苔薄，脉细缓无力。

续前法，加强健脾化浊。

处方及煎服法：黄芪20g，当归10g，炒白术15g，党参15g，茯苓15g，桔梗10g，金银花15g，白芷10g，苍耳子10g，甘草6g，黄芩10g，藿香10g，炒麦芽15g。14剂，服法如前。

随访：痊愈。

按： 感冒鼻塞、涕黄、苔黄属邪实热盛；大便略溏、舌淡红、脉细缓属脾虚气弱。首诊以当归、黄芪扶正，助升麻葛根汤加黄芩、金银花、皂角刺、白芷清热解毒除涕，桔梗、枇杷叶、前胡、白前宣肺止咳化痰，薏苡仁健脾实便。二诊正虚为主，以归芪四君子汤加藿香、麦芽益气养血，健脾化浊；金银花、黄芩、苍耳子、白芷解毒除涕，桔梗引药上行。

医案4

粮某，男，16岁。2008年8月5日初诊。

鼻渊3年，鼻塞流浊涕量多，头晕昼疲，纳可，二便调。双侧鼻道积脓量多，咽部干净无充血。舌质淡，舌体胖，脉弦细缓。

治以扶正祛邪。

处方及煎服法：升麻 6g，葛根 15g，黄芩 10g，赤芍 10g，皂角刺 10g，甘草 6g，桔梗 10g，黄芪 15g，当归 10g，白芷 10g，苍耳子 10g，辛夷 6g，白术 10g，茯苓 15g，金银花 12g。21 剂，每日 1 剂，水煎，分 2 次服。局部用盐酸赛洛唑啉滴鼻液 3 周（1 日 3 次）、鱼腥草滴眼液 3 周（1 日 3 次）。

2008 年 8 月 26 日二诊：晚上稍鼻塞无涕，时有头晕或疲劳感，纳可，二便调。鼻甲大、色微暗滞，鼻道干净。舌胖，苔薄，脉细缓。

处方及煎服法：黄芪 15g，当归 10g，党参 10g，白术 10g，茯苓 10g，山药 10g，白芷 10g，苍耳子 6g，辛夷 6g，桔梗 10g，甘草 5g，丹参 10g，川芎 6g。上方连服 21 剂。

按：头晕、疲劳、舌淡、脉细缓者体虚为本，气血不足；脓涕量多者湿热内盛，邪实为标，治以当归、黄芪、白术、茯苓益气健脾，养血扶正；以升麻葛根汤加黄芩、皂角刺、金银花清热解毒排脓，苍耳子、白芷、辛夷通窍畅窦，桔梗引药上行。好转后，去清热解毒排脓之品，增强补益之品，以鼻甲暗滞属瘀，加丹参、川芎活血。

医案5

刘某，女，15 岁。2010 年 11 月 9 日初诊。

鼻塞、涕黄白浊 3 年，冬秋明显。纳可，睡眠可，二便调。外院 CT 检查见双侧上颌窦、筛窦黏膜轻度增厚。鼻甲大，鼻道尚干净，咽部正常。舌正常，苔薄，脉沉细缓。

证属气虚邪滞。

治以益气扶正，排脓通窍。

处方及煎服法：黄芪 10g，白术 10g，桔梗 10g，白芷 6g，石菖蒲 10g，苍耳子 9g，皂角刺 10g，郁金 10g，茯苓 10g，甘草 3g，川芎 6g，黄芩 10g，金银花 10g，当归 5g。上方连续三诊服药 48 剂，每日 1 剂，开水冲服（颗粒剂），分 2 次服。局部用盐酸赛洛唑啉滴鼻液 4 周（1 日 3 次）、鱼腥草滴眼液 4 周（1 日 3 次）。

随访：痊愈。

按：三诊同方，以当归、黄芪、白术、茯苓、甘草扶正，以皂角刺、金银花、黄芩、桔梗解毒祛邪，以白芷、石菖蒲、苍耳子、川芎、郁金行气活血，化浊通窍。

医案6

殷某，女，64岁。2011年11月26日初诊。

久病鼻渊、鼻塞交替发作8年。刻下流脓涕色黄白2个月，鼻塞，无头痛，近半月晨起前出汗，平素畏寒，晨起口苦，纳可，二便调。鼻甲稍大，鼻道干净，咽部正常。舌偏淡，脉尺沉弱、寸关部弦滑数。

证属肺肾两虚，肝火内郁，邪滞清窍。

治以益气清热，祛邪通窍。

处方及煎服法：金银花15g，黄芪30g，白芷15g，川芎10g，白芍15g，皂角刺15g，败酱草10g，甘草6g，白术15g，麦冬10g，五味子6g，栀子10g，柴胡10g，黄芩10g，车前子10g（包煎），当归10g，升麻10g。14剂，每日1剂，水煎，分2次服。

随访：2013年1月12日因感冒、咽痛求治，谓上次鼻病愈，未再发。

按：寐醒汗多者火郁阳虚，口苦多咎肝火，肝木火郁则肺金生热，故涕黄白而寸关脉弦滑。方中黄芪、白术、麦冬、五味子、升麻益气扶正，升阳止汗；当归、白芍、柴胡养血疏肝，助栀子、黄芩、车前子清肝降火；金银花、白芷、川芎、皂角刺、败酱草化浊止涕通鼻。

医案7

黄某，女，34岁。2012年4月14日初诊。

鼻渊数年，近2周流脓涕色黄白量多，晨起鼻塞，头额痛，嗅觉差，吐痰频或咳嗽，睡眠易醒，余可。鼻甲大，鼻道有少许黏性分泌物，咽部充血不显，咽后壁有少许黏性分泌物。舌偏淡、中心稍红，脉细弱。

诊断：慢性鼻窦炎，嗅觉障碍，慢性咽炎，睡眠障碍。

证属气虚夹热，阴液不足，邪滞清窍。

治以益气清热，祛邪通窍，佐养阴安神。

处方及煎服法：黄芪20g，当归10g，桔梗10g，甘草6g，皂角刺12g，金银花12g，鱼腥草10g，冬瓜子15g，白术10g，麦冬10g，升麻10g，白芷15g，远志10g，酸枣仁15g，石菖蒲10g，郁金10g，前胡10g。7剂，每日1剂，水煎，分2次服。用盐酸赛洛唑啉滴鼻液滴鼻喷鼻1周（1日3次）。

2012年4月21日二诊：鼻塞头痛减，脓涕吐痰仍多，咳减。鼻腔通畅干净。舌略偏红，少苔偏干。加强宣肺化痰。

处方及煎服法：黄芪15g，当归6g，桔梗10g，皂角刺12g，鱼腥草12g，败酱草10g，冬瓜子15g，白术10g，麦冬10g，升麻10g，白芷15g，远志10g，石菖蒲6g，郁金10g，前胡10g，浙贝母10g，天花粉15g。20剂，服法如前。

2012 年 5 月 12 日三诊：鼻塞不显，涕少或回吸吐痰，睡眠改善，既往咽干好转，疲劳减轻，精力增强。舌偏红，脉沉细缓。

遵前法化痰，佐养阴。

处方及煎服法：黄芪 15g，当归 6g，桔梗 10g，皂角刺 10g，金银花 10g，白术 10g，麦冬 10g，白芷 10g，远志 10g，石菖蒲 6g，郁金 10g，天花粉 15g，党参 10g，茯苓 10g，石斛 10g。14 剂，服法如前。

2012 年 5 月 26 日四诊：稍有涕后流与回吸吐痰，无鼻塞，咽喉稍干燥，口微渴，纳可，二便调。鼻道通畅干净，咽部充血不显。舌正常，苔薄，脉沉细弱。

证属邪毒久滞，阴液不足，阳气亏虚。

治以益气温阳，通利鼻窍，佐养阴。

处方及煎服法：黄芪 15g，当归 10g，升麻 6g，知母 10g，桔梗 10g，甘草 6g，皂角刺 10g，蒲公英 10g，白术 10g，麦冬 10g，白芷 10g，郁金 10g，党参 10g，茯苓 10g，防风 10g，诃子 10g，淫羊藿 15g，巴戟天 15g。上方连服 21 剂，服法如前。

随访：诸症消失。

按：首诊以当归、黄芪、白术补气血而扶正，以皂角刺、金银花、鱼腥草、白芷、冬瓜子、升麻解毒化浊通窍，以前胡、甘草、桔梗化痰利咽，以郁金、石菖蒲行气通窍，以麦冬、远志、酸枣仁养阴安神。二诊痰涕仍多，续前法，助以浙贝母、天花粉清热化痰。三诊诸症好转，去化痰之品。舌偏红、少苔者阴液不足，原有气虚未察，续加党参、茯苓补气，石斛养阴。四诊诸症好转，邪毒未清，责于阳气亏虚，用归芪四君子汤加升麻、知母、淫羊藿、巴戟天益气温阳升清，防风疏风祛邪，助白芷、皂角刺、蒲公英解毒化浊除涕，桔梗、诃子、麦冬养阴利咽喉；前有嗅觉障碍，佐郁金行气活血以应。

医案8

刘某，女，31 岁。2012 年 5 月 8 日初诊。

鼻渊、鼻鼽数年。外院 CT 检查见全组鼻窦炎显著。近来早晚嚏多、流清涕少许，平素鼻塞重，鼻内似有涕难出，疲劳，余可。鼻甲肿大、色淡暗，鼻道尚干净。舌偏淡，苔薄，脉缓。

诊断：慢性鼻窦炎，变应性鼻炎。

治以益气固表，活血通窍。

处方及煎服法：黄芪 20g，白术 15g，防风 10g，细辛 3g，知母 10g，当归 10g，黄柏 6g，银柴胡 10g，五味子 6g，白豆蔻 6g，白芷 12g，蝉蜕 6g，桃仁 10g，红花 6g，枳壳 10g。14 剂，每日 1 剂，水煎，分 2 次服。

2012年5月19日二诊：好转，余3剂未服完。喷嚏消失，白天鼻塞活动后减轻，近日有脓涕少许难出，鼻塞夜重，稍头晕，耳部稍闷，口干，上腭发干，睡眠张口呼吸，大便略溏。鼻黏膜苍白。舌偏淡，苔薄黄，脉弦细略数。

证属阳气来复，复感外邪，邪正相争，清窍不利。

续以扶正祛邪，通利清窍。

处方及煎服法：黄芪20g，炒白术10g，桔梗10g，白芷15g，皂角刺10g，金银花10g，当归10g，柴胡10g，黄芩10g，藿香10g，龙胆6g，党参10g，茯苓15g，甘草6g，泽兰10g，石菖蒲10g，川芎10g。14剂，服法如前。局部用盐酸赛洛唑啉滴鼻液2周（1日3次）、鱼腥草滴眼液2周（1日3次）。

2012年6月5日三诊：好转。仍鼻塞耳胀闷，咽喉微痒。鼻甲稍大，咽部轻微充血。舌质淡，舌体胖，苔薄微黄，脉沉弦细缓。

续前法加减。

处方及煎服法：党参15g，白术15g，茯苓15g，甘草6g，黄芪20g，当归10g，皂角刺10g，金银花12g，白芷12g，升麻6g，柴胡6g，石菖蒲10g，黄芩10g。7剂，服法如前。

2012年6月9日四诊：服药2剂，咽痒加重、稍痛不适，近5日鼻塞夜重，清涕多，有少许黄涕，仍耳内稍胀闷，昨天喷嚏多，上腭极痒，无周身不适。舌脉如前。

又遇新感，追加疏风。

处方及煎服法：射干6g，僵蚕10g，银柴胡6g，荆芥6g。5剂，加入上方同服。

2012年6月30日五诊：近来擤涕畅，喷嚏偶作，晚上时交替鼻塞，晨起有少许黄白涕，易受凉，凉则头痛，耳内堵塞感好转，睡眠不沉，大便时溏，颈肩时不适。舌淡红偏暗滞，舌体胖，脉略数。

处方及煎服法：金银花10g，皂角刺10g，白芷15g，黄芪15g，当归10g，防风6g，炒白术12g，葛根15g，羌活10g，藿香6g，银柴胡6g，五味子6g，川芎10g，水蛭3g（研粉兑服），茯苓15g，枳壳10g。14剂，服法如前。

2012年7月14日六诊：喷嚏偶作，晨起咽痒，有少许清涕，晚上鼻塞，头晕不清醒，颈部不适。鼻甲稍大，鼻道干净，咽部充血。舌淡红有瘀点，舌体胖，脉弦细滑。

处方及煎服法：细辛3g，羌活10g，防风10g，黄芪20g，当归10g，白术10g，茯苓10g，皂角刺10g，金银花10g，桔梗10g，白芷10g，藿香10g，桃仁10g，红花5g，柴胡6g。14剂，服法如前。

随访：痊愈。

按：首诊鼻鼽为显，嚏多、疲劳、舌淡、脉缓者气血不足，卫表失固，鼻塞重而鼻甲淡暗者属气虚血瘀。方中玉屏风散加五味子益气固表，银柴胡、蝉蜕祛风止嚏，当归、桃红、枳壳行气活血化瘀，细辛、白芷通利鼻窍，白豆蔻温中健脾，知母、黄柏降阴火而平调寒热。二诊复感外邪，续以归芪四君子汤扶正，金银花、黄芩、龙胆、藿香清热解毒化浊，柴胡、川芎、泽兰、石菖蒲、皂角刺行气活血通窍。三诊仍正气不足，余邪滞留，酌减祛邪通窍之味。五诊正气不足，邪阻清窍，夹有郁热。方以玉屏风散、当归、茯苓、银柴胡、五味子益气固表，祛风止嚏；金银花、皂角刺清热解毒，藿香、白芷化浊止涕；川芎、水蛭、枳壳行气活血通窍，羌活疏风利头，葛根解肌舒筋，三者各自为战，亦相辅相成。六诊续前法微调。

医案9

杨某，女，36岁。2012年12月4日初诊。

鼻塞流脓涕半年，受凉加重，有时头痛，睡眠可，纳可，二便调。鼻甲肿大，鼻道有少许黏涕，咽部正常。舌淡红，苔薄，脉沉缓。CT检查见双侧筛窦炎、上颌窦炎明显。

证属气虚邪滞，清窍不利。

治以益气扶正，祛邪通窍。

处方及煎服法：党参20g，白术15g，茯苓15g，当归10g，桔梗10g，甘草6g，川芎10g，白芷20g，辛夷10g，黄芪20g，藿香10g。7剂，每日1剂，水煎，分2次服。盐酸赛洛唑啉滴鼻液滴鼻1周（1日2次），口服鼻渊舒丸1周（1日3次）。

2012年12月14日二诊：好转，仍有浊涕，鼻塞不显，头痛消失，纳可。舌偏淡，舌胖有齿痕，苔薄，脉沉缓。

续前法，加强解毒祛邪。

处方及煎服法：党参20g，白术15g，茯苓15g，当归10g，桔梗10g，川芎6g，白芷20g，辛夷10g，黄芪20g，藿香6g，甘草6g，皂角刺10g，黄芩10g，金银花10g，苍耳子10g，升麻6g。7剂，服法如前。

2012年12月21日三诊：脓涕减，稍鼻塞。舌正常，苔薄，脉缓。

治以前法。

处方及煎服法：黄芪30g，白术15g，茯苓15g，当归10g，桔梗10g，川芎10g，白芷20g，辛夷10g，藿香10g，甘草6g，皂角刺10g，黄芩10g，金银花10g，苍耳子10g，升麻6g。14剂，服法如前。

2013年1月4日四诊：有少许清涕，无头痛，余可。鼻腔通畅干净，咽部正常。舌正常，苔薄。脉弦缓，重按无力。

治以益气升清，通利鼻窍。

处方及煎服法：黄芪30g，白术15g，茯苓15g，当归10g，桔梗10g，川芎10g，白芷10g，辛夷10g，藿香6g，甘草6g，黄芩10g，升麻6g，党参15g。14剂，服法如前。

2013年1月18日五诊：感冒1周，鼻塞明显，流黄涕不多，鼻前庭稍痛，涕中有血丝，咽微痛。二便调，纳可，睡眠可。鼻甲肿大，鼻前庭稍红肿有少许结痂。舌正常，苔薄，脉缓有力。

证属肺胃热邪，清窍不利。

治以清泄肺胃，祛邪通窍。

处方及煎服法：葛根20g，赤芍15g，甘草6g，桔梗10g，射干10g，僵蚕10g，金银花12g，皂角刺12g，野菊花10g，白芷15g，黄芪20g，当归10g，川芎6g，黄芩10g，白茅根20g。7剂，服法如前。鱼腥草滴眼液滴鼻1周（1日3次），红霉素眼膏涂鼻孔1周（1日3次）。

2013年1月25日六诊：稍鼻塞流清涕，遇冷明显。纳可，二便调，睡眠可。舌正常，苔薄，脉缓有力。

处方及煎服法：葛根20g，赤芍15g，甘草6g，桔梗10g，金银花12g，皂角刺12g，野菊花10g，白芷15g，黄芪20g，当归10g，川芎6g，黄芩10g，薄荷6g，白术15g，升麻6g。14剂，服法如前。

随访：痊愈。

按：诊正虚邪滞，方中归芪四君子汤益气健脾扶正，甘草、桔梗、藿香排脓化浊，川芎、白芷、辛夷与鼻渊舒丸通利鼻窍。二、三诊浊涕仍存，加皂角刺、金银花、升麻解毒排脓。五、六诊感冒后黄涕，多属肺与阳明热盛，以升麻葛根汤加金银花、野菊花、黄芩、皂角刺解毒排脓，桔梗、射干、僵蚕利咽喉，白芷、川芎通鼻，白茅根清热止衄；以其前有正虚，仍加当归、黄芪、白术之类扶正。

医案10

彭某，男，43岁。2013年1月4日初诊。

2周前感冒后咽喉痛，鼻塞流浊涕1周，额头痛3天。刻下鼻塞重，涕黄白，咳嗽无痰，咽喉微痛，便调。昨天外院MRI检查见双侧筛窦炎、上颌窦炎、额窦炎。鼻甲肿大，鼻道有少许浊涕，咽部稍充血，咽后壁有分泌物附着。舌淡红，苔稍厚微黄白、中心苔光剥而红，脉弦滑略数。

诊断：慢性鼻窦炎急性复发。

证属外邪侵袭，肺胃实热，清窍不利。

治以清泄肺胃，祛邪通窍。

处方及煎服法：葛根20g，赤芍15g，甘草6g，桔梗10g，升麻10g，皂角刺

10g，金银花 12g，蒲公英 10g，白芷 20g，黄芪 15g，当归 10g，玄参 10g，石斛 15g，羌活 10g，川芎 10g，黄芩 10g。7 剂，每日 1 剂，水煎，分 2 次服。局部用盐酸赛洛唑啉滴鼻液 1 周（1 日 2 次）、鱼腥草滴眼液 1 周（1 日 3 次）。

2013 年 1 月 10 日二诊：额头闷胀痛显减，无鼻塞无涕，偶咳，胃部隐痛不适（有胃病史）。舌中心光剥好转。舌淡红，苔薄微黄，脉略洪数。

处方及煎服法：葛根 20g，赤芍 15g，甘草 6g，桔梗 10g，升麻 10g，皂角刺 10g，金银花 12g，白芷 20g，黄芪 15g，当归 10g，玄参 10g，石斛 15g，羌活 10g，黄芩 10g，海螵蛸 12g，白芍 15g。7 剂，服法如前。

随访：10 个月后因求治中耳炎，谓鼻窦炎愈，至今无恙。

按：外感后鼻塞涕黄浊多属肺与阳明热证，此案舌象为胃阴不足。方中升麻葛根汤加黄芩清泄阳明；皂角刺、金银花、蒲公英排脓解毒；桔梗既化痰利咽，亦升提排脓；辅以当归、黄芪益气养血扶正；羌活、白芷、川芎疏风通窍止头痛；玄参、石斛清热养阴。二诊胃部不适，加海螵蛸和胃止痛，白芍、甘草缓急止痛。

医案11

唐某，男，74 岁。2013 年 3 月 8 日初诊。

鼻渊病史多年，近 10 日每日下午低烧约 38.5℃，伴头痛颞额明显，鼻畅无涕无咳，低烧时饮水较多。有慢性阻塞性支气管肺炎、肺气肿病史。食欲一般或偏差，大便干结、日 1 行，寐可。3 天前外院头部 MRI 检查见全组鼻窦炎显著。鼻腔通畅干净，咽部正常。舌略偏红，苔少，脉洪滑数、浮取应指。

证属肺胃蕴热，阴液不足，邪滞清窍。

治以清泄肺胃，佐养阴扶正，宣肺平喘，通利鼻窍。

处方及煎服法：麻黄 3g，杏仁 10g，甘草 6g，桔梗 10g，白芷 10g，皂角刺 10g，金银花 10g，连翘 10g，天花粉 15g，石膏 15g，生地黄 15g，葛根 15g，赤芍 10g，升麻 10g，石斛 15g，砂仁 6g，白豆蔻 6g，羌活 10g，柴胡 6g，黄芩 10g。7 剂，每日 1 剂，水煎，分 2 次服。

2013 年 3 月 15 日二诊：近 3 天头痛消，低烧减，食欲好转，大便稍结、日 1 行。仍口渴欲饮，吐痰色白或黄，无鼻塞与涕。舌脉同前。

处方及煎服法：麻黄 3g，杏仁 10g，甘草 6g，桔梗 10g，白芷 10g，皂角刺 10g，金银花 10g，葶苈子 10g，天花粉 20g，石膏 20g，生地黄 20g，葛根 20g，赤芍 10g，升麻 10g，石斛 15g，砂仁 6g，白豆蔻 6g，柴胡 6g，黄芩 10g，浙贝母 15g，青皮 10g。7 剂，服法如前。

2013 年 3 月 29 日三诊：明显好转。低烧退，有时体内发热上冲感约半小时而退、发作时间不定，口渴欲饮显减，咽喉稍干燥，两太阳穴处稍胀，纳可，大便偏结、日 1 行。舌淡红而嫩，舌上津多，脉左大右略小尚有力、均略数小滑。

治以肺肾双补，升清降火。

处方及煎服法：黄芪 20g，当归 10g，熟地黄 20g，山茱萸 12g，山药 15g，茯苓 10g，泽泻 10g，牡丹皮 10g，知母 10g，黄柏 6g，五味子 10g，紫河车 6g，白果 10g，柴胡 6g，牛膝 10g。14 剂，服法如前。

随访：诸症消失。

按：本案鼻渊多因近有外感，伴慢阻肺之症。首诊以桔梗助三拗汤合麻杏石甘汤宣肺平喘，升麻葛根汤加天花粉清泄阳明，皂角刺、金银花、连翘解毒排脓，柴胡和解退热，白芷、羌活疏风止头痛，生地黄、石斛养阴，砂仁、白豆蔻开胃。二诊加浙贝母化痰，青皮宽胸。三诊郁热渐去，肺肾两亏渐显，清阳不升，阴火上乘，以知柏地黄丸加牛膝滋阴降火，以当归、黄芪、紫河车、柴胡益气养血升清，以白果、五味子敛肺。

医案12

朱某，女，22 岁。2013 年 3 月 20 日初诊。

鼻渊常发，迁延难愈。半月前与昨天两次感冒，流黄浊涕多，鼻塞重，两内眦痛，余可。鼻甲大，鼻道分泌物多，咽部正常。舌偏淡，苔薄，脉细缓。

证属正气不足，邪毒滞留。

治以扶正祛邪，解毒排脓。

处方及煎服法：黄芪 20g，当归 10g，白芷 15g，皂角刺 10g，金银花 10g，白豆蔻 10g，川芎 10g，桔梗 10g，甘草 6g，茯苓 15g，白术 10g，石菖蒲 6g，陈皮 6g。7 剂，每日 1 剂，水煎，分 2 次服。

2013 年 3 月 27 日二诊：鼻塞夜显，额头痛，鼻内似有涕难出。今晨咽喉干燥。舌偏淡，舌有齿痕，苔薄，脉细缓。

处方及煎服法：黄芪 20g，当归 10g，白芷 15g，川芎 10g，石菖蒲 6g，白术 10g，茯苓 15g，皂角刺 10g，灵芝 10g，党参 10g，甘草 6g，蒲公英 10g，桔梗 10g。7 剂，服法如前。

2013 年 4 月 3 日三诊：头痛止，稍鼻塞，涕少。今早受凉，清涕少。舌偏淡，苔薄，脉细缓。

处方及煎服法：党参 10g，黄芪 10g，白术 10g，茯苓 10g，甘草 6g，白芷 10g，辛夷 10g，荆芥 6g，防风 6g，藿香 10g，炒麦芽 10g。5 剂，服法如前。

随访：9 月 9 日求治感冒，前病愈。

按：本案首诊虽新感，但外证不著，当从正气不足、邪毒滞留辨识，以扶正祛邪为法。方中当归、黄芪、白术、茯苓、甘草、陈皮、白豆蔻益气健脾扶正，皂角刺、金银花解毒祛邪，白芷、川芎、石菖蒲疏风祛邪通窍，桔梗引药上行。二诊加党参、灵芝以强益气之功。三诊新感清涕，表证明显，以荆芥、防风、藿香疏风散邪，四君子汤加黄芪、麦芽益气健脾扶正，白芷、辛夷通鼻。

医案13

肖某，男，50岁。湖南省郴州市人。2013年5月4日初诊。

鼻渊数年，刻下流脓涕色黄白量多，鼻塞夜重，鼻内干灼如焚，涕中夹血，咽喉干燥稍痒，清嗓痰少，胸部或闷，颧部易红冬天显，常背冷、神疲、易外感，食欲一般或差，大便软或溏。鼻甲肿胀，鼻道尚干净，咽部无明显充血。舌淡红，苔薄，脉沉缓尚有力。

诊断：慢性鼻窦炎，慢性咽炎。

证属脾肾亏虚，热蕴上焦。

治以益气健脾，清热逐邪，待热去邪退，再图补肾。

处方及煎服法：黄芪20g，当归10g，白术10g，茯苓15g，甘草6g，桔梗10g，白芷10g，金银花10g，野菊花10g，柴胡6g，党参10g，川芎6g，枳壳10g，砂仁6g，白豆蔻6g，薄荷6g，炒栀子6g，皂角刺10g。7剂，每日1剂，水煎，分2次服。局部用盐酸赛洛唑啉滴鼻液1周（1日2次）、鱼腥草滴眼液1周（1日3次）。

2013年5月11日二诊：鼻塞脓涕减，咽喉仍干或痒，近3天口腔溃疡复发，上半身闷热，精力不足，食欲好转，大便始结后溏，汗多。舌偏淡微暗滞，脉沉缓。

续原法，加强养阴利咽。

处方及煎服法：黄芪20g，当归10g，炒白术15g，茯苓15g，甘草6g，桔梗10g，白芷10g，金银花10g，灵芝15g，柴胡6g，党参10g，枳壳10g，砂仁6g，白豆蔻6g，炒栀子6g，皂角刺10g，五味子6g，玄参10g，麦冬10g。7剂，服法如前。

2013年5月18日三诊：脓涕少，近两日下雨鼻塞明显，咽喉时痒，频清嗓，口腔溃疡消失，偶有上半身闷热，精力仍欠佳，腿软疲劳，食差腹胀，易汗减，时腹痛便溏。舌偏淡，舌有齿痕，苔薄，脉沉弦略滑缓尚有力。

治以补益脾肾。

处方及煎服法：黄芪20g，当归6g，炒白术15g，茯苓15g，甘草6g，桔梗10g，白芷15g，灵芝15g，党参15g，白豆蔻10g，五味子6g，砂仁6g，浙贝母10g，木香6g，菟丝子15g，牛膝15g，枳壳10g，金银花10g。14剂，服法如前。

随访：2014年3月22日因胃痛与咽炎来诊，诉鼻渊未发。

按：诊方拟枳壳、砂仁、白豆蔻助归芪四君子汤益气健脾扶正，白芷、川芎、金银花、野菊花、柴胡、栀子、皂角刺解毒祛邪利窍，甘草、桔梗、薄荷清利咽喉。益气健脾伍清热解毒，口疮可愈，不需另用他药。二诊鼻症减而咽喉干痒仍存，续原法微调，加灵芝扶正，舍柴胡、野菊花加玄参、麦冬利咽，五味子益阴借党参、黄芪而敛汗。三诊热邪渐去，脾肾不足凸显，以归芪四君子汤加菟丝子、牛膝补脾肾，木香、砂仁、枳壳、白豆蔻行气开胃，甘草、桔梗、浙贝母清热化痰利咽，助金银花、白芷祛邪通鼻。

医案14

王某，女，23岁。2013年10月25日初诊。

鼻渊病史3年，平素白涕多，鼻塞显，常右侧头痛，稍疲劳，冬天畏寒，平素手足凉，睡眠难入，纳可，二便调。鼻甲稍大，鼻道有少许白浊涕，咽后壁分泌物多。舌偏淡，苔薄，脉细弱。

证属正虚邪滞。

治以扶正祛邪，通利鼻窍。

处方及煎服法：黄芪20g，当归10g，桔梗10g，甘草6g，白芷20g，皂角刺10g，败酱草10g，白术10g，炒麦芽15g，黄芩10g，茯苓10g，川芎6g。14剂，每日1剂，水煎，分2次服。

2013年11月4日二诊：好转。仍有白涕，右头痛，睡眠不佳。稍口干，晨起口苦。舌偏淡，苔薄，脉沉细略数。

处方及煎服法：党参10g，黄芪15g，当归10g，白术10g，茯苓10g，桔梗10g，甘草6g，白芷15g，藿香10g，鱼腥草10g，炒麦芽15g，黄芩10g，柴胡6g，龙骨20g，蔓荆子10g。14剂，服法如前。

2013年11月18日三诊：好转，头痛失。感冒3天，涕清或白，晚上鼻塞，睡眠难入，晨起口苦。食欲可，二便调。舌偏淡，苔薄，脉沉细略数。

处方及煎服法：党参10g，黄芪15g，当归10g，白术10g，茯苓10g，甘草6g，桔梗10g，白芷15g，皂角刺10g，蒲公英10g，野菊花10g，炒麦芽15g，首乌藤20g，远志10g，黄芩10g，柴胡6g。14剂，服法如前。

随访：诸症消失。

按：首诊以当归、黄芪、白术、茯苓、甘草益气健脾扶正，以麦芽开胃，以黄芩、皂角刺、败酱草解毒除涕，以白芷、川芎通鼻治头痛，以桔梗载药上行。二诊涕未止，头痛存，药力不够，增益气解毒化浊，加柴胡、蔓荆子治头痛，龙骨安神。三诊助以远志、首乌藤安神。

医案15

易某，女，48岁。2013年12月25日初诊。

鼻渊鼻鼽5年，常年发作、受凉而剧。易感冒，近2年常头痛。刻下早晚嚏多涕清，白天鼻塞黄涕，颞额头痛，汗多，纳可，二便调。鼻甲大，鼻道有少许浊涕，咽部正常。舌略偏红，苔薄，脉缓尚有力。

证属正气不足，郁热久羁，邪滞清窍。

治以扶正祛邪，通利鼻窍。

黄芪20g，当归10g，黄芩15g，白芷15g，辛夷6g，皂角刺10g，金银花10g，败酱草10g，白术10g，防风6g，蜂房5g，赤芍15g，葛根20g，升麻6g，甘草6g，桔梗10g，冬瓜子15g。10剂，每日1剂，水煎，分2次服。

2014年1月8日二诊：好转，头痛消失，早晚稍鼻塞，偶作喷嚏流清涕，近3天稍咽痒咳嗽少痰，汗多，余可。舌淡红，苔薄，脉略数。

证属气虚外邪乘袭。

治以益气固表，疏风利咽，通利鼻窍。

党参15g，当归10g，茯苓10g，黄芩10g，白芷15g，白术10g，防风6g，甘草6g，桔梗10g，川芎6g，白前10g，前胡10g，荆芥6g，款冬花10g，黄芪15g，五味子6g，诃子10g。10剂，服法如前。

随访：诸症消失。

按：鼻症常存、早晚或受凉加重且易感冒者，气虚居多；常鼻塞有浊涕者邪滞有热。治以当归、黄芪补益气血，玉屏风散益气固表，升麻葛根汤加黄芩清泄肺与阳明，皂角刺、金银花、败酱草、冬瓜子解毒祛邪，白芷、辛夷通鼻，蜂房祛风治头痛，桔梗引药上行。二诊遇新感，以四君子汤合玉屏风散加五味子、诃子益气扶正，固表止汗；荆芥、款冬花、白前、前胡、桔梗疏风宣肺止咳，白芷、川芎通鼻，黄芩平调寒热。

医案16

周某，男，14岁。湖南省绥宁县人。2014年3月3日初诊。

鼻渊1年，鼻常塞伴头晕，涕浊或清，喷嚏偶作或口苦，清嗓吐痰频，纳可，二便调。鼻甲肿大色淡，鼻道干净，扁桃体Ⅱ度肿大，充血不显。舌略偏红，舌有齿痕，苔薄，脉弦细缓。

诊断：慢性鼻窦炎，慢性扁桃体炎。

证属气虚胆热，邪滞清窍。

治以益气清胆，化浊通窍，佐化痰利咽。

处方及煎服法：桔梗10g，甘草3g，白芷6g，辛夷5g，黄芪10g，当归10g，皂角刺 10g，蒲公英 10g，藿香 10g，柴胡 5g，黄芩 10g，玄参 10g，牛膝 10g，龙胆 6g，炒麦芽 10g。30 剂，每日 1 剂，水煎，分 2 次服。局部用盐酸赛洛唑啉滴鼻液 4 周（1 日 3 次）、鱼腥草滴眼液 4 周（1 日 3 次）。

2014 年 7 月 28 日二诊：上方服 30 剂，鼻塞出涕显减，头晕消失，未再服药，病未愈，有时鼻塞有少许黏涕或清嚏，睡眠张口呼吸，偶有小鼾，易出汗。鼻甲稍大，鼻道尚干净，扁桃体 Ⅱ 度肿大。舌淡红，苔薄，脉缓。

证属肺脾气虚，邪滞清窍。

治以益气健脾，化痰散结，芳香通窍。

处方及煎服法：党参 10g，白术 10g，法半夏 10g，茯苓 10g，桔梗 10g，甘草 3g，三棱 10g，莪术 10g，玄参 15g，土牛膝 10g，射干 10g，白芷 6g，辛夷 5g，皂角刺 10g，蒲公英 10g，黄芪 15g，麦冬 10g，五味子 5g，陈皮 5g，当归 10g。7 剂，服法如前。嘱可连服 30 剂，局部用盐酸赛洛唑啉滴鼻液 4 周（1 日 3 次）、曲安奈德鼻喷雾剂 4 周（1 日 1 次）。

2015 年 1 月 5 日三诊：天凉浊涕增多，交替鼻塞夜显，涕倒流，稍咳痰少，畏寒，易感冒，稍有疲劳感，食欲可，便溏。扁桃体 Ⅱ 度肿大，鼻甲肿大，鼻内有少许黏涕，咽后壁有少许黏涕。舌淡红，苔薄，脉缓。

续前法，佐温阳。

处方及煎服法：黄芪 20g，当归 10g，白术 10g，皂角刺 10g，金银花 10g，冬瓜子 10g，辛夷 5g，苍耳子 6g，紫花地丁 10g，玄参 10g，浙贝母 10g，巴戟天 10g，川芎 6g，茯苓 10g，党参 10g，甘草 3g，桔梗 10g。30 剂，服法如前。局部用盐酸赛洛唑啉滴鼻液 4 周（1 日 3 次）、口洁喷雾剂 4 周（1 日 3 次），口服匹多莫德 4 周（1 日 1 次）。

随访：鼻渊未复发。

按： 口苦、咽干、脉弦、舌红者为胆经蕴热；鼻常塞、有涕、鼻甲色淡、舌见齿痕、脉细缓者为气虚清阳不升，邪滞鼻窍，当从气虚胆热辨识。治以柴胡、黄芩、龙胆清利肝胆，当归、黄芪补益气血，皂角刺、蒲公英、藿香、白芷、辛夷解毒除涕，玄参、牛膝利咽，桔梗引药上行，麦芽开胃。二诊鼻症未愈，乳蛾肥大有加，属肺脾气虚，痰浊凝结，以六君子汤加黄芪、当归、三棱、莪术、牛膝、射干健脾除痰散结，皂角刺、蒲公英解毒祛邪，白芷、辛夷通鼻，桔梗引药上行，麦冬、五味子助党参、黄芪益气养阴止汗。三诊鼻症明显，归芪四君子汤加巴戟天益气健脾温阳，皂角刺、金银花、冬瓜子、紫花地丁解毒祛邪，玄参、浙贝母化痰利咽，苍耳子、辛夷、川芎通鼻除涕，桔梗引药上行。

医案17

唐某，男，17岁。2014年6月5日初诊。

鼻鼽、鼻渊数年。外院CT检查见双侧上颌窦炎、筛窦炎，右侧为重。刻下鼻塞夜显，有少许黄涕，回吸吐痰，晨起打喷嚏4～5个、无清涕，体胖打鼾，余可。鼻甲大，鼻黏膜慢性充血，扁桃体Ⅱ度肿大。舌略偏红有裂纹，苔中心稍厚微腻，脉缓有力。

诊断：慢性鼻窦炎，变应性鼻炎，慢性扁桃体炎，鼾症。

证属郁热内蕴。

治以清泄肺胃，通利清窍。

处方及煎服法：葛根15g，赤芍10g，升麻10g，甘草6g，黄芩10g，白芷12g，辛夷6g，皂角刺10g，金银花10g，蝉蜕6g，薄荷6g，紫草10g，山楂20g，法半夏10g，茯苓20g，陈皮6g，红花5g。21剂，每日1剂，分2次开水冲服（颗粒剂）。

2014年6月26日二诊：好转。鼻塞不显，偶有少许黄黏涕，晨起打喷嚏1～2个。鼻甲不大，鼻道尚干净，咽后壁有少许黏性分泌物，扁桃体Ⅱ度肿大。舌略偏红，苔薄，脉缓有力。

处方及煎服法：葛根15g，赤芍10g，升麻10g，甘草6g，黄芩10g，白芷12g，辛夷6g，皂角刺10g，金银花10g，鱼腥草10g，蝉蜕6g，紫草10g，山楂20g，红花5g，玄参10g，射干10g，黄芪20g。21剂，服法如前。

随访：鼻症消失，后续按鼾症论治。

按：首诊方中，升麻葛根汤加黄芩、紫草、红花、蝉蜕，既清肺与阳明郁热，也具凉血止嚏之功；皂角刺、金银花、白芷、辛夷、薄荷解毒除涕通鼻窍；二陈汤加山楂化痰治鼾。二诊郁热退，续前法加黄芪益气扶正；苔不厚无腻，改以山楂、玄参、射干化痰治鼾。

医案18

刘某，女，28岁。湖南省衡阳市人。2015年4月28日初诊。

鼻渊2年左右，目前黄涕多，偶有头痛或右面颊部痛，感冒后加重，平素鼻塞不显，2013年CT检查见鼻窦炎。二便调。鼻甲肿大，鼻道尚干净。舌偏红，苔薄，脉略数。

证属郁热内蕴，清窍不利。

治以清热祛邪，佐益气扶正。

处方及煎服法：葛根15g，赤芍10g，桔梗10g，甘草6g，黄芩10g，白芷6g，辛夷5g，川芎6g，皂角刺10g，金银花10g，升麻10g，羌活10g，黄芪10g，当归

10g。21 剂，每日 1 剂，分 2 次开水冲服（颗粒剂）。局部用麻黄碱滴鼻液 1 周（1 日 3 次）。

2015 年 5 月 19 日二诊：好转。鼻内仍可洗出黄涕，鼻塞不显，偶有头痛。鼻甲大，鼻道干净，咽部无充血。舌略偏红，脉缓。

治以前法。

处方及煎服法：黄芪 10g，当归 10g，白芷 6g，辛夷 6g，桔梗 10g，甘草 6g，川芎 6g，皂角刺 10g，黄芩 10g，野菊花 10g，蒲公英 10g，羌活 10g，柴胡 6g。30 剂，服法如前。局部用麻黄碱滴鼻液 1 周（1 日 3 次），口服鼻渊软胶囊 4 周（1 日 3 次）。

2015 年 12 月 12 日三诊：药后好转遂停药。近来有时鼻塞或有黄涕，偶有头痛，近两日咽痒，咳嗽无痰无咽痛。鼻甲大，鼻道干净，咽部无充血。舌淡红，苔薄，脉沉细弱。

续前法，佐宣肺止咳（中成药）。

处方及煎服法：黄芪 10g，当归 10g，皂角刺 10g，紫花地丁 10g，野菊花 10g，柴胡 6g，黄芩 10g，羌活 10g，白芷 6g，辛夷 6g，薄荷 6g，赤芍 10g，升麻 10g，甘草 6g。30 剂，服法如前。局部用盐酸赛洛唑啉滴鼻液 4 周（1 日 3 次），口服苏黄胶囊 4 天（1 日 3 次）。

2016 年 8 月 9 日四诊：近 2 个月偶有鼻塞，流黄涕量不多，喷嚏偶作，右鼻面颊部时微痛。鼻腔通畅干净，右眶下缘骨部稍压痛。舌淡红，苔薄，脉弦细略数。

证属郁热不清，清窍不利。

续拟益气清热，化浊利窍。

处方及煎服法：黄芪 10g，当归 10g，皂角刺 10g，野菊花 10g，紫花地丁 10g，蒲公英 10g，白芷 6g，辛夷 5g，黄芩 10g，白术 10g，茯苓 10g，蜂房 6g。30 剂，服法如前。局部用盐酸赛洛唑啉滴鼻液 4 周（1 日 3 次），口服通窍鼻炎胶囊 4 周（1 日 3 次）。

按：本案共四诊，多以当归、黄芪扶正，升麻葛根汤加黄芩、皂角刺、金银花之类清热解毒除涕；白芷、辛夷、川芎、羌活通利鼻窍，祛风止痛；助以桔梗引药上行。四诊加白术、茯苓扶正，蜂房祛风止痛。

医案19

郭某，女，15 岁。2015 年 8 月 22 日初诊。

流浊涕多年，鼻塞晨显，冬天症重，有时头痛，汗多，纳可，二便调。鼻甲大、有少许分泌物，咽部干净无充血。舌淡红，中心少苔，脉细缓。CT 检查见全组鼻窦炎，腺样体残留。

证属正虚邪滞。

治以扶正祛邪，通利鼻窍。

处方及煎服法：太子参10g，麦冬10g，桔梗10g，甘草6g，白芷6g，辛夷5g，皂角刺10g，紫花地丁10g，野菊花10g，黄芪10g，玉竹10g，五味子6g，当归10g，炒麦芽10g。30剂，每日1剂，分2次开水冲服（颗粒剂）。局部用盐酸赛洛唑啉滴鼻液4周（1日3次），口服鼻渊舒丸4周（1日3次）。

2015年10月24日二诊：显著好转。数天前轻微感冒，目前晨起稍鼻塞，有少许黏黄涕或清涕，咽稍干有痰，稍疲劳，大便日3行，余可。鼻甲水肿，鼻内有少许稀薄分泌物，咽稍充血。舌略偏红，脉略数。

处方及煎服法：辛夷5g，白芷12g，苍耳子9g，薄荷6g，茯苓10g，白术10g，皂角刺10g，鱼腥草10g，蒲公英10g，桔梗10g，甘草6g，黄芪10g，玉竹10g，百合10g，当归10g，炒麦芽10g，薏苡仁15g。30剂，服法如前。口洁喷雾剂喷咽喉4周（1日3次）。

按： 鼻渊久病多气虚，汗多属气虚，苔少属阴虚，脉细缓者属阴阳不足，辨证当属气阴两亏，邪滞清窍。以党归、黄芪补气血以扶正，太子参、麦冬、五味子、玉竹、甘草益气养阴止汗，皂角刺、紫花地丁、野菊花解毒除涕，白芷、辛夷通鼻，桔梗载药上行，麦芽开胃。二诊感冒，体质本虚，舌红脉数属热，大便次多为脾虚，续以当归、黄芪、白术、茯苓、玉竹、百合益气养阴补脾胃，助以薏苡仁健脾化浊防养阴致泻，麦芽开胃，皂角刺、鱼腥草、蒲公英、甘草解毒祛邪，辛夷、白芷、苍术、薄荷辛通止涕，桔梗引药上行。

医案20

孙某，女，13岁。2016年2月23日初诊。

感冒后鼻塞流黄涕5日，咽喉痰多。患者身高体重如成人。鼻甲肿大，鼻道有少量脓涕，咽部稍充血。舌略偏红，苔薄，脉数有力。

诊断：急性鼻窦炎。

证属肺热内蕴，邪阻清窍。

治以清热化浊通窍，以其年少，佐益气扶正，制攻伐太过。

处方及煎服法：黄芪10g，当归10g，桔梗10g，甘草6g，黄芩10g，桑白皮10g，升麻10g，皂角刺10g，野菊花10g，紫花地丁10g，冬瓜子10g，赤芍10g，白芷6g，辛夷5g，葛根15g。14剂，每日1剂，分2次开水冲服（颗粒剂）。局部用盐酸赛洛唑啉滴鼻液2周（1日3次）。

随访：痊愈。

按： 方中升麻葛根汤加黄芩、桑白皮清泄肺与阳明，皂角刺、野菊花、紫花地丁、冬瓜子解毒排脓，白芷、辛夷通窍除涕，辅以当归、黄芪益气养血扶正。

医案21

张某，女，33 岁。2016 年 3 月 8 日初诊。

感冒鼻塞 1 周，流黄浊涕量多，时头晕。鼻甲肿大，鼻道尚干净，咽部稍充血。舌质淡，舌体胖，苔薄，脉弱。

诊断：急性鼻窦炎。

证属湿热壅阻清窍，肺脾气虚。

治以扶正祛邪，攻补兼施。

处方及煎服法：黄芪 20g，当归 10g，皂角刺 10g，紫花地丁 10g，野菊花 10g，桔梗 10g，甘草 6g，冬瓜子 10g，黄芩 10g，葛根 15g，赤芍 10g，升麻 10g，甘草 6g，白术 10g，茯苓 10g。21 剂，每日 1 剂，分 2 次开水冲服（颗粒剂）。局部用盐酸赛洛唑啉滴鼻液 3 周（1 日 3 次）。

随访：痊愈。

按：方中当归、黄芪、白术、茯苓、甘草扶正，升麻葛根汤加黄芩清肺与阳明，皂角刺、野菊花、紫花地丁、冬瓜子解毒排脓，桔梗引药上行。邪去窍通，头晕自消。

医案22

刘某，男，20 岁。湖南省张家界市人。2016 年 4 月 2 日初诊。

鼻渊数年。常流脓浊涕，鼻塞早晚明显，近半月症状加重，脓涕多，平素易感冒，纳可，二便调。鼻黏膜充血肿胀，鼻道有少许黏涕，咽部稍有慢性充血，咽后壁干净。舌淡红，苔薄，脉细缓。

证属正气不足，热邪内郁。

治以益气解毒，清肺通窍。

处方及煎服法：黄芪 10g，当归 10g，皂角刺 10g，野菊花 10g，紫花地丁 10g，桔梗 10g，甘草 6g，黄芩 10g，白芷 6g，辛夷 6g，白术 10g，茯苓 10g，冬瓜子 10g。21 剂，每日 1 剂，分 2 次开水冲服（颗粒剂）。局部用盐酸赛洛唑啉滴鼻液 3 周（1 日 3 次）。

2016 年 4 月 23 日二诊：好转，无明显鼻塞与流涕，纳可，二便调。鼻甲不大，咽部正常。舌略偏淡，苔薄，脉细缓。

处方及煎服法：黄芪 10g，当归 10g，鱼腥草 10g，蒲公英 10g，桔梗 10g，甘草 6g，炒麦芽 10g，黄芩 10g，白芷 6g，辛夷 6g，白术 10g，茯苓 10g。30 剂，服法如前。

2016 年 5 月 24 日三诊：目前无流涕、无鼻塞，无他症，希望巩固效果。舌略偏淡，苔薄，脉缓。

治以前法。

处方及煎服法：黄芪 10g，当归 10g，野菊花 10g，紫花地丁 10g，桔梗 10g，甘草 6g，炒麦芽 10g，黄芩 10g，白芷 6g，辛夷 6g，白术 10g，茯苓 10g。30 剂，服法如前。

随访：痊愈。

按：方中当归、黄芪、白术、茯苓、甘草扶正，皂角刺、野菊花、紫花地丁、黄芩、冬瓜子之类解毒除涕，白芷、辛夷通利鼻窍，桔梗引药上行。

医案23

范某，女，38 岁。湖南省郴州市人。2016 年 4 月 26 日初诊。

鼻渊数年。50 日前感冒后鼻塞加重，流黄浊涕量多至今，咽部痰多时时欲吐，昼疲畏寒，余可。鼻甲肿大、色偏淡，鼻道有黏浊涕，咽部稍慢性充血，咽后壁有少许黏浊涕。舌淡红，苔薄，脉沉缓，重按无力。

证属正气不足，邪滞清窍。

治以益气扶正，清热通窍。

处方及煎服法：黄芪 10g，当归 10g，川芎 6g，桔梗 10g，甘草 6g，白芷 12g，辛夷 6g，白术 10g，茯苓 10g，皂角刺 10g，野菊花 10g，紫花地丁 10g，玄参 10g，浙贝母 10g。30 剂，每日 1 剂，分 2 次开水冲服（颗粒剂）。局部用盐酸赛洛唑啉滴鼻液 4 周（1 日 3 次），口服香菊胶囊 4 周（1 日 2 次）。

2016 年 5 月 24 日二诊：好转，鼻塞不显或稍有，无涕，无清嗓吐痰，余可，冀巩固疗效。舌淡红，苔薄，脉缓。

扶正祛邪。

处方及煎服法：黄芪 10g，当归 10g，川芎 6g，桔梗 10g，甘草 6g，白芷 12g，辛夷 5g，白术 10g，茯苓 10g，鱼腥草 10g，蒲公英 10g，玄参 10g，浙贝母 10g。21 剂，服法如前。

按：方中当归、黄芪、白术、茯苓、甘草扶正，皂角刺、野菊花、紫花地丁之类解毒除涕，川芎、白芷、辛夷通利鼻窍，桔梗、玄参、浙贝母化痰利咽。

医案24

周某，女，38 岁。湖南省常德市人。2016 年 6 月 6 日初诊。

鼻渊鼻衄半年，常鼻塞流涕。打喷嚏、流清涕朝重，昼夜自闻鼻内恶臭，余可。鼻甲肿胀，鼻道干净，咽部无充血。舌淡红，苔白稍腻，脉细略数。CT 检查见双侧上颌窦炎与筛窦炎，左侧为重。

诊断：鼻窦炎，变应性鼻炎，嗅觉异常。

证属正气不足，湿浊郁热内蕴。

治以清热化浊，佐益气扶正。

处方及煎服法：葛根 15g，黄芩 10g，赤芍 10g，升麻 10g，桔梗 10g，皂角刺 10g，野菊花 10g，紫花地丁 10g，白芷 6g，辛夷 5g，黄芪 10g，当归 10g，白术 10g，甘草 6g，五味子 6g，蝉蜕 6g，银柴胡 6g。21 剂，分 2 次开水冲服（颗粒剂）。口服苍耳子胶囊 3 周（1 日 3 次）。

2016 年 7 月 12 日二诊：鼻腔异味减，鼻塞不显无嚏涕。颈椎病数年，常颈部不适。鼻甲不大，鼻道尚干净，咽后壁有少许脓性分泌物。舌淡红，脉细缓。

治以前法。

处方及煎服法：藿香 10g，黄芩 10g，桑白皮 10g，升麻 10g，桔梗 10g，皂角刺 10g，鱼腥草 10g，败酱草 10g，威灵仙 10g，葛根 15g，丹参 10g，白术 10g，防风 10g，白芷 6g，辛夷 6g，黄芪 10g，当归 10g，甘草 6g，蝉蜕 6g。21 剂，服法如前。继续服苍耳子胶囊 3 周（1 日 3 次）。

2016 年 8 月 6 日三诊：晚上或闻鼻内臭气，全身皮肤时痒，无他症。鼻腔通畅干净，咽部正常，舌淡红，苔薄，脉细略数。

处方及煎服法：葛根 15g，黄芩 10g，赤芍 10g，升麻 10g，蒺藜 10g，桑白皮 10g，蝉蜕 6g，地骨皮 10g，荆芥 10g，知母 10g，桔梗 10g，辛夷 5g，川芎 6g，黄芪 10g，当归 10g，甘草 6g。21 剂，服法如前。

2016 年 8 月 27 日四诊：仍自闻鼻内臭气，近两日降温受凉，稍作喷嚏流清涕，颈部不适明显。鼻甲不大，鼻道干净，咽后壁有脓浊涕附着。舌略偏红，脉细略数。

风证渐息，湿浊内蕴仍显。

再拟益气清热，化浊利湿，通经活络，以顾颈椎病、嗅觉异常之治。

处方及煎服法：葛根 15g，赤芍 10g，升麻 10g，甘草 6g，皂角刺 10g，野菊花 10g，紫花地丁 10g，当归 10g，黄芪 10g，黄芩 10g，桑白皮 10g，败酱草 10g，威灵仙 10g，桑枝 10g，石菖蒲 10g，路路通 10g，丝瓜络 10g，白芷 6g，辛夷 5g，川芎 6g，甘草 6g。21 剂，服法如前。局部用盐酸赛洛唑啉滴鼻液 3 周（1 日 3 次），口服苍耳子胶囊 3 周（1 日 3 次）、灵芝胶囊 3 周（1 日 3 次）。

按：本案鼻渊、鼻齆同治。首诊以升麻葛根汤加皂角刺、野菊花、紫花地丁、黄芩清热解毒祛邪，当归、黄芪、白术扶正，白芷、辛夷通鼻，银柴胡、五味子、蝉蜕祛风止嚏，桔梗引药上行，甘草调和诸药。二诊以玉屏风散加蝉蜕、当归扶正固本，皂角刺、鱼腥草、败酱草、黄芩、桑白皮、升麻、藿香清热解毒化浊，白芷、辛夷通鼻，葛根、丹参、威灵仙活血舒筋治颈痛，甘草调和诸药。三诊有皮肤瘙痒，以当归、黄芪扶正，升麻葛根汤合泻白散加知母清肺与阳明，荆芥、蒺藜、蝉蜕祛风止痒，辛夷、川芎通鼻，桔梗引药上行，甘草调和诸药。四诊诸症好转，复遇受凉，鼻症加重，以当归、黄芪扶正，升麻葛根汤加黄芩、桑白皮、皂角刺、野菊花、紫花地丁、败酱草清热解毒祛邪，白芷、辛夷、川芎、石菖蒲、路路通、丝瓜络通利鼻窍，威灵仙、桑枝舒筋活络治颈部不适。湿热浊邪蕴积清窍或脏腑蕴热均致鼻内臭气，旁人或可闻及，若患者能够觉察是鼻司嗅觉功能尚灵敏的体现，邪壅者治当排浊通窍，内热者宜清泄脏腑。亦有自闻鼻内臭气他人不可感知，此属嗅觉异常，本案即是，治当活血通络，药如当归、川芎、丹参、三七粉、桃仁、红花、地龙、土鳖虫、全蝎、僵蚕、威灵仙、路路通、丝瓜络等类。

医案25

魏某，男，29岁。2016年6月11日初诊。

鼻渊病史10余年，常鼻塞伴偏头痛，涕少。CT检查诊断为鼻窦炎。刻下晨起鼻塞，近3～4天喷嚏多，流清涕与黄浊涕，左偏头痛。下鼻甲大，鼻道干净，咽部充血。舌淡红，苔薄，脉细数。

诊断：慢性鼻窦炎急性复发。

证属热邪内郁。

治以清热化浊通窍。

处方及煎服法：葛根15g，赤芍10g，升麻10g，桔梗10g，甘草6g，黄芩10g，皂角刺10g，野菊花10g，紫花地丁10g，苍耳子10g，白芷6g，辛夷6g，炒麦芽10g。14剂，每日1剂，分2次开水冲服（颗粒剂）。局部用盐酸赛洛唑啉滴鼻液2周（1日3次）。

2016年6月25日二诊：明显好转，鼻塞不显，涕少，头痛消失。鼻内干净，咽部轻度充血。苔薄，脉细略数。

治以扶正祛邪。

处方及煎服法：黄芪10g，当归10g，桔梗10g，升麻9g，甘草6g，茯苓10g，白术10g，黄芩10g，皂角刺10g，鱼腥草10g，蒲公英10g，白芷6g，辛夷6g，炒麦芽10g。21剂，服法如前。局部用药如前，口服灵芝胶囊3周（1日3次）、苍耳子胶囊3周（1日3次）。

按：首诊以升麻葛根汤加黄芩清泄肺与阳明，皂角刺、野菊花、紫花地丁解毒祛邪，白芷、苍耳子、辛夷通鼻，麦芽开胃。二诊以当归、黄芪、白术、茯苓、升麻益气养血升清，皂角刺、鱼腥草、石菖蒲解毒祛邪，白芷、辛夷通鼻，麦芽开胃，桔梗引药上行，甘草调和诸药。

医案26

梁某，男，34岁。湖南省常德市人。2016年6月21日初诊。

鼻塞多年，涕白朝多，打鼾。鼻腔通畅，咽部无充血。CT检查见鼻窦炎显著。舌淡红，苔薄，脉细缓。

治以扶正祛邪。

处方及煎服法：黄芪10g，当归10g，皂角刺10g，野菊花10g，紫花地丁10g，白芷6g，辛夷5g，桔梗10g，甘草6g，苍耳子9g，玄参10g，浙贝母10g，射干10g。30剂，每日1剂，分2次冲服（颗粒剂）。局部用盐酸赛洛唑啉滴鼻液4周（1日3次）。

2016年8月13日二诊：诸症减，晨起流清浊涕少许。鼻甲色偏淡，咽正常。舌嫩，苔薄，脉沉细缓。

证属正气不足，余邪滞留。

治以益气扶正，通利鼻窍。

处方及煎服法：黄芪10g，当归10g，皂角刺10g，鱼腥草10g，蒲公英10g，白芷6g，辛夷5g，桔梗10g，甘草6g，白术10g，茯苓10g，前胡10g。30剂，服法如前。配合盐酸赛洛唑啉滴鼻液滴鼻4周（1日3次）。

2017年2月7日三诊：晨起流少许清涕或黏涕，鼻塞打鼾不显。鼻甲不大，鼻道干净。舌淡红，苔薄，脉细缓。

处方及煎服法：黄芪10g，当归10g，皂角刺10g，野菊花10g，紫花地丁10g，桔梗10g，甘草6g，白芷6g，辛夷5g，白术10g，茯苓10g，黄芩10g。30剂，服法如前。口服灵芝胶囊4周（1日3次）。

按： 本案三诊，扶正祛邪为治。当归、黄芪补益气血，加白术健脾，皂角刺、野菊花、紫花地丁之类清热解毒，白芷、辛夷、苍耳子之类以通窍除涕。首诊见打鼾，多属痰阻气道，加玄参、浙贝母、射干之类化痰清肃气道，前胡肃肺化痰助祛涕畅窦。

医案27

罗某，女，29岁。2016年6月25日初诊。

鼻塞早晚重，常擤出黄浊涕1年，鼻塞重时两颞胀痛，常轻微咽痛不适，无咳嗽清嗓。下鼻甲大，鼻道干净，咽部慢性充血。舌淡红，脉沉细。CT检查见全组鼻窦炎显著。

证属正气不足，郁热内蕴。

治以扶正祛邪，清热化浊。

处方及煎服法：黄芪10g，当归10g，皂角刺10g，野菊花10g，紫花地丁10g，白芷 6g，辛夷 6g，藿香 10g，柴胡 6g，桔梗 10g，甘草 6g，黄芩 10g，白术 10g，茯苓 10g，炒麦芽 10g。30 剂，每日 1 剂，分 2 次开水冲服（颗粒剂）。局部用盐酸赛洛唑啉滴鼻液 4 周（1 日 3 次），口服鼻渊舒丸 4 周（1 日 3 次）。

2016 年 7 月 28 日二诊：显著好转，脓涕与咽痛消失，稍鼻塞，晚上颞胀痛减。鼻腔通畅，鼻甲不大，咽无充血。舌淡红，舌有齿痕，苔薄，脉沉细略数。

处方及煎服法：黄芪 10g，当归 10g，皂角刺 10g，野菊花 10g，紫花地丁 10g，白芷 6g，辛夷 6g，川芎 6g，柴胡 6g，桔梗 10g，甘草 6g，黄芩 10g，白术 10g，茯苓 10g，炒麦芽 10g。30 剂，服法如前。

按： 首诊当归、黄芪、白术、茯苓扶正，皂角刺、野菊花、紫花地丁、黄芩解毒祛邪，白芷、辛夷、藿香化浊通鼻，柴胡疏解少阳祛头痛，麦芽开胃，桔梗引药上行，甘草调和诸药。二诊好转，去藿香，加川芎止头痛。

医案28

李某，男，63 岁。湖南省长沙市人。2016 年 10 月 22 日初诊。

1 周前感冒引起鼻面部痛，鼻塞重，流涕色黄质稠量多，左侧头痛明显。鼻甲红肿，鼻道尚干净，咽部无充血。舌偏红，苔微黄，脉数有力。CT 检查见鼻窦炎。

诊断：急性鼻窦炎。

证属热邪内盛，邪阻清窍。

治以清热解毒，祛邪通窍。

处方及煎服法：葛根 15g，赤芍 10g，升麻 10g，桔梗 10g，皂角刺 10g，野菊花 10g，紫花地丁 10g，白芷 6g，辛夷 5g，苍耳子 10g，黄芪 10g，当归 10g，甘草 6g，黄芩 10g，石菖蒲 10g，桑白皮 10g。21 剂，每日 1 剂，分 2 次冲服（颗粒剂）。局部用盐酸赛洛唑啉滴鼻液 3 周（1 日 3 次）。

随访：痊愈。

按： 方中升麻葛根汤加黄芩、桑白皮清泄肺与阳明，佐当归、黄芪补益气血，皂角刺、野菊花、紫花地丁解毒排脓，白芷、辛夷、苍耳子、石菖蒲化浊除涕，桔梗引药上行。

医案29

刘某，女，15 岁。湖南省长沙市人。2017 年 3 月 18 日初诊。

鼻塞、流涕色绿 3 个月。鼻腔通畅，鼻甲不大，咽部无充血。舌淡红，苔薄，脉细。

诊断：慢性鼻窦炎。

证属正气不足，邪毒滞留。

治以扶正祛邪，排脓利窍。

处方及煎服法：黄芪 10g，当归 10g，白芷 6g，辛夷 6g，桔梗 10g，甘草 6g，黄芩 10g，薄荷 6g，白术 10g，茯苓 10g，皂角刺 10g，败酱草 10g，蒲公英 10g，藿香 10g。21 剂，每日 1 剂，分 2 次冲服（颗粒剂）。局部用盐酸赛洛唑啉滴鼻液 3 周（1 日 3 次）；口服鼻渊软胶囊 3 周（1 日 3 次）、香菊胶囊 3 周（1 日 2 次）。

2017 年 4 月 8 日二诊：好转。无鼻塞，涕少。鼻腔通畅，咽部稍充血。舌偏淡，苔薄，脉细。邪毒渐去未清，续前法。

处方及煎服法：黄芪 10g，当归 10g，白芷 6g，辛夷 6g，桔梗 10g，甘草 6g，黄芩 10g，薄荷 6g，白术 10g，茯苓 10g，皂角刺 10g，鱼腥草 10g，紫花地丁 10g，藿香 10g。21 剂，服法如前。口服灵芝分散片 3 周（1 日 2 次）。

按：方中当归、黄芪、白术、茯苓扶正，皂角刺、败酱草、蒲公英、藿香清热解毒除涕，白芷、辛夷、薄荷通鼻，桔梗引药上行，甘草调和诸药。

医案30

刘某，男，47 岁。湖南省常德市人。2017 年 7 月 4 日初诊。

鼻渊数年。近来感冒，鼻塞重，流黄浊涕量多，额、枕、颞部头痛明显。鼻甲大，咽无充血。舌淡红，苔薄，脉缓。

治以扶正祛邪，疏风止痛。

处方及煎服法：黄芪 10g，当归 10g，皂角刺 10g，紫花地丁 10g，败酱草 10g，白芷 6g，辛夷 6g，羌活 10g，黄芩 10g，柴胡 6g，川芎 6g。21 剂，每日 1 剂，分 2 次开水冲服（颗粒剂）。局部用盐酸羟甲唑啉喷雾剂 3 周（1 日 2 次），口服香菊胶囊 3 周（1 日 2 次）、鼻炎通窍胶囊 3 周（1 日 3 次）。

随访：2018 年 5 月 17 日因感冒后咽痛就诊，谓药后诸症消失。

按：本案鼻渊复发，正虚邪盛，以当归、黄芪扶正，皂角刺、败酱草、紫花地丁、白芷、辛夷解毒排脓通鼻，柴胡、羌活、川芎、黄芩疏风清热止痛。

医案31

张某，男，36 岁。2018 年 1 月 15 日初诊。

鼻塞流浊涕量多半年，头痛，近来鼻内干燥易衄。鼻腔前部干燥，鼻甲稍大，咽部轻度充血。舌淡红，苔薄，脉缓。CT 检查见双侧额窦筛窦上颌窦炎明显，右侧上颌窦黏膜下囊肿。

处方及煎服法：黄芪 10g，当归 10g，皂角刺 10g，蒲公英 10g，紫花地丁 10g，桔梗 10g，甘草 6g，白芷 6g，苍耳子 10g，辛夷 5g，白茅根 15g，麦冬 10g，决明子 10g，白术 10g，茯苓 10g，枳壳 10g，羌活 10g，柴胡 6g，黄芩 10g。21 剂，每日1剂，分2次开水冲服（颗粒剂）。局部用盐酸赛洛唑啉滴鼻液3周（1日3次）、维生素AD滴剂3周（1日1次），口服香菊胶囊3周（1日2次）。

2018年4月16日二诊：前诊鼻症消失后停药。近来咽喉有异物干燥感。平素畏寒，大便时溏、每日1～2次。鼻腔通畅，咽稍充血。舌淡红，舌胖有齿痕，苔薄，脉沉略数。

证属脾虚肺热，气阴两亏。

治以健脾清肺，气阴双补，佐利咽。

处方及煎服法：党参10g，白术10g，茯苓10g，桔梗10g，甘草6g，射干10g，薄荷6g，黄芩10g，南沙参10g，麦冬10g，玄参10g，浙贝母10g。14剂，服法如前。局部用口洁喷雾剂2周（1日3次），口服珍黄片2周（1日3次）。

按： 本案治鼻渊为主，兼顾鼻燥衄血。首诊以当归、黄芪、白术、茯苓扶正，皂角刺、蒲公英、紫花地丁、桔梗、白芷、苍耳子、辛夷、枳壳解毒排脓通鼻，羌活、柴胡、黄芩疏风清热止痛，白茅根、麦冬凉血止衄，决明子通便，甘草调和诸药。二诊相去较远，属喉痹之治。

医案32

刘某，女，35岁。2018年5月28日初诊。

鼻渊数年，常流浊涕鼻塞，受凉加重。刻下鼻塞涕色黄质稠1周，耳内胀闷，余可。鼻甲稍红肿，咽部稍慢性充血，舌偏红，苔薄，脉略数。声阻抗检查结果为双耳C型（均为120daPa）。

诊断：慢性鼻窦炎，分泌性中耳炎。

治以解毒祛邪，佐益气通窍。

处方及煎服法：葛根15g，赤芍10g，升麻10g，桔梗10g，白芷6g，辛夷6g，黄芪20g，当归10g，川芎6g，柴胡6g，黄芩10g，败酱草10g，鱼腥草15g。21剂，每日1剂，分2次服。局部用盐酸赛洛唑啉滴鼻液3周（1日3次）。

2018年6月23日二诊：效果显著。晨起稍鼻塞，无涕，多疲劳，月经后期。咽稍充血，鼻甲稍大，舌偏淡，苔薄，脉细滑。

处方及煎服法：甘草6g，白芷12g，辛夷6g，黄芪20g，阿胶10g（烊服），党参10g，茯苓10g，白术10g，当归10g，川芎6g，黄芩10g。21剂，服法如前。口服香菊胶囊3周（1日2次）。

按： 鼻渊复发早期多属热证，舌偏红亦属热证，并发耳胀轻，以治鼻渊为主。方中升麻葛根汤加黄芩、败酱草、鱼腥草清肺胃解毒祛邪，桔梗、白芷、辛夷宣肺通窍，当归、黄芪扶正以应鼻渊久病多虚，柴胡、川芎通耳。二诊好转，正气不足，扶正为主，通鼻窍，调月经。

医案33

刘某，女，58岁。河北省唐山市人。2018年5月29日初诊。

鼻塞，鼻内有异味感数年，常额头痛或连两颞，时咽喉微痛，当地 MRI 检查见鼻窦炎显著，久治效差，特来求治。鼻甲稍大，咽部轻度充血，舌淡红，苔薄，脉沉细缓。

诊断：慢性鼻窦炎，慢性咽炎。

处方及煎服法：黄芪10g，当归10g，桔梗10g，甘草6g，玄参10g，白芷6g，柴胡6g，黄芩10g，皂角刺10g，败酱草10g，鱼腥草10g，辛夷5g，羌活10g。21剂，每日1剂，分2次开水冲服（颗粒剂）。局部用盐酸羟甲唑啉喷雾剂3周（1日2次），口服香菊胶囊3周（1日2次）。

2018年6月21日二诊：好转。偶有头痛，鼻塞不显，偶有鼻内异味。鼻腔通畅干净，咽部稍慢性充血。舌脉同前。

处方及煎服法：黄芪10g，当归10g，桔梗10g，甘草6g，玄参10g，白芷6g，柴胡6g，黄芩10g，川芎6g，蜂房6g，皂角刺10g，败酱草10g，鱼腥草10g，辛夷5g，羌活10g。21剂，服法如前。口服鼻渊软胶囊3周（1日3次）。

2018年7月12日三诊：好转。偶有轻微头痛，偶有轻微鼻塞，鼻内异味不显，有时稍咽痛。鼻腔通畅，咽部轻度充血。舌淡红，苔薄，脉沉细缓。

处方及煎服法：黄芪10g，当归10g，桔梗10g，甘草6g，玄参10g，白芷6g，柴胡6g，黄芩10g，川芎6g，蜂房6g，皂角刺10g，败酱草10g，蒲公英10g，辛夷5g，羌活10g。21剂，服法如前。口服香菊胶囊3周（1日2次）。

2018年8月7日四诊：头痛消失，鼻塞不显，鼻内异味消失。近来感冒10日，服感冒药后好转，目前稍涕后流，感左侧耳部疼痛连及左肩颈。鼻腔通畅干净，咽部轻度充血，左侧颈动脉上段压痛明显。舌淡红，苔薄，脉细缓。颈动脉B超正常。

诊断：鼻窦炎。

处方及煎服法：党参10g，白术10g，茯苓10g，甘草6g，玄参10g，白芷6g，苍耳子9g，柴胡6g，黄芩10g，川芎6g，乳香6g，没药6g，败酱草10g，辛夷6g，丹参10g。21剂，服法如前。口服三七活血丸3周（1日2次）。

按：本案首诊属鼻渊伴喉痹与嗅觉异常。鼻渊久病多虚，舌脉所见属虚，治以当归、黄芪扶正，皂角刺、败酱草、鱼腥草、桔梗、白芷、辛夷解毒祛邪通窍，柴胡、黄芩、羌活止痛，玄参利咽，甘草调和诸药。二、三诊好转，诸症仍存，前法续进，加川芎、蜂房通窍祛邪止痛。四诊原症基本消失，新感诱发颈动脉痛，体虚仍存，以四君子汤扶正，白芷、苍耳子、辛夷、败酱草祛邪通鼻，玄参利咽，柴胡、川芎、丹参、乳香、没药、三七活血丸行气活血止痛，黄芩平调寒热。

医案34

谭某，女，58岁。湖南省岳阳市人。2019年3月14日初诊。

患鼻渊数年，常鼻塞流浊涕，近2周加重，头痛，嗅觉消失。鼻腔通畅，咽无充血，舌淡红，苔薄，脉沉细缓。CT检查见双侧上颌窦炎、筛窦炎、蝶窦炎显著。

治以扶正祛邪，通利鼻窍。

处方及煎服法：黄芪10g，当归10g，皂角刺10g，紫花地丁10g，败酱草10g，桔梗10g，甘草6g，白芷6g，辛夷6g，苍耳子9g，黄芩10g，白术10g，茯苓10g，柴胡6g，川芎6g，前胡10g。21剂，每日1剂，分2次开水冲服（颗粒剂）。局部用盐酸赛洛唑啉滴鼻液3周（1日3次），口服香菊胶囊3周（1日2次）。

2019年4月14日二诊：头痛消失，涕减，嗅觉好转，鼻塞减。鼻腔通畅，咽部轻充血。舌淡红，苔薄，脉细缓。

治以前法。

处方及煎服法：黄芪10g，当归10g，紫花地丁10g，败酱草10g，桔梗10g，甘草6g，白芷6g，辛夷6g，白术10g，黄芩10g，茯苓10g，柴胡6g，川芎6g，前胡10g。21剂，服法如前。口服香菊胶囊3周（1日2次）。

2019年4月25日三诊：嗅觉正常，晚上稍鼻塞，鼻咽部有痰黏痰，涕后流。咽部轻度充血，鼻腔通畅，舌淡红，苔薄，脉沉细缓。

治以前法。

处方及煎服法：黄芪10g，当归10g，蒲公英10g，败酱草10g，桔梗10g，甘草6g，白芷6g，辛夷6g，黄芩10g，白术10g，茯苓10g，川芎6g，苍耳子9g。21剂，服法如前。局部用康酸莫米松鼻喷雾剂3周（1日1次），口服香菊胶囊3周（1日2次）。

2019年5月18日四诊：稍鼻塞，涕少，咽无不适。余可。鼻腔通畅，咽无明显充血。舌淡红，苔薄，脉沉细缓。

治以前法。

处方及煎服法：黄芪10g，当归10g，蒲公英10g，败酱草10g，桔梗10g，甘草6g，石菖蒲10g，白芷6g，辛夷6g，黄芩10g，白术10g，茯苓10g，川芎6g。21剂，服法如前。

随访：诸症消失。

按：本案鼻渊新发，正气不足，邪毒较盛，全程治以当归、黄芪、白术、茯苓扶正，前胡宣肺化痰，助皂角刺、败酱草、紫花地丁、黄芩、桔梗之类解毒排脓，白芷、辛夷、苍耳子、川芎、石菖蒲之类化浊通鼻，柴胡疏风止痛，甘草调和诸药。

医案35

邓某，男，45岁。湖南省浏阳市人。2019年5月13日初诊。

鼻塞伴流涕浊2年，近20天加重，晨起脓浊涕量多，偶有喷嚏。鼻甲大，咽部慢性充血。舌淡红，苔薄，脉细缓弱。CT检查见全组鼻窦炎显著。

处方及煎服法：黄芪10g，当归10g，川芎6g，白术10g，茯苓10g，桔梗10g，甘草6g，藿香10g，白芷6g，苍耳子9g，辛夷6g，黄芩10g，败酱草10g，紫花地丁10g，蒲公英10g。21剂，每日1剂，分2次开水冲服（颗粒剂）。局部用麻黄碱滴鼻液1周（1日3次），口服香菊胶囊3周（1日2次）。

2019年6月4日二诊：好转。天凉鼻塞加重，无涕，大便略溏。鼻甲大，轻微充血，舌淡红，苔薄，脉弦细缓稍弱。

处方及煎服法：黄芪10g，当归10g，川芎6g，白术10g，茯苓10g，桔梗10g，甘草6g，藿香10g，白芷6g，薏苡仁15g，辛夷6g，黄芩10g，败酱草10g。21剂，服法如前。

2019年6月25日三诊：吹空调后稍鼻塞，自诉既往有哮喘病史，常感肺部胀满，要求一并调理。鼻腔通畅，咽无明显充血。舌淡红，苔薄，脉弦细缓。

处方及煎服法：黄芪10g，当归10g，川芎6g，白术10g，茯苓10g，桔梗10g，白前10g，枳壳10g，甘草6g，白芷6g，辛夷6g，黄芩10g。21剂，服法如前。口服精血补片3周（1日3次）。

2019年7月16日四诊：无明显不适，肺部胀满感明显减轻。鼻甲稍大，咽后壁稍充血。舌淡红，苔薄，脉弦细缓。

处方及煎服法：原方21剂，服法如前。口服精血补片3周（1日3次）。

按：本案久病鼻渊，新近加重，正虚邪滞。治以扶正祛邪。前二诊以当归、黄芪、白术、茯苓扶正，藿香、白芷、辛夷、苍耳子、川芎通窍化浊，黄芩、败酱草、紫花地丁、蒲公英、桔梗之类解毒祛邪，甘草调和诸药。三、四诊续前法，加白前、枳壳理气宽胸，应肺部胀满。

第五节　小儿鼻窦炎

所谓小儿鼻窦炎，是指14岁前的儿童鼻窦炎。3岁前的婴幼儿，其免疫力来自母体，先天因素较好者一般不发生上呼吸道感染，也就较少发生鼻窦炎。3岁后至14岁左右的儿童，自身免疫力的建立尚不完善，因而比较容易发生上呼吸道感染，也就容易发生鼻窦炎。小儿鼻窦炎的病因病机与成人鼻窦炎相似，但儿童尚处于发育之中，免疫机制不全，较成人更易发生，且容易转变为慢性鼻窦炎和全组鼻窦炎。

小儿急性鼻窦炎多有新近上呼吸道感染病史，以鼻塞、流浊涕为主要表现，可伴发热、咳嗽、打鼾等症，严重的急性鼻窦炎可引起眼部、颌骨并发症。临床上，小儿急性鼻窦炎在儿科就诊者居多。

小儿慢性鼻窦炎病程较长，局部症状为鼻塞，有时流浊涕，往往在受凉后则症状显现或加重。很多情况下，儿童鼻窦炎往往表现出局部或全身并发症。局部并发症：常见涕后流可引起咽喉炎，出现反复咳嗽；或引起腺样体肥大、分泌性中耳炎。全身并发症：常见鼻窦炎性分泌物吞入胃内，毒素吸收，容易引起食欲差、腹泻、大便秘结、腹痛（小儿肠系膜淋巴结炎）等消化道并发症；毒素吸收致神经系统功能失调，出现精神不振、夜惊、睡眠不宁、磨牙、多动、智力障碍等；长期的消化障碍与营养差，容易引起小儿发育障碍，免疫功能下降，出现身体虚弱、易外感、面黄肌瘦、身材矮小等。因此，小儿鼻窦炎较年长儿与成人鼻窦炎危害性更大，当引起重视。

一、辨证论治

小儿鼻窦炎的病机证治与成人基本相同，参考"鼻窦炎"。初起多属风热犯肺，继而肺胃热盛，治同成人。常见证候为气虚邪滞或肺胃郁热，治同成人。气虚邪滞证之由，一是小儿以脾为本，脾虚证候更为多见；二是小儿多有浊涕后流，易致腺样体肥大，出现鼾症，多属脾虚痰浊凝结。故此证在小儿多以四君子汤、六君子汤或六君消瘰汤合苍耳子散为常用方剂。

此外，本病容易诱发变应性鼻炎、腺样体肥大、分泌性中耳炎，辨证论治时当酌情兼顾。

二、外治

小儿鼻窦炎局部用药与成人相同，但对于婴幼儿患者，注意降低减充血剂药物浓度为 0.5%。小儿容易出现全组鼻窦炎，鼻腔冲洗法更为常用。

三、临证心语

小儿鼻渊病程往往较长，主因正气不足，邪难速去，宜坚持治疗，以图效固，并注意补肺健脾，改善食欲，增强后天，固表御邪自强，有条件者宜配合增强上呼吸道免疫力的药物。

小儿鼻渊病情反复之因，固属正气不足，御邪无力，因而生活护理注意保暖，及时增减衣物，预防受凉，饮食当注意禁忌。

小儿久病鼻渊常见气虚邪滞或气虚郁热。辨气虚之据，如食欲不佳、便溏或软，容易出汗，容易受凉感冒，病情反复、迁延，舌不偏红（舌正常或偏淡）；辨郁热之据，如舌偏红，苔偏黄，涕偏黄，大便偏结。

小儿鼻渊涕浊，宜芳香化浊通窍，常用药物如白芷、辛夷、苍耳子、藿香、石菖蒲之类；小儿鼻渊涕黄浊量多，宜清热解毒排脓，常用药物如黄芩、鱼腥草、蒲公英、紫花地丁、金银花、败酱草、野菊花、皂角刺、冬瓜子之类；小儿鼻渊涕黏色白，多属脾虚邪滞，宜健脾化浊，常用药物如党参、白术、茯苓、山药、灵芝、神曲、麦芽、谷芽、砂仁、鸡内金、白豆蔻、木香、陈皮、枳壳之类。

四、医案

医案1

张某，男，3 岁。2007 年 7 月 10 日初诊。

反复低热 1 个月，昨天发热未药而退，流脓涕色黄绿量多，早晚鼻塞，睡眠呼吸音稍粗，纳差，小便黄，大便稍干燥。1 周前外院 CT 检查见全组鼻窦炎。鼻黏膜稍充血肿胀，鼻道尚干净，咽部正常。舌淡红，苔薄。

证属气虚邪滞。

治以益气扶正，祛邪通窍。

处方及煎服法：黄芪 10g，当归 2g，党参 5g，白术 5g，茯苓 6g，陈皮 4g，辛夷 6g，白芷 8g，苍耳子 6g，黄芩 6g，桑白皮 10g，桔梗 6g，甘草 3g，鱼腥草 10g，皂角刺 5g，神曲 6g，炒麦芽 10g。7 剂，每日 1 剂，水煎，分 2 次服。局部用滴鼻灵 1 周（1 日 2 次）、鱼腥草眼液 1 周（1 日 2 次）；进行鼻窦负压置换疗法 5 次，1 日 1 次。

2007 年 7 月 17 日二诊：涕少，鼻塞不显，睡眠呼吸音正常。食欲好转，二便调。舌淡红，苔稍厚。

处方及煎服法：黄芪 10g，当归 2g，党参 10g，白术 5g，茯苓 6g，陈皮 4g，法半夏 3g，辛夷 6g，白芷 8g，苍耳子 6g，黄芩 6g，桑白皮 10g，桔梗 6g，甘草 3g，金银花 10g，皂角刺 5g，神曲 6g，炒麦芽 10g。7 剂，服法如前。

2007 年 7 月 24 日三诊：已两周未发热，目前无鼻塞，浊涕基本消失，食欲可，二便调。鼻腔干净通畅，咽部正常。舌淡红，苔薄。

处方及煎服法：黄芪 10g，当归 2g，太子参 10g，山药 10g，白术 5g，茯苓

6g，辛夷 3g，白芷 5g，黄芩 5g，桔梗 3g，甘草 3g，金银花 6g，炒麦芽 6g，鸡内金 5g。10 剂，服法如前。

随访：痊愈。

按：本案以扶正祛邪为治。小儿鼻渊反复低热当属正气不足，邪毒滞留。首诊以归芪四君子汤加陈皮、神曲、麦芽益气健脾，养血扶正；以白芷、辛夷、苍耳子、桔梗、皂角刺、鱼腥草排脓化浊通鼻，以桑白皮、黄芩清肺泄热。二诊续前方，金银花替鱼腥草。鼻渊涕黄浊之治，常用清热解毒类药物，如金银花、鱼腥草、野菊花、蒲公英、紫花地丁、天葵子、败酱草，一般可选择1~3味，续诊时可酌情调换。三诊好转明显，续前法，以太子参、山药替党参，鸡内金代神曲以免生热，去苍耳子。

医案2

夏某，男，11 岁。2008 年 8 月 5 日初诊。

鼻塞早晚明显，常流浊涕 3 年，余可。鼻甲稍大，咽部正常。舌淡红，苔薄，脉细略滑。CT 检查左上颌窦、双侧筛窦及右蝶窦均见软组织影、黏膜增厚，鼻甲黏膜增厚。

证属气虚邪滞。

治以扶正祛邪。

处方及煎服法：升麻 6g，黄芪 10g，党参 10g，白术 8g，茯苓 10g，甘草 5g，桔梗 6g，白芷 10g，苍耳子 6g，皂角刺 6g，葛根 12g，赤芍 10g，当归 6g，路路通 10g。7 剂，每日 1 剂，水煎，分 2 次服。局部用盐酸赛洛唑啉滴鼻液 1 周（1 日 2 次）、鱼腥草滴眼液 1 周（1 日 3 次）。

2008 年 8 月 12 日二诊：鼻塞有浊涕显减。鼻腔通畅干净。舌偏淡，苔薄，脉细。

治以前法。

处方及煎服法：原方 14 剂，服法如前。

随访：诸症消失。

按：方中四君子汤加当归、黄芪、升麻、知母益气健脾，升麻葛根汤清阳明，苍耳子、白芷、桔梗、皂角刺、路路通化浊通窍。

医案3

易某，男，4 岁。长沙市人。2010 年 4 月 29 日初诊。

鼻塞流涕多年。近 1 个月全天鼻塞、夜甚，清涕多时浊，睡眠汗多，打鼾。食欲一般，二便调。鼻甲大，鼻腔有黏性分泌物量多，咽部无充血，扁桃体Ⅱ度肿大。舌略偏红，苔薄。CT检查见全组鼻窦炎显著，窦腔内大量软组织阴影充填，双侧中鼻甲黏膜增厚，腺样体肥大。

证属气虚邪滞。

治以清热化浊通窍。

处方及煎服法：赤芍5g，葛根7.5g，升麻4.5g，甘草3g，黄芩5g，桑白皮5g，皂角刺5g，金银花5g，白芷6g，川芎3g，黄芪10g，当归5g，辛夷3g，桔梗5g，浙贝母5g，炒麦芽5g，鸡内金5g。14剂，每日1剂，分2次开水冲服（颗粒剂）。局部用呋麻滴鼻液1周（1日3次），口服鼻渊通窍颗粒14周（1日2次）。

2010年5月26日二诊：好转。3天前感冒，黄涕多，鼻塞夜显，无鼾，昨天发热已退，今日稍有咳嗽，近日口味差，二便调。舌淡红，苔薄。鼻腔内有黏性分泌物，咽部稍充血，扁桃体Ⅱ度肿大。

证属外感风邪。

治以疏风清热，化浊通窍。

处方及煎服法：金银花10g，连翘10g，薄荷6g，僵蚕5g，桔梗5g，甘草3g，白芷6g，苍耳子5g，皂角刺5g，前胡5g，黄芩5g，砂仁3g，鸡内金5g。6剂，服法如前。

2010年6月3日三诊：鼻塞夜重，浊涕少，无鼾，睡眠出汗止。食欲一般，二便调。鼻甲稍大，鼻内有少许黏涕，咽部干净，扁桃体Ⅱ度肿大，舌淡红，苔薄。

治以扶正祛邪。

处方及煎服法：党参10g，白术5g，茯苓5g，法半夏5g，陈皮3g，桔梗5g，甘草3g，白芷6g，黄芪10g，当归5g，川芎3g，栀子5g，鸡内金5g，砂仁3g，皂角刺5g，金银花10g。14剂，好转。后再续原方21剂，去皂角刺、栀子，党参、金银花减半，加黄芩5g。

随访：症状消失后停药。

按：本案鼻渊、鼾症同治。首诊以当归、黄芪扶正，升麻葛根汤加黄芩、桑白皮、皂角刺、金银花清热解毒排脓，白芷、辛夷、川芎通鼻，桔梗、浙贝母化痰散结利咽，麦芽、鸡内金开胃护脾。二诊感冒之后，以金银花、连翘、薄荷、僵蚕、前胡、黄芩、甘草、桔梗清热解毒化痰，皂角刺、苍耳子、白芷通窍除涕，砂仁、鸡内金开胃护脾。三诊好转，六君子汤加黄芪、当归益气扶正健脾化痰，皂角刺、金银花、栀子解毒祛邪，白芷、川芎通鼻，桔梗引药上行，鸡内金、砂仁开胃护脾。

医案4

谭某，女，4岁6个月。2011年3月15日初诊。

鼻塞，常有黄白脓涕 2 年，无衄，食欲一般，大便调。鼻前庭有少许黏稠分泌物，咽部明显充血，扁桃体不大，少许淋巴滤泡增生。舌偏淡，苔薄。X 线检查左上颌窦与筛窦炎症。

诊断：慢性鼻窦炎，慢性咽炎。

证属气虚邪滞。

治以益气健脾，解毒排脓。

处方及煎服法：党参 5g，白术 5g，茯苓 5g，甘草 3g，桔梗 5g，白芷 5g，皂角刺 5g，金银花 10g，败酱草 10g，砂仁 5g，鸡内金 5g，陈皮 3g，射干 2g。7 剂，每日 1 剂，水煎，分 2 次服。局部用盐酸赛洛唑啉滴鼻液 1 周（1 日 2 次）；口服小儿鼻炎片 7 天（1 日 3 次）。

2011 年 3 月 22 日二诊：脓涕消失，仍稍鼻塞，睡眠难入，余可。舌偏淡，苔薄。

治以前法。

处方及煎服法：党参 5g，白术 5g，茯苓 5g，甘草 3g，桔梗 5g，白芷 5g，皂角刺 5g，金银花 10g，川芎 3g，砂仁 5g，鸡内金 5g，陈皮 3g，酸枣仁 5g。6 剂，每日 1 剂，分 2 次开水冲服（颗粒剂）。

2011 年 3 月 29 日三诊：无窒无涕，昨天春游后稍咳嗽，稍鼻塞无涕。余可。咽微充血，鼻前庭干燥、有少量干痂，舌稍淡，苔薄。

治以疏风宣肺，扶正祛邪。

处方及煎服法：荆芥 5g，甘草 3g，桔梗 5g，砂仁 5g，鸡内金 5g，白术 5g，党参 5g，茯苓 5g，陈皮 3g，紫菀 5g，白前 5g，杏仁 5g，白芷 5g。4 剂，服法如前。

随访：诸症消失。

按：本案鼻渊、喉痹同治。首诊四君子汤加砂仁、鸡内金、陈皮益气健脾，白芷、皂角刺、金银花、败酱草解毒化浊通窍，桔梗、射干利咽化痰。二诊续前法去射干，加酸枣仁安神。三诊遇风邪侵袭，以四君子汤加砂仁、鸡内金益气健脾，荆芥、桔梗、杏仁、紫菀、白前宣肺止咳，白芷通鼻窍。

医案5

刘某，男，6 岁。山东省青岛市人。2012 年 4 月 7 日初诊。

感冒后流黄涕 40 天，打鼾明显，专程飞长沙求治。10 日前外院 CT 检查见鼻窦炎伴腺样体肥大，遂手术切除腺样体。目前鼻塞明显，晨起流黄白涕量多，白天涕难出，常揉鼻致衄，汗多，无鼾，纳可，二便调。鼻腔前部有少许干薄痂，咽部正常，扁桃体不大，舌正常，苔薄。

诊断：慢性鼻窦炎，干燥性鼻炎，腺样体肥大切除后。

证属气虚热郁。

治以益气清热，逐邪通窍。

处方及煎服法：白芷 10g，皂角刺 6g，金银花 10g，甘草 5g，桔梗 6g，白茅根 15g，葛根 10g，赤芍 6g，升麻 6g，黄芪 10g，当归 5g，白豆蔻 10g，天花粉 10g，连翘 5g，黄芩 5g，冬瓜子 10g。15 剂，每日 1 剂，水煎，分 2 次服。局部用维生素 AD 滴剂 2 周（1 日 1 次）。

2012 年 4 月 28 日二诊：脓涕减，擤涕易出，无衄，汗多，食可，口臭，大便 2 日 1 行、偏结。舌淡红，苔白微腻。

处方及煎服法：白芷 10g，皂角刺 6g，金银花 10g，甘草 5g，桔梗 6g，黄芪 10g，当归 3g，白豆蔻 6g，白术 6g，法半夏 6g，茯苓 6g，冬瓜子 10g，陈皮 4g，瓜蒌子 6g，紫河车 3g，浙贝母 6g，防风 5g，五味子 5g，太子参 5g。21 剂，服法如前。口服灵芝分散片 6 周（1 日 2 次）。

随访：痊愈。

按：此案病程尚短，效果较好。首诊以祛邪为主，方中当归、黄芪扶正气，升麻葛根汤加皂角刺、金银花、连翘、天花粉、黄芩、白芷、冬瓜子清热解毒通鼻，白茅根凉血止衄，桔梗引药上行，白豆蔻护脾胃。二诊以扶正为主。方中当归、黄芪、白术、紫河车、太子参补益气血，防风、五味子固表止汗，半夏、陈皮、浙贝母健脾化痰，皂角刺、金银花、冬瓜子、白芷、桔梗解毒化浊除涕，白豆蔻护脾以防药苦致胃痛，瓜蒌子通便。

医案6

唐某，男，8 岁。2012 年 9 月 28 日初诊。

鼻渊、鼾症 4 年。鼻塞轻，流浊涕色黄白，常擤，睡眠有汗鼾轻，大便 2～3 日 1 行，脐周痛。发育一般，鼻内有脓涕，咽后壁脓浊物量多，扁桃体 Ⅱ 度肿大充血不显。舌偏淡，苔薄白。

证属正气不足，邪毒久滞。

治以益气健脾，化痰散结，排脓通窍。

处方及煎服法：黄芪 10g，白芷 6g，桔梗 10g，甘草 3g，皂角刺 10g，金银花 10g，砂仁 6g，木香 6g，法半夏 10g，当归 5g，白术 5g，茯苓 10g，五味子 6g，浙贝母 5g，太子参 10g，藿香 10g。20 剂，每日 1 剂，分 2 次开水冲服（颗粒剂）。盐酸赛洛唑啉滴鼻液滴鼻 3 周（1 日 3 次）。

随访：2 年后因乳蛾复发求治，谓诊后愈，未再服药。

按：本案治以扶正祛邪。方中香砂六君子汤加当归、黄芪益气健脾，五味子止汗，皂角刺、金银花、桔梗、浙贝母、藿香、白芷解毒化浊除涕。

医案7

苏某，男，5岁。2013年5月4日初诊。

易感冒，常鼻塞、揩鼻，病程2年，无明显浊涕。2个月前外院CT检查见鼻窦炎明显，腺样体肥大。1周前受凉，刻下偶有喷嚏，黄涕不多，鼻塞夜重，睡眠汗多，眼屎多，口臭，纳可，大便干结。鼻内干净，扁桃体Ⅱ度肿大慢性充血。舌正常，苔薄。

诊断：慢性鼻窦炎，扁桃体肿大，腺样体肥大。

证属气虚邪滞，郁热于里。

治以益气清热，解毒祛邪，化痰利窍。

处方及煎服法：黄芪10g，白芷6g，白术6g，桔梗5g，甘草3g，砂仁6g，白豆蔻6g，金银花10g，野菊花6g，皂角刺6g，五味子3g，瓜蒌子6g，蔓荆子6g，玄参6g，浙贝母6g，当归3g，川芎3g。14剂，每日1剂，水煎，分2次服。局部用盐酸羟甲唑啉喷雾剂2周（1日2次）、金喉健喷雾剂2周（1日2次）。

随访：2013年10月26日因感冒后咳嗽就诊，谓上次药后症状消失，鼻窦炎与扁桃体炎至今未发。

按：本案治鼻渊为主，兼顾乳蛾、鼾症。鼻属肺窍，久病多虚。以当归、黄芪、白术、五味子养血扶正，益气止汗；金银花、野菊花、皂角刺、白芷、川芎解毒化浊通窍，玄参、浙贝母、甘草、桔梗化痰利咽，砂仁、白豆蔻护脾，瓜蒌子通便，辅以蔓荆子助白芷、川芎疏表而顾新感。

医案8

罗某，女，11岁。2013年12月7日初诊。

交替性鼻塞数月、早晚明显，常回吸吐黄痰，额头痛，晨起稍咳清嗓痰少，纳可，二便调。外院CT检查见慢性鼻窦炎显著。鼻黏膜肿胀，鼻道有少许黏涕，咽部慢性充血。舌淡红，苔薄，脉略数。

诊断：慢性鼻窦炎，慢性咽炎。

证属热郁邪滞。

治以清泄肺胃，排脓通窍，利咽化痰。

处方及煎服法：葛根10g，赤芍6g，升麻6g，黄芩6g，白芷12g，蜂房5g，皂角刺6g，金银花10g，败酱草6g，炒麦芽10g，鸡内金6g，玄参10g，荆芥6g，射干5g，僵蚕6g，浙贝母10g，甘草3g。21剂，每日1剂，水煎，分2次服。局部用盐酸赛洛唑啉滴鼻液3周（1日3次）、开喉剑喷雾剂3周（1日3次）。

2013年12月28日二诊：无窒涕少，偶咳痰少，食欲一般。鼻前庭有少许分泌物，咽部正常，舌略淡，苔薄，脉缓。

证属郁热始退，正虚邪滞。

治以益气健脾，通利清窍。

处方及煎服法：白芷12g，苍耳子6g，皂角刺6g，金银花10g，玄参10g，浙贝母10g，桔梗10g，甘草3g，黄芪10g，白术6g，党参10g，茯苓10g，山药10g，炒麦芽10g，鸡内金6g。14剂，服法如前。

2014年1月11日三诊：有少许清涕，夜磨牙，呼吸音重，纳可，二便调。鼻前庭干燥，咽部正常。舌略偏红，苔薄，脉略数。

治以益气养阴，清热通窍。

处方及煎服法：白芷12g，辛夷6g，甘草3g，黄芪10g，麦冬10g，白术6g，太子参10g，茯苓10g，山药10g，桔梗6g，黄芩6g，桑白皮10g，薄荷5g，炒麦芽10g，鸡内金6g。14剂，服法如前。

2014年5月17日四诊：诊后症消药停。受凉咳嗽3天，咽稍痒，无窒无涕，大便略溏。鼻通畅干净，咽后壁稍充血。舌淡红，苔薄白，脉细缓。

证属气虚外感。

治以益气健脾，宣肺止咳。

处方及煎服法：荆芥6g，桔梗10g，甘草6g，前胡10g，款冬花12g，百部15g，白前10g，僵蚕10g，陈皮5g，法半夏10g，炒白术10g，党参15g，茯苓15g，炒麦芽10g，鸡内金6g，浙贝母10g。5剂，服法如前。

2014年11月29日五诊：诊后症消停药。感冒1周，鼻塞涕少黏浊，咽微痛，咳嗽声重痰少，口气重，大便干结。鼻甲红肿，鼻道有黄涕，咽后壁充血。舌偏红，苔薄，脉略数。鼻窦炎复发，伴咽炎与上呼吸道咳嗽。

治以清泄肺胃，宣肺利窍。

处方及煎服法：葛根15g，赤芍10g，升麻10g，黄芩10g，桑白皮15g，苍耳子10g，白芷15g，辛夷6g，皂角刺10g，黄芪20g，金银花10g，浙贝母10g，桔梗10g，甘草6g，款冬花10g，白前12g，前胡12g。7剂，服法如前。

随访：诸症消失。

按：前二诊鼻渊、喉痹同治，首诊以清热祛邪为主。二诊好转，以益气健脾为主，兼清余邪。三诊以调理脏腑为主，佐通利鼻窍。四诊为气虚外感咳嗽之治。五诊相去半年，外感咳嗽，鼻渊复发，以解毒祛邪治鼻渊，宣肺化痰肃清道。

医案9

欧某，女，9岁。2013年12月21日初诊。

鼻渊病史数年，流绿涕 1 个月，鼻塞夜重，纳可，二便调。鼻甲肿胀，鼻道有浊涕，咽部正常。舌淡红，苔薄。

证属正虚邪滞。

治以益气扶正，排脓通窍。

处方及煎服法：白芷 10g，辛夷 5g，皂角刺 6g，金银花 10g，黄芪 10g，当归 3g，白术 6g，太子参 10g，茯苓 10g，陈皮 3g，甘草 3g，山药 6g，灵芝 6g，炒麦芽 6g，鸡内金 5g。21 剂，每日 1 剂，水煎，分 2 次服。

2014 年 1 月 11 日二诊：药后症失，要求巩固。鼻腔正常。舌淡红，苔薄。

处方及煎服法：白芷 6g，辛夷 3g，金银花 10g，黄芪 10g，当归 3g，白术 6g，太子参 10g，茯苓 10g，陈皮 3g，甘草 3g，山药 10g，灵芝 10g，炒麦芽 6g，鸡内金 5g。21 剂，服法如前。

随访：痊愈。

按：本案治以扶正祛邪，方中归芪四君子汤加灵芝、山药、陈皮、麦芽、鸡内金益气健脾，太子参代党参，取其益气不助火；白芷、辛夷、皂角刺、金银花解毒祛邪，通利鼻窍。二诊好转症失，去皂角刺。

医案10

刘某，女，8 岁。2014 年 4 月 19 日初诊。

鼻渊、鼾症病史数年，常感冒、腹痛，汗多，3 月 10 日切除腺样体。目前鼻塞，有黄涕难出，纳可，二便调。鼻甲大，鼻道有少许分泌物，咽部稍充血，扁桃体不大。舌淡红，苔薄。

证属气虚邪滞。

治以益气扶正，排脓通窍。

处方及煎服法：党参 10g，白术 10g，茯苓 10g，甘草 3g，桔梗 6g，白芷 10g，皂角刺 6g，金银花 10g，鱼腥草 10g，黄芪 10g，麦冬 10g，五味子 5g，辛夷 5g，砂仁 5g，木香 3g，前胡 6g。14 剂，每日 1 剂，水煎，分 2 次服。局部用盐酸赛洛唑啉滴鼻液 2 周（1 日 3 次），口服小儿鼻炎片 2 周（1 日 3 次）。

2014 年 5 月 3 日二诊：无窒无涕，稍吐痰，晨起稍咽痛。出汗正常，腹痛减少。纳可，二便调。鼻腔通畅干净，咽部稍慢性充血。舌偏红，苔薄。

治以前法。

处方及煎服法：太子参 10g，白术 10g，茯苓 10g，甘草 3g，桔梗 6g，白芷 6g，黄芪 10g，麦冬 10g，五味子 5g，砂仁 5g，木香 3g，玄参 10g，浙贝母 10g，牛膝 6g，射干 5g。14 剂，服法如前。

随访：痊愈。

按：首诊方中四君子汤加黄芪、麦冬、五味子益气健脾，敛阴止汗；桔梗、前胡、皂角刺、金银花、鱼腥草、白芷、辛夷解毒化浊通窍，木香、砂仁行气止痛。二诊好转，以咽痛吐痰，佐玄参、浙贝母、牛膝、射干化痰利咽。

医案11

李某，男，6岁半。2014年7月25日初诊。

自幼流黄绿浊涕量多，鼻塞不重，睡眠汗多，打鼾常憋气，纳可，二便调。2年前外院CT检查见全组鼻窦炎与腺样体肥大。鼻内有少许浊涕，鼻甲稍大，咽部正常，扁桃体不大。舌偏红，苔薄。声阻抗检查结果为A型。

诊断：鼻窦炎、腺样体肥大。

证属气虚夹热，邪滞清窍。

治以清热除涕，化痰散结。

处方及煎服法：葛根7.5g，赤芍5g，升麻4.5g，桔梗5g，甘草3g，白芷6g，苍耳子4.5g，皂角刺5g，金银花10g，鱼腥草10g，辛夷5g，黄芩10g，玄参10g，浙贝母5g，煅牡蛎10g，射干5g，僵蚕5g，灵芝10g。14剂，每日1剂，分2次开水冲服（颗粒剂）。局部用盐酸赛洛唑啉滴鼻液2周（1日3次），口服匹多莫德40天（1日1次）。

2014年8月8日二诊：好转。黄白涕减，打鼾憋气减，出汗好转，食欲可，便调。舌淡红，苔薄。

证属郁热始退，气虚邪滞。

治以益气健脾，排脓通窍，化痰散结。

处方及煎服法：党参10g，白术5g，茯苓5g，法半夏5g，陈皮3g，桔梗5g，甘草3g，白芷6g，皂角刺5g，金银花10g，辛夷5g，玄参10g，浙贝母5g，煅牡蛎10g，射干5g，僵蚕5g，灵芝10g，鸡内金5g。21剂，服法如前。

2014年8月29三诊：好转明显。稍鼻塞，有少许清涕，小鼾无憋气，睡眠无汗，食欲可，大便正常。鼻内干净。舌淡红，苔稍光剥。

处方及煎服法：党参10g，白术5g，茯苓5g，法半夏5g，陈皮3g，桔梗5g，甘草3g，白芷6g，皂角刺5g，金银花5g，苍耳子4.5g，辛夷5g，玄参10g，浙贝母10g，煅牡蛎10g，僵蚕10g，灵芝10g，鸡内金5g，麦冬10g。30剂，服法如前。

随访：诸症消失。

按：本案鼻渊、鼾症同治。首诊以升麻葛根汤加皂角刺、金银花、鱼腥草、黄芩、白芷、辛夷、苍耳子清热解毒通鼻，桔梗、玄参、浙贝母、牡蛎、射干、僵蚕化痰散结，灵芝益气扶正。二诊好转，改拟六君子汤加灵芝、鸡内金益气健脾，皂角刺、金银花、辛夷、白芷排脓通窍，桔梗、射干、僵蚕等化痰散结。三诊仍续前法，佐养阴。

医案12

常某，男，6岁8个月。2014年10月4日初诊。

鼻渊病史数年。鼻塞明显，黄涕难出，常咳嗽，遇凉而重，睡眠汗多、呼吸音重，常脐周痛。纳可，二便调。鼻甲肿大，鼻道有少许黏黄涕，咽后壁有大量黄白分泌物，扁桃体Ⅱ度肿大慢性充血。舌淡红，舌有少量红点，苔薄。声阻抗检查结果为双耳A型。

诊断：慢性鼻窦炎，扁桃体肥大，腺样体肥大，肠系膜淋巴结炎。

证属气虚郁热，邪滞清窍。

治以清热宣肺，排脓通窍，化痰散结，酌兼扶正。

处方及煎服法：葛根10g，赤芍6g，升麻5g，甘草3g，黄芩6g，玄参6g，浙贝母6g，前胡10g，射干5g，白芷6g，皂角刺5g，款冬花6g，黄芪10g，当归3g，砂仁6g，木香3g，鸡内金6g，金银花10g。7剂，每日1剂，水煎分2次服。局部用滴通鼻炎水1周，口服肿痛安胶囊3周（1日3次）、匹多莫德1周（1日1次）。

2014年10月11日二诊：好转。稍鼻塞，少许黄涕，稍咳痰少、质黏色白，腹痛减，睡眠汗减，纳可，二便调。鼻腔干净通畅，扁桃体Ⅱ度肿大，舌偏淡，苔薄。

治以扶正祛邪。通利清窍。

处方及煎服法：甘草3g，桔梗5g，玄参6g，浙贝母6g，前胡10g，山慈菇5g，白芷6g，皂角刺5g，辛夷3g，黄芪10g，当归3g，砂仁6g，木香3g，鸡内金6g，金银花6g，山药10g，浮小麦10g，炒麦芽10g。21剂，服法如前。

2014年11月1日三诊：鼻塞浊涕消失，咳止，腹痛消失，寐安，纳可，二便调。鼻腔正常，扁桃体Ⅱ度肿大。

治以益气健脾，通利清窍。

处方及煎服法：甘草3g，桔梗5g，玄参6g，浙贝母6g，山慈菇5g，白芷6g，辛夷3g，黄芪10g，党参6g，白术6g，茯苓6g，炒麦芽10g，木香3g，鸡内金6g，僵蚕6g，射干3g，金银花6g，山药10g。21剂，服法如前。

随访：痊愈。

按：本案鼻渊、乳蛾、鼾症、腹痛同治。首诊以祛邪为主，方中升麻葛根汤加黄芩、金银花、皂角刺、白芷清热解毒通鼻，玄参、浙贝母、前胡、射干、款冬花化痰宣肺止咳，当归、黄芪扶正，香附、砂仁、鸡内金行气止痛、健脾开胃。二诊郁热渐退，以当归、黄芪、山药、浮小麦、木香、砂仁、鸡内金、麦芽健脾养血止汗，白芷、辛夷、皂角刺、金银花祛邪通窍，桔梗、玄参、浙贝母、前胡、山慈菇化痰散结，甘草调和诸药。三诊症微，疗程尚短，恐余邪久恋，以扶正之剂仍佐祛邪。

医案13

李某，男，5岁10个月，湖南省宁乡市人。2015年2月7日初诊。

流黄浊涕3个月，打鼾明显。X线示鼻窦炎明显，腺样体肥大。纳可，二便调。咽部慢性充血，扁桃体不大，咽后壁有大量黄涕。舌偏淡，苔薄。

治以益气健脾，解毒祛邪。

处方及煎服法：黄芪10g，党参5g，法半夏3g，茯苓5g，桔梗3g，玄参5g，浙贝母5g，甘草2g，白芷6g，辛夷2g，炒麦芽6g，皂角刺5g，野菊花10g，紫花地丁10g，当归3g，白术5g。21剂，每日1剂，分2次开水冲服（颗粒剂）。局部用盐酸赛洛唑啉滴鼻液3周（1日3次）、康酸莫米松鼻喷雾剂3周（1日1次）。

2016年1月4日二诊：诊后效著停药。1个月前外感，药后好转。目前白涕少，稍打鼾，有时鼻衄，尿床，纳可，二便调。鼻内有干痂，咽部充血明显，扁桃体不大，咽后壁有少许黄白分泌物。舌偏淡，苔薄。

处方及煎服法：黄芪10g，党参5g，藿香5g，茯苓5g，桔梗3g，玄参5g，浙贝母5g，甘草2g，白芷10g，辛夷3g，白茅根10g，薄荷3g，麦冬5g，炒麦芽6g，皂角刺5g，野菊花6g，紫花地丁6g，当归3g，白术5g。21剂，服法如前。

随访：诸症消失。

按：本案两诊相去有时，整体辨证属虚，局部辨证属热，均以益气健脾固本，解毒化浊图标。

医案14

何某，男，4岁2个月。2015年11月17日初诊。

鼻塞流黄涕2年，常感冒，睡眠汗多、呼吸音重或打鼾，纳可，二便调。鼻甲稍大，鼻内有黄白脓涕，咽后壁有黏浊分泌物，扁桃体Ⅱ度肿大，舌淡红，苔薄。

诊断：鼻窦炎，扁桃体肥大，腺样体肥大。

证属肺脾气虚，邪滞鼻窍，痰浊凝结。

治以益气健脾，排脓通窍，化痰散结。

处方及煎服法：黄芪10g，当归2g，党参6g，白术3g，茯苓5g，法半夏3g，陈皮2g，桔梗3g，甘草2g，玄参6g，浙贝母5g，射干2g，白芷6g，辛夷2g，浮小麦6g，皂角刺3g，野菊花6g，紫花地丁6g，炒麦芽6g。21剂，每日1剂，分2次开水冲服（颗粒剂）。局部用盐酸赛洛唑啉滴鼻液3周（1日3次）、康酸莫米松鼻喷雾剂 3 周（1 日 1 次），口服匹多莫德 40 天（1 日 1 次）。

2015 年 12 月 8 日二诊：鼻塞不显，涕少，稍打鼾，睡眠汗多，近来声音嘶哑，大便偏干结。鼻腔正常，咽部无充血，扁桃体肿大较前缩小，舌淡红，苔薄。

治以益气健脾，利咽通鼻。

处方及煎服法：黄芪 10g，麦冬 5g，浮小麦 6g，党参 5g，白术 3g，茯苓 5g，法半夏 3g，陈皮 2g，桔梗 3g，甘草 2g，木蝴蝶 5g，玄参 6g，浙贝母 5g，射干 2g，白芷 6g，辛夷 2g，炒麦芽 6g。21 剂，服法如前。嘱教育孩子不要高声大叫。

2015 年 12 月 28 日三诊：无鼻症，无鼾，呼吸音稍粗，睡眠汗减，声音正常，纳可，二便调。鼻、咽干净，扁桃体 I 度肿大。舌正常，苔薄。

处方及煎服法：黄芪 10g，麦冬 6g，浮小麦 6g，党参 6g，白术 3g，茯苓 5g，法半夏 3g，陈皮 2g，桔梗 3g，甘草 2g，玄参 6g，浙贝母 5g，射干 2g，山慈菇 3g，白芷 6g，辛夷 2g，僵蚕 5g，炒麦芽 6g。21 剂，服法如前。

2016 年 1 月 19 日四诊：前段时间情况好。近日鼻内涕响，睡眠不宁，稍出汗，无窒无鼾，大便先干后软。鼻、咽正常，扁桃体 I 度肿大，舌略偏红，苔薄。

处方及煎服法：黄芪 10g，麦冬 6g，浮小麦 10g，太子参 10g，白术 3g，茯苓 5g，法半夏 3g，陈皮 2g，茯苓 6g，夏枯草 6g，桔梗 3g，甘草 2g，玄参 6g，决明子 10g，浙贝母 5g，山慈菇 3g，射干 2g，白芷 6g，辛夷 2g，僵蚕 5g，炒麦芽 6g。30 剂，服法如前。

随访：痊愈。

按： 本案鼻渊、乳蛾、鼾症同治。首诊以六君子汤加黄芪、当归、麦芽益气健脾扶正，皂角刺、野菊花、紫花地丁、白芷、辛夷解毒排脓通窍，桔梗、玄参、浙贝母、射干化痰散结，浮小麦止汗。二诊鼻窦炎好转，去解毒排脓之品，加麦冬止汗，木蝴蝶开音。三、四诊仍扶正为主，兼通利鼻窍与化痰散结。

医案 15

李某，男，6 岁 10 个月，湖南省岳阳市人。2015 年 12 月 1 日初诊。

鼻塞 3 个月，流黄涕，打鼾明显，稍咳无痰。鼻甲稍大，鼻道干净，扁桃体 III 度肿大、充血不显，舌淡红，苔薄。声阻抗检查结果为双耳 A 型。

诊断：慢性鼻窦炎，扁桃体肥大，腺样体肥大。

治以益气解毒，排脓通窍。

处方及煎服法：黄芪 10g，当归 5g，川芎 3g，黄芩 5g，白芷 6g，辛夷 3g，皂角刺 3g，野菊花 10g，紫花地丁 10g，炒麦芽 10g，鸡内金 3g，玄参 6g，浙贝母 5g，山慈菇 3g，桔梗 3g，甘草 3g，浮小麦 10g，麦冬 5g。7 剂，每日 1 剂，水煎，分 2 次服。局部用盐酸赛洛唑啉滴鼻液 1 周（1 日 2 次）、糠酸莫米松鼻喷雾剂 1 周

（1日1次）。

2015年12月10日二诊：窒轻、涕少、偶咳，时腹痛，稍打鼾。鼻内有少许黏涕，咽部干净，舌淡红，苔薄。

治以前法。

处方及煎服法：黄芪10g，当归5g，川芎3g，黄芩5g，白芷6g，辛夷3g，皂角刺3g，前胡6g，茯苓6g，野菊花10g，紫花地丁10g，炒麦芽10g，鸡内金3g，玄参6g，浙贝母5g，山慈菇3g，桔梗3g，甘草3g，浮小麦10g，麦冬5g。21剂，每日1剂，分2次开水冲服（颗粒剂）。

2016年1月14日三诊：无窒、无涕、无鼾、无咳。鼻甲通畅干净，扁桃体Ⅱ度肿大，舌偏淡，苔薄。

处方及煎服法：黄芩5g，白芷6g，茯苓6g，野菊花10g，紫花地丁10g，炒麦芽10g，鸡内金3g，黄芪10g，白术5g，党参6g，当归5g，玄参6g，浙贝母5g，山慈菇3g，桔梗3g，甘草3g，浮小麦10g，麦冬5g。15剂，服法如前。

2016年1月28日四诊：稍鼻塞。检查如前。

治以前法。

处方及煎服法：黄芩5g，白芷6g，茯苓6g，野菊花10g，决明子10g，紫花地丁10g，炒麦芽10g，鸡内金3g，黄芪10g，白术5g，党参6g，当归3g，玄参6g，浙贝母5g，山慈菇3g，桔梗3g，甘草3g，小麦10g，麦冬6g。15剂，服法如前。

随访：皮肤作痒看皮肤科，顺便复查耳鼻咽喉科。耳鼻咽喉无不适。鼻腔通畅干净，咽无充血。不予处方，嘱注意预防感冒。

按：本案鼻渊、乳蛾、鼾症同治。前二诊以祛邪为主兼扶正，三、四诊扶正与祛邪并重。

医案16

冯某，男，9岁1个月。湖南省益阳市人。2015年12月29日初诊。

常鼻塞流涕黄浊3年，常感冒，食欲不佳，大便秘结。鼻内有黄浊涕多，咽部干净，扁桃体不大，舌嫩红，苔薄。

诊断：鼻窦炎，腺样体肥大。

治以益气健脾，解毒排脓。

处方及煎服法：黄芪10g，当归5g，桔梗5g，甘草3g，白芷10g，辛夷3g，野菊花10g，黄芩5g，藿香5g，紫花地丁10g，炒麦芽10g，鸡内金5g，山药10g，白术5g，茯苓6g，皂角刺6g。30剂，每日1剂，分2次开水冲服（颗粒剂）。局部用盐酸赛洛唑啉滴鼻液4周（1日3次）、鼻可乐洗鼻器洗鼻30天（1日1次），服匹多莫德4周（1日1次）。

2016年2月2日二诊：好转。鼻塞不显，少许清涕，食欲不佳，大便1～2日1行、或结或软。鼻前庭有少许黏涕，咽部淋巴滤泡增生。舌略偏红，苔薄。

治以前法。

处方及煎服法：黄芪10g，党参10g，当归5g，桔梗5g，甘草3g，白芷10g，辛夷3g，鱼腥草10g，黄芩5g，藿香5g，蒲公英10g，炒麦芽10g，鸡内金5g，山药10g，白术5g，茯苓6g，皂角刺6g。30剂，服法如前。局部用盐酸赛洛唑啉滴鼻液4周（1日3次），续服匹多莫德4周（1日1次）。

2016年3月5日三诊：流少许黏涕，食欲一般，小鼾。鼻腔通畅干净，咽无充血。舌淡红，苔薄。

治以前法。

处方及煎服法：黄芪10g，党参10g，当归5g，桔梗5g，甘草3g，白芷10g，辛夷3g，鱼腥草10g，黄芩5g，紫花地丁10g，炒麦芽10g，鸡内金5g，山药10g，白术5g，茯苓6g，皂角刺6g。30剂，服法如前。

2016年4月19日四诊：近数月未感冒，涕少难出，偶有打鼾，余可。咽无充血，左鼻腔有少许黏涕，舌淡红，苔薄。

治以前法，佐化痰散结。

处方及煎服法：黄芪10g，党参10g，当归5g，桔梗5g，甘草3g，白芷10g，辛夷3g，蒲公英10g，黄芩5g，野菊花10g，炒麦芽10g，鸡内金5g，夏枯草10g，半枝莲10g，浙贝母6g，山慈菇6g，玄参10g，白术10g，茯苓6g，苍耳子6g。30剂，服法如前。

随访：诸症消失。

按：久病多虚，易外感多气虚，食欲不佳乃脾虚，黄涕属湿热浊邪，故治以益气健脾扶正，解毒排脓祛邪。前三诊以归芪四君子汤加山药之类益气健脾扶正，麦芽、鸡内金健脾开胃，白芷、辛夷、野菊花、黄芩、藿香、紫花地丁、皂角刺之类解毒化浊通窍，桔梗引药上行。四诊去皂角刺，加夏枯草、半枝莲、玄参、浙贝母、山慈菇清热化痰散结以治鼾症。

医案17

何某，女，14岁。湖南省衡阳市人。2016年1月25日初诊。

鼻塞流浊涕数年。目前鼻塞夜显，晨起午前流黄白浊涕量多，常头痛，偶小鼾或疲劳，汗多，食欲可，二便调。近期外院CT检查见鼻窦炎显著，腺样体肥大。体型偏瘦。鼻甲大，鼻道少量浊涕，咽部充血不显，扁桃体不大。舌淡红，苔薄，脉细缓。

诊断：慢性鼻窦炎，腺样体肥大。

治以益气扶正，排脓通窍。

处方及煎服法：黄芪10g，党参10g，茯苓10g，白术10g，当归10g，麦冬10g，白芷6g，浮小麦10g，皂角刺10g，紫花地丁10g，炒麦芽10g，冬瓜子10g，辛夷5g。30剂，每日1剂，分2次开水冲服（颗粒剂）。局部用盐酸赛洛唑啉滴鼻液2周（1日3次）。

2016年3月5日二诊：显著好转。无鼻塞与涕，头痛消失，无鼾，汗多，稍疲劳，食欲一般，大便调。舌淡红，苔薄，脉细缓。

治以前法。

处方及煎服法：黄芪10g，当归10g，甘草3g，白芷6g，辛夷5g，紫花地丁10g，鸡内金10g，山药10g，炒麦芽10g，白术10g，茯苓10g，浮小麦10g，党参10g。30剂，服法如前。

2016年5月7日三诊：感冒1周，鼻塞明显，流少许黏涕，汗多，常有头皮起屑作痒。舌淡红，苔薄，脉略数。

治以益气养血，扶正祛邪。

黄芪10g，当归10g，甘草3g，白芷6g，辛夷5g，川芎6g，鱼腥草10g，制何首乌10g，蒺藜10g，熟地黄10g，黄芩10g，山药10g，炒麦芽10g，白术10g，茯苓10g，浮小麦10g，麦冬10g，党参10g。30剂，服法如前。服鼻渊软胶囊20天（1日3次）。

随访：7月30日电话咨询谓前症已消。

按： 鼻渊易致鼾症，本案鼻渊症显，鼾症轻，调治鼻渊，鼾症当可不药而愈。方中归芪四君子汤加麦芽之类益气健脾扶正为主，麦冬、浮小麦助党参、黄芪止汗，白芷、辛夷、皂角刺、紫花地丁、冬瓜子之类解毒排脓，化浊通鼻。三诊用熟地黄、制何首乌、蒺藜养血祛风止痒，兼顾头皮起屑、瘙痒之症。

医案18

张某，男，5岁6个月。2016年2月20日初诊。

流浊涕1个月，稍鼻塞，大便干、2日1行，睡眠汗多，小鼾。鼻腔通畅干净，咽无充血，扁桃体不大，舌偏淡，苔薄。CT检查见全组鼻窦炎显著，腺样体肥大。

治以益气健脾，扶正祛邪。

处方及煎服法：黄芪10g，当归5g，桔梗3g，甘草3g，党参6g，白术6g，茯苓5g，法半夏3g，白芷10g，辛夷3g，炒麦芽10g，玄参6g，浙贝母5g，浮小麦6g，决明子10g，皂角刺3g，野菊花10g，紫花地丁10g。21剂，每日1剂，开水冲服（颗粒剂），分2次服。局部用盐酸赛洛唑啉滴鼻液3周（1日3次）、糠酸莫米松鼻喷雾剂1周（1日1次）。

2016年3月12日二诊：睡眠有汗，余可。鼻腔正常，咽部无充血，扁桃体不大。

治以前法。

处方及煎服法：黄芪10g，当归5g，桔梗3g，甘草3g，黄芩6g，党参6g，白术6g，茯苓5g，白芷10g，辛夷3g，炒麦芽10g，麦冬6g，浮小麦6g，决明子10g，野菊花10g，紫花地丁10g。30剂，服法如前。

随访：诸症消失。

按：本案鼻渊、鼾症同治。归芪四君子汤加麦芽、浮小麦益气健脾扶正，皂角刺、野菊花、紫花地丁、白芷、辛夷解毒排脓通鼻，桔梗、玄参、浙贝母、法半夏之类化痰散结，决明子通利大便。

医案19

蒋某，男，8岁。2016年4月5日初诊。

鼻塞出脓涕2年，晨起涕多时夹血丝，睡眠打鼾。咽后壁有大量脓涕，扁桃体Ⅰ度肿大，鼻腔通畅，鼻前庭干燥有干痂。舌淡红，苔薄微腻。

诊断：慢性鼻窦炎，腺样体肥大，干燥性鼻炎。

治以益气健脾，排脓通窍。

处方及煎服法：党参6g，黄芩6g，黄芪10g，当归3g，皂角刺5g，野菊花10g，紫花地丁10g，白术6g，茯苓6g，桔梗3g，甘草3g，石菖蒲5g，玄参10g，浙贝母6g，山慈菇6g，白芷10g，辛夷3g。21剂，每日1剂，分2次开水冲服（颗粒剂）。局部用维生素AD滴剂2周（1日1次），服匹多莫德40天（1日1次）、鼻渊软胶囊3周（1日3次）。

2016年4月30日二诊：鼾减，有少许黏涕，声音嘶哑明显（因高叫所致），食欲可。鼻腔干净通畅，咽部干净无充血，扁桃体Ⅰ度肿大。舌淡红，苔薄。

治以前法。

处方及煎服法：党参6g，黄芩6g，黄芪10g，当归3g，皂角刺5g，鱼腥草10g，蒲公英10g，白术6g，茯苓6g，炒麦芽10g，桔梗3g，甘草3g，木蝴蝶5g，夏枯草10g，玄参10g，浙贝母6g，山慈菇6g，白芷10g，辛夷3g。30剂，服法如前。

随访：痊愈。

按：本案鼻渊并发鼾症，正虚邪滞，痰浊凝结。方中归芪四君子汤益气健脾扶正，黄芩、皂角刺、野菊花、紫花地丁之类解毒祛邪，白芷、辛夷、石菖蒲化浊通窍，桔梗、玄参、浙贝母、山慈菇、夏枯草之类化痰散结。二诊加木蝴蝶开音。

医案20

罗某，男，6岁10个月。2016年4月12日初诊。

鼻窦炎病史数年，常鼻塞流浊涕。近两日额头或颞部头痛，黄涕不多，晚上鼻塞，睡眠张口呼吸磨牙无鼾，食欲差，大便偏干、每日1～2次。鼻甲大，咽部干净，扁桃体不大，舌淡红，苔薄。

诊断：鼻窦炎，腺样体肥大。

治以扶正祛邪，疏风止痛。

处方及煎服法：柴胡3g，川芎3g，黄芩6g，玄参6g，浙贝母5g，苍耳子3g，白芷6g，辛夷3g，皂角刺5g，野菊花10g，鱼腥草10g，黄芪10g，当归5g，浮小麦10g，天冬10g，决明子10g，山慈菇5g，炒麦芽10g，鸡内金6g。21剂，每日1剂，分2次开水冲服（颗粒剂）。局部用盐酸赛洛唑啉滴鼻液3周（1日3次）、康酸莫米松鼻喷雾剂3周（1日1次）。

2016年5月3日二诊：头痛止。感冒3天，鼻塞重，黄涕增多，睡眠呼吸音重，汗多，大便偏结。舌淡红，苔薄。

治以扶正祛邪，通利清窍。

处方及煎服法：黄芩6g，玄参6g，浙贝母5g，苍耳子3g，白芷6g，辛夷3g，皂角刺5g，蒲公英10g，紫花地丁10g，黄芪10g，当归5g，浮小麦10g，天冬10g，决明子10g，山慈菇5g，炒麦芽10g，鸡内金6g。21剂，服法如前。

2016年5月31日三诊：睡眠呼吸音稍重，汗减，大便干结、日1行。鼻甲不大，咽后壁有少许分泌物。舌淡红，苔薄。

治以前法。

处方及煎服法：黄芩6g，玄参6g，浙贝母5g，白芷6g，辛夷3g，皂角刺5g，鱼腥草10g，蒲公英10g，黄芪10g，当归5g，浮小麦10g，天冬10g，炒麦芽6g，鸡内金6g。21剂，服法如前。局部用盐酸赛洛唑啉滴鼻液2周（1日3次），服鼻渊软胶囊3周（1日3次）。

随访：痊愈。

按：本案为鼻渊引起头痛与鼾症。首诊治鼻渊为主，兼顾头痛、鼾症。方中当归、黄芪、浮小麦、天冬扶正止汗，皂角刺、野菊花、鱼腥草、苍耳子、白芷、辛夷解毒排脓通窍，柴胡、川芎、黄芩助白芷清热祛风止痛，玄参、浙贝母、山慈菇化痰散结，麦芽、鸡内金健脾胃，决明子通大便。二诊头痛消失，遇感冒浊涕增多，续上法去柴胡、川芎。三诊仍续前法。

医案21

熊某，女，5岁6个月，湖北省武汉市人。2016年4月30日初诊。

鼻渊病史数年，近来浊涕量多1周，鼻塞重，无衄，大便日1行、偏干结。鼻内有浊涕，咽部干净，扁桃体不大。舌淡红，苔薄。声阻抗检查结果为双耳C型（155daPa）。

诊断：慢性鼻窦炎，腺样体肥大，分泌性中耳炎（轻）。

治以益气健脾，通利清窍。

处方及煎服法：黄芪10g，当归3g，野菊花10g，紫花地丁10g，白芷6g，辛夷3g，白术5g，茯苓6g，党参6g，决明子6g，桔梗5g，甘草2g，黄芩5g，川芎3g，柴胡3g，石菖蒲3g，炒麦芽10g。30剂，每日1剂，分2次开水冲服（颗粒剂）。局部用盐酸赛洛唑啉滴鼻液1周（1日2次），口服鼻渊软胶囊4周（1日3次）、匹多莫德40天（1日1次）。

2016年5月28日二诊：稍鼻塞有少许浊涕。鼻内干净，咽部轻微充血。声阻抗检查结果为左耳As型（SA：0.24mmho），右耳A型。

治以前法。

处方及煎服法：黄芪10g，当归3g，鱼腥草10g，蒲公英10g，白芷6g，辛夷3g，麦冬6g，白术5g，茯苓6g，太子参6g，决明子6g，桔梗5g，甘草2g，黄芩5g，川芎3g，柴胡3g，炒麦芽10g。30剂，服法如前。续服匹多莫德40天（1日1次）。

2016年7月2日三诊：无窒无涕，多汗，余可。鼻、咽干净无充血。舌淡红，苔薄。声阻抗检查结果为双耳A型。

治以扶正祛邪，通利清窍。

处方及煎服法：黄芪10g，当归3g，鱼腥草10g，蒲公英10g，白芷6g，辛夷3g，麦冬6g，白术5g，茯苓6g，太子参6g，决明子10g，浮小麦10g，桔梗5g，甘草2g，黄芩5g，川芎3g。30剂，服法如前。

随访：痊愈。

按：本案鼻渊、鼾症、耳胀同治，治鼻与耳病为主。方中归芪四君子汤加炒麦芽扶正，野菊花、紫花地丁、黄芩、白芷、辛夷解毒化浊通鼻，柴胡、川芎、石菖蒲化浊通耳，决明子通大便，桔梗引药上行。三诊耳胀消，去柴胡、石菖蒲，加浮小麦以助止汗。

医案22

田某，男，10岁。湖南省湘西州人。2016年6月30日初诊。

鼻渊2年，平素症状不多，近半月右头痛明显，但无鼻症无衄，睡眠汗多，食欲一般，二便调。鼻内干净，扁桃体Ⅱ度肿大无明显充血。CT检查见上颌窦炎、筛窦炎，上颌窦小囊肿。舌淡红，苔薄，脉缓。

治以扶正祛邪，疏风止痛。

处方及煎服法：白芷 6g，辛夷 3g，黄芪 10g，当归 3g，川芎 3g，白术 3g，茯苓 5g，柴胡 3g，黄芩 5g，薄荷 3g，麦冬 6g，浮小麦 10g，炒麦芽 10g，鸡内金 5g，羌活 5g，天麻 6g，蜂房 5g。30 剂，每日 1 剂，分 2 次开水冲服（颗粒剂）。口服鼻渊软胶囊 4 周（1 日 3 次）。

2016 年 8 月 11 日二诊：头痛基本消失或偶有微痛，无鼻塞与涕，睡眠出汗，食欲差，二便调。鼻腔通畅干净，鼻甲不大，咽部轻微充血，扁桃体Ⅰ度肿大。舌淡红，脉缓。

治以扶正祛邪。

处方及煎服法：白芷 6g，辛夷 3g，黄芪 10g，当归 3g，川芎 3g，白术 3g，太子参 10g，茯苓 5g，黄芩 5g，薄荷 3g，麦冬 6g，浮小麦 10g，炒麦芽 10g，鸡内金 5g。30 剂，服法如前。

随访：痊愈。

按：鼻渊久病，邪毒滞留。首诊以当归、黄芪、白术、茯苓、麦芽、鸡内金益气健脾扶正为主，佐辛夷、白芷、川芎、薄荷通利鼻窍，浮小麦、麦冬助黄芪止汗，柴胡、羌活、天麻、蜂房祛风解毒止痛，黄芩平调寒热。二诊好转，去止痛之品，加太子参扶正。

医案23

刘某，女，10 岁。2016 年 9 月 27 日初诊。

常鼻塞流涕、色白质浊数年，常头痛，打鼾明显，偶有喷嚏。鼻内有少许黏涕，扁桃体Ⅱ度肿大，舌淡红，苔薄。声阻抗检查结果为双耳 B 型。CT 检查见全组鼻窦炎严重。

诊断：慢性鼻窦炎，腺样体肥大，分泌性中耳炎。

治以扶正祛邪，利水通窍。

处方及煎服法：柴胡 5g，川芎 3g，黄芩 10g，泽泻 10g，石菖蒲 6g，玄参 10g，浙贝母 6g，黄芪 10g，当归 5g，皂角刺 6g，野菊花 10g，紫花地丁 10g。15 剂，每日 1 剂，分 2 次冲服（颗粒剂）。局部用盐酸赛洛唑啉滴鼻液 1 周（1 日 2 次）、康酸莫米松鼻喷雾剂 1 周（1 日 1 次），口服匹多莫德 40 天（1 日 1 次），阿莫西林克拉维酸钾 1 周（1 日 2 次）、桉柠蒎肠溶软胶囊 2 周（1 日 2 次）2 周。

2016 年 10 月 8 日二诊：诸症减轻仍存。鼻腔干净通畅。声阻抗检查结果为双耳 A 型。舌淡红，苔薄。

治以扶正祛邪，排脓通窍。

处方及煎服法：柴胡 5g，川芎 3g，白芷 10g，辛夷 5g，黄芩 10g，玄参 10g，桔梗 6g，浙贝母 6g，黄芪 10g，当归 5g，皂角刺 6g，野菊花 10g，紫花地丁 10g，炒麦芽 10g。21 剂，服法如前。

2016 年 11 月 8 日三诊：稍鼻塞，流少许浊涕，偶有头痛。鼻腔通畅，咽部干净，扁桃体Ⅱ度肿大。舌略偏红，苔薄。

治以益气清热，排脓通窍。

处方及煎服法：葛根 10g，赤芍 6g，升麻 6g，甘草 3g，白芷 6g，辛夷 5g，藿香 6g，黄芪 10g，当归 5g，皂角刺 6g，野菊花 10g，紫花地丁 10g，黄芩 6g，桑白皮 10g，炒麦芽 10g，桔梗 6g，玄参 6g。21 剂，服法如前。

随访：痊愈。

按： 本案鼻渊、鼾症、耳胀并治，其中耳胀病程难明。前二诊从气虚邪滞论治，以当归、黄芪扶正，皂角刺、野菊花、紫花地丁、黄芩之类解毒，川芎、白芷、辛夷之类化浊通鼻，玄参、浙贝母、桔梗之类化痰散结，首诊以石菖蒲、泽泻利水化浊通耳窍。柴胡入少阳，在首诊方以治耳胀为主，在二诊以治头痛为主。三诊时舌偏红属热，治以清热解毒、通利鼻窍，佐当归、黄芪扶正。

医案24

张某，男，7 岁 8 个月。2016 年 11 月 14 日初诊。

出绿脓涕数月，打鼾重。鼻腔有大量浊涕，咽部干净，扁桃体不大。舌淡红，苔薄。CT 检查见鼻窦炎显著，腺样体肥大。

治以扶正祛邪，化痰散结。

处方及煎服法：黄芪 10g，当归 5g，皂角刺 5g，野菊花 10g，紫花地丁 10g，桔梗 5g，甘草 3g，白芷 10g，辛夷 5g，炒麦芽 10g，玄参 10g，浙贝母 10g，白术 6g，茯苓 6g，苍耳子 5g，党参 6g，法半夏 5g。21 剂，分 2 次冲服（颗粒剂）。局部用盐酸赛洛唑啉滴鼻液 3 周（1 日 3 次）、糠酸莫米松鼻喷雾剂 3 周（1 日 1 次），口服匹多莫德 40 天（1 日 1 次）、香菊胶囊 3 周（1 日 2 次）。

2016 年 12 月 12 日二诊：稍打鼾，无鼻塞与涕，近两日稍咳嗽。鼻内有少许黏涕，口唇红，咽部轻度充血，舌淡红有红点，苔薄。

治以清热化痰，宣肺利窍。

处方及煎服法：葛根 10g，赤芍 5g，升麻 3g，桔梗 5g，甘草 2g，黄芩 6g，玄参 10g，浙贝母 5g，薄荷 3g，白前 6g，前胡 6g，枇杷叶 10g，藿香 6g。21 剂，服法如前。口服鼻渊软胶囊 2 周（1 日 3 次）。

2017 年 1 月 7 日三诊：好转。少许脓涕难出，鼻塞不显，无鼾。鼻内干燥有少许黏涕，咽无充血，舌略偏红，苔薄。

治以益气清热，排脓通窍，化痰散结。

处方及煎服法：葛根 10g，赤芍 5g，升麻 3g，桔梗 5g，甘草 2g，黄芪 10g，当归 3g，白芷 10g，辛夷 3g，野菊花 10g，蒲公英 10g，皂角刺 5g，黄芩 6g，玄参 10g，浙贝母 5g，薄荷 3g，山楂 10g，苍耳子 5g。30 剂，服法如前。口服灵芝分散片 2 周（1 日 2 次）。

2017 年 2 月 11 日四诊：鼻症不显，近 3 个月内鼻衄两次，平素鼻内稍干燥。鼻前庭稍干燥，鼻甲稍大，鼻内干净，咽部正常，舌淡红，苔薄。

治以益气清热，化痰散结，凉血止血。

处方及煎服法：桔梗 5g，甘草 2g，黄芪 10g，当归 3g，白茅根 10g，麦冬 10g，仙鹤草 10g，白芷 10g，辛夷 3g，茯苓 10g，白术 10g，黄芩 6g，玄参 10g，浙贝母 5g，薄荷 3g，山楂 10g。30 剂，服法如前，局部用复方木芙蓉涂鼻软膏 2 周（1 日 2 次），口服香菊胶囊 3 周（1 日 2 次）。

随访：痊愈。

按：本案鼻渊、鼾症同治。首诊从正虚邪滞辨识，以六君子汤加黄芪、当归扶正为主，佐解毒化浊除涕，与玄参、浙贝母清热化痰散结。二、三诊舌象见热，均以升麻葛根汤加味祛邪为主。四诊鼻渊、鼾症不显，鼻内干燥易衄，以益气养阴清热为主，佐通利鼻窍与化痰散结，以消余邪。

医案25

朱某，7 岁，体重 50kg。湖南省永州市人。2016 年 12 月 19 日初诊。

常鼻塞流浊涕 2 年，稍打鼾。近 3 天咽痒咳嗽重（已在儿科开中药），晚上鼻塞重，涕少。鼻甲稍大，咽部充血，舌淡红，苔薄，脉略数。CT 检查见上颌窦炎显著，腺样体肥大。

治以益气解毒，通利清窍，同时配合儿科宣肺止咳之剂。

处方及煎服法：黄芩 10g，黄芪 10g，当归 10g，皂角刺 10g，野菊花 10g，紫花地丁 10g，桔梗 10g，甘草 3g，白芷 6g，辛夷 5g，薄荷 6g。21 剂，每日 1 剂，分 2 次冲服（颗粒剂）。局部用盐酸赛洛唑啉滴鼻液 3 周（1 日 3 次）、康酸莫米松鼻喷雾剂 3 周（1 日 1 次）、开喉剑喷雾剂 3 周（1 日 3 次），口服灵芝分散片 2 周（1 日 2 次）、鼻渊软胶囊 3 周（1 日 3 次）。

2017 年 1 月 7 日二诊：效果很好。近日咳嗽咽痒，涕少，鼻塞不显，无鼾。舌略偏红，苔薄，脉略数。鼻腔稍充血，咽部无明显充血。

治以前法。

处方及煎服法：

①黄芩 10g，黄芪 10g，当归 10g，鱼腥草 10g，蒲公英 10g，赤芍 10g，桔梗 10g，甘草 3g，白芷 6g，辛夷 5g，葛根 15g。30 剂，服法如前，局部用盐酸赛洛唑

唑啉滴鼻液 4 周（1 日 3 次）、康酸莫米松鼻喷雾剂 4 周（1 日 1 次）、开喉剑喷雾剂 4 周（1 日 3 次），口服灵芝分散片 4 周（1 日 2 次）。

②桑叶 10g，薄荷 6g，枇杷叶 10g，白前 10g，前胡 10g，紫菀 10g。6 剂，每日 1 剂，分 2 次冲服（颗粒剂）。前 6 天加入上方同服。

2017 年 2 月 18 日三诊：好转。偶有小鼾，鼻内有干燥感。鼻前庭稍干燥，咽部正常。

治以益气解毒，通利鼻窍。

处方及煎服法：黄芩 10g，黄芪 10g，当归 10g，山楂 10g，野菊花 10g，紫花地丁 10g，赤芍 10g，桔梗 10g，甘草 3g，白芷 6g，辛夷 5g，葛根 15g。30 剂，服法如前。局部用维生素 AD 滴剂 2 周（1 日 1 次），口服灵芝分散片 2 周（1 日 2 次）。

随访：痊愈。

按：本案鼻渊并发鼾症不重，治鼻渊为主。方中当归、黄芪扶正，皂角刺、黄芩、野菊花、紫花地丁、白芷、辛夷、薄荷解毒化浊利窍，桔梗化痰引药上行，甘草调和诸药。二、三诊时舌略偏红为夹热，加葛根、赤芍以助清阳明。前二诊伴外感咳嗽，佐宣肺止咳。

医案26

何某，男，5 岁。湖南省浏阳市人。2017 年 7 月 1 日初诊。

流浊涕量多，小咳，打鼾明显，病程 2 个月。鼻内有干痂，咽部轻度充血。CT 检查见上颌窦炎严重，腺样体肥大。舌淡红，苔薄。

治以益气解毒，化痰散结。

处方及煎服法：黄芪 10g，当归 3g，桔梗 4g，甘草 2g，玄参 6g，浙贝母 5g，山慈菇 5g，白芷 6g，苍耳子 3g，皂角刺 5g，鱼腥草 6g，紫花地丁 6g，炒麦芽 10g，黄芩 6g。21 剂，每日 1 剂，分 2 次开水冲服（颗粒剂）。局部用盐酸赛洛唑啉滴鼻液 3 周（1 日 3 次）、曲安奈德鼻喷雾剂 1 周（1 日 1 次）、复方木芙蓉涂鼻软膏 3 周（1 日 3 次），服匹多莫德连续 80 天（1 日 1 次）。

2017 年 7 月 21 日二诊：涕少或随喷嚏而出，无鼾，稍咳。咽后壁有少许稀薄分泌物，扁桃体不大，鼻内干净，舌淡红，苔薄。

治以前法。

处方及煎服法：黄芪 10g，当归 3g，桔梗 4g，甘草 2g，荆芥 5g，玄参 6g，浙贝母 5g，山慈菇 5g，白芷 6g，苍耳子 3g，皂角刺 5g，野菊花 6g，蒲公英 6g，炒麦芽 10g，黄芩 6g。21 剂，服法如前。局部用药如前。

2017 年 8 月 14 日三诊：偶咳无鼾，呼吸音稍粗。咽部轻度充血，鼻内稍干燥，鼻甲稍大。舌淡红，苔薄。

治以前法。

处方及煎服法：黄芪10g，当归3g，桔梗4g，甘草2g，荆芥5g，玄参6g，浙贝母5g，葛根10g，白芷6g，赤芍5g，皂角刺5g，败酱草6g，紫花地丁6g，炒麦芽10g，黄芩6g。21剂，服法如前。局部用盐酸赛洛唑啉滴鼻液3周（1日3次）、开喉剑喷雾剂3周（1日3次）。

2017年9月2日四诊：无鼾，喜揉鼻。余可。鼻前庭稍干燥，鼻腔通畅，咽部正常。舌淡红，苔薄。

治以前法。

处方及煎服法：黄芪10g，太子参10g，当归3g，桔梗4g，甘草2g，玄参6g，浙贝母5g，葛根10g，白芷6g，赤芍5g，皂角刺5g，鱼腥草6g，蒲公英6g，炒麦芽10g，黄芩6g。21剂，服法如前。

随访：痊愈。

按： 首诊治疗鼻渊、鼾症，久咳多因邪滞，未予治咳专药。方中当归、黄芪、麦芽扶正，白芷、苍耳子、皂角刺、鱼腥草、紫花地丁、黄芩解毒化浊除涕，玄参、浙贝母、山慈菇除痰散结，桔梗化痰引药上行，甘草调和诸药。二诊加荆芥利咽止咳，打鼾暂消续用山慈菇化痰巩固效果。三诊去山慈菇，鼻内干燥加葛根、赤芍清利阳明。四诊加太子参扶正。

医案27

曾某，8岁7个月。湖南省郴州市人。2017年1月16日初诊。

鼻塞流浊涕1个月，无鼾。鼻内通畅干净，咽后壁有大量脓性分泌物，扁桃体不大。舌偏红，苔薄，脉数。CT检查见上颌窦炎严重，筛窦炎，腺样体稍肥大。

治以益气清热，解毒排脓。

处方及煎服法：葛根10g，赤芍5g，升麻3g，桔梗6g，甘草2g，白芷6g，辛夷5g，皂角刺5g，野菊花10g，紫花地丁10g，薄荷3g，黄芩6g，黄芪10g，当归3g，炒麦芽10g，玄参10g，藿香3g。21剂，每日1剂，分2次冲服（颗粒剂）。局部用盐酸赛洛唑啉滴鼻液3周（1日3次）、康酸莫米松鼻喷雾剂3周（1日1次）、鼻可乐洗鼻器洗鼻3周（1日1次），口服鼻渊软胶囊3周（1日3次）。

2017年2月6日二诊：好转，稍鼻塞涕少。鼻腔通畅干净，咽后壁有少许黏性分泌物。舌略偏红，苔薄，脉细滑。

续前法加减。

处方及煎服法：葛根10g，赤芍5g，升麻3g，桔梗6g，甘草2g，白芷6g，辛夷5g，皂角刺5g，蒲公英10g，鱼腥草10g，薄荷3g，黄芩6g，黄芪10g，当归

3g，炒麦芽 10g，茯苓 10g，藿香 3g。30 剂，服法如前。局部用药如前，口服灵芝分散片 2 周（1 日 2 次）。

随访：痊愈。

按： 本案鼻渊并发鼾症不著，治鼻渊为主。涕浊与舌红属热邪内蕴，全程两诊均以清热解毒化浊除涕为主，佐当归、黄芪益气扶正。

医案28

康某，男，12 岁。2017 年 1 月 14 日初诊。

常鼻塞流浊涕数年，易外感。外院 CT 检查见鼻窦炎显著。鼻甲肿大，鼻道有浊涕量多，咽部轻度充血，咽后壁有脓浊分泌物。舌红，脉略数。

治以扶正祛邪，排脓通窍。

处方及煎服法：黄芩 10g，黄芪 10g，当归 10g，白术 10g，桔梗 10g，甘草 6g，白芷 6g，川芎 6g，辛夷 5g，皂角刺 10g，紫花地丁 10g，野菊花 10g，炒麦芽 10g。21 剂，每日 1 剂，分 2 次冲服（颗粒剂）。局部用盐酸赛洛唑啉滴鼻液 3 周（1 日 3 次）、鼻可乐洗鼻器洗鼻 3 周（1 日 1 次），口服鼻渊软胶囊 3 周（1 日 3 次）。

2017 年 2 月 7 日二诊：好转，鼻塞，流少许浊涕，回吸吐痰。鼻甲大，咽部无明显充血。舌淡红，苔薄，脉沉细缓。

治以前法。

处方及煎服法：黄芩 10g，黄芪 10g，当归 10g，白术 10g，党参 10g，茯苓 10g，桔梗 10g，甘草 6g，白芷 6g，川芎 6g，辛夷 5g，皂角刺 10g，紫花地丁 10g，蒲公英 10g，炒麦芽 10g。21 剂，服法如前。口服香菊胶囊 3 周（1 日 2 次）。

2017 年 2 月 25 日三诊：好转，晚上鼻塞，回吸吐痰。鼻甲大，咽部轻微充血。舌偏淡，脉细缓。

治以补中益气，化浊通窍。

处方及煎服法：黄芩 10g，黄芪 10g，当归 10g，白术 10g，党参 10g，茯苓 10g，桔梗 10g，甘草 6g，白芷 6g，川芎 6g，辛夷 5g，冬瓜子 10g，鱼腥草 10g，蒲公英 10g，炒麦芽 10g。30 剂，服法如前。口服灵芝分散片 2 周（1 日 2 次）。

2017 年 4 月 15 日四诊：好转，无鼻塞，偶有回吸鼻，痰少或无。鼻腔通畅干净，咽部轻微充血。舌略偏淡，苔薄，寸脉偏大。

治以扶正祛邪。

处方及煎服法：黄芩 10g，黄芪 10g，当归 10g，白术 10g，茯苓 10g，苍耳子 9g，桔梗 10g，甘草 6g，白芷 6g，川芎 6g，辛夷 5g，皂角刺 10g，败酱草 10g，天葵子 10g，炒麦芽 10g。30 剂，服法如前。

随访：痊愈。

按：本案正虚邪滞，浊涕量多为邪盛，回吸吐痰与邪滞鼻窍有关。全程以归芪四君子汤加麦芽之类扶正，白芷、川芎、辛夷、苍耳子、皂角刺或冬瓜子、紫花地丁、蒲公英、败酱草、天葵子、黄芩之类解毒祛邪通窍，桔梗引药上行。

医案29

胡某，男，7岁2个月。2017年6月29日初诊。

鼻渊2年，外院CT检查见鼻窦炎、腺样体肥大。感冒两天，流黄浊涕量多，头痛，鼾重。鼻内有浊涕，扁桃体Ⅱ度肿大，声阻抗检查结果为双耳As型。舌略偏红。

治以益气解毒，化痰散结。

处方及煎服法：黄芪10g，当归3g，皂角刺3g，野菊花6g，蒲公英6g，桔梗5g，甘草3g，白芷10g，辛夷3g，玄参6g，浙贝母6g，山慈菇5g，射干3g，三棱3g，莪术3g，苍耳子3g，炒麦芽10g，法半夏5g，茯苓6g，藿香5g，黄芩5g。42剂，每日1剂，分2次开水冲服（颗粒剂）。局部用盐酸赛洛唑啉滴鼻液5周（1日3次）、开喉剑喷雾剂5周（1日3次）、康酸莫米松鼻喷雾剂5周（1日1次），口服匹多莫德40天（1日1次）、西黄胶囊5周（1日2次）。

2017年8月28日二诊：有少许黏涕，无鼾，汗多，余可。咽部轻微充血，扁桃体Ⅰ度肿大，鼻腔通畅干净。舌淡红，苔薄。

治以前法。

处方及煎服法：黄芪10g，当归3g，党参6g，白术5g，陈皮2g，桔梗510g，甘草3g，白芷10g，辛夷3g，玄参6g，浙贝母6g，炒麦芽10g，法半夏5g，茯苓6g，黄芩5g。21剂，服法如前。

随访：痊愈。

按：本案鼻渊、乳蛾、鼾症同治。正虚邪实，痰浊凝结。方中当归、黄芪扶正，皂角刺、野菊花、蒲公英、黄芩、藿香、白芷、辛夷、苍耳子之类解毒化浊除涕，法半夏、茯苓、玄参、浙贝母、山慈菇、射干、三棱、莪术除痰散结，桔梗化痰，引药上行，甘草调和诸药，麦芽健脾开胃。三诊明显好转，以六君子汤加黄芪、当归、麦芽扶正，助以麦冬、浮小麦益阴止汗，白芷、辛夷通利鼻窍，玄参、浙贝母除痰散结，黄芩平调寒热，桔梗引药上行。

医案30

李某，男，14岁。2017年6月27日初诊。

鼻塞流浊涕半年，咽喉有痰，每日偶有咳嗽，晨起干呕，睡眠汗多，大便干结。鼻甲大，咽部慢性充血。CT检查见全组鼻窦炎显著，腺样体肥大。舌偏淡，苔薄，脉略数。

治以益气健脾，化痰散结，芳香通窍。

处方及煎服法：黄芪 10g，白术 10g，茯苓 10g，法半夏 10g，桔梗 10g，甘草 6g，白芷 6g，浮小麦 10g，玄参 10g，麦冬 10g，炒麦芽 10g。21 剂，每日 1 剂，分 2 次开水冲服（颗粒剂）。局部用盐酸赛洛唑啉滴鼻液 3 周（1 日 3 次），口服鼻渊软胶囊 3 周（1 日 3 次）。

2017 年 8 月 7 日二诊：晨起流白涕或稍咳嗽，无鼻塞，咽喉有痰。鼻前庭干燥，咽部稍慢性充血。舌淡红，苔薄。

续前法加减。

处方及煎服法：黄芪 10g，白术 10g，茯苓 10g，法半夏 10g，桔梗 10g，黄芩 10g，当归 10g，党参 10g，薄荷 6g，甘草 6g，白芷 6g，浮小麦 10g，玄参 10g，麦冬 10g，炒麦芽 10g。21 剂，服法如前。局部用复方木芙蓉涂鼻软膏 2 周（1 日 2 次）、维生素 AD 滴剂 2 周（1 日 1 次），口服香菊胶囊 3 周（1 日 2 次）。

2017 年 8 月 29 日三诊：咳嗽止，无鼻塞，涕后流，咽有痰，大便略溏，睡眠汗多。鼻腔通畅，咽部稍充血。舌淡红，苔薄。

治以益气健脾，利咽通鼻。

处方及煎服法：黄芪 10g，白术 10g，茯苓 10g，法半夏 10g，桔梗 10g，黄芩 10g，当归 10g，党参 10g，薄荷 6g，甘草 6g，白芷 6g，辛夷 6g，浮小麦 10g，玄参 10g，山药 10g，炒麦芽 10g。21 剂，服法如前。口服贞芪扶正胶囊 2 周（1 日 2 次）。

随访：痊愈。

按：本案鼻渊并发鼾症不著，治鼻渊为主。前后三诊，以当归、黄芪、党参、白术、茯苓、甘草、山药之类扶正，麦冬、浮小麦止汗，白芷、辛夷清热化浊除涕，法半夏、桔梗、玄参、薄荷之类化痰利咽，黄芩平调寒热。

医案31

向某，男，14 岁。湖南省吉首市人。2017 年 6 月 29 日初诊。

鼻塞流浊涕数年时打鼾。鼻甲大，咽无充血，外院 CT 检查见鼻窦炎显著。舌淡红，脉略数。

治以益气解毒，化浊通窍。

处方及煎服法：黄芩 10g，黄芪 10g，当归 10g，皂角刺 10g，野菊花 10g，紫花地丁 10g，白芷 6g，苍耳子 9g，辛夷 6g，桔梗 10g，甘草 3g，炒麦芽 10g，决明子 10g。21 剂，每日 1 剂，分 2 次开水冲服（颗粒剂）。局部用盐酸赛洛唑啉滴鼻液 3 周（1 日 3 次）、鼻可乐洗鼻器洗鼻 3 周（1 日 1 次），口服香菊胶囊 3 周（1 日

2次)。

2017年7月20日二诊：好转。稍鼻塞，流清涕少许，咽有异物感。左鼻甲稍大，咽部轻微充血，舌淡红，苔薄，脉沉细缓。

治以前法。

处方及煎服法：黄芩10g，黄芪10g，当归10g，皂角刺10g，野菊花10g，紫花地丁10g，白芷6g，苍耳子9g，辛夷6g，桔梗10g，甘草3g，炒麦芽10g，决明子10g。30剂，服法如前。局部用药如前，口服香菊胶囊3周（1日2次）。

2017年8月19日三诊：症状不显，时清嗓，鼻咽部有痰黏感。鼻甲稍大，咽部无充血。舌淡红，苔薄，脉缓有力。

治以扶正祛邪，通利清窍。

处方及煎服法：黄芩10g，黄芪10g，当归10g，法半夏10g，茯苓10g，紫苏梗10g，白芷6g，射干10g，薄荷6g，辛夷6g，桔梗10g，甘草3g，炒麦芽10g，决明子10g。30剂，服法如前。

随访：痊愈。

按：本案鼻渊为主，正虚邪滞。全程以当归、黄芪扶正，麦芽护脾开胃，皂角刺、野菊花、紫花地丁、黄芩之类解毒排涕，白芷、辛夷、苍耳子之类化浊通窍，桔梗化痰引药上行，决明子清热通便，甘草调和诸药。三诊咽异物感与清嗓明显，加法半夏、茯苓、射干、薄荷化痰利咽。

医案32

刘某，女，9岁2个月。2017年8月5日初诊。

打鼾1年，常有鼻塞，目前无涕，喷嚏偶作，睡眠张口呼吸。外院CT检查见鼻窦炎、腺样体肥大。鼻甲稍大，咽部稍慢性充血，扁桃体不大。声阻抗检查结果为双耳A型。舌淡红，苔薄。

治以益气通窍，化痰利咽。

处方及煎服法：黄芪10g，当归5g，桔梗5g，甘草3g，白芷6g，辛夷5g，玄参10g，浙贝母6g，法半夏6g，茯苓10g，川芎3g，山慈菇6g，党参10g，白术6g，黄芩6g，炒麦芽10g。21剂，每日1剂，分2次开水冲服（颗粒剂）。局部用盐酸赛洛唑啉滴鼻液3周（1日3次）、康酸莫米松鼻喷雾剂3周（1日1次）、开喉剑喷雾剂3周（1日3次），口服匹多莫德3周（1日1次）。

2017年8月26日二诊：症状不显。鼻甲不大，咽部正常，舌淡红，苔薄。

治以前法。

处方及煎服法：黄芪10g，当归5g，桔梗5g，甘草3g，白芷6g，辛夷5g，玄参10g，浙贝母6g，法半夏6g，茯苓10g，川芎3g，山慈菇6g，党参10g，白术

6g，黄芩6g，炒麦芽10g。21剂，服法如前。口服匹多莫德3周（1日1次）。

随访：痊愈。

按： 本案鼻渊、鼾症同治，鼻渊属正虚邪滞，鼾症属痰浊凝结。方中六君子汤加黄芪、当归、麦芽扶正，白芷、辛夷、川芎化浊通窍，桔梗、玄参、浙贝母、山慈菇化痰散结。

医案33

陈某，女，4岁9个月。2017年8月22日初诊。

常阵发喷嚏流浊涕年余，打鼾。外院过敏原检查阳性，CT检查见鼻窦炎与腺样体肥大。鼻甲稍大，咽后壁有黏浊分泌物，扁桃体不大，舌淡红，苔薄。声阻抗检查结果为双耳A型。

诊断：鼻窦炎，变应性鼻炎，腺样体肥大。

治以益气健脾，解毒祛邪，化痰利窍。

处方及煎服法：黄芪10g，白术3g，防风3g，细辛1g，白芷5g，辛夷2g，党参5g，茯苓5g，桔梗3g，甘草2g，法半夏3g，黄芩5g，玄参5g，浙贝母3g，山慈菇3g，败酱草5g，紫花地丁5g，炒麦芽10g。21剂，每日1剂，分2次开水冲服（颗粒剂）。局部用盐酸赛洛唑啉滴鼻液3周（1日3次）、糠酸莫米松鼻喷雾剂3周（1日1次），口服西黄胶囊3周（1日2次）、匹多莫德3周（1日1次）。

2017年9月9日二诊：嚏止，无涕无鼾，稍清嗓。鼻通畅，鼻前庭稍干燥，咽后壁有浊物附着，舌淡红，苔薄。

续前法加减。

处方及煎服法：党参5g，白术5g，法半夏3g，茯苓5g，桔梗3g，甘草2g，白芷6g，辛夷2g，黄芩5g，山慈菇3g，玄参5g，浙贝母3g，黄芪10g，当归2g，皂角刺2g，野菊花5g，蒲公英5g，炒麦芽10g。21剂，服法如前。局部用药如前，口服匹多莫德3周（1日1次）。

2017年9月30日三诊：症不显。咽后壁有少许分泌物，鼻腔稍干燥，舌淡红，苔薄。

处方及煎服法：原方21剂，服法如前。局部用药如前，口服匹多莫德3周（1日1次）。

按： 本案鼻鼽、鼻渊、鼾症同治。首诊以玉屏风散合六君消瘰汤为主，佐细辛、白芷、辛夷通利鼻窍，败酱草、紫花地丁解毒。二、三诊好转，嚏止鼾除，续以当归、黄芪扶正，伍皂角刺、野菊花、蒲公英、黄芩、白芷、辛夷解毒祛邪利窍、以六君消瘰汤健脾化痰消鼾。

医案34

李某，男，7岁9个月。2018年2月10日初诊。

常有浊涕3年，有时流清涕。鼻内有少许浊涕，咽部正常。舌淡红，苔薄。CT检查见鼻窦炎显著，腺样体肥大。

处方及煎服法：黄芪10g，当归10g，皂角刺6g，蒲公英10g，败酱草10g，桔梗6g，甘草3g，白芷10g，辛夷6g，薄荷3g，炒麦芽10g，白术6g，茯苓10g。21剂，每日1剂，分2次开水冲服（颗粒剂）。局部用盐酸赛洛唑啉滴鼻液1周（1日2次）、康酸莫米松鼻喷雾剂1周（1日1次）。

2018年3月10日二诊：症不显。鼻内稍干燥，咽部轻微充血，舌淡红，苔薄。

处方及煎服法：原方21剂，紫花地丁代败酱草，服法如前。

按：本案鼻渊重、鼾症轻，在无打鼾状态下治鼻渊即可。方中当归、黄芪、白术、茯苓扶正，皂角刺、蒲公英、败酱草、甘草、桔梗之类解毒排脓，白芷、辛夷、薄荷通利鼻窍，麦芽开胃护脾。

医案35

彭某，男，9岁5个月。2018年4月17日初诊。

流浊涕数月，额与枕部疼痛，外院CT检查见鼻窦炎明显。鼻甲肿大，鼻道尚通畅，咽后壁有黏浊分泌物，扁桃体不大，体胖。舌淡红，苔薄。

治以扶正祛邪，疏风止痛。

处方及煎服法：黄芪10g，当归10g，桔梗10g，甘草5g，白芷10g，辛夷6g，白术10g，茯苓10g，川芎6g，皂角刺10g，羌活6g，败酱草10g，山楂10g，柴胡6g，黄芩10g。21剂，每日1剂，分2次开水冲服（颗粒剂）。局部用盐酸赛洛唑啉滴鼻液3周（1日3次），口服香菊胶囊3周（1日2次）。

2018年5月5日二诊：头痛消失，近日感冒，咳嗽为多，鼻塞不显，涕清或浊、量少，大便调。鼻内有少许干痂，咽部轻微充血，舌淡红，苔薄。

治以扶正祛邪，宣肺止咳。

处方及煎服法：

①黄芪10g，当归10g，桔梗10g，甘草5g，白芷10g，辛夷6g，白术10g，茯苓10g，皂角刺10g，败酱草10g，山楂10g，鱼腥草10g，黄芩10g。21剂，服法如前。

②荆芥10g，紫菀10g，白前10g，前胡10g，枇杷叶10g，陈皮3g。6剂，每日1剂，加入上方同服。

2018年6月2日三诊：症不显，偶有清嗓干咳，大便略溏。鼻腔尚通畅，咽后壁有少许黏浊分泌物。舌淡红，舌体胖，苔薄。

治以扶正祛邪。

处方及煎服法：黄芪 10g，当归 10g，白术 10g，党参 10g，桔梗 10g，甘草 5g，白芷 10g，白豆蔻 5g，木香 5g，藿香 6g，辛夷 6g，茯苓 10g，川芎 6g，皂角刺 10g，败酱草 10g，山楂 10g，蒲公英 10g，黄芩 10g。21 剂，服法如前。

按： 首诊鼻渊、头痛，正虚邪滞，治以当归、黄芪、白术、茯苓扶正，皂角刺、败酱草、甘草、桔梗解毒排脓，白芷、辛夷通鼻，柴胡、川芎、羌活、黄芩疏风清热止头痛，山楂健脾。二诊好转，头痛消失，新感咳嗽，原方减疏风止痛之品，佐止嗽散加减之剂。三诊症状不显著但咽壁附着浊涕，清嗓多，理当续治鼻渊，继续扶正，以归芪四君子汤加味调理善后。

医案36

高某，女，5 岁半。2018 年 5 月 19 日初诊。

流黄涕 2 个月，常鼻塞，早晚咳嗽少痰。鼻内有浊涕，咽部轻度充血，扁桃体不大。舌淡红，苔薄。

治以扶正祛邪。

处方及煎服法：黄芪 10g，当归 3g，皂角刺 3g，败酱草 6g，蒲公英 5g，桔梗 5g，甘草 2g，白芷 6g，辛夷 3g，黄芩 6g，苍耳子 2g，白术 5g，炒麦芽 6g，茯苓 6g。21 剂，每日 1 剂，分 2 次开水冲服（颗粒剂）。局部用盐酸赛洛唑啉滴鼻液 3 周（1 日 3 次）、康酸莫米松鼻喷雾剂 3 周（1 日 1 次）。

2018 年 6 月 9 日二诊：偶有咳嗽，偶有鼻塞，汗多，食欲不佳。鼻腔通畅，扁桃体不大。舌淡红，苔薄。

治以前法。

处方及煎服法：黄芪 10g，当归 3g，皂角刺 3g，败酱草 6g，鱼腥草 5g，桔梗 5g，甘草 2g，白芷 6g，辛夷 3g，黄芩 6g，苍耳子 2g，五味子 2g，麦冬 6g，白术 5g，炒麦芽 6g，茯苓 6g。21 剂，服法如前。局部用药如前，口服脾氨肽口服液 3 周（1 日 1 次）。

2018 年 7 月 7 日三诊：症状不显，睡眠出汗好转。咽部稍充血，鼻黏膜干燥。舌淡红，苔薄。

处方及煎服法：黄芪 10g，当归 3g，败酱草 6g，蒲公英 5g，桔梗 5g，甘草 2g，白芷 6g，辛夷 3g，黄芩 6g，五味子 2g，麦冬 6g，白术 5g，炒麦芽 6g，茯苓 6g。21 剂，服法如前。局部用复方木芙蓉涂鼻软膏 2 周（1 日 2 次）。

按： 本案鼻渊，正虚邪滞，全程治以当归、黄芪、白术、茯苓扶正，皂角刺、败酱草、蒲公英、黄芩、甘草、桔梗之类解毒排脓，白芷、辛夷、苍耳子之类化浊通鼻，麦芽护脾，加麦冬、五味子止汗。

医案37

刘某，女，8岁7个月。2018年6月19日初诊。

鼻渊病史数年，症状时轻时重，近日鼻塞加重，浊涕增多，纳可，二便调。咽部正常，鼻腔通畅干净。舌淡红，苔薄。

治以扶正祛邪。

处方及煎服法：黄芪10g，当归6g，皂角刺6g，败酱草10g，蒲公英10g，白芷6g，辛夷5g，白术6g，茯苓6g，桔梗6g，甘草2g，炒麦芽10g，黄芩6g。21剂，每日1剂，分2次开水冲服（颗粒剂）。局部用盐酸赛洛唑啉滴鼻液3周（1日3次）、香菊胶囊3周（1日2次）。

2018年11月6日二诊：上次药后症消停药。近来感冒1周，鼻塞流涕色黄浊5日，睡眠有汗。鼻甲稍大，扁桃体不大，咽后壁有少许分泌物。舌淡红，苔薄。

治以扶正祛邪。

处方及煎服法：黄芪10g，当归5g，皂角刺6g，败酱草10g，野菊花10g，桔梗6g，甘草3g，白芷6g，辛夷3g，苍耳子5g，白术6g，茯苓10g，藿香6g，炒麦芽10g。21剂，每日1剂，服法如前。

2018年11月24日三诊：好转，目前症不显。咽部正常，鼻部稍干燥，舌淡红，苔薄。

治以前法。

处方及煎服法：黄芪10g，当归5g，皂角刺6g，败酱草10g，蒲公英10g，桔梗6g，甘草3g，白芷6g，辛夷3g，太子参10g，白术6g，茯苓10g，炒麦芽10g。21剂，服法如前。局部用维生素AD滴剂2周（1日1次）。

按：小儿久病鼻渊必有正虚，受凉症加当为邪实，寒热不显著，虚实了然。正虚邪盛，全程治疗以当归、黄芪、白术、茯苓之类扶正为主，佐皂角刺、败酱草、蒲公英之类解毒排脓，白芷、辛夷、藿香、苍耳子之类化浊除涕，麦芽之类开胃，其效属佳。

医案38

谭某，男，5岁7个月。2018年11月22日初诊。

鼻渊3年，本院CT检查见全组鼻窦炎显著。目前鼻塞，涕黄浊量多，有时鼻内痒，大便偏干结、日1行。鼻前庭稍干燥，鼻甲大，咽后壁有大量黏浊分泌物，扁桃体不大。舌淡红，苔薄。

证属气虚邪滞。

治以扶正祛邪，排涕通窍。

处方及煎服法：黄芪10g，当归3g，皂角刺5g，败酱草10g，野菊花10g，桔梗 5g，甘草 5g，白芷 5g，辛夷 3g，苍耳子 3g，黄芩 5g，藿香 5g，炒麦芽 10g，麦冬 6g。21 剂，每日 1 剂，分 2 次开水冲服（颗粒剂）。局部用鼻可乐洗鼻器洗鼻 3 周（1 日 1 次）。

2018 年 12 月 13 日二诊：诸症好转仍存，大便偏干、日 1 行。鼻前庭稍干燥，咽后壁有少许黏稠分泌物，舌淡红，苔薄。

处方及煎服法：黄芪 10g，当归 3g，皂角刺 5g，败酱草 10g，野菊花 10g，桔梗 5g，甘草 5g，白芷 5g，辛夷 3g，苍耳子 3g，黄芩 5g，藿香 5g，炒麦芽 10g，麦冬 6g，太子参 10g。21 剂，服法如前。

2019 年 1 月 3 日三诊：症不显，大便偏干结。鼻前庭稍干燥，咽部干净。舌淡红，苔薄。

处方及煎服法：黄芪 10g，当归 3g，皂角刺 5g，败酱草 10g，蒲公英 10g，桔梗 5g，甘草 5g，白芷 5g，辛夷 3g，黄芩 5g，炒麦芽 10g，胖大海 6g，太子参 10g。上方连服 42 剂，服法如前。局部用复方木芙蓉涂鼻软膏 2 周（1 日 2 次）。

随访：痊愈。

按：本案鼻渊，正虚邪滞。全程治以扶正祛邪，排涕通窍。方中当归、黄芪、太子参扶正，皂角刺、败酱草、野菊花、蒲公英、黄芩、桔梗之类解毒祛邪排涕，白芷、辛夷、苍耳子、藿香化浊除涕，麦冬、胖大海之类润燥，佐麦芽开胃，甘草调和诸药。

医案39

吴某，男，10 岁 10 个月。2019 年 1 月 8 日初诊。

鼻渊病史数年。目前鼻塞，涕黄白，常清嗓或回吸吐痰，食欲一般，大便偏干结、1～2 日 1 行。鼻甲稍大，咽后壁有脓浊分泌物。舌偏淡，苔薄。

证属正虚邪滞。

治以扶正祛邪。

处方及煎服法：黄芪 10g，当归 6g，皂角刺 6g，败酱草 10g，蒲公英 10g，紫花地丁 10g，白芷 6g，辛夷 5g，苍耳子 5g，黄芩 6g，藿香 6g，炒麦芽 10g，白术 6g，茯苓 10g，玄参 6g，太子参 10g。21 剂，每日 1 剂，分 2 次开水冲服（颗粒剂）。局部用盐酸赛洛唑啉滴鼻液 3 周（1 日 3 次）。

2019 年 3 月 9 日二诊：诸症好转仍存。检查结果同前。

处方及煎服法：黄芪 10g，当归 6g，皂角刺 6g，败酱草 10g，蒲公英 10g，紫花地丁 10g，白芷 6g，辛夷 5g，升麻 10g，黄芩 6g，藿香 6g，炒麦芽 10g，白术 6g，茯苓 10g，玄参 6g，太子参 10g。21 剂，服法如前。局部用药如前。

2019 年 3 月 30 日三诊：稍鼻塞，涕少，偶有腹痛，食欲一般，大便偏干。鼻甲稍大，咽部尚干净。舌略偏淡，苔薄。

处方及煎服法：黄芪10g，当归6g，皂角刺6g，败酱草10g，蒲公英10g，紫花地丁10g，白芷6g，辛夷5g，苍耳子5g，黄芩6g，川芎5g，木香6g，砂仁3g，炒谷芽10g，白术6g，茯苓10g，玄参6g，太子参10g，升麻10g。21剂，服法如前。口服香菊胶囊3周（1日2次）、脾氨肽口服液3周（1日1次）。

2019年4月27日四诊：无窒无涕，偶有腹痛，常口臭，大便偏干、1～2日1行。舌偏淡，苔薄，

处方及煎服法：黄芪10g，当归6g，败酱草10g，蒲公英10g，白芷6g，辛夷5g，黄芩6g，木香6g，砂仁3g，炒谷芽10g，白术6g，茯苓10g，玄参6g，太子参10g，麦冬6g，决明子10g。21剂，服法如前。

按：本案鼻渊，正虚邪滞，病情未反复。全程治以扶正祛邪，方中归芪四君子汤扶正，太子参代党参避热，皂角刺、败酱草、蒲公英、紫花地丁、黄芩、升麻之类解毒祛邪，白芷、辛夷、苍耳子、藿香化浊除涕，玄参、桔梗利咽，麦芽开胃。三、四诊加香附、砂仁行气止痛，五诊加麦冬、决明子通便。

第六节　变态反应性鼻炎

变态反应性鼻炎（变应性鼻炎）又称过敏性鼻炎，是发生在鼻腔黏膜的 I 型变态反应性鼻病，以反复阵发鼻痒、喷嚏、流大量清涕为特点。可呈季节性和常年性发作，前者称季节性变应性鼻炎，后者称常年性变应性鼻炎，过敏原检测与血清IgE检测均呈阳性反应。变应性鼻炎可有家族过敏性疾病史或个人过敏性疾病史（如荨麻疹、哮喘）。本病可诱发鼻息肉，引起慢性鼻炎、鼻窦炎等并发症。

临床上尚有血管运动性鼻炎与嗜酸性细胞增多性非变态反应性鼻炎，两者临床表现特点与变应性鼻炎基本一致，但变应原检测与血清IgE检测均属阴性，而后者与变应性鼻炎均出现鼻分泌物中嗜酸性细胞增多。

上述病变，在中医学中均称为鼻鼽或鼽嚏，其病机主要有肺脾气虚、肾阳亏虚、郁热内蕴、寒热错杂等，其中肺脾气虚最为常见。

一、辨证论治

1.肺脾气虚

先天不足，素体虚弱，产后体虚，病后失养，致肺脾气虚，卫外不固，腠理疏

松，营卫失调，风寒异气乘虚侵袭，为鼽为嚏。症状可见阵发性鼻痒、喷嚏、流清涕，早晚或遇风遇冷易发，伴倦怠乏力，易外感。检查见鼻黏膜肿胀或色偏淡。舌偏淡或有齿痕，苔薄，脉缓弱。

治宜益气健脾，固表止嚏。常用玉屏风散合温肺止流丹、补中益气汤、参苓白术散加减。常用药物及剂量：黄芪 10g，白术 10g，防风 10g，银柴胡 6g，五味子 6g，蝉蜕 6g，白芷 10g，辛夷 6g，川芎 6g，细辛 3g，黄芩 10g。

2.肾阳亏虚

多见于中老年患者，常伴哮喘病。肾阳亏虚，肺脾失温，气虚卫表不固，易招风邪之侵；肾阳不足，温化固摄失司，寒水上犯，发为本病。症状可见阵发性鼻痒重，喷嚏频作而多，流清涕如注。伴形寒肢冷，腰膝酸软，夜尿频。检查见鼻黏膜苍白紫暗、水肿。舌质淡，舌体胖，苔白，脉沉弱。

治宜益气温阳，固表止嚏。常用温阳祛风汤加减。常用药物及剂量：黄芪 20g，白术 10g，防风 10g，麻黄 3g，细辛 3g，当归 10g，巴戟天 10g，淫羊藿 10g，蝉蜕 6g，诃子 10g，白芍 15g，蒺藜 10g，甘草 9g。

3.郁热内蕴

多因肺与阳明郁热，宣降失调或膀胱郁热，气化不行，太阳之气痹阻于下，寒水之气泛于上而为鼽嚏。症状可见阵发鼻痒、喷嚏、清涕，伴口微苦或咽喉微干，小便黄，大便或干结。检查见鼻黏膜肿胀或暗红。舌偏红，苔微黄，脉洪有力或略数。

治宜清热凉血，祛风止嚏。常用清热止嚏汤加减。常用药物及剂量：葛根 15g，赤芍 10g，牡丹皮 10g，生地黄 10g，紫草 10g，黄芩 10g，知母 10g，黄柏 6g，泽泻 10g，红花 6g，肉桂 3g，细辛 3g。

4.寒热错杂

鼽嚏久病不愈，邪入厥阴，厥阴主阴尽阳生，易致寒热错杂，营卫失调致病。症状可见病程较长，容易反复，阵发鼻痒、喷嚏、流清涕，遇冷遇热均易诱发，四肢发冷，手足不温，胸中烦热，咽干舌燥，大便不调。临证应用清热与益气温阳法难效。检查见鼻黏膜肿胀。舌淡或偏红，苔微黄，脉沉或弦。

治宜温脏扶正，调和寒热。常用乌梅丸加减。常用药物及剂量：乌梅 10g，细辛 3g，附子 6g，桂枝 6g，党参 10g，干姜 6g，当归 10g，黄柏 6g，黄芩 10g，牡丹皮 15g，白芍 15g。

二、经验方

1.加味玉屏风散

药物组成及剂量：黄芪 10g，白术 10g，防风 10g，银柴胡 6g，蝉蜕 6g，细辛 3g，五味子 6g，白芷 6g，辛夷 5g，黄芩 10g。

功效与主治：益气固表，止嚏遏涕，通利鼻窍。治疗鼻鼽气虚证，症状可见阵发性鼻痒喷嚏，鼻塞涕清，遇凉加重。舌淡红，苔薄，脉缓弱。

方解：方中黄芪、白术、防风为玉屏风散，益气固表；银柴胡、蝉蜕祛风止嚏；五味子酸涩，敛肺止嚏；细辛辛温通窍，佐黄芩苦寒以平调寒热。

加减：头痛酌加羌活、川芎、柴胡；伴鼻塞明显，酌加当归、川芎通利鼻窍；伴黏白涕，酌加苍耳子、石菖蒲化浊止涕；眼耳皮肤作痒，酌加荆芥、蒺藜、浮萍之类祛风止痒；疲劳乏力，纳差，加党参、茯苓、甘草补脾益气；手足不温，畏寒明显，夜尿多，酌加巴戟天、淫羊藿、益智仁、山药、乌药温补脾肾，酌去黄芩防苦寒伤气；药用 3～6 周后，酌去细辛以防辛温太过。

2.清热止嚏汤

药物组成及剂量：葛根 15g，赤芍 10g，生地黄 10g，黄芩 10g，知母 10g，黄柏 6g，泽泻 10g，红花 6g，肉桂 3g，细辛 3g。

功效与主治：清热凉血，祛风止嚏。治疗鼻鼽郁热证，症状可见喷嚏频作，鼻塞涕清，舌偏红，脉数有力。

方解：方从胞痹与阳明郁热立论。脏腑郁热，升降失常，津道壅遏，气喷于上，则为鼽嚏。《素问·痹论》："胞痹者，少腹膀胱按之内痛，若沃以汤，涩于小便，上为清涕。"膀胱气化失司，下焦郁热，气痹于下，清阳不升，浊阴不降，津道壅遏，上为清涕。鼻之经脉专属阳明，阳明郁热，气血郁滞，升降失调，则鼽嚏频作。故取滋肾通关丸之肉桂温阳化气，助知母、黄柏、泽泻清利膀胱，导热邪于下以降浊阴，所谓上病下治之法；取葛根、黄芩清肺与阳明之郁热；赤芍、生地黄、红花既清热凉血而化瘀，又具抗变态反应之效有利于调节免疫功能；细辛辛散，调节寒温，发散郁热，祛风止嚏。全方合用，共奏清热利水，凉血化瘀，祛风止嚏之效。药后胃痛与大便泄泻者，多因黄柏苦寒所致，可去。

3.温阳祛风汤（谭敬书教授经验方）

药物组成及剂量：淫羊藿 10g，锁阳 10g，蛇床子 10g，沙苑子 10g，白芷 10g，乌梅 10g，枸杞子 10g，桑椹 10g，白芍 10g，细辛 3g。

功能与主治：温补肺肾，祛风散寒。治疗鼻鼽肺肾虚寒证，症状可见阵发性鼻痒喷嚏，鼻塞涕清，遇凉而发，手足凉，畏寒，头昏眼花，舌偏淡，脉沉弱。

方解：涕为阴液摄于阳，阳虚气弱，卫表失固，不御风寒，邪正相争，嚏涕俱出。方中淫羊藿、锁阳、蛇床子、沙苑子温肾壮阳；枸杞子、桑椹、白芍补益肝肾；白芷、细辛温肺散寒通窍；乌梅敛肺，涩津止涕。合用共奏温肾壮阳，祛风通窍，截嚏止涕之功。临床，可酌情配合玉屏风散，助益气固表之力。

4.冬病夏治方（谭敬书教授经验方）

药物组成及剂量：白芥子2份，延胡索、甘遂、白芷、细辛、制川乌、制草乌各1份，另加肉桂粉适量。

制用法：前7味共研粉，过80目筛，以生姜汁调成糊状。取适量药糊摊于纱布，于药糊表面撒一薄层肉桂粉。敷贴穴位：大椎、肺俞（双）、膏肓（双）、肾俞（双）、膻中，胶布固定，每次敷贴时间4～6小时，7～10日1次，3次1个疗程；或于当年夏季头伏、二伏、三伏日上午贴，保持4小时以后可除去，连续贴3年。小儿皮肤娇嫩容易受到药物刺激引起局部不适反应，宜慎用。

功能与主治：温阳化饮，祛风散寒。用于变应性鼻炎证属虚寒者，并治呼吸道其他虚寒性疾病。

方解：方中白芥子温化寒饮，合以细辛、白芷温肺散寒，制川乌、制草乌温经通络，肉桂粉温肾助阳，延胡索活血行气，甘遂峻逐水饮。合用共奏温阳化饮，祛风散寒之效。

三、临证心语

鼻鼽以肺气虚为基本病机，无证可辨者从肺气虚证辨识；脏腑郁热多属标证，清热之法从权从宜，可于同期、后期酌情辅以益气固表之治。

脾气亏虚在小儿患者中较为常见，此类小儿往往出汗多，特别在睡眠出汗，气阴耗损，有时可表现为舌淡红而舌苔光剥，宜酌加麦冬、五味子、太子参、浮小麦之类以助益气养阴，固表止汗。

在各类证候中，若兼眼、耳、皮肤作痒，酌加荆芥、蒺藜、浮萍之类以助祛风止痒；伴咽喉痒咳，酌加荆芥、紫菀、枇杷叶以宣肺止咳；伴鼻窒鼻渊，主方中酌佐通利鼻窍之品，如白芷、辛夷、川芎、石菖蒲之类；伴黄浊涕，酌佐清热化浊排脓之品，如皂角刺、紫花地丁、野菊花、苍耳子之类。

鼻鼽的基本症状，鼻痒、喷嚏属风邪，注意选用祛风之品以遏其作，常用药物如荆芥、防风、银柴胡、蝉蜕、蒺藜、徐长卿之类；清涕量多，注意选用牡蛎、五味子、石榴皮、诃子、乌梅之类摄津止涕；鼻塞重而黏膜肿胀苍白，宜选细辛、丁香、白芷之类以辛温通窍。本病之主诉，如鼻痒程度（轻、重）、涕量（少、中、多）、喷嚏（不少于5个、大于5个）、局部体征（就诊时鼻黏膜色泽淡红、偏红、偏白），与主证在总体上多无明显关系。因此本病当以整体辨证为主，与主证不符的局部症状和体征，也可作兼证对待，如鼻黏膜色淡或紫从寒邪辨识，鼻黏膜暗红从气血瘀滞或郁热辨识，鼻痒重或喷嚏多者从风邪壅盛辨识，清涕量多从津液失固或寒水上泛辨识等，并在用药方面酌选。

中医辨证论治以改善患者机体功能状态，配合西药治疗（内服抗过敏药物或药物滴鼻）以尽早控制发作症状，是治疗鼻鼽的重要思路和基本方法。

四、医案

医案1

魏某，女，41岁。2004年9月21日初诊。

鼻鼽8年，早晚阵发鼻痒喷嚏，近来常伴眼与皮肤作痒；近6年常有咽喉梗阻感不痛。咽部慢性充血，鼻黏膜颜色正常，鼻甲不大，鼻道干净。舌淡微暗，脉沉缓。

诊断：变应性鼻炎，慢性咽炎。

证属阳虚。

治用玉屏风散合温阳祛风汤加减。

处方及煎服法：黄芪20g，白术10g，防风10g，淫羊藿10g，菟丝子10g，白芷10g，甘草6g，桔梗10g，法半夏10g，茯苓10g，紫苏梗10g，乌梅10g，桑椹15g。7剂，每日1剂，水煎，分2次服。眼部用色甘酸钠眼液2周（1日4次），行穴位贴敷3次。

2004年11月9日二诊：鼻病发作减少，咽症好转，仍眼与皮肤作痒。眼圈发黑，舌淡，脉沉缓。

处方及煎服法：黄芪15g，白术10g，防风6g，淫羊藿10g，锁阳10g，菟丝子10g，白芷10g，甘草6g，桔梗10g，法半夏10g，茯苓10g，紫苏梗10g，诃子10g，沙苑子10g，细辛3g，白芍12g。21剂，服法如前。口服补肾强身片3周（1日3次）。

2005年7月19日三诊：药后病情稳定至今。近又出现阵发喷嚏与清涕，吹电风扇易发，咽无不适。眼圈发黑，鼻黏膜淡红，鼻道干净。咽部稍慢性充血，扁桃体不大、有少许淋巴滤泡增生。舌淡红，苔薄，脉缓。

治以益气温阳。

处方及煎服法：沙苑子10g，白芷10g，细辛3g，蛇床子6g，锁阳10g，淫羊藿10g，乌梅10g，桑椹15g，枸杞子12g，白芍12g，黄芪15g，当归10g，白术10g，防风10g。21剂，服法如前。

按：首诊方中，玉屏风散益气固表，桑椹养血，助淫羊藿、菟丝子、沙苑子温阳补肾，乌梅涩津止涕，白芷通利鼻窍，法半夏、茯苓、甘草、桔梗、紫苏梗健脾化痰利咽；二诊时加锁阳温阳，白芍代桑椹补肝肾，诃子代乌梅涩津止涕，细辛通利鼻窍。三诊方桑椹、枸杞子、当归、白芍养阴益肝，玉屏风散助蛇床子、锁阳、淫羊藿、沙苑子益气温阳，白芷、细辛通利鼻窍，乌梅止涕。

医案2

朱某，女，40岁。2005年7月12日初诊。

鼻鼽病史3年，阵发鼻痒、打喷嚏、流清涕，冬天多发，早晚为多，伴眼痒、鼻内干燥。寐差梦多，时口干不苦，大便调。鼻甲肿胀色微紫，鼻道干净，咽部慢性充血，眼结膜充血不显著。舌尖偏红，脉弦缓。

证属阳气亏虚，刻下先按郁热以治其标。

治以祛风凉血，通窍止嚏，方以清热止嚏汤加减。

处方及煎服法：葛根20g，赤芍15g，升麻10g，甘草6g，知母10g，黄柏6g，肉桂1g，紫草10g，白芷10g，红花6g，生地黄15g，泽泻10g，蒺藜10g，菊花10g。7剂，水煎，每日1剂，分2次服。眼部用色甘酸钠眼液1周（1日4次），鼻部用盐酸赛洛唑啉滴鼻液1周（1日3次），行穴位贴敷疗法3次。

2005年7月19日二诊：症状如前，诸症减轻，空调室内症状明显，鼻塞朝显，夜尿数次。舌淡红，脉沉缓。

证属阳虚。

处方及煎服法：沙苑子10g，白芷10g，细辛3g，蛇床子6g，锁阳10g，淫羊藿10g，乌梅10g，桑椹10g，枸杞子12g，白芍12g。21剂，服法如前。

按：本案鼻鼽冬天多发，早晚多发，特点当属阳气亏虚，然兼鼻干口干，多梦舌红，当属郁热。故先拟治标再图治本。首诊治标以清热止嚏汤加减，续诊图本以温阳祛风汤加减。

医案3

胡某，女，20岁。2005年10月4日初诊。

鼻鼽3年，鼽嚏朝作，遇冷加重，余可。下鼻甲肿大色淡偏紫暗，舌尖红，脉沉细。

证属郁热。

处方及煎服法：葛根15g，赤芍15g，牡丹皮15g，紫草15g，黄芩10g，知母10g，黄柏6g，泽泻12g，生地黄15g，红花6g，肉桂1g，细辛3g。14剂，每日1剂，水煎，分2次服。局部用丙酸倍氯米松鼻喷雾剂1周（1日3次）、盐酸赛洛唑啉滴鼻液滴鼻 1 周（1 日 2 次）。

2005 年 11 月 22 日二诊：显著改善，发作较少减轻。舌淡红，脉沉细。

证属阳虚。

处方及煎服法：黄芪 15g，当归 10g，白术 10g，防风 10g，蛇床子 6g，锁阳 10g，淫羊藿 10g，沙苑子 10g，白芷 10g，细辛 3g，乌梅 10g，桑椹 15g，枸杞子 12g，白芍 12g。14 剂，服法如前。

2005 年 12 月 20 日三诊：发作少，症状轻，交替鼻塞天冷加剧，经期鼻塞重。鼻黏膜稍肿胀。舌淡红，脉沉细缓。

处方及煎服法：沙苑子 10g，白芷 10g，细辛 3g，蛇床子 10g，锁阳 12g，淫羊藿 15g，乌梅 10g，桑椹 15g，枸杞子 15g，赤芍 15g，当归 10g，川芎 10g，黄芩 10g。14 剂，服法如前。

2006 年 1 月 10 日四诊：晨起或风吹后偶有喷嚏，鼻塞左侧明显。鼻黏膜红肿，有少量分泌物。舌略偏红，苔老，脉沉细缓。

从症不从舌，证属阳虚。

治以平调寒热。

处方及煎服法：沙苑子 10g，白芷 10g，锁阳 10g，淫羊藿 15g，乌梅 10g，桑椹 15g，枸杞子 15g，赤芍 15g，当归 10g，川芎 10g，黄芩 10g，黄芪 15g，辛夷 10g，白术 10g，防风 6g，细辛 3g。21 剂，服法如前。

按：本案首诊以清热止嚏汤治标，次诊用玉屏风散合温阳祛风汤加减以图本，三、四诊再加黄芩平调寒热。

医案4

周某，女，35 岁。2006 年 5 月 23 日初诊。

鼻衄 6 年，阵发鼻痒、打喷嚏、流清涕，冷天为重，冬天背冷，近来腹部及掌心有热感，右耳闭不适 11 天，大便调，小便黄。鼻中隔轻度左偏，鼻黏膜稍肥厚，舌淡，脉弦细缓。电测听检查结果为右耳轻度传导性聋，声阻抗检查结果为 A 型。

诊断：变应性鼻炎，咽鼓管功能障碍。

证属阳虚。

治以温阳兼宣肺祛邪以通耳。

处方及煎服法：沙苑子 10g，白芷 10g，细辛 3g，蛇床子 10g，锁阳 12g，淫羊藿 15g，乌梅 10g，桑椹 15g，枸杞子 15g，白芍 15g，藿香 6g，杏仁 10g，炙甘草 6g，荆芥 10g。7 剂，水煎，每日 1 剂，分 2 次服。局部用盐酸赛洛唑啉滴鼻液 1 周（1 日 2 次）。

2006 年 5 月 30 日二诊：喷嚏止，耳闭消失，仍鼻塞，近 10 日口腔溃疡与牙龈稍肿痛，有时手心热，鼻腔有热气上冒感，平素月经量少。左侧口腔黏膜有黄豆大小溃疡色白，鼻黏膜色淡。舌淡有瘀点，脉沉细缓。

证属脾虚夹郁热。

处方及煎服法：黄芪30g，党参15g，白术12g，升麻6g，柴胡6g，当归15g，甘草10g，陈皮6g，黄柏6g，知母6g，川芎10g，白芷10g，锁阳10g，白及10g。7剂，服法如前。

按： 首诊以温阳祛风汤为主，加藿香、杏仁、炙甘草、荆芥，有三拗汤之意，取"耳聋治肺"之旨，以宣肺通窍。二诊以治疗口腔溃疡为主，用补中益气汤佐锁阳，补脾肾以除口疮；佐川芎、白芷通利鼻窍；黄柏、知母降阴火以平调寒热，白及消肿敛疮助愈溃疡。

医案5

康某，男，16岁。2006年7月11日初诊。

鼻鼽4年，阵发喷嚏、流清涕，晨起为多，天气变化时为多。余可。鼻黏膜色淡，左下鼻甲大，鼻道有少量清稀分泌物。舌红，苔薄黄，脉弦缓。

证属郁热。

处方及煎服法：黄柏6g，紫草10g，知母10g，泽泻12g，肉桂1g，升麻6g，葛根15g，甘草6g，赤芍10g，红花6g，牡丹皮12g，木通6g。每日1剂，水煎服，分2次服。

上方两诊共服21剂，局部用盐酸赛洛唑啉滴鼻液1周（1日2次）。

随访：痊愈。

按： 此案从舌辨识，以清热止嚏汤加减主之。

医案6

张某，男，43岁。湖南省浏阳市人。2006年8月18日初诊。

鼻鼽数年，常年阵发喷嚏、流清涕，遇凉而重，稍鼻塞夜显，伴咽喉痰黏感，鼻咽部干痒疼痛不适。咽部轻微允血，鼻腔通畅。舌淡红，苔薄，寸脉大略数。

诊断：变应性鼻炎，慢性咽炎。

处方及煎服法：

①黄芪10g，白术10g，防风10g，银柴胡6g，蝉蜕6g，细辛3g，五味子6g，白芷6g，辛夷5g。21剂，每日1剂，分2次开水冲服（颗粒剂）。局部用盐酸赛洛唑啉滴鼻液3周（1日3次）、曲安奈德鼻喷雾剂3周（1日1次），口服香菊胶囊3周（1日2次）。同时含服下方。

②桔梗10g，甘草9g，薄荷12g，玄参10g，浙贝母10g。10剂，混合，每次

取适量含服，每日 4～6 次。

2017 年 2 月 13 日二诊：药后诸症消失，近来复发喷嚏阵作 20 天，鼻塞涕少，回吸吐痰，咽中不适。鼻内通畅，咽慢性充血。舌淡红，苔薄，脉细滑。

处方及煎服法：黄芪 10g，白术 10g，防风 10g，蝉蜕 6g，细辛 3g，白芷 6g，辛夷 5g，桔梗 10g，甘草 6g，黄芩 10g，蝉蜕 6g，银柴胡 6g。21 剂，服法如前。局部用盐酸赛洛唑啉滴鼻液 3 周（1 日 3 次）、曲安奈德鼻喷雾剂 3 周（1 日 1 次），口服香菊胶囊 3 周（1 日 2 次）。

按：本案鼻鼽、喉痹同治。以加味玉屏风散治鼻鼽，局部含服汤药治喉痹。

医案7

田某，男，4 岁 6 个月。2006 年 8 月 15 日初诊。

阵发鼻痒、打喷嚏、流清涕 1 个月，晨起为多，清嗓，喷嚏重时致鼻衄，余可。外院过敏原检查强阳性。左下鼻甲肿大，鼻内有少许清涕，咽无明显充血，扁桃体Ⅱ度肿大。舌稍红，苔中心薄白。

证属郁热为标，气虚为本。

治以清郁热为主，方以清肺脱敏汤加减。

处方及煎服法：黄芩 15g，桑白皮 15g，枇杷叶 10g，茜草 15g，紫草 15g，墨旱莲 15g。7 剂，每日 1 剂，水煎，分 2 次服。局部用盐酸赛洛唑啉滴鼻液 1 周（1 日 2 次）、丙酸倍氯米松鼻喷雾剂 1 周（1 日 3 次）。

2006 年 8 月 22 日二诊：打喷嚏、流清涕止。近两日早晚稍咳。余可。舌淡红，苔中心稍白厚。

改按气虚论治，兼顾咳嗽。

处方及煎服法：黄芪 10g，防风 4g，白术 6g，炙甘草 4g，紫菀 5g，荆芥 4g，诃子 6g，白前 6g，陈皮 5g，杏仁 5g，法半夏 5g，茯苓 8g。7 剂，服法如前。

随访：痊愈。

按：首诊据舌从郁热论治，以黄芩、桑白皮、茜草、紫草、墨旱莲清肺凉血，枇杷叶宣肺。二诊郁热渐去，改拟治本，用玉屏风散益气固表，二陈汤健脾，紫菀、荆芥、杏仁、诃子、白前、炙甘草宣肺止咳。

医案8

黄某，男，22 岁。2006 年 11 月 21 日初诊。

鼻鼽 8 年，阵发鼻痒、打喷嚏、流清涕，近数年渐重，暑轻冬重，早晚为主，清涕眼泪尤多。近日稍咽痒咳嗽有薄痰，余可。鼻中隔稍右偏，下鼻甲肿大、色淡偏紫暗，鼻腔有清稀分泌物。舌淡红，苔薄腻，脉弦细滑略数。

证属正气不足，略感风邪，营卫失和。

方以玉屏风散合桂枝汤加减。

处方及煎服法：黄芪15g，白术12g，防风6g，白芍10g，桂枝6g，甘草6g，大枣10g，蝉蜕6g，杏仁10g，葶苈子10g，前胡10g，荆芥10g，桔梗10g，黄芩10g。7剂，水煎，每日1剂，分2次服。局部用盐酸赛洛唑啉滴鼻液1周（1日2次）、丙酸倍氯米松鼻喷雾剂1周（1日3次）。

2007年1月23日二诊：症失停药，近来打喷嚏、流清涕复作，多流清涕与泪，不咳。鼻黏膜色淡紫，鼻道干净。舌淡红，苔薄白，脉尺细滑略数。

处方及煎服法：黄芪15g，当归10g，白术12g，炙甘草6g，白芍15g，红枣10g，桂枝6g，防风10g，知母6g，细辛3g。7剂，服法如前。

2007年1月30日三诊：目前无不适。舌淡红，苔薄，脉弦细缓。

处方及煎服法：黄芪15g，白术12g，炙甘草6g，防风6g，银柴胡6g，蝉蜕6g，当归10g，五味子6g，党参10g，茯苓15g。7剂，服法如前。

2007年2月6日四诊：近日晚上鼻塞不重。舌脉同前。

处方及煎服法：黄芪15g，白术12g，炙甘草6g，防风6g，银柴胡6g，蝉蜕6g，当归10g，五味子6g，党参10g，茯苓15g，白芷10g，辛夷6g，川芎6g。7剂，服法如前。

2007年2月27日五诊：年关前后未服药，目前复发不重，晨起鼻微痒、嚏涕均少无泪，晚上稍鼻塞。鼻黏膜色淡不肿。舌稍红，苔薄，脉弦细缓。

处方及煎服法：黄芪15g，白术12g，炙甘草6g，防风6g，蝉蜕10g，当归10g，五味子6g，党参10g，茯苓15g，白芷10g，辛夷6g，川芎6g。21剂，服法如前。

按： 首诊时，鼻鼽热天好转冷天多发，早晚为主，为气虚卫表不固，主以玉屏风散合桂枝汤加蝉蜕益气，调和营卫，祛风止嚏；加杏仁、葶苈子、前胡、荆芥、桔梗宣肺利咽止咳嗽，黄芩平调寒热。二诊鼻症复发，以玉屏风散合桂枝汤益气固表调和营卫，加细辛通窍，知母平调寒热。三诊晚上鼻塞，用玉屏风散合四君子汤加五味子扶正，银柴胡、蝉蜕祛风，当归活血以利鼻窍通畅。四、五诊续前法，加白芷、辛夷、川芎通利鼻窍。

医案9

郭某，男，35岁。2007年7月17日初诊。

鼻鼽10余年，常年阵发鼻痒、打喷嚏、流清涕，晨起为多，易感冒怕风。鼻腔通畅干净，咽部正常。舌淡，脉弦细缓。

治以益气温阳。

处方及煎服法：黄芪 20g，白术 12g，防风 10g，炙甘草 6g，巴戟天 10g，细辛 3g，淫羊藿 10g，白芍 12g，桂枝 10g，当归 10g。21 剂，水煎，每日 1 剂，分 2 次服。局部用丙酸氟替卡松鼻喷雾剂 1 周（1 日 3 次）、盐酸赛洛唑啉滴鼻液滴鼻 1 周（1 日 2 次），行穴位贴敷 3 次。

2007 年 8 月 14 日二诊：显著好转。嚏少窒轻，食欲睡眠可。舌偏淡，脉弦细缓。

处方及煎服法：黄芪 20g，白术 12g，防风 10g，炙甘草 6g，巴戟天 12g，淫羊藿 10g，白芍 15g，桂枝 6g，当归 10g，银柴胡 6g，五味子 6g，白芷 6g，山药 15g。21 剂，服法如前。

随访：诸症消失。

按：本案从气阳亏虚论治，方中玉屏风散合桂枝汤益气固表，调和营卫；加巴戟天、淫羊藿温肾，细辛、当归通利鼻窍。二诊再加山药、五味子补肾，银柴胡祛风止嚏，白芷通利鼻窍。

医案10

宁某，男，10 岁。2008 年 7 月 29 日初诊。

鼻鼽 1 年余，阵发性鼻痒、打喷嚏、流清涕晨起为多，交替性鼻塞，睡眠小鼾汗多。食欲略差，二便调。发育一般，体型偏瘦。鼻甲稍大，鼻道干净，咽部稍充血，扁桃体Ⅱ度肿大。舌稍红偏瘦，苔薄，脉洪滑。

证属郁热。

处方及煎服法：葛根 10g，赤芍 6g，甘草 5g，细辛 1g，黄柏 4g，知母 6g，升麻 4g，紫草 6g，肉桂 1g，木通 5g，泽泻 6g，黄芩 6g，生地黄 10g。7 剂，每日 1 剂，水煎，分 2 次服。局部用曲安奈德鼻喷雾剂 1 周（1 日 1 次），口服玉屏风散颗粒 2 周（1 日 3 次）。

2008 年 8 月 5 日二诊：发作显减，鼻塞不显，食欲一般，口微干，口气时重，小鼾。鼻甲色淡不肿，扁桃体Ⅱ度肿大。舌尖稍红，脉缓略滑。

改从气虚证论治。

处方及煎服法：黄芪 10g，党参 10g，白术 8g，炙甘草 6g，桔梗 6g，白芷 10g，防风 6g，神曲 8g，法半夏 6g，陈皮 6g，茯苓 10g，栀子 6g，玄参 10g，浙贝母 10g。7 剂，服法如前。口服珍黄丸 3 周（1 日 3 次）。

2008 年 8 月 12 日三诊：嚏少、无涕、无窒，口气重略减，鼾减，食欲好转。舌淡红，苔薄，脉缓。

处方及煎服法：黄芪 10g，党参 10g，白术 8g，炙甘草 6g，桔梗 6g，防风 6g，神曲 8g，陈皮 6g，茯苓 10g，栀子 6g，玄参 10g，川贝母 5g，牡蛎 10g，法半夏

6g，陈皮 3g。21 剂，服法如前。

随访：痊愈。

按： 首诊据舌脉从郁热论治，清热止嚏汤主之。二、三诊郁热渐退，以玉屏风散合六君子汤加神曲、桔梗益气健脾，化痰散结，以兼顾扁桃体肿大；白芷通利鼻窍；舌尖偏红，加栀子清心。

医案11

谢某，女，29 岁。2008 年 8 月 5 日初诊。

鼻鼽 8 年，阵发性鼻痒、打喷嚏、流清涕，晨起为多，常有头痛，漱口作哕，食欲可，二便调。鼻甲不大，咽部慢性充血，淋巴滤泡增生。舌淡红，苔白，脉沉细缓。

诊断：变应性鼻炎，慢性咽炎。

证属气阳不足，脾胃失调，不任风寒。

治以益气温阳，健脾和胃，疏风散邪。

方以鼻敏汤加减。

处方及煎服法：黄芪 15g，白术 10g，防风 10g，细辛 3g，巴戟天 10g，淫羊藿 10g，白豆蔻 10g，麻黄 5g，法半夏 10g，茯苓 10g，陈皮 10g，桔梗 10g，甘草 6g，羌活 10g。7 剂，水煎，每日 1 剂，分 2 次服。

2008 年 8 月 12 日二诊：头痛、干哕消失，遇风或灰尘后有少许嚏涕。舌淡红，苔薄，脉细缓。

治以益气温阳，健脾和胃。

处方及煎服法：黄芪 15g，白术 10g，防风 10g，巴戟天 10g，淫羊藿 10g，法半夏 10g，茯苓 10g，陈皮 10g，桔梗 10g，甘草 6g，黄芩 10g，银柴胡 6g，五味子 6g，党参 10g。21 剂，服法如前。

随访：痊愈。

按： 首诊从气阳亏虚论治，以玉屏风散合二陈汤加巴戟天、淫羊藿益气健脾温肾，麻黄、细辛散寒通窍，羌活祛风止头痛，桔梗、甘草利咽喉。二诊好转明显，续前法舍麻黄、细辛、羌活，加党参补脾，五味子敛肺补肾，银柴胡祛风止涕。

医案12

唐某，女，19 岁。2008 年 8 月 21 日初诊。

鼻鼽数年，每年 8 ～ 9 月份发作为多，晨起为多，常鼻塞。目前阵发喷嚏、流清涕晨起为多，鼻塞夜重，大便偏结，余可。鼻甲呈收缩状，鼻道干净，咽部正常。舌偏淡，舌有齿痕与瘀点，脉弦细缓。

治以补气活血。

处方及煎服法：当归 10g，红花 6g，黄芪 10g，赤芍 10g，川芎 10g，桃仁 10g，丝瓜络 10g，白芷 10g，白术 10g，防风 10g，炙甘草 6g，辛夷 6g，银柴胡 6g，五味子 6g，巴戟天 10g，细辛 3g。7 剂，水煎，每日 1 剂，分 2 次服。

2009 年 8 月 27 日二诊：去年服药 1 周症状消失至今，目前复发 3 天，仍晨起阵发喷嚏数个，晚上鼻塞重影响睡眠，平素无鼻塞。无心悸，食欲可，大便偏结。鼻甲不大、呈收缩状，鼻道干净。舌淡红，苔薄白，脉弦细缓、时一止歇。

治以益气固表，佐养血宁心。

处方及煎服法：黄芪 10g，白术 10g，防风 6g，蝉蜕 5g，当归 10g，枳壳 10g，瓜蒌子 10g，人参 10g，白芷 10g，川芎 10g，甘草 6g，五味子 6g，银柴胡 6g，丹参 15g。10 剂，服法如前。

2010 年 10 月 21 日三诊：去年药后症状消失，最近复发 1 周，晨起阵发性喷嚏增多，清涕不多，晚上鼻塞重影响睡眠，晚上口干明显欲饮水。食欲可，便调。鼻腔通畅干净，舌偏淡，苔薄，脉沉细缓。

治以益气温阳。

处方及煎服法：黄芪 20g，白术 10g，防风 10g，银柴胡 10g，蝉蜕 10g，五味子 6g，川芎 10g，红花 6g，细辛 3g，巴戟天 10g，桂枝 6g，白芍 15g，白芷 10g，甘草 6g。10 剂，服法如前。

随访：痊愈。

按：鼻鼽多属阳气不足，舌脉所见亦属气虚血瘀为主，故以补阳还五汤合玉屏风散加减，以丝瓜络代地龙，加白芷、辛夷、细辛通利鼻窍，以银柴胡祛风止嚏，以五味子敛肺涩津止涕，以巴戟天温肾助阳，以甘草调和诸药。二诊以玉屏风散加人参益气固表，蝉蜕、银柴胡、五味子祛风涩津止嚏，白芷、川芎通利鼻窍，丹参、当归养血宁心，瓜蒌子助枳壳、白术行气通便，甘草调和诸药。三诊时从舌脉之辨，用玉屏风散加桂枝、白芍、巴戟天温阳益气为主以治本，佐银柴胡、蝉蜕、五味子、川芎、细辛通鼻治标，红花活血祛风通窍，甘草调和诸药。

医案13

张某，女，31 岁。2008 年 9 月 11 日初诊。

鼻鼽半年，阵发性鼻痒、打喷嚏、流清涕，纳可，二便调。鼻腔正常。舌淡红，苔薄微黄，脉弦细略数。

证属郁热。

处方及煎服法：黄柏 6g，泽泻 10g，知母 10g，葛根 15g，赤芍 10g，升麻 6g，黄芩 10g，桑白皮 10g，红花 6g，黄芪 15g，当归 10g，麻黄 6g，细辛 3g，肉桂

1.5g，木通 6g。7 剂，每日 1 剂，水煎，分 2 次服。

2008 年 9 月 17 日二诊：偶作喷嚏、流少许清涕，无鼻塞。鼻黏膜稍红，鼻道干净、鼻甲稍大。舌淡红，苔薄，脉弦细略数。

原方 7 剂，诸症消失。

按： 本案从舌脉辨，以清热止嚏汤主之，加当归、黄芪益气养血扶正，麻黄宣肺畅鼻。

医案14

王某，女，32 岁。2008 年 12 月 9 日初诊。

阵发喷嚏与流清涕 2 ～ 3 个月，晨起为多，每次喷嚏 10 余个，鼻痒重，鼻塞夜重，张口呼吸影响睡眠，手足常冷，月经如期、量少。纳稍差，二便调。鼻黏膜色偏淡肿胀，鼻道有少许清涕，咽部色淡、有少许淋巴滤泡增生。舌淡，苔薄，脉沉细缓。

治以益气温阳，方以鼻敏汤加减。

处方及煎服法：黄芪 30g，白术 10g，防风 10g，麻黄 5g，附子 5g，细辛 3g，诃子 10g，益智仁 15g，苦参 10g，淫羊藿 15g，白芍 15g，神曲 10g。7 剂，水煎，每日 1 剂，分 2 次服。

2008 年 12 月 16 日二诊：喷嚏止，偶有清涕，白天或鼻塞，晚上无窒。舌淡，脉沉细缓。

处方及煎服法：黄芪 30g，白术 10g，防风 10g，麻黄 5g，附子 5g，细辛 3g，诃子 10g，益智仁 15g，苦参 10g，淫羊藿 15g，白芍 15g，神曲 10g，砂仁 10g。14 剂，服法如前。

随访：痊愈。

按： 本案从阳虚证论治，鼻敏汤加减主之。方中玉屏风散合麻黄附子细辛汤加益智仁、淫羊藿温阳益气固表，白芍调和阴阳，苦参截痒止嚏，诃子涩津止涕，神曲、砂仁健脾开胃。

医案15

刘某，女，36 岁。2009 年 11 月 26 日初诊。

鼻鼽数年，阵发喷嚏、流清涕，晨起或天凉为多，鼻塞明显，手足常凉。鼻甲大，鼻道干净。舌淡，苔薄，脉沉弱。

证属阳气不足。

治以益气温阳，通利鼻窍。

处方及煎服法：巴戟天 15g，淫羊藿 15g，五味子 10g，防风 10g，黄芪 30g，白术 10g，炙甘草 10g，蝉蜕 6g，银柴胡 10g，当归 10g，川芎 10g，细辛 3g。14剂，水煎，每日 1 剂，分 2 次服。

2010 年 1 月 21 日二诊：药后好转。晨发喷嚏、流清涕、鼻塞。舌淡红，舌体胖，脉缓寸大。

治以前法。

处方及煎服法：巴戟天 10g，淫羊藿 10g，五味子 10g，防风 10g，黄芪 20g，白术 10g，炙甘草 10g，蝉蜕 6g，银柴胡 10g，当归 10g，川芎 10g，细辛 3g，牡丹皮 10g，赤芍 15g。14 剂，服法如前。

2010 年 2 月 10 日三诊：晨起打喷嚏、流清涕，遇冷而重，稍鼻塞。舌淡微暗滞，脉沉弦细缓。

治以前法。

处方及煎服法：巴戟天 10g，淫羊藿 10g，乌梅 10g，防风 10g，黄芪 20g，白术 10g，炙甘草 10g，全蝎 3g，银柴胡 10g，当归 10g，川芎 10g，丹参 20g，细辛 3g。14 剂，服法如前。

2010 年 4 月 15 日四诊：药后症不显，颈椎病发作。近来复发，喷嚏不多，晨起为主，鼻塞不显，睡眠可，纳可，抬头时头晕。舌偏淡，脉沉细缓。

处方及煎服法：巴戟天 10g，淫羊藿 10g，乌梅 10g，防风 10g，黄芪 10g，白术 10g，炙甘草 10g，全蝎 3g，当归 10g，川芎 6g，细辛 3g，天麻 10g，葛根 15g，桑枝 15g，三七粉 5g（冲服），丹参 20g。14 剂，服法如前。

2010 年 12 月 9 日五诊：上次药后症失，头晕未发。11 月 10 日开始，晨起打喷嚏、流清涕，晚上鼻塞，延续至今，二便调，纳可，睡眠可。舌偏淡，脉沉缓。

处方及煎服法：巴戟天 10g，淫羊藿 10g，五味子 6g，防风 10g，黄芪 10g，白术 10g，炙甘草 3g，蝉蜕 6g，银柴胡 12g，当归 10g，川芎 6g。21 剂，服法如前。

随访：痊愈。

按：本案阳虚气不足，寒邪久滞。首诊以巴戟天、淫羊藿温阳，玉屏风散益气固表，五味子、蝉蜕、银柴胡止嚏除涕，川芎、细辛、当归通利鼻窍，甘草调和诸药。二诊加牡丹皮、赤芍平调寒热。三诊舌偏暗滞，加丹参以助活血。四诊伴颈椎病，加葛根、桑枝舒筋，天麻息风定晕以应之。

医案16

莫某，女，32 岁。2010 年 7 月 29 日初诊。

鼻鼽 9 年，早晚鼻痒、打喷嚏，鼻塞轻，时头痛，纳可，睡眠难入，便调。鼻甲大，鼻道干净，咽部慢性充血、淋巴滤泡增生明显。舌淡红，舌体胖嫩，苔薄，脉沉细弦。

证属气阳不足。

处方及煎服法：黄芪 10g，白术 10g，党参 10g，茯苓 10g，甘草 3g，淫羊藿 10g，当归 10g，巴戟天 10g，五味子 5g，酸枣仁 10g，细辛 3g，蝉蜕 5g，防风 10g。7 剂，每日 1 剂，分 2 次开水冲服（颗粒剂）。局部用盐酸羟甲唑啉喷雾剂 1 周（1 日 2 次），行穴位贴敷 3 次。

2010 年 8 月 5 日二诊：鼻症无，余可。舌淡红，舌体胖嫩，苔薄，脉弦细缓，略滑。

治以前法。

处方及煎服法：黄芪 10g，白术 10g，党参 10g，茯苓 10g，甘草 3g，淫羊藿 10g，当归 10g，巴戟天 10g，五味子 5g，酸枣仁 10g，泽兰 10g，蝉蜕 5g，防风 10g。28 剂，服法如前。

2010 年 9 月 9 日三诊：偶有鼻内微痒，近来睡眠不佳，余可。舌淡红，舌体胖，苔薄，脉细滑、右尺稍大。

处方及煎服法：黄芪 10g，白术 10g，党参 10g，茯苓 10g，甘草 3g，淫羊藿 10g，当归 10g，巴戟天 10g，五味子 5g，泽兰 10g，蝉蜕 5g，防风 10g，川芎 6g，酸枣仁 10g，黄柏 6g。20 剂，服法如前。

按：气虚鼻鼽脉沉者或兼阳虚；早晚多发属卫表不固；或有头痛为阳虚寒滞；脉弦细缓者为气血不足。故全案均以玉屏风散合四君子汤加淫羊藿、巴戟天益气健脾补肾；蝉蜕祛风止嚏，五味子涩津收涕；细辛、川芎祛寒，可治寒邪头痛与鼻塞不利；酸枣仁安神；舌淡红、舌体胖当有湿郁，加泽兰活血利水。四诊寐差、尺脉大，以黄柏泻阴火。

医案17

吕某，女，35 岁。2010 年 9 月 30 日初诊。

鼻鼽 5 年，晨发喷嚏、流清涕，稍疲劳，冬天较他人畏寒，月经调，余可。鼻甲不大，左侧钩突偏大，鼻道干净。舌微暗滞，苔稍厚微腻，脉沉弦细缓。

治以益气温阳，活血通窍。

处方及煎服法：黄芪 10g，白术 10g，防风 10g，蝉蜕 5g，银柴胡 10g，五味子 6g，法半夏 10g，茯苓 10g，枳壳 10g，皂角刺 10g，巴戟天 10g，淫羊藿 10g，细辛 3g，丹参 10g，三七粉 5g。7 剂，每日 1 剂，分 2 次开水冲服（颗粒剂）。盐酸羟甲唑啉喷雾剂喷鼻 1 周（1 日 2 次）。

2010 年 10 月 7 日二诊：喷嚏偶作，无涕无窒，咽稍不适。鼻腔正常，咽无充血。舌微暗滞，苔薄稍干，脉沉弦细缓。

治以前法。

处方及煎服法：黄芪 10g，白术 10g，防风 10g，蝉蜕 5g，银柴胡 10g，五味子 6g，枳壳 10g，郁金 10g，巴戟天 10g，川芎 6g，丹参 10g，三七粉 5g（冲服），杜仲 10g，菟丝子 10g，玄参 10g。21 剂，服法如前。

按： 本案气虚阳亏，舌暗滞者兼血瘀之象。方中玉屏风散益气固表，淫羊藿、巴戟天、杜仲、菟丝子之类补肾助阳，蝉蜕、银柴胡、五味子、细辛止嚏收涕通窍；枳壳行气，助法半夏、茯苓健脾，助皂角刺、郁金、川芎、丹参、三七粉活血祛瘀。

医案18

周某，女，48 岁。2011 年 1 月 11 日初诊。

鼻鼽 2 年，阵发喷嚏、流清涕晨起为多，咽喉干燥，晚上鼻塞张口呼吸，涕后流，睡眠易醒难入，大便不结、3～4 日 1 行。左鼻甲大，右鼻道宽，鼻道干净，咽部慢性充血，淋巴滤泡增生。舌淡红略暗滞，脉弦缓尚有力。

诊断：变应性鼻炎，慢性鼻炎。

证属气虚夹瘀夹热。

处方及煎服法：白芷 10g，川芎 10g，赤芍 10g，牡丹皮 10g，葛根 15g，黄芩 10g，黄芪 10g，白术 10g，防风 10g，银柴胡 12g，蝉蜕 5g，木通 6g，五味子 6g。14 剂，水煎，每日 1 剂，分 2 次服。局部用盐酸赛洛唑啉滴鼻液 2 周（1 日 3 次）、曲安奈德鼻喷雾剂 2 周（1 日 1 次），服枣仁安神胶囊 2 周（1 日 2 次）。

2011 年 4 月 19 日二诊：效好停药。目前发作 3 周，晨起打喷嚏、流清涕，鼻塞不显。舌正常，苔薄，脉沉弦缓。

处方及煎服法：白芷 12g，川芎 12g，黄芩 10g，牡丹皮 10g，黄芪 20g，白术 10g，防风 10g，银柴胡 12g，蝉蜕 5g，五味子 6g，当归 5g，巴戟天 10g。14 剂，服法如前。

随访：痊愈。

按： 舌暗滞为瘀，大便秘则热内郁，故首诊以加味玉屏风散益气固表止嚏，加川芎、木通活血利窍，加赤芍、牡丹皮、葛根清热凉血散瘀。二诊以玉屏风散加当归、巴戟天、银柴胡、蝉蜕、五味子益气温阳止嚏，白芷、川芎通窍，黄芩、牡丹皮平调寒热。

医案19

任某，男，11 岁。2011 年 7 月 30 日初诊。

鼻鼽 1 年余，阵发喷嚏、流清涕，平素鼻塞，涕黏浊难出。余可。鼻甲肿大，鼻道干净，咽部正常。舌淡红，苔薄，脉沉缓有力。

诊断：变应性鼻炎，慢性鼻炎。

证属气虚。

处方及煎服法：黄芪 15g，白术 10g，甘草 5g，防风 6g，银柴胡 10g，白芷 10g，川芎 6g，皂角刺 6g，金银花 10g，党参 5g，五味子 3g，山药 15g，茯苓 10g，当归 5g，升麻 5g，知母 5g，蝉蜕 6g，砂仁 6g。14 剂，每日 1 剂，水煎，分 2 次服。局部用盐酸赛洛唑啉滴鼻液 2 周（1 日 3 次）、康酸莫米松鼻喷雾剂 2 周（1 日 1 次）。

2012 年 12 月 8 日二诊：去年诊后症消停药鼽嚏未发，但时有晚上鼻塞。近 1 周晨起打喷嚏、鼻塞、有少许黏涕，余可。鼻甲稍大，鼻道干净，咽部正常，舌正常，苔薄，脉细滑。

续前法加减。

处方及煎服法：黄芪 15g，白术 10g，甘草 5g，防风 6g，银柴胡 10g，白芷 10g，川芎 6g，五味子 3g，茯苓 10g，蝉蜕 6g。14 剂，服法如前。

医案20

周某，男，7 岁。2011 年 9 月 16 日初诊。

鼻鼽 2 年，常年鼽嚏阵作，特异性脱敏治疗 1 年效果不佳。近来打喷嚏晨起多，鼻塞早晚重，清涕少，有时清嗓，大便偏结、日 1 行。鼻腔咽喉正常。舌正常，苔薄。

证属气虚。

处方及煎服法：白芷 6g，川芎 3g，桔梗 5g，甘草 3g，砂仁 6g，黄芪 10g，蝉蜕 5g，白术 5g，五味子 3g，麦冬 5g，防风 5g，升麻 5g，知母 5g，山药 10g，银柴胡 6g，瓜蒌子 5g。8 剂，每日 1 剂，分 2 次开水冲服（颗粒剂）。

2011 年 9 月 23 日二诊：好转。嚏少窒轻，近两日因高声大叫声音稍嘶哑。舌淡红，苔薄。

处方及煎服法：白芷 6g，川芎 3g，桔梗 5g，甘草 3g，砂仁 6g，黄芪 10g，蝉蜕 5g，白术 5g，五味子 3g，麦冬 5g，防风 5g，升麻 5g，知母 5g，山药 10g，银柴胡 6g，瓜蒌子 5g，诃子 5g。6 剂，服法如前。

随访：2012 年 3 月 30 日推荐石某来看鼻窦炎时，谓鼻炎未发。

按：本案属气虚夹热。方中玉屏风散加山药、砂仁益气健脾，蝉蜕、白芷、川芎、银柴胡止嚏通鼻，桔梗、升麻、甘草清利咽喉，麦冬、瓜蒌子润燥通便，知母平调寒热。二诊加诃子开音。

医案21

刘某，男，30岁。2011年10月29日初诊。

鼻鼽史数年，阵发喷嚏、流清涕，遇冷而作，近2年鼻塞重，今年上半年行鼻中隔矫正术，术后通畅半年，有交替性间歇性鼻塞，涕时清时浊、清涕居多。鼻甲肿大，鼻道尚干净，咽部稍慢性充血。舌淡，舌胖有齿痕，苔薄，脉沉缓。

诊断：变应性鼻炎，慢性鼻炎。

治以益气温阳，祛风止嚏。

处方及煎服法：黄芪30g，白术15g，细辛3g，白芷15g，石菖蒲10g，当归10g，防风10g，银柴胡15g，蝉蜕6g，川芎10g，全蝎6g，山药20g，五味子6g，巴戟天15g，淫羊藿10g，知母10g，甘草6g。21剂，每日1剂，水煎，分2次服。

2011年11月19日二诊：嚏少无涕，晚上鼻塞。舌淡，舌胖有齿痕，苔薄后部稍厚，脉沉缓。

处方及煎服法：黄芪30g，白术15g，白芷15g，当归10g，防风10g，银柴胡10g，蝉蜕6g，川芎10g，全蝎6g，山药20g，五味子6g，巴戟天15g，淫羊藿10g，茯苓15g，党参15g，甘草10g，知母10g。21剂，服法如前。

随访：痊愈。

按：本案鼻鼽、鼻窒同治。首诊以玉屏风散加山药、巴戟天、淫羊藿益气温阳，当归、川芎行气活血，助五味子、细辛、白芷、石菖蒲、银柴胡、蝉蜕、全蝎截嚏止涕，知母平调寒热，甘草调和诸药。二诊去细辛，合四君子汤益气健脾。

医案22

胡某，女，26岁。2011年11月19日初诊。

鼻鼽3年，阵发喷嚏夜多，清涕少，近来全天鼻塞夜甚，影响睡眠，纳可，二便调。鼻甲大，鼻道干净，咽喉无明显充血。舌偏淡，脉沉细缓。

治以益气温阳，止嚏通窍。

处方及煎服法：黄芪15g，白术15g，当归10g，茯苓15g，甘草10g，党参15g，巴戟天10g，淫羊藿10g，细辛3g，全蝎6g，五味子6g，银柴胡15g，川芎10g，白芷10g。20剂，每日1剂，水煎，分2次服。

2011年12月10日二诊：好转。偶有喷嚏无涕，晨起稍鼻塞，近来张口呼吸打鼾，纳可，大便略溏，寐可。舌偏淡，苔薄，脉沉细缓。

治以前法。

处方及煎服法：黄芪20g，白术15g，当归10g，茯苓15g，炙甘草10g，人参10g，巴戟天10g，淫羊藿10g，细辛3g，桂枝6g，白芍15g，川芎10g，白芷15g，菟丝子15g，薏苡仁15g。20剂，服法如前。

随访：诸症消失。

按：本案舌偏淡、脉沉缓为阳气有所不足，以玉屏风散合四君子汤加当归、巴戟天、淫羊藿益气健脾，温阳补肾；佐通鼻截嚏止涕诸味。二诊天凉症加，以玉屏风散、四君子汤、当归四逆汤加川芎、白芷益气温阳，散寒通窍；巴戟天、淫羊藿、菟丝子补肾，薏苡仁健脾实便。

医案23

付某，男，29岁。2011年12月17日初诊。

鼻鼽数年，常年发作，今年9月初服中药7剂症消，目前再现阵发喷嚏晨多，清涕多，鼻塞显。鼻甲肿大，鼻道内有水样分泌物，咽无充血。舌偏淡，脉缓。

治以益气温阳。

处方及煎服法：黄芪20g，白术15g，防风10g，炙甘草10g，白芷15g，川芎10g，银柴胡10g，五味子6g，蝉蜕10g，细辛3g，山药15g，巴戟天10g，淫羊藿10g，石菖蒲6g，白豆蔻10g，当归10g。7剂，每日1剂，水煎，分2次服。

2012年2月18日二诊：上次效佳停药。目前晨起打喷嚏、流涕少，鼻塞不显，余可。舌淡红，苔薄，脉缓。

仍续前法。

处方及煎服法：黄芪20g，白术15g，防风10g，炙甘草10g，白芷10g，川芎10g，银柴胡15g，诃子10g，蝉蜕10g，山药15g，巴戟天10g，淫羊藿10g，菟丝子15g，补骨脂15g，白豆蔻10g，当归10g。7剂，服法如前。

随访：诸症消失。

按：首诊以玉屏风散加山药、巴戟天、淫羊藿益气温阳，当归、川芎调和气血利窍，白芷、银柴胡、五味子、蝉蜕、细辛、石菖蒲通利鼻窍截嚏，白豆蔻健脾开胃，甘草调和诸药。二诊加菟丝子、补骨脂补肾，诃子敛肺止涕。

医案24

吴某，女，22岁。2011年12月23日初诊。

鼻鼽5年，常年鼻痒、打喷嚏晨多、涕少，鼻塞轻，未发作时症不显，睡眠难入。鼻甲不大，鼻道干净，咽部正常。舌淡，脉沉细弱。

治以益气温阳。

处方及煎服法：附子10g，白术10g，茯苓10g，甘草6g，白芷6g，银柴胡6g，蝉蜕10g，黄芪20g，当归10g，防风10g，细辛3g，山药10g，巴戟天10g，锁阳10g，酸枣仁20g。7剂，水煎，每日1剂，分2次服。

2012年4月6日二诊：药后症失停药，最近复发2周，喷激素药后减轻，仍早晚打喷嚏、流涕少，流泪，鼻塞不显。舌偏淡，苔薄，脉沉细缓。

治以前法。

处方及煎服法：附子6g，白术15g，茯苓10g，炙甘草10g，白芷6g，银柴胡10g，五味子10g，黄芪20g，当归10g，防风10g，细辛3g，麻黄3g，山药15g，巴戟天10g，淫羊藿10g，人参10g。14剂，服法如前。

随访：痊愈。

按：本案属阳气亏虚之证。方中当归、黄芪、白术、茯苓、甘草、附子、山药、巴戟天、锁阳补气血温肾阳，白芷、细辛、银柴胡、蝉蜕通鼻止嚏，酸枣仁养血安神。二诊复发，以麻黄附子细辛汤温阳散寒，玉屏风散合四君子汤加当归益气养血健脾，山药、巴戟天、淫羊藿温补肾阳，白芷、银柴胡、五味子截嚏止涕。

医案25

赵某，女，26岁。2012年2月10日初诊。

鼻鼽数年，昼发喷嚏清涕，近来嚏少，鼻咽部干痛有异物感朝显。月经调，手足不温。纳可，睡眠可。咽部无明显异常，鼻甲色淡不肿。舌正常，苔薄，脉沉细缓。

诊断：变应性鼻炎，慢性咽炎。

证属阳气不足，肺有燥热。

治以益气固表，清肺利咽。

处方及煎服法：黄芪20g，当归10g，白芷12g，川芎12g，防风10g，白术10g，甘草6g，桔梗10g，射干10g，薄荷6g，黄芩10g，玄参10g，麦冬10g，五味子6g，银柴胡12g，白豆蔻10g。7剂，每日1剂，水煎，分2次服。

2012年2月17日二诊：鼻咽部干痛与异物感消失，仍鼻塞夜显，嚏涕少，梦多。舌尖部稍红，脉缓。

治以益气固表，通利鼻窍。

处方及煎服法：黄芪20g，当归10g，白芷12g，川芎12g，防风10g，白术10g，甘草6g，桔梗10g，牡丹皮10g，五味子6g，银柴胡6g，白豆蔻10g，党参10g，茯苓10g。14剂，服法如前。酸枣仁20g（颗粒剂）每晚睡前半小时服，连续1周。

随访：诸症消失。

按：本案鼻鼽、喉痹同治。方中玉屏风散加五味子、银柴胡、白芷益气固表祛风，当归、川芎养血活血利窍，甘草、桔梗、射干、薄荷、玄参、麦冬清利咽喉，白豆蔻开胃，黄芩平调寒热。二诊咽症好转，原法去射干、薄荷、玄参、麦冬，以牡丹皮代黄芩清心以调舌象，加党参益气健脾。

医案26

陈某，女，43岁。2012年4月24日初诊。

鼻鼽10年，近年渐重，阵发嚏涕晨多，平素稍鼻塞，冬天畏寒。食欲不佳。鼻甲稍大色偏淡，咽部正常。舌淡红，苔薄，脉沉细缓。

治以益气温阳。

处方及煎服法：黄芪20g，人参10g，白术15g，巴戟天10g，当归10g，白豆蔻10g，白芷12g，银柴胡12g，砂仁6g，细辛3g，五味子6g，木香6g，防风10g，川芎6g，淫羊藿10g。14剂，每日1剂，水煎，分2次服。

2012年5月11日二诊：嚏涕消失，偶塞，鼻内稍燥，子宫肌瘤未见明显症状，经行腹痛量少，天热肤痒，对多种消炎药过敏。舌淡红，少苔，脉沉细缓。

治以益气温阳，活血化瘀，佐养阴。

处方及煎服法：黄芪20g，人参10g，白术10g，五味子6g，当归10g，砂仁6g，木香6g，菟丝子10g，补骨脂10g，桃仁10g，红花6g，白芍15g，炙甘草10g，川芎6g，生地黄15g，麦冬10g，石斛10g。14剂，服法如前。

2012年5月25日三诊：气温多变，偶鼻塞，晨起打喷嚏流涕缓解。此次经行无腹痛，胃纳不佳，口微干。舌尖稍红，苔薄，脉沉细缓。

治以前法。

处方及煎服法：黄芪20g，人参10g，白术10g，当归10g，白豆蔻10g，山楂10g，五味子6g，木香6g，石斛10g，菟丝子15g，补骨脂10g，桃仁10g，红花6g，白芍15g，炙甘草10g，生地黄15g，木通6g。14剂，服法如前。

随访：痊愈。

按：本案阳气亏虚。首诊以玉屏风散加当归、人参、淫羊藿、巴戟天益气养血，温阳补肾；川芎、白芷、银柴胡、细辛、五味子通鼻止嚏；木香、砂仁、白豆蔻理气开胃。二诊鼻症好转，兼顾子宫肌瘤与月经不调，续前方去淫羊藿、巴戟天，加菟丝子、补骨脂补肾调元，去白芷、银柴胡、细辛、白豆蔻，加桃红四物汤活血化瘀，麦冬、石斛养阴润鼻燥。三诊续前法微调。

医案27

夏某，男，74岁。2012年6月1日初诊。

鼻鼽多年。阵发嚏涕晨起为多，鼻塞少，偶有胸闷，腰背时酸胀，夜尿1次，下肢畏凉。2002年行左肾肾癌切除术，有右室传导阻滞，余可。鼻畅干净，咽无充血。舌淡红，舌有瘀点、裂纹，脉弦缓、时一歇止。

证属气虚。

治以益气固表，通利鼻窍，佐补肾活血兼顾心肾之疾。

处方及煎服法：黄芪 20g，白术 10g，防风 10g，银柴胡 6g，细辛 3g，五味子 6g，山茱萸 10g，山药 10g，丹参 20g，三七粉 10g（冲服），菟丝子 10g，补骨脂 10g，牛膝 10g，诃子 10g，熟地黄 10g。7 剂，每日 1 剂，分 2 次开水冲服（颗粒剂）。

2012 年 6 月 8 日二诊：嚏涕显著减轻，胸闷睡眠改善，头稍晕，余可。舌淡红、中心有细微裂纹，脉弦缓无歇止。

治以前法。

处方及煎服法：黄芪 20g，白术 10g，防风 10g，银柴胡 6g，细辛 3g，五味子 6g，山茱萸 10g，山药 10g，丹参 20g，三七粉 10g（冲服），菟丝子 10g，巴戟天 10g，牛膝 10g，麦冬 10g，熟地黄 10g，人参 10g。14 剂，服法如前。

2012 年 6 月 22 日三诊：嚏喷偶作，无涕，有时胸微闷，头晕消失，手部、小腿、腹部夏天易起小水疱（发作中），余可。舌淡红，苔中心稍细裂，苔薄，脉弦缓无歇止。

处方及煎服法：黄芪 20g，白术 10g，防风 10g，银柴胡 6g，蝉蜕 6g，五味子 6g，山茱萸 10g，山药 10g，丹参 20g，三七粉 10g（冲服），牛膝 10g，麦冬 10g，熟地黄 10g，人参 10g，泽兰 10g，木瓜 10g。14 剂，服法如前。

随访：诸症消失。

按： 首诊以玉屏风散加银柴胡、细辛、五味子、诃子益气固表，祛风止嚏；山茱萸、山药、熟地黄、菟丝子、补骨脂、牛膝补肾；加丹参、三七粉活血化瘀。二诊好转，舌裂纹为阴液不足，续前法去诃子加丹参、麦冬益气养阴。三诊诸症进一步改善，因手、小腿、腹部皮肤复发小水疱，原方去细辛、菟丝子、补骨脂之温，加泽兰、木瓜利水化湿。

医案28

李某，男，12 岁。2012 年 10 月 2 日初诊。

阵发鼻衄数年，晨起为多，秋冬易发，伴哮喘，鼻塞夜显，时头痛、咳嗽，易汗多，常晕车，食欲一般略差，大便调。发育一般，面色萎黄。鼻甲大，扁桃体稍大微充血，淋巴滤泡增生。舌淡红，苔薄。

常晕车者气血不足。

治以益气养血，固表通窍。

处方及煎服法：黄芪 10g，白术 5g，防风 5g，银柴胡 6g，蝉蜕 5g，五味子 5g，山药 10g，太子参 10g，当归 5g，桔梗 5g，甘草 3g，细辛 1.5g，白豆蔻 5g，川芎 5g，黄芩 10g，麦冬 10g，何首乌 10g，黄精 10g。30 剂，每日 1 剂，分 2 次开水冲服（颗粒剂）。

2012年11月2日二诊：显著好转。嚏涕偶作，鼻塞不显。

治以前法。

处方及煎服法：黄芪10g，白术5g，防风5g，银柴胡6g，蝉蜕5g，五味子5g，山药10g，太子参10g，当归5g，桔梗5g，川芎3g，白豆蔻5g，甘草3g，黄芩5g，何首乌10g，黄精10g，灵芝10g，蒺藜10g。30剂，服法如前。口服蛤蚧5g（超微颗粒），连续100天。

2013年1月18日三诊：近2个月尚好，早晚稍鼻塞涕少，喷嚏偶作，未感冒，余可。舌淡红或略偏红，苔薄。

处方及煎服法：黄芪10g，白术5g，防风5g，银柴胡6g，蝉蜕5g，五味子5g，山药10g，当归5g，桔梗5g，川芎5g，白豆蔻5g，甘草3g，黄芩5g，何首乌10g，黄精10g，灵芝10g，熟地黄10g。30剂，服法如前。

按： 首诊以玉屏风散加何首乌、黄精、山药、太子参、当归、麦冬、五味子益气养血，育阴敛汗；银柴胡、蝉蜕、细辛、川芎祛风止嚏通窍，甘草、桔梗利咽，白豆蔻开胃，黄芩平调寒热。二诊续前法，去麦冬、细辛，加灵芝益气、蒺藜祛风。三诊仍续前法，去太子参加熟地黄养血。

医案29

粟某，男，30岁。2013年2月22日初诊。

鼻鼽多年。阵发鼻痒、喷嚏，流少许白涕、晨起为多，早晚稍窒，打鼾，疲劳，常口干，余可。形体稍胖，鼻甲不大，鼻腔干净，咽无充血，咽腔偏窄。舌偏红，苔薄，脉沉弦缓。

证属阳热。

治以泄热兼化痰止鼾。

处方及煎服法：葛根15g，赤芍10g，甘草6g，升麻10g，紫草10g，细辛3g，黄芩10g，黄柏6g，知母10g，地龙10g，红花10g，白芷12g，蝉蜕12g，玄参10g，浙贝母10g，煅牡蛎20g，桔梗10g，山楂10g。7剂，每日1剂，水煎，分2次服。

2013年3月1日二诊：药后嚏止，嫌药味太苦。

处方及煎服法：上方去黄柏，续服5剂。

随访：鼻症消失，续治打鼾。

按： 本案鼾鼽同治，清热止嚏汤主之，佐消瘰丸加桔梗、山楂化痰利咽止鼾。

医案30

朱某，女，30岁。2013年3月9日初诊。

鼻鼽多年。晨起打喷嚏多，清涕少，鼻塞夜重，咽喉干痛，语多加重，余可。鼻甲肿胀偏红，咽部慢性充血，扁桃体Ⅱ度肿大。舌淡红，舌有齿痕，苔薄白，脉沉缓略细。

诊断：变应性鼻炎，慢性鼻炎，慢性咽－扁桃体炎。

证属气阴不足，邪滞清窍。

治以益气固表，清热利咽。

处方及煎服法：黄芪 20g，白术 10g，防风 6g，细辛 3g，五味子 6g，银柴胡 12g，蝉蜕 10g，当归 10g，川芎 10g，黄芩 10g，射干 10g，玄参 10g，麦冬 10g，牛膝 10g，浙贝母 10g，桔梗 10g，甘草 6g。7 剂，每日 1 剂，分 2 次开水冲服（颗粒剂）。

2013 年 3 月 17 日二诊：嚏止，晨起鼻塞，咽无不适。咽部稍充血，扁桃体Ⅰ度肿大。舌偏淡，苔薄，脉沉缓略细。

治疗鼻病为主，兼顾咽喉。

处方及煎服法：黄芪 20g，白术 15g，茯苓 10g，山药 15g，淫羊藿 10g，防风 6g，细辛 3g，白芷 15g，五味子 6g，蝉蜕 6g，当归 10g，川芎 10g，玄参 10g，浙贝母 10g，桔梗 10g，甘草 6g。14 剂，每日 1 剂，水煎，分 2 次服。

随访：诸症消失。

按：本案鼻与咽病同治。首诊以玉屏风散加细辛、五味子、银柴胡、蝉蜕益气固表，祛风止嚏；当归、川芎养血活血以利通鼻；玄参、麦冬、牛膝、浙贝母、甘草、桔梗清热利咽。二诊续前法去麦冬，加茯苓、山药、淫羊藿补脾肾。

医案31

刘某，男，12 岁。2013 年 3 月 12 日初诊。

鼻鼽 6 年，哮喘 4 年。早晚阵发喷嚏、流清涕、鼻塞，常清嗓，咳嗽有痰，易汗多，纳可，二便调。鼻甲色淡肿胀，咽部慢性充血，有淋巴滤泡增生。舌略偏红，苔薄，脉大。

诊断：变应性鼻炎，慢性咽炎，上呼吸道慢性咳嗽。

证属郁热。

治以清热止嚏，佐化痰止咳。方以清热止嚏汤加减。

处方及煎服法：葛根 15g，赤芍 10g，升麻 9g，甘草 3g，黄芩 10g，知母 10g，细辛 1.5g，紫草 10g，黄柏 6g，蝉蜕 5g，牡丹皮 10g，砂仁 3g，泽泻 10g，白豆蔻 6g，白前 10g，前胡 10g，浙贝母 10g，16 剂。每日 1 剂，分 2 次开水冲服（颗粒剂）。局部用盐酸赛洛唑啉滴鼻液 1 周（1 日 2 次），口服匹多莫德 3 个月（1 日 1 次）、蛤蚧（超微颗粒）3 个月（每日 10g，1 日 1 次）。

2013年3月30日二诊：嚏咳消失，仍鼻塞或稍有喘息感，涕少，清嗓，易汗多，余可。舌略偏红，苔薄中心光剥，脉大重按无力。

证属气阴两虚，胃阴不足。

治以补肺肾，益气阴，通鼻窍，利咽喉。

处方及煎服法：黄芪15g，当归5g，白术10g，甘草5g，桔梗6g，白芷10g，川芎5g，五味子5g，山药15g，紫河车10g，砂仁6g，白豆蔻6g，浙贝母6g，南沙参10g，麦冬6g，山茱萸10g。14剂，每日1剂，水煎，分2次服。

随访：痊愈。

按： 本案属鼻鼽、喉痹、咳嗽同治，治鼻鼽为主。首诊清热止嚏汤主之，加白前、前胡、浙贝母化痰止咳，砂仁、白豆蔻健脾，以防寒凉伤胃。二诊热退痰化，调整处方，以当归、黄芪、白术、山药、山茱萸、紫河车、沙参、麦冬、五味子益气养血育阴，补肺健脾培肾；川芎、白芷通鼻窍，甘草、桔梗、浙贝母利咽喉，砂仁、白豆蔻开胃。

医案32

王某，女，38岁。2013年6月14日初诊。

阵发嚏多4个月，涕少无窒，常头昏，畏寒，咽喉干燥，寐差难入，大便溏，月经量少色黑、一天即净。鼻与咽部正常，舌有瘀点，苔薄，脉沉细缓、寸脉应指。

治以温补脾肾，固表通窍，活血化瘀。

处方及煎服法：黄芪20g，当归10g，炒白术15g，防风6g，山药15g，银柴胡10g，五味子6g，丹参20g，三七粉10g（冲服），细辛3g，郁金10g，桔梗10g，甘草6g，黄芩10g，锁阳10g，淫羊藿10g。7剂，每日1剂，水煎，分2次服。

2013年6月21日二诊：好转。嚏减，畏寒，便实、日2行，咽稍干燥，寐难入。有乳腺结节与双乳小叶增生但无明显不适。舌暗滞，苔稍白，脉细缓。

治以前法，佐以散结。

处方及煎服法：黄芪20g，当归10g，炒白术15g，防风10g，银柴胡10g，五味子6g，丹参20g，三七粉10g（冲服），郁金10g，桔梗10g，甘草6g，赤芍15g，黄芩10g，锁阳10g，淫羊藿10g，橘核15g，三棱10g，莪术10g。7剂，服法如前。

2013年6月28日三诊：仍畏寒，嚏减无窒，咽有痰，睡眠改善，大便略溏。舌淡红略暗滞，苔薄，脉沉细略数。

治以前法。

处方及煎服法：黄芪20g，当归10g，炒白术15g，防风10g，银柴胡10g，五味子6g，丹参20g，三七粉10g（冲服），郁金10g，桔梗10g，甘草6g，赤芍15g，锁阳 10g，淫羊藿 10g，橘核 15g，三棱 10g，莪术 10g，炒薏苡仁 20g。7 剂，服法如前。

随访：鼻病未复发。

按： 首诊鼻与咽喉同治，兼调月经。以黄芪、白术、山药、锁阳、淫羊藿益气温阳，防风、银柴胡、五味子、细辛止嚏通鼻，当归、丹参、三七粉、郁金活血调经，甘草、桔梗利咽，黄芩平调寒热。二诊应患者要求兼治乳腺小叶增生，续前法去山药、细辛，加赤芍活血，橘核、三棱、莪术软坚散结。三诊续前法，加炒薏苡仁实大便。

医案33

王某，男，38 岁。2013 年 11 月 22 日初诊。

鼻鼽半年，阵发喷嚏、流清涕多，遇冷则发，鼻塞不重。舌淡红，苔薄，脉沉缓。

证属气虚。

黄芪 10g，白术 5g，防风 10g，细辛 3g，白芷 6g，川芎 6g，银柴胡 6g，五味子 6g，蝉蜕 5g，黄芩 10g，灵芝 10g。28 剂，每日 2 剂，分 2 次开水冲服（颗粒剂）。

2013 年 12 月 6 日二诊：好转。仍喷嚏清涕，鼻塞不重。舌淡红，舌体胖，苔薄，脉沉缓。

治以益气补肾。

处方及煎服法：黄芪 20g，白术 10g，防风 10g，白芷 12g，川芎 12g，银柴胡 6g，五味子 6g，蝉蜕 10g，黄芩 10g，灵芝 10g，山药 10g，菟丝子 10g，知母 10g，补骨脂 10g，淫羊藿 10g，诃子 10g。21 剂，每日 1 剂，分 2 次开水冲服（颗粒剂）。

2014 年 1 月 3 日三诊：喷嚏消失，稍鼻塞，有少许清涕，早晚明显。舌淡红，苔薄，脉缓有力。

治以前法。

处方及煎服法：黄芪 20g，白术 10g，防风 10g，白芷 6g，川芎 6g，银柴胡 6g，五味子 12g，蝉蜕 6g，黄芩 10g，灵芝 10g，山药 10g，菟丝子 10g，知母 10g，补骨脂 10g，太子参 10g，麦冬 10g，细辛 3g。21 剂，服法如前。

随访：诸症消失。

按： 首诊以加味玉屏风散加灵芝益气固表，祛风止嚏。二诊减细辛以免久用生火，加山药、菟丝子、补骨脂、淫羊藿温肾，诃子涩津止涕，知母、黄芩平调寒热。三诊阳虚好转，续前法去淫羊藿，加细辛通窍，太子参、麦冬平调阴阳。

医案34

熊某，男，32岁。2013年12月13日初诊。

鼻鼽4年，近2年加重，阵发喷嚏、流清涕，晨起多发。常鼻塞鼻音重，手足不温或腰腿不适。鼻甲大，鼻道干净，咽部干净。舌淡红，苔薄，脉沉缓、寸部应指。

鼻鼽本于气虚，脉沉多有阳虚。

治以益气温阳补肾。

处方及煎服法：黄芪20g，白术10g，防风10g，银柴胡6g，蒺藜10g，五味子6g，山药10g，巴戟天10g，淫羊藿10g，当归10g，川芎6g，白芷12g，黄芩10g，诃子10g，细辛3g，杜仲10g，桑寄生10g。14剂，每日1剂，分2次开水冲服（颗粒剂）。

2014年1月3日二诊：好转。晨起喷嚏3～5个，鼻塞、鼻音重晨显，涕少，咽喉有痰，头昏沉，腰腿不适消失。近半年牙龈易出血。余可。舌淡红，苔薄，脉缓。

治以益气清热。

处方及煎服法：黄芪20g，白术10g，防风10g，银柴胡6g，五味子6g，牛膝10g，知母10g，当归10g，川芎6g，白芷12g，黄芩10g，蝉蜕6g，细辛3g，灵芝10g，辛夷5g，蔓荆子10g，麦冬10g。上方连服28剂，服法如前。

随访：诸症消失。

按： 首诊以黄芪、白术、山药、巴戟天、淫羊藿、杜仲、桑寄生益气温阳，银柴胡、蒺藜、诃子、五味子、白芷、细辛截嚏止涕，当归、川芎养血活血通利鼻窍，黄芩平调寒热。二诊好转，鼻与牙周病同治，加味玉屏风散加灵芝主之，另以当归、川芎养血活血通窍，牛膝、知母、麦冬养阴清胃凉血，蔓荆子祛风利头。

医案35

周某，男，24岁。2014年1月25日初诊。

鼻鼽1年以上，阵发喷嚏晨多，有少许白黏涕，易汗多。鼻甲稍大，咽部正常。舌略红，苔薄，脉洪略数。

证属阳热。

治以清热，佐以益气固表。方以清热止嚏汤加减。

处方及煎服法：葛根20g，赤芍15g，黄芩10g，升麻10g，甘草6g，白芷10g，蝉蜕10g，麦冬10g，五味子6g，黄芪15g，牡丹皮10g，路路通10g，红花6g，黄柏6g，泽泻10g，知母10g。10剂，每日1剂，水煎，分2次服。

2014年2月9日二诊：好转。早晚有少许清涕，喷嚏偶作，数年以来进餐即出清涕，易汗多。舌淡红，舌体胖，苔薄，脉洪略数。

治以前法。

处方及煎服法：葛根20g，赤芍15g，黄芩10g，升麻10g，甘草6g，白芷10g，蝉蜕6g，麦冬10g，五味子6g，黄芪15g，白术10g，牡丹皮10g，红花6g，黄柏6g，泽泻10g，知母10g。14剂，服法如前。

随访：痊愈。

按： 本案从舌脉辨，以清热止嚏汤加减主之。首诊去细辛、肉桂、生地黄，加黄芪、麦冬、五味子益气止汗，路路通通鼻窍。二诊原方续进，加白术益气去路路通。

医案36

周某，女，18岁。2014年6月12日初诊。

鼻鼽数年，喷嚏阵发早晚多，清涕多。鼻塞早晚显。鼻腔正常，咽部正常。舌淡红，苔薄，脉缓。

证属气虚。

处方及煎服法：黄芪20g，白术10g，防风10g，细辛3g，山药10g，五味子6g，银柴胡6g，蝉蜕6g，白芷12g，当归10g，川芎6g。14剂，每日1剂，分2次开水冲服（颗粒剂）。局部用盐酸羟甲唑啉喷雾剂2周（1日2次）。

2014年6月26日二诊：好转。仍喷嚏清涕多、时间不定，早晚鼻塞，有时耳鸣，食欲一般。舌淡红略胖，苔薄，脉细略数。

治以益气清热，通利鼻窍。

处方及煎服法：黄芪20g，白术10g，防风10g，细辛6g，紫草10g，五味子6g，柴胡6g，黄芩10g，牡丹皮10g，白芷12g，当归10g，川芎6g，炒麦芽10g。21剂，服法如前。

随访：诸症消失。

按： 首诊从气虚辨治，以玉屏风散加山药、细辛、五味子、银柴胡、蝉蜕、白芷益气固表截嚏，当归、川芎养血活血利窍。二诊好转，耳鸣脉略数，从气虚郁热辨识，原方加黄芩、牡丹皮、紫草清热，柴胡代银柴胡疏利少阳。

医案37

胡某，男，31岁。2014年7月12日初诊。

鼻鼽2年，阵发喷嚏、流清涕晨多，鼻塞少，两颞及眼时胀，疲劳显，余可。鼻甲淡红肿大，鼻道干净。舌淡红，苔薄，脉缓有力。

处方及煎服法：黄芪20g，白术10g，防风10g，细辛5g，银柴胡10g，五味子

10g，蝉蜕 10g，黄芩 15g，牡丹皮 10g，紫河车 10g。7剂，每日 1剂，水煎，分2次服。

2014年7月19日二诊：好转，嚏减无窒，药后稍腹胀，平素消化差，两颧及眼仍稍胀。舌淡红，苔薄，脉弦缓。

处方及煎服法：黄芪 20g，白术 15g，防风 6g，柴胡 6g，白芷 6g，五味子 6g，蝉蜕 6g，黄芩 15g，紫河车 6g，山药 15g，莱菔子 15g，炒麦芽 15g。7剂。服法如前。

随访：诸症消失。

按：首诊以黄芪、白术、紫河车补气血，防风、细辛、银柴胡、五味子、蝉蜕截嚏止涕，黄芩、牡丹皮平调寒热。二诊胃部不适，两颧及眼胀仍存，原方去细辛，以柴胡代银柴胡疏肝平热，加莱菔子、麦芽健胃。

医案38

文某，男，44岁。湖南省长沙市人。2014年7月15日初诊。

鼻鼽半年，阵发嚏涕晨多。鼻腔通畅干净，咽部正常。舌淡红，苔薄，脉略数。

治以益气固表，平调寒热。

处方及煎服法：黄芪 10g，白术 10g，防风 10g，细辛 3g，五味子 6g，山药 10g，银柴胡 6g，黄芩 10g，牡丹皮 10g，灵芝 10g，紫草 10g。14剂，每日 1剂，分2次开水冲服（颗粒剂）。局部用盐酸赛洛唑啉滴鼻液 1周（1日2次）、曲安奈德鼻喷雾剂 1周（1日1次）。

随访：2017年3月30日因阵发咳嗽来诊，谓药后鼻症消失未再发。

按：本案以玉屏风散加灵芝、细辛、五味子、山药、银柴胡补肺肾，益气固表，祛风止嚏；以黄芩、牡丹皮、紫草平调寒热。

医案39

肖某，男，63岁。2016年6月23日初诊。

鼻鼽3年，四季阵发，遇冷症重，鼻塞常重，纳可，二便调，余可。鼻甲大，咽部轻度充血，舌淡红，苔薄。

证属气虚。

处方及煎服法：黄芪 10g，白术 10g，防风 10g，银柴胡 6g，蝉蜕 6g，细辛 3g，五味子 6g，白芷 6g，辛夷 5g，黄芩 10g。21剂，每日 1剂，分2次开水冲服（颗粒剂）。局部用盐酸赛洛唑啉滴鼻液 1周（1日2次）、曲安奈德鼻喷雾剂 1周（1日1次）。

2016年7月12日二诊：好转。喷嚏稍作、流清涕，偶有鼻塞。鼻甲不大，咽部稍充血。舌淡红，苔薄，脉弦细缓。

治以前法。

处方及煎服法：黄芪10g，白术10g，防风10g，银柴胡6g，蝉蜕6g，山药10g，细辛3g，五味子6g，白芷6g，辛夷5g，黄芩10g。21剂，服法如前，口服灵芝分散片2周（1日2次）。

2016年8月4日三诊：症减。晨嚏不多，夜或鼻塞，遇冷流清涕，食欲不佳。鼻甲大，咽部充血不显。舌淡红，苔薄，脉缓。

治以前法，平调寒热。

处方及煎服法：黄芪10g，白术10g，防风10g，银柴胡6g，蝉蜕6g，细辛3g，五味子6g，白芷6g，辛夷5g，炒麦芽10g，鸡内金10g，牡丹皮10g，黄芩10g。21剂，服法如前。

随访：痊愈。

按： 本案从气虚论治。首诊以加味玉屏风散主之，二诊加山药补脾肾，三诊增麦芽、鸡内金健脾开胃代山药，增牡丹皮平调寒热。

医案40

钟某，男，30岁。湖南省衡南县人。2016年6月25日初诊。

鼻衄数年，晨起多发。鼻腔通畅，舌略红，尺脉稍大。

治以益气固表，平调寒热。

处方及煎服法：黄芪10g，白术10g，防风10g，银柴胡6g，五味子6g，白芷6g，辛夷5g，黄芩10g，知母10g，牡丹皮10g，蝉蜕6g，细辛3g。21剂，每日1剂，分2次开水冲服（颗粒剂）。局部用盐酸赛洛唑啉滴鼻液1周（1日2次）、曲安奈德鼻喷雾剂1周（1日1次），口服香菊胶囊1周（1日2次）。

2016年7月19日二诊：显著好转。稍鼻痒，余无恙。鼻甲不大，舌淡红，苔薄，脉细尺部稍大。

处方及煎服法：原方去细辛，21剂。口服灵芝分散片2周（1日2次）。

随访：痊愈。

按： 本案从气虚论治，加味玉屏风散主之。首诊舌略偏红，故益以牡丹皮、知母助黄芩平调寒热，二诊时去细辛之温。

医案41

谭某，男，24岁。湖南省长沙市人。2016年6月11日初诊。

鼻衄数年，四季阵发嚏涕，常鼻塞无浊涕，头痛时显。舌淡红，苔薄，脉沉细缓。CT 检查见筛窦炎明显。

诊断：变应性鼻炎，慢性鼻窦炎。

治以益气固表，化浊利窍，疏风止痛。

处方及煎服法：黄芪 10g，白术 10g，五味子 6g，防风 10g，银柴胡 6g，蝉蜕 6g，黄芩 10g，苍耳子 9g，细辛 3g，柴胡 6g，白芷 6g，羌活 10g，辛夷 5g。21 剂，每日 1 剂，分 2 次开水冲服（颗粒剂）。局部用盐酸赛洛唑啉滴鼻液 1 周（1 日 2 次）、曲安奈德鼻喷雾剂 1 周（1 日 1 次）。

2016 年 7 月 2 日二诊：头痛减，喷嚏少，鼻塞不显，偶有流清涕。鼻甲不大，咽部轻微充血。舌淡红，苔薄，脉沉细缓。

治以益气固表，平调寒热。

处方及煎服法：黄芪 10g，白术 10g，五味子 6g，防风 10g，银柴胡 6g，蝉蜕 6g，山药 10g，桑白皮 10g，黄芩 10g，白芷 6g，辛夷 5g。21 剂，服法如前。口服香菊胶囊 1 周（1 日 2 次）。

2016 年 7 月 30 日三诊：遇冷稍鼻塞，喷嚏偶作，涕少，易疲劳，食欲可。鼻腔通畅干净。舌淡红，苔薄，脉沉细缓。

治以前法。

处方及煎服法：黄芪 10g，白术 10g，五味子 6g，防风 10g，银柴胡 6g，蝉蜕 6g，细辛 3g，山药 10g，牡丹皮 10g，黄芩 10g，白芷 6g，辛夷 5g。21 剂，服法如前，局部用盐酸赛洛唑啉滴鼻液 1 周（1 日 2 次），口服香菊胶囊 1 周（1 日 2 次）。

按：首诊以玉屏风散加五味子、银柴胡、蝉蜕、细辛益气固表，祛风止嚏；苍耳子、白芷、辛夷化浊通鼻，柴胡、羌活祛风止痛，黄芩平调寒热。二诊好转，续前法去柴胡、羌活、细辛、苍耳，加山药补肾，桑白皮助黄芩平调寒热。三诊再续前法加细辛，以牡丹皮代桑白皮。

医案42

李某，男，26 岁。江西省高安市人。2016 年 8 月 13 日初诊。

鼻齆多年，嚏涕四季常发，偶有鼻衄。鼻甲大，鼻道干净。舌淡红，苔薄，脉细缓。

治以补气，佐平调寒热。

处方及煎服法：黄芪 10g，白术 10g，防风 10g，五味子 6g，银柴胡 6g，蝉蜕 6g，白芷 6g，辛夷 5g，黄芩 10g，牡丹皮 10g，细辛 3g。21 剂，每日 1 剂，分 2 次开水冲服（颗粒剂）。局部用盐酸赛洛唑啉滴鼻液 1 周（1 日 2 次）、曲安奈德鼻喷雾剂 1 周（1 日 1 次），口服灵芝胶囊 1 周（1 日 3 次）。

2016 年 9 月 3 日二诊：目前无不适。鼻甲不大，咽无充血。舌淡红，苔薄脉细缓。

治以前法。

处方及煎服法：黄芪 10g，白术 10g，防风 10g，五味子 6g，银柴胡 6g，蝉蜕 6g，白芷 6g，辛夷 5g，黄芩 10g，牡丹皮 10g。14 剂，服法如前。口服灵芝分散片 2 周（1 日 2 次）。

按：本案从气虚论治，加味玉屏风散主之，首诊加牡丹皮以助平调寒热，二诊去细辛之温。

医案43

赵某，女，62 岁。2018 年 3 月 19 日初诊。

鼻鼽数年，嚏涕常发，遇凉即发，早晚鼻塞。易感冒，常鼻塞不重、流少许黏涕，近半月耳内胀闷不适。鼻甲稍大，鼻道干净，咽部轻微充血。舌淡红，苔薄，脉沉细缓。声阻抗检查结果为双耳 A 型（均为 100daPa）。

治以益气固表，通利清窍。

处方及煎服法：黄芪 10g，当归 10g，白术 10g，防风 10g，蝉蜕 6g，五味子 6g，细辛 3g，枳壳 10g，白芷 6g，辛夷 6g，柴胡 6g，川芎 6g，石菖蒲 10g。21 剂，每日 1 剂，分 2 次开水冲服（颗粒剂）。局部用盐酸羟甲唑啉喷雾剂 1 周（1 日 2 次）、曲安奈德鼻喷雾剂 1 周（1 日 1 次），口服金银花软胶囊 1 周（1 日 3 次）。

2018 年 4 月 12 日二诊：症状不显，咽稍不适。鼻腔正常，咽部轻度充血。舌淡红，苔薄，脉沉细缓。

治以前法，佐利咽。

处方及煎服法：黄芪 10g，白术 10g，防风 10g，银柴胡 6g，蝉蜕 6g，五味子 6g，黄芩 10g，甘草 6g，玄参 10g，桔梗 10g，白芷 6g。21 剂，服法如前。口服灵芝分散片 2 周（1 日 2 次）。

按：本案鼻鼽为主，鼻窒耳胀不重，治鼻鼽为主。首诊以玉屏风散益气固表，蝉蜕、五味子、白芷、辛夷、细辛祛风止嚏，通利鼻窍；柴胡、川芎、石菖蒲、枳壳行气通耳，助以金银花软胶囊解毒祛邪；当归养血活血，助川芎通利鼻窍。二诊诸症好转，以加味玉屏风散去细辛、辛夷续调鼻鼽，佐甘草、桔梗、玄参利咽。

医案44

孙某，男，7 岁 8 个月。2018 年 5 月 11 日初诊。

鼻鼽数年，嚏涕常发，鼻塞夜重，打鼾。鼻甲稍大，鼻道干净，咽部轻度充血，扁桃体Ⅱ度肿大。舌偏红，苔薄。

诊断：变应性鼻炎，腺样体肥大。

治以清热。

处方及煎服法：葛根 10g，赤芍 6g，黄芩 6g，桑白皮 6g，紫草 6g，细辛 3g，蝉蜕 3g，白芷 6g，辛夷 3g，炒麦芽 10g，红花 2g，泽泻 6g，知母 6g，甘草 3g，桔梗 6g。21 剂，每日 1 剂，分 2 次开水冲服（颗粒剂）。局部用盐酸赛洛唑啉滴鼻液 2 周（1 日 3 次）、康酸莫米松鼻喷雾剂 2 周（1 日 1 次），口服匹多莫德 3 周（1 日 1 次）。

2018 年 6 月 2 日二诊：偶有喷嚏与少许清涕，鼾减，汗多，余可。扁桃体不大，咽稍充血。舌偏红，苔薄。

治以前法。

处方及煎服法：葛根 10g，赤芍 6g，黄芩 6g，桑白皮 6g，紫草 6g，太子参 10g，麦冬 10g，五味子 3g，蝉蜕 3g，白芷 6g，辛夷 3g，炒麦芽 10g，红花 2g，泽泻 6g，知母 6g。21 剂，每日 1 剂，分 2 次开水冲服（颗粒剂）。局部用盐酸赛洛唑啉滴鼻液 1 周（1 日 2 次）、康酸莫米松鼻喷雾剂 1 周（1 日 1 次），口服匹多莫德 3 周（1 日 1 次）。

2018 年 6 月 23 日三诊：鼻症不显，偶有打鼾，大便略溏。扁桃体不大，咽部轻度充血，鼻腔通畅干净。舌淡，苔薄。

处方及煎服法：黄芪 10g，白术 6g，防风 6g，银柴胡 6g，细辛 2g，蝉蜕 3g，白芷 6g，辛夷 3g，黄芩 6g，麦冬 10g，五味子 3g，甘草 3g，桔梗 6g，炒麦芽 10g。21 剂，服法如前。口服灵芝分散片 2 周（1 日 2 次）。

按：本案鼻鼽、鼾症，治鼻鼽为主，前二诊以舌偏红从热郁热论治，清热止嚏汤加减，佐甘草、桔梗利咽化痰以鼾症。三诊舌正常，从气虚论治，加味玉屏风散主之。

医案45

李某，男，3 岁 3 个月。湖南省长沙市人。2018 年 7 月 23 日初诊。

鼻鼽 1 年，嚏涕遇冷则发，鼻塞夜重，鼾重，睡眠汗多。外院纤维镜检查见腺样体肥大显著。鼻腔干燥，咽部正常。舌淡红，苔薄。声阻抗检查结果为双耳 A 型。

诊断：变应性鼻炎，腺样体肥大。

处方及煎服法：黄芪 8g，白术 3g，防风 2g，白芷 6g，辛夷 2g，蝉蜕 2g，黄芩 3g，麦冬 3g，五味子 2g，玄参 5g，浙贝母 2g，桔梗 3g，甘草 2g，炒麦芽 6g。21 剂，每日 1 剂，分 2 次开水冲服（颗粒剂）。局部用盐酸赛洛唑啉滴鼻液 3 周（1 日 3 次）、康酸莫米松鼻喷雾剂 3 周（1 日 1 次）。

2018 年 8 月 16 日二诊：偶有喷嚏，打鼾消失，揉眼，汗减，有时脐周痛。鼻腔通畅，咽部正常，舌淡红，苔薄。

处方及煎服法：黄芪 8g，白术 3g，防风 2g，山药 8g，太子参 8g，白芷 6g，辛夷 2g，蝉蜕 2g，黄芩 3g，砂仁 2g，木香 2g，麦冬 3g，五味子 2g，炒麦芽 6g。21 剂，服法如前。局部用药如前。

2018 年 9 月 4 日三诊：偶有喷嚏，无涕无鼾，偶有清嗓，余可。舌正常，苔薄。

处方及煎服法：黄芪 8g，白术 3g，防风 2g，山药 8g，太子参 8g，白芷 6g，辛夷 2g，蝉蜕 2g，黄芩 3g，砂仁 2g，木香 2g，麦冬 3g，五味子 2g，炒麦芽 6g，玄参 3g，浙贝母 3g，紫河车 3g。21 剂，服法如前。

按： 本案鼻鼽、鼾症同治。首诊以加味玉屏风散去细辛，加麦冬以助止汗，玄参、浙贝母、甘草、桔梗利咽化痰，麦芽开胃。二诊好转，打鼾消失，时腹痛，续原方去利咽化痰之品，加木香、砂仁止痛，助以山药、太子参扶正。三诊进一步好转，偶有清嗓，续前法加紫河车扶正，玄参、浙贝母化痰利咽。

第七节　干燥性鼻炎

干燥性鼻炎以鼻腔干燥少津，或鼻内灼热、刺痒感、下鼻甲前端有少许干痂附着，或鼻中隔黏膜糜烂，易鼻衄等为主要表现，无鼻甲萎缩与嗅觉障碍。本病多由气候干寒、燥热，环境多尘，烟酒过度，营养缺乏，大便秘结，子宫疾患，贫血，其他全身性疾患所致，使用减充血剂、激素类喷鼻剂，某些西药消炎剂等，也可诱发或加重本病。

中医学称干燥性鼻炎为鼻燥。病机与外感燥邪、郁热久蕴、阴虚津亏、气虚血少有关，不同病机相互交织。

一、辨证论治

1.外感燥邪

多有阴液不足，复感时令燥邪，肺津受损，清窍失利。症状可见鼻内干燥灼热、异物感或伴咽痒干咳，时欲少饮。检查见鼻黏膜干燥少津，鼻中隔前下方黏膜干红或有少许薄痂。舌偏红少，脉细略数。

治宜清燥宣肺，养阴生津。常用清燥救肺汤加减。常用药物及剂量：桑叶 10g，火麻仁 10g，麦冬 10g，太子参 10g，甘草 6g，杏仁 10g，枇杷叶 10g。

加减：本证辨证要点在于外感燥邪诱发病史，并多有咽痒干咳之肺失宣降的表现。故用药方面注意选用宣肺止咳、养阴润肺之品，慎用辛温发表之品如荆芥、防风、白芷、辛夷之类。

2.郁热久蕴

恣食烟酒、辛辣炙煿或大便干结，致脏腑积热，循经上干，热熏鼻窍为病。症状可见鼻内干燥不适，鼻息气热，容易鼻衄，伴咽喉干燥，口渴，小便黄，大便干结。检查见鼻黏膜干红，鼻中隔前下方或有结痂、糜烂。舌红，苔黄，脉数或洪缓有力。

治宜清脏腑热，生津润燥。常用养阴清肺汤合加味升麻葛根汤加减。常用药物及剂量：升麻10g，葛根15g，赤芍10g，甘草6g，黄芩10g，桑白皮15g，地骨皮10g，生地黄15g，麦冬10g，木通6g，路路通10g，决明子15g。

3.阴液亏虚

素体阴虚，肺肾不足，虚火灼金，致鼻窍失养。症状可见鼻内干燥刺痒、灼热感，容易少量鼻衄或伴咽喉干燥、腰膝酸软。检查见鼻黏膜干红，鼻中隔前下方干燥、糜烂、结痂。舌红，少苔，脉沉细数。

治宜滋补肺肾，润燥生津。常用百合固金汤加减。常用药物及剂量：生地黄15g，熟地黄15g，麦冬10g，百合10g，白芍10g，当归6g，甘草6g，玄参10g，葛根15g，赤芍10g。

加减：本证在儿童少见。阴液亏虚，虽以肺肾多见，亦可见肝阴虚，可用一贯煎加减；若以肺阴虚明显者，可用沙参麦冬汤加味。

4.气血不足

脾虚土不生金，肺气不充，清阳不升，鼻窍失养为病。症状可见鼻内干痒灼热、异物感，容易鼻衄，伴倦怠乏力、面色不华、纳差。检查见鼻黏膜淡红或偏淡少津，鼻中隔前下方干燥、糜烂、结痂。舌偏淡，脉缓弱。

治宜健脾益气，升清润燥。常用补中益气汤加减。常用药物及剂量：黄芪20g，炙甘草6g，党参10g，陈皮6g，柴胡6g，升麻6g，当归10g，白术10g，黄芩10g，麦冬10g。

二、外治法

1. 油剂滴鼻：如复方薄荷油滴鼻，每日2～3次。

2. 油膏外涂：如金霉素、红霉素眼膏或软膏，搽鼻孔内，每日1～2次。

3. 清除鼻内干痂：鼻内有干痂者，先用油剂或软膏，适时清除鼻内干痂，以免阻塞鼻孔而呼吸不畅，对于儿童患者更重要。

三、经验方

1.加味升麻葛根汤

药物组成及剂量：升麻 10g，葛根 15g，赤芍 10g，甘草 6g，黄芩 10g，桑白皮 10g，地骨皮 10g，生地黄 15g，麦冬 15g，木通 6g，路路通 10g。

功效与主治：凉血活血，升清通窍。适用于鼻燥、鼻槁、鼻窒、嗅觉障碍，症状可见鼻塞，涕黏浊，鼻息灼热，鼻内干燥，嗅觉障碍。舌偏红，苔薄少津，脉略数。

方解：鼻属肺窍，与阳明经关系密切，鼻病郁热之邪多归咎肺与阳明。方中赤芍、生地黄、木通、路路通凉血活血通络；助以黄芩、桑白皮清肺经郁热；麦冬清热生津润燥；升麻、葛根清解阳明之郁热，又能升清利鼻窍；甘草调和诸药。

加减：若大便秘结加火麻仁、桃仁、杏仁之类润肠通便；口苦咽干，烦躁易怒，脉弦，加龙胆、青黛之类清肝泻火；伴脓涕黄浊量多者，加金银花、藿香、白芷之类清热解毒，化浊除涕。

2.丹芍滴鼻油

药物组成及剂量：生大黄、牡丹皮、赤芍、白芷各 10g，冰片 1g（萎缩性鼻炎时，若鼻内干萎较重，加生地黄、麦冬，去白芷）。

制法与用法：将上药加适量生麻油过药面浸泡一夜，文火煎熬至赤芍焦黄为度，去渣，趁热加入冰片并搅拌使冰片溶解，待凉后以油滴鼻，每日 1～3 次。

功效与主治：凉血活血，解毒润窍。用于治疗萎缩性鼻炎或干燥性鼻炎。

四、临证心语

鼻燥以津液不足，窍失濡润为主要病机。其常为津液不足、或燥邪所伤、或因腑脏郁热熏蒸、或本属阴虚津少、或为气虚津不上承。

外治法对本病具有重要意义，主要使用油剂或油膏剂，一般不可或缺。

鼻燥内治用药规律，燥邪所伤者宜轻清宣肺，常用桑叶、杏仁、枇杷叶之类；郁热伤津者，当清肝胆者，常用黄芩、栀子、龙胆之类，当清肺胃者，常用黄芩、知母、桑白皮、地骨皮之类，当滋养肺胃者，常用生地黄、麦冬、沙参、玉竹、百合之类；阴液不足者，当滋阴养血为主，重在滋养肺胃或滋补肝肾精血，常用熟地黄、阿胶、桑椹、何首乌、女贞子之类；气虚津不上承者，当益气升清降阴火，酌用黄芪、当归、党参、白术、升麻、葛根、黄芩、知母之类。

鼻燥易致鼻衄，酌选凉血止血之品，常用白茅根、仙鹤草、紫草、女贞子、墨旱莲之类；此类患者常见有大便秘结，宜酌用润燥通便之品，常用决明子、火麻仁、瓜蒌子之类，气虚证而便秘者，酌用白术、枳壳以助行气通便。

五、医案

医案1

苏某，男，63 岁。1985 年 3 月 22 日初诊。

鼻内干燥、灼热感，反复鼻衄 1 年余，常伴口苦咽干，烦躁易怒，小便黄，大便结。鼻腔黏膜干红少津，鼻中隔左侧前下方黏膜轻度糜烂，有出血点。舌红微暗，苔黄腻，脉弦滑。

诊断：干燥性鼻炎，鼻衄。

证属肝胆郁热。

处方及煎服法：柴胡 6g，生大黄 6g（泡服），木通 6g，甘草 6g，栀子 10g，黄芩 10g，车前子 10 g（包煎），当归 10g，生地黄 12g，牛膝 12g，白茅根 20g，藕节 15g。5 剂，每日 1 剂，水煎，分 2 次服。生大黄粉吹鼻 1 次止血，局部用四环素软膏 1 周（1 日 3 次）。

1985 年 3 月 28 日二诊：出血止，诸症好转。仍鼻腔干燥，咽干，微烦躁，大便干。鼻黏膜干红少津改善，鼻中隔黏膜糜烂好转。舌红，苔黄，脉弦缓。续前法加减。

处方及煎服法：栀子 10g，黄芩 10g，青黛 10g，牛膝 10g，赤芍 10g，牡丹皮 10g，夏枯草 10g，玄参 15g，石决明 15g，生地黄 15g，木通 6g。10 剂，服法如前。

随访：痊愈。

按：本案属肝胆郁热。肝经循咽经颅颡抵畜门，畜门者鼻孔。从症从理，责之肝胆郁热，木火刑金，肺阴灼损，鼻窍失养。首诊用龙胆泻肝汤清利肝胆湿热，佐凉血止血；病势得挫，肝火未清，肺津未复，续以清肝火、养阴生津为法，使肝火清，肺津复，小恙自除。

医案2

李某，女，19 岁。1985 年 4 月 15 日初诊。

鼻内干燥、有刺痒感 5 年，常鼻衄，春季为甚，近 1 周症状加重，口咽微干。鼻黏膜干红，鼻中隔前下方黏膜有不规则浅表糜烂，右侧有血痂附着。舌偏红，苔微黄，脉滑。

诊断：干燥性鼻炎。

证属肺胃郁热。

治以清泄肺胃，凉血止血。

方以玉女煎合泻白散加减。

处方及煎服法：石膏 20g，桑白皮 20g，白茅根 20g，知母 10g，黄芩 10g，地骨皮 10g，牡丹皮 10g，牛膝 10g，麦冬 10g，生地黄 10g，木通 6g，生大黄 5g（泡服）。3 剂，水煎，分 2 次服。局部用四环素软膏搽至愈（1 日 3 次）。

1985 年 4 月 19 日二诊：鼻腔刺痒感及口咽干燥感明显好转。鼻黏膜转润，鼻中隔糜烂区缩小，干痂不明显。舌略偏红，苔薄，脉缓。

药中病机，原法续进，改投加味升麻葛根汤。

处方及煎服法：葛根 15g，黄芩 10g，桑白皮 10g，地骨皮 10g，麦冬 10g，赤芍 10g，路路通 10g，生地黄 12g，升麻 6g，木通 6g，甘草 6g。5 剂，服法如前。

按：本例脉症合参属肺胃郁热，治以清泄肺胃，养阴润燥，佐凉血止血，用玉女煎、泻白散、加味升麻葛根汤加减。

医案3

何某，女，55 岁。1986 年 3 月 13 日初诊。

鼻内干燥少涕、有刺痒感 1 年余。鼻黏膜淡红欠润，下鼻甲前端有干痂，鼻中隔前下方黏膜干红，血管模糊，口咽黏膜欠润。舌偏红有裂纹，苔薄黄，脉弦细数。

诊断：干燥性鼻炎。

证属阴虚肺燥。

处方及煎服法：沙参 12g，玄参 12g，生地黄 12g，赤芍 12g，玉竹 10g，麦冬 10g，牡丹皮 10g，薄荷 5g，甘草 5g。每日 1 剂，水煎，分 2 次服。上方连服 12 剂，诸症消失。

按：鼻病属肺，阴虚化燥，虚火灼金，理当清热养阴化燥，以养阴清肺汤合沙参麦冬汤加减。

医案4

丁某，男，8 岁。1987 年 9 月 18 日初诊。

鼻内干燥、有刺痒感 3 年，夏秋易发鼻衄，近 20 日症状加重。鼻黏膜淡红，两侧鼻中隔前下方黏膜干燥充血，轻度糜烂，右侧有出血点。面色不荣，舌淡，苔微黄，脉细缓。

诊断：干燥性鼻炎。

证属气虚肺燥。

治以益气养阴，清肺凉血。

处方及煎服法：黄芪6g，白术6g，神曲6g，炒麦芽6g，地骨皮6g，黄芩6g，麦冬6g，木通6g，桑白皮10g，白茅根10g，甘草3g。3剂，每日1剂，水煎，分2次服。生大黄粉吹鼻1次止血，局部涂四环素软膏1次。

1987年9月22日二诊：衄血未作，食欲好转，鼻腔刺痒感消失，干燥感减轻。鼻中隔黏膜干燥充血明显减轻。

方以补中益气汤加减。

处方及煎服法：黄芪6g，党参6g，白术6g，玄参6g，麦冬6g，葛根6g，陈皮3g，升麻3g，当归3g，酒炒黄柏3g，炙甘草3g。8剂，服法如前。

随访：痊愈。

按：此例整体辨证为气虚，鼻症属肺燥。小儿脾胃为本，脾为生气之源，主升清，脾胃健，清阳升，金得土助，津液敷布有常，鼻窍自利。故首诊用黄芪、白术、神曲、麦芽、甘草益气健脾，地骨皮、黄芩、麦冬、木通、桑白皮清肺润肺，白茅根凉血止血。好转后，续以补中益气汤加玄参、麦冬益气养阴，葛根代柴胡，佐黄柏降阴火。

医案5

黄某，男，40岁。2005年3月8日初诊。

鼻内常干燥，擤涕时痛、带血丝，冬天为重2年。鼻腔前部黏膜略干燥，鼻道干净，舌淡红有裂纹，苔薄，脉细略数。

诊断：干燥性鼻炎。

处方及煎服法：沙参15g，麦冬15g，桔梗10g，甘草6g，陈皮10g，生地黄15g，赤芍12g，牡丹皮12g。7剂，每日1剂，水煎，分2次服。

2005年12月13日二诊：药后病瘥。近2周鼻内干燥，晨起涕中有血丝，平素时擤少许脓涕。鼻黏膜稍干燥；舌红，苔黄，脉数。X线检查见上颌窦与筛窦炎。

证属肺热。

处方及煎服法：生地黄20g，赤芍15g，甘草6g，木通8g，白茅根30g，墨旱莲20g，白芷12g，辛夷10g，苍耳子10g，黄芩12g，桑白皮15g，桔梗10g，金银花15g。14剂，服法如前。

随访：诸症消失。

按：首诊脉症属阴虚血热，病在鼻而系于肺，脉数而舌不红者与阳明郁热无关。治以清肺养阴，凉血止血。二诊间时已久，前症复见，增鼻渊涕浊，鼻病舌红，肺热当先，遵前法加减，佐黄芩、桑白皮清肺，加苍耳子散与金银花清化浊邪。

医案6

王某，男，5岁。2005年12月6日初诊。

鼻腔干燥，常结痂堵塞，容易鼻衄3年。鼻腔前部干燥，有大量干痂，左侧有脓痂。舌正常。

诊断：干燥性鼻炎。

治以清解郁热，生津润燥。

处方及煎服法：升麻4g，葛根10g，赤芍8g，甘草4g，黄芩6g，桑白皮6g，地骨皮6g，生地黄10g，麦冬10g，木通4g，路路通6g，金银花10g。7剂，每日1剂，水煎，分2次服。局部用丹芍滴鼻油1周（1日3次）。

2006年1月17日二诊：好转。仍鼻塞，睡眠打鼾，鼻内结痂出血减少，纳可，大便偏干。鼻腔有干痂。舌正常，苔薄，脉略滑。

治以前法。

处方及煎服法：升麻4g，葛根10g，赤芍8g，甘草4g，黄芩8g，桑白皮8g，地骨皮8g，生地黄10g，麦冬10g，木通4g，路路通6g，金银花10g，蒲公英10g。14剂，服法如前，鼻内用药如前。

随访：痊愈。

按：鼻属肺窍，阳明经脉夹鼻孔。鼻腔前部干燥结痂以致鼻衄，阳明与肺郁热津伤，故以加味升麻葛根汤，佐金银花之类解毒祛邪。

医案7

赵某，女，66岁。2006年2月7日初诊。

鼻腔干燥，右鼻易出血10余天，晨起擤涕有血，大便干。右侧中隔前下方浅表溃疡充血，鼻腔与咽部正常。舌红少，脉数。

诊断：干燥性鼻炎。

治以清热凉血，生津润燥。

处方及煎服法：生地黄30g，赤芍15g，牡丹皮10g，玄参15g，麦冬20g，甘草6g，薄荷6g，金银花12g，小蓟10g，白茅根30g，当归10g，川芎6g。7剂，每日1剂，水煎，分2次服。局部用复方薄荷油1周（1日3次）。

2006年2月14日二诊：晨起涕中血丝减少，鼻内干燥感。鼻中隔溃疡已愈，鼻黏膜稍干少津。舌偏红中心少，脉弦细缓。续前法加减。

处方及煎服法：生地黄30g，赤芍15g，牡丹皮10g，玄参15g，麦冬20g，甘草6g，薄荷6g，小蓟10g，当归10g，黄芪30g，升麻6g。7剂，服法如前。

随访：痊愈。

按：首诊鼻燥涕血，舌红脉数，乃阴虚血热，故以四物汤加味清热凉血滋阴；

佐银花解毒以消溃疡。二诊脉弦细缓，当有气虚之虞，故原法加减，重用黄芪佐升麻，气阴双补，升清润燥。

医案8

吴某，女，50岁。2006年2月21日初诊。

涕中带血2个月余，天冷加重，轻微鼻干，咽喉不适，大便偏干结。鼻甲不大，鼻中隔前下方轻度糜烂结痂，鼻腔正常。舌淡红，舌体胖，舌苔微黄，脉弦细缓。

诊断：干燥性鼻炎，鼻衄。

治以清热生津，方以加味升麻葛根汤加减。

处方及煎服法：升麻6g，葛根15g，赤芍12g，甘草6g，黄芩10g，桑白皮12g，地骨皮10g，生地黄15g，麦冬15g，木通10g，路路通12g，白茅根20g，龙胆10g。7剂，每日1剂，水煎，分2次服。并嘱局部用鱼腥草滴眼液1周（1日3次）。

2006年3月7日二诊：出血减少，鼻与咽喉干燥感，大便调。右鼻中隔前下方仍有小溃疡，左侧之充血，咽部正常。舌淡红有瘀点，脉细缓。

续前法加减。

处方及煎服法：升麻6g，葛根15g，赤芍12g，甘草6g，黄芩10g，桑白皮12g，生地黄15g，麦冬15g，玄参15g，西青果15g，诃子10g，五倍子10g，桔梗10g。7剂，服法如前。

随访：痊愈。

按：首诊鼻燥有血，便结，苔黄，当属肺与阳明郁热，治以加味升麻葛根汤清热滋阴，佐白茅根凉血止血，龙胆清肝利胆。二诊好转，续前法，加玄参、青果、诃子以利咽喉，五倍子解毒敛疮。

医案9

陈某，女，52岁。2007年5月29日初诊。

鼻燥病史2年，近1周鼻内干燥结痂灼热，耳内痒，耳深部时疼痛，咽无恙。大便干结，余可。外耳道正常，声阻抗检查正常，鼻中隔左偏，右鼻腔宽大，鼻黏膜尚润泽，咽无充血。舌略偏红，苔薄，脉沉细缓。

诊断：干燥性鼻炎，鼻中隔偏曲。

处方及煎服法：黄芪10g，当归10g，麦冬10g，南沙参10g，升麻10g，知母10g，黄芩10g，葛根15g，赤芍10g，桑白皮10g，决明子15g，牛膝10g，柴胡6g，薄荷6g。7剂，服法如前。局部用复方薄荷油1周（1日3次）。

按：本案多属气虚阴亏，热郁于内，阴火上乘，治以益气清热，滋阴降火。

医案10

杨某，女，15岁。湖南省长沙市人。2009年6月18日初诊。

反复少量鼻衄2年，夏天多发。近来大便偏结，纳可。双侧鼻腔前部血痂干燥，鼻中隔前下部糜烂，咽后壁血管扩张。舌淡红，苔薄。

诊断：干燥性鼻炎，鼻衄。

证属郁热。

处方及煎服法：瓜蒌10g，黄芩10g，麦冬15g，玄参15g，桔梗10g，甘草6g，白茅根20g，赤芍15g，竹叶6g，生地黄15g。4剂，水煎，每剂服两日，每日服2次。

2009年7月16日二诊：诊后好转停药。目前鼻出血，晨起阵发鼻痒喷嚏少，清涕少，食欲可，大便偏干。鼻中隔前下方干燥有血痂。舌淡红。

治以前法。

处方及煎服法：瓜蒌10g，黄芩10g，麦冬15g，玄参15g，桔梗10g，甘草6g，白茅根20g，赤芍15g，竹叶6g，生地黄15g，黄芪15g，牡丹皮10g，紫草10g。4剂，服法如前。局部用维生素AD滴剂2周（1日1次）、丙酸倍氯米松鼻喷雾剂2周（1日1次）。

随访：诸症消失。

按：鼻干结痂糜烂出血，便结，故从郁热论治，清热养阴为主，佐白茅根止血，瓜蒌通便。二诊续前法，方中紫草、牡丹皮之用，取清热止嚏汤之旨，既凉血止血，也清热止嚏。

医案11

杜某，女，45岁。山东省潍坊市人。2014年9月29日初诊。

鼻衄数年，鼻燥3年。刻下鼻内疼痛，有时出血，早晚喷嚏，纳可，二便调。鼻前庭干燥结痂，鼻甲不大，咽无充血。舌淡红，苔薄，脉沉缓。

诊断：干燥性鼻炎，鼻衄，变应性鼻炎。

治以益气清热，佐养阴凉血。

处方及煎服法：党参10g，白术10g，茯苓10g，甘草6g，麦冬10g，牛膝10g，白茅根10g，知母10g，黄芪10g，五味子6g，当归10g，葛根15g，升麻10g，白芍10g。21剂，每日1剂，分2次开水冲服（颗粒剂）。局部用复方薄荷油1周（1日3次）。

2014年11月11日二诊：好转。鼻内干燥好转未衄，有少许黏涕，晨起鼻塞无嚏，疲劳显减，鼻内及鼻旁骨部微痛，余可。鼻部外观正常无触压痛，鼻腔通畅干净，咽部正常。舌淡红，苔薄，脉沉缓。

处方及煎服法：党参10g，白术10g，茯苓10g，甘草6g，麦冬10g，知母10g，薄荷6g，桔梗10g，白芷6g，三七粉10g（冲服），丹参10g，黄芪10g，当归10g，葛根10g，升麻10g，白芍10g。21剂，服法如前。

随访：2016年9月26日求治鼻衄、喉痹，谓鼻燥已愈未发，鼻部疼痛消失。

按：本案从气虚郁热辨识。首诊以四君子汤合升麻葛根汤加味益气清热，佐麦冬养阴润燥，牛膝、白茅根凉血止血，以其喷嚏，佐五味子助党参、白术、黄芪益气敛肺。二诊好转，原方去牛膝、白茅根、五味子，加丹参、三七粉活血止痛，桔梗排涕助薄荷、白芷通窍。

医案12

周某，男，41岁。2015年12月8日初诊。

鼻内干燥，鼻衄易作数月，遇冷频发喷嚏、流清涕1年。鼻前庭稍干燥，鼻中隔前下方轻度糜烂有薄痂，鼻甲肿大，鼻道干净。过敏原皮试阳性。舌略偏红，苔薄，脉细缓。

诊断：干燥性鼻炎，变应性鼻炎。

治以益气养阴，祛风止嚏。

处方及煎服法：黄芪10g，白术10g，防风10g，银柴胡6g，当归10g，五味子6g，黄芩10g，蝉蜕6g，白芷6g，麦冬10g，赤芍10g，薄荷6g。21剂，每日1剂，分2次开水冲服（颗粒剂）。局部用维生素AD滴剂2周（1日1次）。

2015年12月29日二诊：效佳，鼻无不适。鼻黏膜欠润。舌略偏红，苔薄，脉细缓。

治以前法。

处方及煎服法：黄芪10g，白术10g，防风10g，银柴胡6g，五味子6g，麦冬10g，黄芩10g，蝉蜕6g，白芷6g，赤芍10g，升麻10g。21剂，服法如前。

随访：诸症消失。

按：本案属鼻衄鼻燥，气虚郁热，清阳不升，津不上承。加味玉屏风散加减升清润燥，佐黄芩、赤芍、麦冬助清热生津，并借局部用药之力而鼻燥愈。

医案13

涂某，男，40岁。湖南省长沙市人。2019年11月26日初诊。

鼻内干燥数月，鼻衄易作，大便干结、日1行，余可。鼻腔干燥鼻前庭有干痂，咽部慢性充血。舌淡红，苔薄，脉缓。

诊断：干燥性鼻炎。

处方及煎服法：黄芪 10g，当归 10g，升麻 10g，知母 10g，茯苓 10g，麦冬 10g，白术 10g，白茅根 15g，仙鹤草 15g，甘草 6g，桑白皮 10g。14 剂，每日 1 剂，分 2 次开水冲服（颗粒剂）。局部用复方木芙蓉涂鼻软膏 2 周（1 日 2 次）。

随访：痊愈。

按：舌淡红、脉缓者气虚不足，鼻干燥结痂易出血者阴虚津少，治以当归、黄芪、升麻、知母、白术、茯苓、甘草益气升清降阴火，桑白皮、麦冬、白茅根、仙鹤草清热养阴凉血。

第八节　萎缩性鼻炎

萎缩性鼻炎有原发性与继发性两类。原发性者以女性多见，可能与内分泌紊乱、自主神经功能失调、细菌感染、营养不良、遗传等因素有关。继发性者多因慢性鼻窦炎、有害粉尘或有害气体长期刺激、鼻腔手术、鼻腔特异感染等。其病理呈闭塞性血管内膜炎，鼻黏膜腺体、骨膜和骨质萎缩，可继发臭鼻克雷伯菌感染。临床表现为鼻内干燥，嗅觉减退或消失，鼻通气过度，或有鼻腔堵塞感，或鼻内臭气而不自知，检查可见鼻甲萎缩变小，鼻腔宽大，严重者可从前鼻孔窥见鼻咽部，鼻腔或有黄绿干痂阻塞鼻道。

中医学称本病为鼻槁。其主要病机多属阴虚，阴血不足，鼻窍失养；或气虚，清阳不升，鼻窍失养。病程久者，多兼血瘀不行。

一、辨证论治

1.阴虚鼻窍失养

先天不足，调摄失宜，阴血亏虚，致鼻窍失养；或邪毒久滞，手术创伤，鼻窍受损所致。症状可见鼻内干燥不适，嗅觉减退，通气过度、或鼻塞不通、或常有浊涕，并见咽干口燥，五心烦热。检查可见鼻甲小，鼻腔宽大，鼻内干燥少津或脓浊物滞留。舌偏红，苔薄，脉细略数。

治宜滋阴润燥。常用养阴清肺汤加减。常用药物及剂量：生地黄 15g，麦冬 10g，白芍 10g，牡丹皮 10g，玄参 10g，甘草 6g，玉竹 10g，桑叶 6g，薄荷 6g。

加减：阴血不足者，加桑椹、黄精之类补益气血；伴浊涕者，酌加黄芩、茵陈、枳壳、白芷、桔梗之类清热化浊排脓；病程较长者，酌加丹参、桃仁、红花之类活血化瘀。

2.气虚鼻窍失养

先天不足，调摄失宜，气虚清阳不升，致鼻窍失养；或邪毒久滞，手术创伤，鼻窍受损所致。症状可见鼻内干燥不适，嗅觉减退，通气过度、或鼻塞不通、或常有浊涕，并见倦怠乏力，精神不振。检查可见鼻甲小，鼻腔宽大，鼻黏膜色淡，鼻内干萎少津或有脓浊分泌物滞留。舌淡红，苔薄，脉缓弱。

治宜益气升清。常用补中益气汤加减。常用药物及剂量：黄芪15g，当归10g，党参10g，白术10g，炙甘草6g，陈皮6g，葛根15g，升麻6g。

加减：伴浊涕者，酌加藿香、白芷、苍耳子、桔梗之类化浊除涕；伴畏冷阳虚之证，酌加巴戟天、锁阳之类温肾壮阳；病程较长者，酌加川芎、丹参、桃仁、红花之类行气活血化瘀。

二、外治

1.鼻腔冲洗

适用于鼻腔有脓痂者。用温生理盐水、生理性海水鼻或1：2000高锰酸钾溶液冲洗鼻腔，每日1～2次。

2.滴鼻

复方薄荷油、鱼肝油滴剂、丹芍滴鼻药或蜂蜜、麻油各半，加冰片少许滴鼻，每日2～3次。

三、医案

医案1

戴某，女，8岁。湖南省长沙市人。2005年7月19日初诊。

扁桃体炎反复发作数年，每年数次，常咽喉不适，痰少，涕后流，鼻内干燥容易出血，口唇干红，纳一般。咽部慢性充血，有淋巴滤泡增生，扁桃体Ⅱ度肿大。双侧鼻腔宽大，可直视鼻咽部，鼻腔干燥，各鼻道干净，耳部正常。舌淡，脉弦细缓。

诊断：慢性扁桃体炎，萎缩性鼻炎。

证属肺脾气虚，痰凝于咽，鼻窍失养。

治以健脾益气除痰，方以补中益气汤加减。

处方及煎服法：黄芪12g，白术8g，党参10g，麦冬10g，玄参8g，浙贝母10g，生地黄10g，炙甘草6g，神曲10g，当归6g，陈皮6g。7剂，每日1剂，水煎服，分2次服。局部用丹芍滴鼻油1周（1日3次）。

2005年8月2日二诊：自服14剂。明显好转，涕后流与清嗓大减，口唇干红改善，大便尚调。局部体征同前。

处方及煎服法：原方加锁阳8g。7剂，服法如前。

2005年8月16日三诊：近1周腹泻每日数次，服止泻药后好转，咽部症状明显改善，涕后流清嗓消失。鼻黏膜红润，鼻甲似有增大，扁桃体Ⅱ度肿大。舌淡，脉细缓。

处方及煎服法：黄芪12g，白术8g，党参10g，浙贝母10g，炙甘草6g，神曲10g，当归6g，陈皮6g，升麻6g，郁金6g，威灵仙6g。7剂，服法如前。

2005年8月23日四诊：症状不显，扁桃体Ⅱ度肿大，鼻腔湿润。舌淡红，脉沉细缓。

处方及煎服法：三诊方加僵蚕6g。7剂，服法如前。含服铁笛丸2周（1日2次）。

2005年8月30日五诊：近日鼻中时痒，右侧明显，咽异物感。余可。右侧下鼻甲小，可直视鼻咽后壁，左侧鼻腔空洞较前似变小。扁桃体不大，咽后壁淋巴滤泡片状增生扁平。舌淡，苔薄。

处方及煎服法：黄芪12g，白术8g，党参10g，浙贝母10g，炙甘草6g，神曲10g，当归6g，陈皮6g，升麻6g，威灵仙6g，麦冬10g，川芎5g。7剂，服法如前。

2005年9月13日六诊：每次服药后与睡前身体发热感，余无不适。鼻甲增大，不可直视鼻咽部，咽部无充血。舌淡红，舌有红点少许，脉细缓。

处方及煎服法：黄芪12g，白术8g，党参10g，浙贝母10g，炙甘草6g，当归6g，陈皮6g，升麻6g，威灵仙6g，麦冬10g，知母6g，黄芩8g，锁阳6g。14剂，服法如前。

2005年9月27日七诊：目前无不适。扁桃体不大无明显充血，少许淋巴滤泡增生无明显充血，下鼻甲大小有明显恢复，鼻腔略宽大。舌淡红。

处方及煎服法：不再服药，仍以前方滴鼻药再续用1个月巩固疗效。

2006年2月7日八诊：以往常畏寒，服上药后不畏寒。1月20日复发急性扁桃体炎，现基本恢复。目前鼻咽部稍有痰，鼻腔有干燥感。鼻腔无宽大，鼻甲大小正常，色红稍干，无分泌物。舌淡红，苔薄，脉沉细缓。

处方及煎服法：黄芪10g，党参10g，白术8g，炙甘草6g，桔梗6g，浙贝母10g，荆芥6g，僵蚕10g，陈皮6g，金银花10g，玄参8g。7剂，服法如前。

按：本案乳蛾、鼻槁并见，主诉以乳蛾为主，鼻槁原因不明，两病同治。全程以补中益气汤为主益气健脾，佐养阴润燥以化鼻槁，化痰利咽以消乳蛾。鼻槁疗效甚佳。

医案2

曾某，女，25岁。湖南省长沙市人。2006年2月7日初诊。

鼻内有臭气、流脓涕6年，嗅觉消失，自觉鼻干燥，容易鼻衄，常头痛。鼻腔宽大干燥，可直视鼻咽部，鼻甲小，鼻道内黄绿分泌物堆积，咽部正常。舌淡红，舌有瘀点，脉沉细缓。

证属气虚邪滞。

诊断：慢性鼻窦炎，萎缩性鼻炎。

方以补中益气汤加减。

处方及煎服法：黄芪30g，当归尾10g，川芎8g，白术10g，陈皮6g，党参12g，炙甘草6g，玄参12g，麦冬15g，百合12g，丹参20g，金银花15g，土茯苓20g。14剂，每日1剂，水煎服，分2次服。局部用丹芍滴鼻油1周（1日3次）。

2006年8月15日二诊：诊后头痛消失，诸症好转停药。近来鼻症复见，自觉鼻内干燥并臭气明显，涕稠浊。鼻腔检查与舌脉同前。

处方及煎服法：黄芪30g，当归尾10g，川芎8g，白术10g，陈皮6g，党参12g，炙甘草6g，玄参12g，麦冬15g，百合12g，丹参20g，金银花15g，土茯苓20g。14剂，服法如前。鼻腔取代疗法1次，局部用丹芍滴鼻油1周（1日3次）。

2007年1月30日三诊：药后诸症好转，未坚持服药。近来脓涕多，眉额头痛，高声讲话时加重，晨起干哕，食凉物腹中不适，寐差。鼻腔宽大，鼻腔内有大量脓性分泌物。舌淡暗有瘀点，脉弦细缓。

处方及煎服法：黄芪30g，当归尾10g，川芎8g，白术10g，陈皮6g，党参12g，炙甘草6g，玄参12g，麦冬15g，百合12g，丹参20g，金银花15g，土茯苓20g，法半夏10g。14剂，服法如前。

2007年3月24日四诊：好转，近来身体状态也好转，体重增加。鼻内臭气减少，脓涕仍多，大便调，既往月经周期50天左右，目前30天，3天干净。舌淡红有少许红点，脉弦缓。

黄芪30g，当归尾10g，川芎8g，白术10g，陈皮6g，党参12g，炙甘草6g，玄参12g，麦冬15g，百合12g，丹参20g，金银化15g，土茯苓20g，法半夏10g，14，服法如前。局部用药如前。

按：本案多因鼻渊所致鼻槁，治以益气扶正，解毒排脓，药证相符，故而取得一定效果。

医案3

方某，女，28岁。湖南省长沙市人。2006年11月7日初诊。

鼻塞出脓涕10余年，嗅觉失灵，常鼻内结痂，头痛头昏沉重，疲劳，常感冒，经常性面部潮红。额窦及上颌窦处轻度压痛，双鼻腔宽大，各有少量干痂附着。舌淡，苔薄，脉沉弦细缓。

诊断：慢性鼻窦炎，萎缩性鼻炎。

证属正气不足，邪毒久滞。

治以益气升清，祛邪通窍。

处方及煎服法：黄芪 15g，党参 12g，白术 10g，茯苓 12g，甘草 6g，桔梗 10g，皂角刺 10g，白芷 10g，苍耳子 10g，玄参 15g，麦冬 20g，金银花 15g，龙胆 10g。7 剂，每日 1 剂，水煎服，分 2 次服。局部用丹芍滴鼻油 1 周（1 日 3 次），建议坚持使用。

2006 年 11 月 14 日二诊：明显好转。稍头痛，头昏消失，疲劳轻，嗅觉失灵，头重减，面部潮红现象近日消失。鼻腔宽大，有少量黄色干痂，下鼻甲小，黏膜干燥。舌淡红，苔薄，脉沉弦细缓。

处方及煎服法：黄芪 15g，党参 12g，白术 10g，茯苓 12g，甘草 6g，桔梗 10g，皂角刺 10g，白芷 10g，苍耳子 10g，玄参 15g，麦冬 20g，金银花 15g，龙胆 10g。7 剂，服法如前。

2006 年 11 月 21 日三诊：诸症好转，吹风后或喷嚏。鼻腔宽大，脓性分泌物潴留，鼻甲色淡。舌淡红，少苔，脉弦细缓。

处方及煎服法：黄芪 15g，沙参 10g，白术 10g，赤芍 12g，甘草 6g，桔梗 10g，皂角刺 10g，白芷 10g，苍耳子 10g，玄参 15g，麦冬 20g，金银花 15g，穿山甲 5g，土茯苓 20g。7 剂，服法如前。

2006 年 11 月 28 日三诊：喷嚏未作，鼻分泌物少，头痛少，余可。鼻腔较宽大，湿润无分泌物。舌脉同前。

处方及煎服法：黄芪 15g，沙参 10g，白术 10g，赤芍 12g，甘草 6g，桔梗 10g，当归尾 10g，白芷 10g，苍耳子 10g，玄参 15g，麦冬 20g，金银花 15g，穿山甲 5g，土茯苓 20g。14 剂，服法如前。

2006 年 12 月 12 日四诊：近 3 天感冒，头痛重，脓涕增多，口干，咽痛，声音微嘶。咽部稍充血，有淋巴滤泡增生，鼻甲稍充血，左鼻腔内有脓性分泌物附着。

处方及煎服法：荆芥 10g，防风 10g，僵蚕 10g，连翘 10g，薄荷 6g，射干 10g，玄参 15g，金银花 20g，蒲公英 15g，当归尾 10g，路路通 10g。5 剂，服法如前。

2006 年 12 月 26 日五诊：鼻内干燥涕浊，无嗅觉或头痛。双鼻腔有少量脓痂，鼻腔宽大干燥。舌淡红，苔薄，脉弦细缓。

处方及煎服法：黄芪 15g，党参 12g，白术 10g，茯苓 12g，甘草 6g，桔梗 10g，皂角刺 10g，白芷 10g，苍耳子 10g，玄参 15g，麦冬 20g，金银花 15g，沙参

15g。14 剂，服法如前。

2007 年 2 月 13 日六诊：吹风后鼻内不适或头顶痛，近 10 天喷嚏频作，眉心痛，鼻内干燥，咽稍痛。鼻腔干净、下鼻甲小、鼻腔宽大较前改善。舌淡红，苔薄，脉弦细缓。

处方及煎服法：黄芪 15g，党参 12g，白术 10g，茯苓 12g，甘草 6g，桔梗 10g，穿山甲 5g，玄参 15g，麦冬 20g，金银花 15g，蝉蜕 6g，沙参 15g，白芷 10g。14 剂，服法如前。含服铁笛丸 2 周（1 日 2 次）。

2007 年 5 月 8 日七诊：仍鼻内干燥或有脓涕。鼻甲小，有少许干痂。舌淡红，苔薄微黄，脉弦细缓。

处方及煎服法：黄芪 15g，党参 12g，白术 10g，茯苓 12g，甘草 6g，桔梗 10g，皂角刺 10g，白芷 10g，苍耳子 10g，玄参 15g，麦冬 20g，金银花 15g，沙参 15g。20 剂，服法如前。

按：本案从正虚邪滞辨识，治以扶正祛邪，化浊除涕通窍，每次服药有效，症状明显改善即停，但患者未能坚持用药。

第九节　嗅觉障碍

嗅觉障碍是指鼻的嗅觉功能不同程度的减退或消失，在临床上可分三类。

1. 呼吸性嗅觉障碍：包括阻塞性呼吸性嗅觉障碍与开放性呼吸性嗅觉障碍。前者见于各种鼻腔堵塞性病变，如急慢性鼻炎、鼻窦炎、鼻息肉、鼻中隔偏曲、鼻腔异物、鼻腔肿块等，主要由于鼻腔窒塞，空气中含有气味的微粒难以或不能到达嗅觉区所致，主要表现为鼻塞时嗅觉功能障碍，鼻腔通畅后，嗅觉功能可完全恢复正常。后者见于气管切开、腭裂等患者，主要由于呼吸气流绕过或不经过鼻腔嗅觉区所致，在解除开放性呼吸后，嗅觉功能得以恢复。

2. 感受性嗅觉障碍：包括末梢神经感受性嗅觉障碍与中枢神经感受性嗅觉障碍。前者是由于嗅觉黏膜、嗅神经及其末梢的病变引起的嗅觉功能障碍，常见者如萎缩性鼻炎、病毒感染（多见于病毒性感冒后）、化学损伤（如腐蚀药、表面麻醉剂、甲醛、吸烟等）、中毒性神经炎、鼻顶部外伤、肿瘤及老年性退变等；后者属于中枢神经病变所致，多见于颅脑损伤、基底脑膜炎、脑炎、额叶脓肿与肿瘤、垂体肿瘤、脑血管疾病等患者。二者均表现为无鼻腔阻塞性病变，嗅觉障碍，鼻腔检查正常；二者的区别在于，末梢神经感受性嗅觉障碍具有嗅觉同一反应（对任何具有刺激性的气味，均有同样的刺激感，但不能分辨为何物），中枢神经感受性嗅觉障碍则无嗅觉同一反应。

3.混合性嗅觉障碍：主要见于阻塞性呼吸性嗅觉障碍与末梢神经感受性嗅觉障碍同时存在的病变，往往是由于鼻腔长期慢性炎症的存在并伴有嗅觉区黏膜受损（慢性炎症引起嗅觉区黏膜长期水肿，以致黏膜变性、功能受损）。混合性嗅觉障碍主要表现为有鼻塞症状时，嗅觉功能显著减退或丧失，解除鼻塞病变后，嗅觉功能有好转，但仍然存在一定程度的嗅觉减退。

中医学称嗅觉障碍为"不闻香臭"或"鼻聋"，其病机与脏腑郁热、肺脾气虚、心血不足有关。

一、辨证论治

1.脏腑郁热

多因肺胃蕴热，邪毒久滞，脉络痹阻，鼻窍失利所致。症状可见嗅觉减退或丧失，常伴鼻塞，口微干，大便结，小便黄。检查见鼻黏膜暗红。舌质红，舌体胖，苔微黄，脉弦缓有力。

治宜清脏腑热，活血通窍。常用加味升麻葛根汤加减。常用药物及剂量：升麻 6g，葛根 12g，赤芍 10g，甘草 6g，黄芩 10g，桑白皮 10g，地骨皮 10g，生地黄 15g，麦冬 15g，木通 6g，路路通 10g，辛夷 10g，郁金 10g。

2.肺脾气虚

脾肺气虚，清阳不升，浊阴上干，邪毒久滞，脉络痹阻，功能失司。症状可见嗅觉减退或丧失，常伴鼻塞不利，倦怠乏力，纳差。检查见面色不华，鼻黏膜色淡。舌质淡，舌体胖，苔薄白，脉细缓。

治宜补中益气，升清降浊。常用补中益气汤加减。常用药物及剂量：黄芪 20g，党参 10g，白术 10g，炙甘草 6g，陈皮 6g，当归 10g，升麻 6g，柴胡 6g，辛夷 10g，石菖蒲 6g。

3.心脾两亏

心主嗅、主血脉，脾为气血生化之源。心脾两虚，气血不足，鼻窍失养，脉络痹阻，功能失司。症状可见嗅觉减退或丧失，倦怠乏力，多梦。检查见面色不华，鼻腔或正常。舌淡或有瘀点，脉细涩。

治宜补益心脾，通利鼻窍。常用归脾汤加减。常用药物及剂量：黄芪 15g，当归 10g，川芎 6g，党参 10g，白术 10g，茯苓 10g，炙甘草 6g，远志 6g，木香 6g，石菖蒲 6g，丹参 20g，三七粉 5g，乌梢蛇 10g。

二、其他治疗

1. 混合性嗅觉障碍伴有慢性鼻病时，可酌情内服醋酸泼尼松片常规剂量 5 ~ 10 日，超过 5 日时，减量停服。

2. 末梢神经感受性嗅觉障碍，可酌情配合应用维生素 B_1、维生素 B_{12}、血管扩张剂等药物，不少于 1 个月。

三、临证心语

呼吸性嗅觉障碍只是一种暂时性嗅觉功能障碍，中枢神经感受性嗅觉障碍当以治疗原发性疾病为主，均不需针对嗅觉障碍进行特别治疗。中医药治疗主要是针对末梢神经感受性嗅觉障碍与混合性嗅觉障碍。临床上，中医药对混合性嗅觉障碍有可能取得较好效果，对末梢神经感受性嗅觉障碍如果经过连续 3 个月以上的治疗无效果时，可考虑中止治疗。无论是末梢神经感受性嗅觉障碍或混合性嗅觉障碍，均存在嗅觉神经、嗅觉末梢神经或嗅觉上皮受损的情况，在辨证论治的基础上，宜注意使用活血通络之法，常用当归、川芎、丹参、三七粉、桃仁、红花、丝瓜络、路路通、威灵仙、乌梢蛇、穿山甲等药物。

四、医案

医案1

陈某，男，23 岁。农民。1986 年 3 月 12 日初诊。

经常性鼻塞 2 年余，嗅觉减退 10 个月，香臭难辨，鼻息通畅时亦然。现鼻塞轻微，时有少许黏黄浊涕，纳食时好时差，二便尚调，余可。鼻腔黏膜暗红，下鼻甲稍大，收缩反应好，引流鼻道无脓性分泌物。收缩鼻黏膜 5 分钟后，闻不出香水气味，闻酒精仅有刺激感。舌红略胖，苔白黄微腻，脉弦滑略数。

诊断：慢性鼻炎，嗅觉障碍。

治以清肺热活血通窍。方以加味升麻葛根汤加减。

处方及煎服法：桑白皮 20g，黄芩 10g，地骨皮 10g，赤芍 10g，茯苓 10g，白芷 10g，路路通 10g，葛根 15g，升麻 6g，石菖蒲 6g，半夏 6g，陈皮 6g，甘草 6g。5 剂，水煎，每日 1 剂，分 2 次服。

1986 年 4 月 8 日二诊：鼻腔通畅，香水、菜香、油气、臭气都能闻到，食欲转佳。

处方及煎服法：原方 5 剂。

随访：1987 年 4 月回信谓嗅觉完全恢复，鼻腔通畅。

按：本案有鼻窒之病，多属混合性嗅觉障碍。以舌脉辨从郁热论治。

医案2

张某，女，45 岁。1986 年 12 月 12 日初诊。

鼻腔、咽部有干燥感多年，嗅觉完全丧失 10 余年。食纳一般，二便调，余可。双侧鼻腔稍宽大，下鼻甲轻度萎缩，鼻黏膜干燥，左中鼻道及左总鼻道有少许黄痂无臭气，咽部黏膜干燥少津、无明显萎缩。舌淡红，苔薄，脉细缓。

诊断：萎缩性鼻炎、慢性干燥性咽炎，嗅觉障碍。

治以补中益气，升清润燥。

处方及煎服法：黄芪 20g，葛根 20g，当归 10g，白术 10g，玄参 10g，麦冬 10g，桔梗 10g，黄芩 10g，升麻 6g，陈皮 6g，炙甘草 6g。5 剂，水煎，分 2 次服。鼻腔用复方薄荷油 1 周（1 日 3 次），口服维生素 AD 滴剂 2 周（1 日 1 次）。

1986 年 12 月 18 日二诊：鼻、咽干燥感明显好转，嗅觉无改善。

处方及煎服法：原方 15 剂，服法如前。局部用药如前。

1987 年 1 月 17 日三诊：鼻、咽干燥感消失，嗅觉有恢复，对酒精、大蒜气味、花露水等浓郁的气味可辨知。鼻腔无痂皮，鼻甲仍呈萎缩状。舌脉如前。

处方及煎服法：原方加丹参 15g，姜黄 10g，服药 20 剂。

随访：食物的香味多可闻到，嗅觉恢复基本满意。

按：本案属鼻槁不闻香臭。脉症合参当属气阴不足，邪毒久滞。治以当归、黄芪、白术、甘草益气养血，玄参、麦冬清热育阴，葛根、黄芩、升麻清肺与阳明以祛邪化毒，桔梗引药上行，陈皮理气健脾。三诊加丹参、姜黄，以应久病多瘀之机。

医案3

贾某，女，59 岁。1987 年 4 月 28 日初诊。

自诉 1976 年 8 月感冒引起鼻窦炎后，嗅觉丧失至今。数月前鼻窦炎症状加重，曾服补中益气汤合苍耳子散之类方药 20 余剂，鼻已通畅，无脓涕，但嗅觉未恢复。现对花露水、汽油、煤气、酒精、麻油、菜香、腐臭等各种气味均嗅不出，偶有可闻到生大蒜气味。现无鼻塞与涕，面色萎黄不华，倦怠乏力，食欲素差，手足心热，咽喉及鼻腔干燥，眼睛干涩，时心烦，难入眠，晨起口苦，二便调。嗜吸烟。双侧鼻腔黏膜色淡微暗，下鼻甲略大欠润，各鼻道无分泌物，1 个月前 X 线检查有右侧上颌窦炎及额窦炎。舌淡微暗滞，苔微白黄，脉细缓。

诊断：慢性鼻窦炎，嗅觉障碍。

治以益气健脾，养心通窍。

处方及煎服法：黄芪 10g，党参 10g，白术 10g，当归 10g，枸杞子 10g，麦冬 10g，酸枣仁 10g，穿山甲 10g，薏苡仁 15g，陈皮 6g，炙远志 6g，石菖蒲 6g，炙甘草 6g。7 剂，水煎，分 2 次服。嘱戒烟。

1987 年 6 月 20 日二诊：诉服药第 4 剂见效，服完 7 剂嗅觉恢复满意，未再服药。因治他疾复诊。

处方及煎服法：原方 7 剂。

1987 年 8 月 2 日三诊：因未戒烟，近来支气管炎发作后，致嗅觉又完全丧失如前，目前气管炎基本控制，希望治疗嗅觉障碍。舌脉如前。

处方及煎服法：原方再服 14 剂，戒烟。

随访：嗅觉恢复甚感满意。

按：本案多属末梢神经感受性嗅觉障碍。脉症合参，从心脾两亏，气血瘀滞论治。治以归脾汤加减。方中当归、黄芪、党参、白术、甘草益气养血，枸杞子、麦冬益肝养阴，薏苡仁、陈皮健脾，酸枣仁、远志安神，穿山甲、石菖蒲活血通窍。

医案4

张某，男，34 岁。2007 年 2 月 13 日初诊。

慢性鼻窦炎多年，常有鼻塞浊涕，近半年嗅觉渐减。3 天前感冒，嗅觉完全消失，鼻塞浊涕。鼻甲肿大，鼻道内干净。舌紫暗，苔薄微腻，脉弦缓。

诊断：嗅觉障碍。

治以活血化瘀，通利鼻窍。

处方及煎服法：当归 10g，赤芍 10g，桃仁 10g，红花 6g，穿山甲 6g，石菖蒲 10g，桔梗 10g，甘草 6g，白芷 10g，苍耳子 10g，辛夷 10g，藿香 10g，黄芩 10g。10 剂，每日 1 剂，水煎，分 2 次服。局部用盐酸赛洛唑啉滴鼻液 1 周（1 日 2 次）、鱼腥草滴眼液 1 周（1 日 3 次）。

2007 年 7 月 10 日二诊：诊后嗅觉有所恢复遂停药。日前鼻内干燥而痒，嗅觉差，无鼻塞。鼻腔通畅，前部稍干燥。舌淡红稍暗滞，苔白黄，脉弦缓。

治以前法，佐清热。

处方及煎服法：当归 10g，赤芍 10g，生地黄 15g，川芎 6g，桃仁 10g，红花 6g，穿山甲 6g，桔梗 10g，甘草 6g，白芷 10g，升麻 6g，黄芩 10g，葛根 15g，桑白皮 15g。10 剂，服法如前。

按：本案多属鼻渊所致混合性嗅觉障碍，两病同治，以活血化瘀、通利鼻窍。

医案5

李某，女，53 岁。安徽滁州市人。2012 年 2 月 3 日初诊。

2 周前感冒 4 天，后出现吃饭无味觉，嗅觉同时消失，两天后味觉恢复但嗅觉无恢复。目前鼻通畅，头晕乏力，傍晚时手脚汗多发凉，自觉面色苍白发黄，失眠，食欲差，大便不成形。舌淡红，苔薄微腻，脉缓弱。

诊断：嗅觉障碍。

处方及煎服法：党参 15g，炒白术 15g，茯苓 15g，甘草 6g，黄芪 30g，当归 10g，陈皮 6g，法半夏 10g，石菖蒲 10g，白豆蔻 10g，桔梗 10g，郁金 10g，天麻 10g，山药 15g，远志 15g。5 剂，水煎，每日 1 剂，分 2 次服。

2012 年 3 月 5 日二诊：上方连续自服 35 剂，目前精神状态好，精力较好，饮食好，睡眠稍差，大便仍偏稀，嗅觉无。舌淡红，苔薄，脉缓弱。

处方及煎服法：党参 15g，炒白术 15g，茯苓 15g，炙甘草 6g，黄芪 15g，薏苡仁 15g，当归 10g，石菖蒲 10g，桔梗 10g，郁金 10g，川芎 12g，远志 15g，酸枣仁 15g，丝瓜络 15g，威灵仙 12g，木香 6g，全蝎 3g。15 剂，服法如前。

2012 年 3 月 28 日三诊：睡眠改善，大便成形，7 天前感冒，昨天开始嗅觉有恢复，可闻到气味，但不能辨别是何种气味。

处方及煎服法：原方 10 剂。

2012 年 5 月 2 日四诊：目前能闻到气味，辨别气味还有问题。其他正常。

处方及煎服法：黄芪 10g，当归 10g，川芎 10g，石菖蒲 6g，远志 10g，白术 10g，茯苓 10g，甘草 6g，桔梗 10g，丹参 15g。40 剂，服法如前。

随访：嗅觉恢复正常。

按： 本案多属末梢神经感受性嗅觉障碍。脉症合参，从心脾不足、血瘀络痹辨识。治以归脾汤加减补益心脾，佐活血通络。三诊后以益气养血，活血通窍为治。

医案6

唐某，男，40 岁。2013 年 3 月 30 日初诊。

交替性鼻塞 20 余年，感冒后常有黄浊涕，嗅觉基本消失多年，偶有可闻到气味。现鼻塞，有少许黄浊涕，嗅觉基本消失，餐后胃胀、时嗳气，大便时溏。鼻甲稍大，鼻腔尚干净。舌略偏红有瘀点，舌中心有裂纹，苔薄，脉弦缓。

诊断：慢性鼻窦炎，嗅觉障碍。

证属脾胃不足，气虚邪滞，血瘀络痹。

治以益气活血，健脾理气，佐利鼻窍。

处方及煎服法：黄芪 20g，当归 10g，川芎 10g，赤芍 10g，桃仁 10g，红花 10g，地龙 10g，党参 10g，白术 10g，茯苓 10g，甘草 6g，白豆蔻 6g，木香 5g，砂仁 6g，桔梗 10g，白芷 10g。14 剂，每日 1 剂，水煎，分 2 次服。

2013 年 4 月 13 日二诊：鼻通畅，黄涕消失，嗅觉似有改善，仍餐后胃胀、时嗳气，大便时溏。鼻腔通畅。舌淡红偏暗，舌体胖，舌有齿痕，脉沉缓。

治以前法。

处方及煎服法：黄芪 20g，当归 10g，川芎 10g，赤芍 10g，桃仁 10g，红花 10g，地龙 10g，党参 10g，白术 10g，茯苓 10g，甘草 6g，白豆蔻 6g，木香 5g，砂仁 6g，旋覆花 10g，桔梗 10g，白芷 10g。14 剂，服法如前。

2013 年 5 月 25 日三诊：仍有鼻塞，偶有可闻到香味，胃胀、时嗳气好转。舌略偏红，苔薄少，脉沉缓。

治以前法。

处方及煎服法：黄芪 20g，当归 10g，川芎 10g，赤芍 10g，丹参 15g，三七粉 6g（冲服），地龙 10g，党参 10g，白术 10g，茯苓 10g，甘草 6g，白豆蔻 6g，木香 5g，砂仁 6g，桔梗 10g，白芷 10g。14 剂，服法如前。

2013 年 6 月 29 日四诊：鼻塞不显，嗅觉有恢复，胃部常凉，晨起常腹泻，大便溏、日行 3 次。舌淡红，舌有齿痕，苔薄，脉沉缓。

处方及煎服法：黄芪 20g，当归 10g，川芎 10g，赤芍 15g，丹参 15g，三七粉 6g（冲服），地龙 10g，党参 10g，炒白术 15g，茯苓 15g，甘草 6g，白芷 10g，白豆蔻 10g，补骨脂 10g，锁阳 10g，吴茱萸 6g。14 剂，服法如前。

2013 年 7 月 20 日五诊：晚上鼻塞，可闻气味，胃凉、受凉则不适，大便溏、日 2 行。舌略暗红，苔薄，脉沉缓。

处方及煎服法：黄芪 20g，当归 10g，川芎 10g，赤芍 15g，丹参 15g，三七粉 6g（冲服），地龙 10g，乌梢蛇 10g，党参 10g，炒白术 15g，茯苓 15g，甘草 6g，白芷 10g，吴茱萸 6g，丁香 3g。14 剂，服法如前。

随访：嗅觉恢复。

按：本案多属鼻渊所致混合性嗅觉障碍。餐后胃胀、嗳气、大便溏属脾虚气滞，鼻塞、有浊涕、嗅觉无闻、舌见瘀点为邪壅鼻窍、窍络痹阻。全程治以当归、黄芪、川芎、赤芍、桃仁、红花、地龙、乌梢蛇之类益气活血通络，丹参、白术、茯苓、甘草、白豆蔻、木香、砂仁之类益气健脾理胃，佐桔梗升提化痰，白芷通窍化浊，四、五诊用补骨脂、锁阳、吴茱萸、丁香之类意在温阳祛寒止泻。

医案7

王某，女，50 岁。河北省人。2015 年 10 月 29 日初诊。

因感冒后嗅觉障碍 1 年半，久治无效特来求治。平素无明显鼻塞，鼻内干燥，每日 1～2 次潮热感，有甲状腺功能减退病史。鼻腔干净，鼻甲稍大。舌淡红，苔薄，脉沉细。

诊断：嗅觉障碍。

处方及煎服法：黄芪 10g，当归 10g，赤芍 10g，生地黄 10g，川芎 6g，桃仁 10g，红花 10g，白术 10g，茯苓 10g，麦冬 10g，白芷 6g，升麻 10g，威灵仙 10g，丝瓜络 10g，络石藤 10g。30 剂，每日 1 剂，分 2 次冲服（颗粒剂）。

2016 年 3 月 1 日二诊：服上方后嗅觉明显改善而停药。近因感冒后嗅觉又减退。目前无鼻塞，鼻内有干燥感，易疲劳，睡眠难入，仍有潮热感，畏寒。鼻甲不大，鼻内干净，咽部正常。脉沉缓无力，舌淡红，苔薄。

处方及煎服法：黄芪 10g，当归 10g，赤芍 10g，生地黄 10g，丹参 10g，三七粉 10g（冲服），桃仁 10g，红花 10g，麦冬 10g，地骨皮 10g，白术 10g，茯苓 10g，升麻 10g，知母 10g，络石藤 10g，威灵仙 10g。30 剂，服法如前。

随访：嗅觉恢复满意。

按：本病多属末梢神经感受性嗅觉障碍。治以益气养阴，活血通络，方以补阳还五汤加减。二诊时佐清郁热。

医案8

罗某，女，33 岁。辽宁省大庆市人。2016 年 6 月 16 日初诊。

嗅觉障碍数年，久治未效，特来求治，伴鼻内干燥，常有浊涕、额头痛。鼻腔宽大，少津，咽部慢性充血。舌淡红，脉细缓。

诊断：慢性鼻窦炎，萎缩性鼻炎，嗅觉障碍。

处方及煎服法：黄芪 10g，当归 10g，皂角刺 10g，野菊花 10g，紫花地丁 10g，黄芩 10g，丹参 10g，三七粉 10g（冲服），白芷 6g，辛夷 6g，桔梗 10g，甘草 6g，路路通 10g，麦冬 10g。30 剂，每日 1 剂，分 2 次冲服（颗粒剂）。

2016 年 8 月 1 日二诊：鼻干燥减轻，浊涕减，偶有头痛，嗅觉有改善。鼻腔仍宽大。舌淡红，苔薄，脉细缓。

处方及煎服法：黄芪 10g，当归 10g，皂角刺 10g，鱼腥草 10g，蒲公英 10g，白术 10g，黄芩 10g，丹参 10g，三七粉 10g（冲服），白芷 6g，羌活 10g，辛夷 6g，桔梗 10g，甘草 6g，路路通 10g。30 剂，服法如前，口服甲钴胺片 1 月（1 日 3 次）。

按：本案多属鼻渊所致鼻槁并发嗅觉障碍。脉症合参当属气血不足，邪毒久滞，血瘀络痹。首诊以当归、黄芪、麦冬益气养血滋阴，皂角刺、野菊花、紫花地丁、黄芩、甘草、桔梗解毒排脓，丹参、三七粉、白芷、辛夷、路路通活血通窍。二诊加白术去麦冬，佐羌活祛风止痛。

医案9

蒋某，男，40岁。湖南省新宁县人。2016年12月13日初诊。

常晨起鼻塞，擤涕黏白，头胀痛，嗅觉差，咽有异物感，寐差，近两日并咽痛晨起咳嗽。鼻甲肿大，咽充血明显，扁桃体Ⅱ度肿大。舌淡红，苔薄，脉沉细缓。

诊断：上呼吸道咳嗽，鼻窦炎，慢性咽-扁桃体炎，嗅觉障碍。

处方及煎服法：黄芩10g，桔梗10g，甘草6g，柴胡6g，玄参10g，浙贝母10g，射干10g，法半夏10g，白术10g，薄荷6g，茯苓10g，知母10g，枇杷叶10g，桑叶10g，白前10g，首乌藤15g，远志6g。10剂，每日1剂，分2次服，局部用口洁喷雾剂1周（1日3次）、盐酸赛洛唑啉滴鼻液1周（1日2次），口服香菊胶囊1周（1日2次）。

2016年12月22日二诊：咳嗽止，晨起涕白浊无鼻塞，清嗓，咽有异物感，嗅觉仍差，头痛减。鼻腔通畅，咽部慢性充血，扁桃体Ⅱ度肿大。舌淡红，苔薄，脉略数。

处方及煎服法：黄芪10g，当归10g，白芷6g，辛夷6g，皂角刺10g，野菊花10g，紫花地丁10g，威灵仙10g，路路通10g，大青叶10g，贯众10g，桔梗10g，甘草6g，苍耳子9g，鸡血藤15g。21剂，服法如前。口服鼻渊软胶囊1周（1日3次）。

2017年1月17日三诊：无鼻塞，晨起少许清涕，喷嚏偶作，嗅觉改善，咽部干痒。鼻腔通畅，咽部慢性充血，扁桃体Ⅱ度肿大。舌淡红，苔薄脉细。

处方及煎服法：黄芪10g，当归10g，白芷6g，辛夷6g，白术10g，防风10g，紫花地丁10g，威灵仙10g，路路通10g，荆芥10g，桔梗10g，甘草6g。21剂，服法如前。局部用口洁喷雾剂1周（1日3次），口服香菊胶囊1周（1日2次）。

随访：6月13日求治喉痹，嗅觉已恢复正常。

按：本案多属鼻渊所致混合性嗅觉障碍，伴有乳蛾、睡眠障碍，但患者新病咳嗽。此例患者自远道求医，并非求治咳嗽而来，但首诊必当先治新病咳嗽为主，故先以枇杷叶、桑叶、白前、薄荷、甘草、桔梗宣肺止咳，玄参、浙贝母、射干、半夏、白术、茯苓化痰散结，柴胡、黄芩、知母清郁热，首乌藤、远志安神。二诊好转，治鼻渊为主，方中当归、黄芪扶正，皂角刺、甘草、桔梗、野菊花、紫花地丁、大青叶、贯众、白芷、辛夷、苍耳子解毒祛邪，通利鼻窍；鸡血藤、威灵仙、路路通通经活络。三诊鼻渊好转，但有鼻鼽之症，咽痒不利，药随机转，治以玉屏风散加当归以助扶正，白芷、辛夷、紫花地丁解毒通窍，威灵仙、路路通通利经络，荆芥、桔梗、甘草利咽。

医案10

姚某，男，32岁。2016年4月18日初诊。

感冒后嗅觉减退2个月，全天交替性鼻塞，晨起有少许清涕伴微咳无痰，咽痒阵发，遇凉明显。鼻甲不大，鼻腔干净，扁桃体Ⅱ度肿大。舌嫩红，苔薄，脉沉略数。

诊断：嗅觉障碍，慢性鼻炎，慢性咽炎，咳嗽。

处方及煎服法：

①白芷6g，黄芪10g，当归10g，黄芩10g，知母10g，升麻10g，路路通10g，玄参10g，威灵仙10g，络石藤10g，丹参10g，红花10g，川芎6g，辛夷5g，白术10g，茯苓10g。21剂，每日1剂，分2次冲服。口服甲钴胺片2周（1日3次）、灵芝胶囊1周（1日3次）。

②枇杷叶10g，款冬花10g，百部10g，白前10g，荆芥10g，薄荷6g，紫菀10g，陈皮6g，浙贝母10g。同时服此方7剂以治疗咳嗽。

随访：2017年5月20日因感冒求治谓嗅觉已恢复正常。

按：本案多为混合性嗅觉障碍，伴鼻室、喉痹、咳嗽，诸病同治。首诊以当归、黄芪、升麻、知母、白术、茯苓益气升清，助以川芎、丹参、红花、路路通、威灵仙、络石藤活血通络，白芷、辛夷通鼻，黄芩助知母平调寒热，玄参利咽，并予疏风宣肺止咳之剂同服以治咳。

医案11

邹某，男，36岁。2019年7月27日初诊。

慢性鼻炎数年，嗅觉正常，半月前感冒已愈，目前鼻通畅，稍有涕后流，嗅觉完全消失，易疲劳。鼻内通畅干净，鼻黏膜稍偏红。舌淡红，苔薄，脉弦缓。

诊断：嗅觉障碍。

治以益气活血通络。

处方及煎服法：黄芪10g，当归10g，升麻10g，知母10g，川芎6g，白芷6g，辛夷6g，桔梗10g，甘草6g，板蓝根10g，石菖蒲10g，丹参10g，郁金10g，威灵仙10g，丝瓜络10g，路路通10g。21剂，每日1剂，分2次，开水冲服（颗粒剂）。口服甲钴胺片3周（1日3次）、麝香抗栓胶囊3周（1日3次）。

上方于2019年8月20日、10月14日两次复诊续服42剂，口服香菊胶囊6周（1日2次）、复方地龙片6周（1日3次）。

随访：至2020年1月4日续治咽喉病，谓嗅觉完全恢复正常。

按：本案或因病毒感冒所致嗅觉障碍。从气虚络痹辨识。治以益气活血通络。方拟当归、黄芪、升麻、知母益气升清，川芎、白芷、石菖蒲、辛夷通利鼻窍，丹参、郁金、威灵仙、丝瓜络、路路通活血通络，桔梗引药上行，板蓝根解毒祛邪抗病毒，甘草调和诸药。

第十节 鼻出血

鼻出血是多种疾病的常见症状之一，其原因可分为局部因素与全身因素两类，其中局部因素多见。局部因素是指鼻部疾病所致的出血，如鼻部外伤、异物、鼻腔或鼻窦的多种急慢性炎症、鼻中隔病变、鼻腔或鼻窦肿瘤等。全身因素所致鼻出血原因复杂，凡可引起动脉压和静脉压增高、凝血机制障碍或血管张力改变的全身性疾病，如急性传染病（发热性疾病）、心血管疾病、血液病、营养障碍或维生素缺乏、肝肾等慢性疾病、风湿热、中毒、遗传性出血性毛细血管扩张症、内分泌失调等，均可诱发鼻出血。鼻出血症状多见于单侧，每次出血量或多或少，少者可表现为涕中带血。鼻出血往往突然发生，可呈偶发性或反复性。鼻出血的最常见部位为鼻中隔前下方血管丛区。对鼻出血的诊断，首先当根据伴随症状去查找并尽可能明确诱发鼻出血的原因，如行鼻腔检查以明确鼻出血的部位与鼻部病变原因或予局部止血的前提下，进一步做必要的其他检查，以明确或排除全身性病因，有利于及时、正确治疗。

中医学称本病为鼻衄。鼻衄病因病机很多，常见者如燥邪犯肺、脏腑热盛、脏腑郁热、阴虚火旺、脾失统血等，小儿常见的鼻出血在临床以气虚热郁、阴虚肺燥多见。

一、辨证论治

1.阴虚肺燥

秋令感燥，环境干燥多尘，耗伤肺阴，鼻失濡养，阳络受损为衄。多见于气温干燥之令，鼻衄量少，鼻内干燥灼热，伴咽痒、干咳痰少。检查见鼻中隔前下方黏膜干燥糜烂结痂，鼻黏膜干红少津。舌偏红、少津，脉细数。

治宜清燥润肺，凉血止衄。常用清燥救肺汤加减。常用药物及剂量：桑叶 10g，石膏 30g，火麻仁 10g，麦冬 10g，阿胶 10g，太子参 10g，甘草 6g，杏仁 10g，枇杷叶 10g，白茅根 20g，藕节炭 20g，生地黄炭 20g，墨旱莲 20g。

2.脏腑热盛

多因外感邪毒失治，热入脏腑，血热壅盛，迫血妄行。症状可见鼻衄突发，量多如注，多伴高热，口渴引饮，口臭，大便秘结，小便短赤，鼻黏膜深红而干。舌红，苔黄，脉洪数或弦滑数。

治宜清热泻火，凉血止血。可用犀角地黄汤合白虎汤加减，常用药物及剂量：石膏 30g，水牛角 30g，生地黄 20g，知母 10g，赤芍 10g，牡丹皮 10g，生大黄 5g，白茅根 30g，紫草 10g，甘草 6g。（生大黄泡服）

加减：伴烦躁易怒，口苦咽干，舌红，苔黄，脉弦数或弦滑者。多属肝胆热盛，治以清肝泻火，凉血止血。可用龙胆泻肝汤加减，常用药物及剂量：龙胆 10g，栀子 10g，黄芩 10g，泽泻 10g，木通 6g，车前草 10g，当归 10g，柴胡 6g，生地黄 20g，甘草 6g，生大黄 5g。（生大黄泡服）若伴高热，不寐，口渴引饮，舌红，脉数，多属心火炽盛。治以清心泻火，凉血止血。可用犀角地黄汤合黄连解毒汤加减，常用药物及剂量：水牛角 30g，生地黄 20g，赤芍 10g，黄连 3g，黄芩 10g，黄柏 6g，栀子 10g。

3.脏腑郁热

素体阳气偏旺，饮食不节，情志不遂，致脏腑积热，热邪上干，阳络受损，发为鼻衄。症状可见鼻衄量不多，鼻黏膜色微暗红少津，口燥咽干，喜凉饮，小便黄。舌偏红，苔微黄或黄腻，脉洪或弦滑有力。

治宜清热泻火，凉血止血。常用桑白皮饮加减。常用药物及剂量：桑白皮 10g，黄芩 10g，地骨皮 10g，赤芍 10g，牡丹皮 10g，麦冬 10g，白茅根 20g，木通 6g，甘草 6g。

加减：若鼻衄量不多，伴烦躁，口苦咽干，多属肝胆郁热，酌用龙胆泻肝汤加减。

4.阴虚火旺

病后失养，调摄失宜，素体阴亏，虚火内生，上干清窍，阳络受损，发为鼻衄。症状可见鼻衄时作时止，鼻干微痛微痒，五心烦热，腰膝酸软，口燥咽干，时欲少饮。检查见鼻黏膜干红少津或鼻中隔前下方黏膜干燥糜烂结痂。舌干红，脉细数。

治宜滋阴降火，凉血止衄。常用知柏地黄丸加减。常用药物及剂量：熟地黄 20g，山药 20g，山茱萸 10g，泽泻 10g，茯苓 10g，牡丹皮 10g，知母 10g，黄柏 6g，墨旱莲 10g，仙鹤草 20g，川牛膝 10g。

加减：伴舌少，酌加麦冬、石斛、百合、沙参之类以养肺胃之阴；大便干结，酌加决明子清热通便。

5.脾失统血

脾胃亏虚，气血生化不足，气虚不能摄血，血虚不能自固，血溢脉外，发为鼻衄。症状可见鼻衄常发、渗渗而出，少气懒言，神疲倦怠，食少便溏。检查见鼻黏膜色淡，面色不华。舌偏淡，脉弱。

治宜健脾益气，摄血止衄。常用归脾汤加减。常用药物及剂量：黄芪30g，党参10g，当归10g，白术10g，茯苓10g，甘草6g，阿胶10g，仙鹤草20g。

6.气虚热郁，阴液不足

肺脾气虚，反复感邪，热邪内蕴，阴液暗耗，鼻窍失养，阳络受损，发为鼻衄。症状可见反复鼻出血，鼻内干燥或痒，咽喉干燥，易疲劳，食欲不佳，大便或结或稀。检查见鼻内黏膜干燥，舌正常或略偏红，苔薄，脉略数无力。

治宜益气养阴，清热凉血。常用加减止衄散加减。常用药物及剂量：黄芪20g，当归10g，白术10g，茯苓10g，生地黄15g，麦冬10g，黄芩10g，桑白皮10g，地骨皮10g，白茅根20g，紫草10g。

二、外治

主要是采取局部止血措施，方法很多。但有两点值得注意：

1.反复烧灼法止血，容易引起鼻中隔穿孔，当须慎重。

2.前鼻孔堵塞法在48小时后必须取出，如果取出后仍然有出血，须再次堵塞。如果能够用中药粉末（过100目筛）直接吹入鼻孔，往往可以避免这种反复。常用药物很多，其中生大黄粉吹入效果较好。

三、经验方

1.桑白皮止衄汤（谭敬书教授经验方）

药物组成及剂量：桑白皮10g，菊花10g，黄芩10g，薄荷6g，生地黄20g，赤芍15g，牡丹皮12g，酒大黄6g，三七粉2g，仙鹤草15g。（酒大黄泡服、三七粉冲服）

功效与主治：清热凉血，化瘀止血。治疗鼻衄属肺胃郁热者，症状可见鼻内干燥灼热，口渴欲饮，大便干结，鼻衄血多或难遂止。舌红，脉数。

方解：方中桑白皮、菊花、黄芩、薄荷、酒大黄清肺胃之热；生地黄、赤芍、牡丹皮凉血止血；三七粉、仙鹤草化瘀止血。

2.桑白皮饮

药物组成及剂量：桑白皮10g，麦冬10g，白茅根15g，赤芍10g，牡丹皮10g，地骨皮10g，黄芩10g，木通6g，甘草6g。

功效与主治：清热泄肺，凉血止血。治鼻衄属热郁阴虚者，症状可见鼻内干燥作痒，鼻有灼热感或有干痂，常揉鼻，容易反复少量出血易止。舌淡红或略偏红，苔薄，脉略数。

方解：方中桑白皮、黄芩以清火源；地骨皮、赤芍、牡丹皮凉血行血，止血之妄行；白茅根凉血，乃止血要药；麦冬养阴生津，以除燥热；甘草入诸经以清火邪，木通行经导下，以利上窍。

加减：若见口干欲饮，大便偏结，舌质红，舌体胖，苔黄，脉滑数而属肺胃郁热者，酌加葛根、知母、大黄之类；兼口苦咽干，心烦易怒，舌偏红，脉弦而属肝胆郁热证者，加生地黄、牛膝、栀子、石决明、夏枯草之类；兼见鼻黏膜干红少津不润，舌红少津或有裂纹，脉细数而属阴虚燥热者，酌加生地黄、玄参、火麻仁之类。

3.加减止衄散

药物组成及剂量：黄芪10g，当归10g，白术10g，茯苓10g，生地黄10g，麦冬10g，黄芩10g，桑白皮10g，地骨皮10g，白茅根15g，紫草10g。

功效与主治：益气养阴，凉血止血。治疗鼻衄属气阴两虚者，症状可见鼻内干燥，反复少量出血，易外感，汗多，舌淡红，苔薄，脉缓或略数。

方解：黄芪、当归、白术、茯苓健脾，补益气血；生地黄、麦冬养阴润燥；黄芩、桑白皮、地骨皮清肺热；白茅根、紫草凉血止血。全方合用，共奏益气养阴，凉血止血之效。

4.大黄散

药物组成及剂量：生大黄适量。

制用法：研粉，用喷粉器吹于咽部红肿处，或吹鼻腔出血、糜烂处，或吞服1～2g/次（配入方中）。

功效与主治：泻火解毒，清热止血。局部吹药外用，主要用于咽喉红肿疼痛，鼻出血。

四、临证心语

鼻衄只是一种临床症状，病机证治繁多。鼻衄之辨，首重八纲，次辨脏腑。八纲之辨，虚实为要，实证气色盛而脉实，虚证形气不足而脉虚。脏腑之辨，以肺胃肝胆多见。

鼻衄之治，重在凉血止血，临证酌情选用，常用药物如白茅根、紫草、仙鹤草、茜草、生地黄、牡丹皮、赤芍、地骨皮、小蓟、墨旱莲等。脏腑热盛或脏腑郁热属实者，犀角地黄汤可为首选，亦可根据不同脏腑热证之辨，以清脏腑热之剂为主方，如清肺热以黄芩汤，清胃热以白虎汤或玉女煎，清肝胆热以龙胆泻肝汤，清心火以泻心汤，并酌佐引血下行、重镇潜阳、通利二便之品。气阴不足为虚，当以养阴、益气之剂为主方，亦当兼顾脏腑，养阴重在肺、胃、肝、肾，常用养阴清肺汤、玉女煎、一贯煎、知柏地黄汤加减；益气重在肺、脾，常用归脾汤、加减止衄散。

临床上严重鼻衄少见，其多与全身性因素有关，实证以脏腑热盛多见，虚证以脾失统血多见；一般鼻衄，多因鼻病因素所致，气虚、阴虚、郁热相互兼杂者并不少见，临床辨证当有法有方而不拘于法与方，灵活执法用药。

五、医案

医案1

李某，女，55 岁。湖南省常德市人。2012 年 1 月 6 日初诊。

左侧鼻腔反复出血 6 年，反复住院，每次出血 5～10mL，近半年出了 6 次。近 3 天每日出血不多易止，大便偏结、日 1 行，口渴难解，足心热，烦躁，易汗，常感冒。无高血压病史，多次血象检查正常。鼻黏膜正常，鼻中隔无明显偏曲。舌淡红，舌胖有齿痕，苔稍厚，脉沉细、寸部稍大。

处方及煎服法：黄芪 20g，当归 10g，白术 10g，茯苓 10g，甘草 6g，桑白皮 20g，地骨皮 20g，紫草 10g，栀子 10g，牛膝 10g，白茅根 30g，阿胶 12g（烊服），法半夏 10g，陈皮 6g，人参 10g，麦冬 10g，五味子 12g。14 剂，每日 1 剂，水煎，分 2 次服。

2012 年 2 月 3 日二诊：上药自服 28 剂。药后未再出血，但左鼻内时痒、有干燥紧缩感，大便偏结、日 1 行（常自服牛黄解毒丸）。仍体内发热，足心热。另外，两侧颌下部淋巴结稍大无痛。舌淡红，舌胖有齿痕，苔薄，脉沉缓寸部大。鼻中隔左前黏膜稍充血肿胀无出血。

处方及煎服法：白术 10g，茯苓 10g，甘草 6g，知母 15g，地骨皮 15g，牛膝 10g，白茅根 20g，人参 10g，麦冬 15g，法半夏 10g，浙贝母 15g，玄参 15g，陈皮 6g，牡蛎 20g，薄荷 6g，瓜蒌子 10g，僵蚕 10g。14 剂，服法如前。

按：此案鼻衄原因不明，多属脾虚肺热。脾虚运行无力则便秘，脾虚气少肺卫不固则多汗易感，脾虚湿郁则舌胖有齿痕，肺胃郁热则口渴、便秘，久热伤阴则足心发热、烦躁。方拟六君子汤加黄芪、当归、阿胶补脾化湿养血，桑白皮、地骨皮、栀子、麦冬、五味子清肺养阴除烦，牛膝、白茅根、紫草凉血止衄。二诊好转，鼻衄止他症存，改拟六君子汤益气健脾，人参代党参以防生热，知母、地骨皮清虚热，瓜蒌子通便，薄荷疏风止痒，牛膝、白茅根凉血防衄。

医案2

彭某，女，67岁。2012年1月3日初诊。

鼻出血常发3年，量不多易止，近两日又出血。鼻腔前部干燥糜烂，有出血结痂。舌淡红，脉缓略滑、寸部稍大。

处方及煎服法：白茅根30g，桑白皮20g，甘草6g，当归10g，白术10g，麦冬10g，天花粉10g，紫草10g，茯苓10g。10剂，1日1次，水煎，分2次服。

2012年1月12日二诊：未再衄，仍鼻内稍干燥。鼻前庭干燥有薄痂。舌淡红，苔薄，脉细滑。

处方及煎服法：黄芪20g，当归10g，金银花15g，桑白皮20g，桔梗10g，玄参15g，麦冬10g，甘草6g，升麻10g，葛根15g，赤芍15g，牛膝10g，白茅根30g，白术10g。14剂，服法如前。

随访：痊愈。

按：本案多属鼻燥所致鼻衄，首诊鼻部干燥多为阴虚燥邪，寸脉大者上焦有热，治以益气养阴，清热止血。方中当归、白术、茯苓、麦冬、天花粉、桑白皮、甘草益气养阴清热，白茅根、紫草凉血止血。二诊鼻内仍干燥有痂，改拟当归、黄芪、白术、麦冬、玄参益气养阴，佐升麻葛根汤加桑白皮、金银花、桔梗清热解毒祛邪，牛膝、白茅根凉血止血。

医案3

罗某，男，5岁。2014年5月16日初诊。

近来常发鼻衄，量或多或少易止。常揉鼻，有时涕清或脓，食欲差，大便先结后软、日1行。鼻前庭稍干燥无出血灶，鼻内有少许分泌物，咽部正常。舌偏淡，苔薄。

处方及煎服法：黄芪10g，当归3g，太子参10g，白术6g，茯苓6g，甘草3g，白芷6g，白茅根10g，桑白皮6g，炒麦芽6g，鸡内金6g，山药10g，麦冬6g，五味子3g。14剂，每日1剂，水煎，分2次服。

2014年6月7日二诊：未衄，有时揉鼻，回吸鼻涕，擤少许黄浊涕，睡眠偶有小鼾。食欲一般偏差，偶有腹痛，大便偏结、日1行。鼻前庭稍干燥，舌淡红。

处方及煎服法：太子参10g，白术6g，茯苓6g，甘草3g，白芷6g，黄芪10g，皂角刺3g，金银花6g，辛夷3g，炒麦芽6g，鸡内金6g，山药10g，麦冬6g，五味子3g，砂仁5g，木香3g，桔梗3g，玄参6g，浙贝母6g，僵蚕6g。14剂，服法如前。

按：本案多属鼻燥所致鼻衄，并伴鼻渊。急则治标，首诊治鼻燥、鼻衄为主。鼻腔干燥者阴液不足，舌偏淡属气虚，方中四君子汤合当归、黄芪、麦冬、五味子益气养阴润燥，桑白皮、白茅根清热凉血止血，白芷通鼻窍，炒麦芽、鸡内金、山药扶脾胃。二诊鼻衄止，续以扶正祛邪治鼻渊。

医案4

曾某，男，14岁。2014年6月26日初诊。

近期感冒后反复鼻衄量多2周，伴黄涕多，耳内胀闷或疼痛，鼻与咽喉干燥，稍口干渴欲饮，大便干结、2日1行。咽部充血不显，咽后壁有少许黏浊分泌物，鼻前庭干燥。舌略偏红，苔薄。声阻抗检查结果为右耳B型，左耳As型。

诊断：鼻窦炎，干燥性鼻炎，鼻衄，分泌性中耳炎。

处方及煎服法：葛根15g，赤芍10g，升麻6g，甘草5g，桔梗6g，白芷10g，苍耳子6g，柴胡6g，川芎5g，黄芩10g，金银花10g，皂角刺6g，桑白皮10g，白茅根15g，紫草10g，泽泻10g，石菖蒲6g，天花粉10g，炒麦芽15g，决明子10g。7剂，每日1剂，水煎，分2次服。局部用盐酸赛洛唑啉滴鼻液1周（1日2次）、复方薄荷油1周（1日3次），口服阿莫西林克拉维酸钾1周（1日2次）。

2014年7月3日二诊：未再衄，耳痛胀闷消失，无涕，大便仍偏干结。鼻内通畅干净，咽部正常。舌略偏红，苔薄，脉缓。

处方及煎服法：葛根15g，赤芍10g，升麻6g，甘草5g，桔梗6g，白芷10g，柴胡6g，川芎5g，黄芩10g，金银花10g，桑白皮10g，白茅根15g，泽泻10g，石菖蒲6g，炒麦芽15g，决明子10g，麦冬10g。14剂，服法如前。

随访：痊愈。

按：本案外感致病，热邪内盛，治以升麻葛根汤加黄芩、银花、皂角刺、桑白皮清热解毒祛邪，白芷、苍术化浊通鼻，桔梗引药上行，柴胡、川芎、泽泻、石菖蒲通耳，白茅根、紫草凉血止衄，天花粉生津止渴，决明子清热通便，麦芽开胃护脾。二诊好转衄止，随症加减。

医案5

余某，女，15岁。2005年8月2日初诊。

近1周鼻反复出血4次，无先兆，无鼻干燥感。大便调，纳一般，月经正常。鼻中隔左偏，鼻中隔左前下方有血痂。舌淡红微暗、有瘀点，脉弦细。

诊断：鼻中隔偏曲，鼻衄。

处方及煎服法：黄芪20g，当归10g，生地黄10g，赤芍15g，川芎10g，阿胶10g（烊服），丹参20g，白茅根20g，木通10g，白术10g，茯苓10g，甘草6g，陈皮10g。7剂，每日1剂，水煎，分2次服。

按：本案鼻衄可能与鼻中隔偏曲有关。脉弦细者气血不足，舌淡红微暗、有瘀点者气虚血瘀。治以四君子汤加阿胶、丹参养血活血，黄芪、白术、茯苓、甘草、陈皮益气以助活血，白茅根、木通凉血止血。

医案6

李某，女，24岁。2005年12月6日初诊。

今年常出鼻血，每月多次，以往与月经无关，此次11月20日～26日出血，与月经同时。出血不易自止，填塞鼻腔则从口出。平素与别人吵架时或疲劳后亦可致衄，性情稍躁无口苦，寐差，食欲可，常便溏。鼻腔黏膜色红，无明显出血点。舌偏淡、尖部稍红，苔微黄腻，脉虚弱。血象正常。

诊断：鼻衄。

处方及煎服法：党参15g，白术12g，茯苓12g，当归10g，远志6g，龙眼肉12g，木香10g，柴胡6g，白芍10g，黄芪15g，阿胶10g（烊服），栀子10g，牡丹皮10g。7剂，每日1剂，水煎，分2次服。局部用丹芍滴鼻油1周（1日3次）。

随访：痊愈。

按：本案鼻衄原因不明。脉症合参多属肝火脾虚，心血不足。治以归脾汤合丹栀逍遥散加减。

医案7

谢某，男，35岁。2018年6月30日初诊。

反复鼻出血10余年，每次均出血量较多，鼻内常干燥，大便不成形。鼻腔宽大，黏膜干燥，鼻甲小。舌淡红，苔薄，脉沉缓。

诊断：萎缩性鼻炎，鼻衄。

处方及煎服法：黄芪10g，当归10g，白术10g，茯苓10g，甘草6g，黄芩10g，麦冬10g，升麻10g，知母10g，白茅根15g，仙鹤草15g，紫草10g，川牛膝10g，白芷6g，薏苡仁15g。14剂，每日1剂，分2次开水冲服（颗粒剂）。局部用复方木芙蓉涂鼻软膏2周（1日2次）、维生素AD滴剂2周（1日1次）。

2018年7月14日二诊：明显好转，偶有少量出血，鼻内稍干燥，便调。鼻腔宽大，鼻黏膜稍干燥。舌淡红，苔薄，脉弦缓。

处方及煎服法：黄芪10g，当归10g，白术10g，茯苓10g，甘草6g，黄芩10g，麦冬10g，丹参10g，三七粉5g（冲服），升麻10g，知母10g，白茅根15g，仙鹤草15g，紫草10g，墨旱莲10g，白芷6g。21剂，服法如前。局部用复方薄荷油1周（1日3次）。

2018年9月29日三诊：鼻出血情况大有改善，偶有少量出血。鼻内稍干燥，大便干结、1～2日1行。鼻腔宽大，鼻黏膜稍干燥。舌淡红，苔薄，脉弦缓。

处方及煎服法：黄芪 10g，当归 10g，白术 10g，茯苓 10g，甘草 6g，黄芩 10g，麦冬 10g，丹参 10g，三七粉 5g（冲服），升麻 10g，知母 10g，白茅根 15g，仙鹤草 15g，紫草 10g，墨旱莲 10g，白芷 6g。21 剂，服法如前。局部用维生素 AD 滴剂 2 周（1 日 1 次）。

随访：痊愈。

按：本案多属鼻槁所致鼻衄。鼻内枯萎者气血不足。全程治以当归、黄芪、升麻、知母益气升清，白术、茯苓健脾益气，黄芩、麦冬清肺养阴，白茅根、仙鹤草、紫草凉血止衄，白芷通鼻。首诊加薏苡仁实便，二、三诊加丹参、三七粉活血养血以助鼻槁康复。

第三章　咽喉科医案

第一节　急性咽炎

急性咽炎是以咽黏膜、黏膜下组织和淋巴组织为主的急性炎症，属上呼吸道感染的一部分，病毒感染居多或有细菌感染，多发于秋季及冬春之交。此外，疲劳、受凉、高温、刺激性气体和粉尘、烟酒过度、过食辛辣炙煿厚味可为本病诱因。急性咽炎主要表现为咽干燥、疼痛、有异物感，吞咽时加重或有咽痒，咳嗽少许黏痰或伴全身不适、头痛、发热、食欲不振等；局部检查见咽黏膜急性充血，腭弓、腭垂水肿，严重者咽后壁淋巴滤泡、咽侧索红肿或有黄白色点状渗出物，颌下淋巴结或有肿痛。

急性咽炎属于中医喉痹范畴，其病机早期多属肺经风寒、肺经风热，中后期症状重者多属肺胃热盛。

一、辨证论治

1.肺经风寒

外感风寒，皮毛受邪，肺失宣降，邪壅咽喉。症状可见咽干微痛，咽有异物感，吞咽不利，咽部或有少许清痰或伴周身不适，微恶寒发热，头痛，无汗，鼻塞涕清。检查见咽黏膜色淡红或淡紫，腭垂水肿。舌淡红，苔薄白，脉浮紧。

治宜祛风散寒，宣肺利咽。常用六味汤加减。常用药物及剂量：荆芥 10g，防风 10g，薄荷 6g，僵蚕 10g，桔梗 10g，甘草 6g。

2.肺经风热

外感风热或风寒化热，肺失宣降，邪壅咽喉。症状可见咽部干燥、疼痛、有异物感，吞咽不利，咽喉有痰涎或伴轻微发热、恶风，头痛鼻塞，咽痒咳嗽、有少许黏痰；检查见咽部黏膜充血，潮红肿胀，腭弓或腭垂水肿。舌略红，苔薄白微黄，脉浮数。

治宜疏风清热，解毒利咽。常用银翘散合疏风清热汤加减。常用药物及剂量：

荆芥 10g，防风 10g，金银花 10g，连翘 10g，黄芩 10g，薄荷 6g，牛蒡子 10g，桔梗 10g，甘草 6g，浙贝母 10g，僵蚕 10g，玄参 10g，射干 6g。

3.肺胃热盛

表邪失治，化热入里，肺胃热盛，火热邪毒与气血搏结咽喉。症状可见咽痛重，吞咽困难，咽喉痰涎多，咳嗽吐黄痰或伴发热，口渴，小便黄，大便干结。检查见咽黏膜充血显著，淋巴滤泡增生肿胀或附有黄白脓点，颌下淋巴结肿大，触压痛。舌红，苔黄，脉数。

治宜清热泻火，解毒利咽。常用清咽利膈汤加减。常用药物及剂量：金银花 15g，连翘 10g，黄芩 10g，栀子 10g，土牛膝 10g，瓜蒌 10g，射干 10g，玄参 10g，桔梗 10g，甘草 6g，天花粉 15g，赤芍 10g。

二、医案

医案1

晏某，女，32岁。教师。2005年7月12日初诊。

常咽喉轻微疼痛、痰黏6年，时轻时重或时有时无，近4天加重，纳可，二便调。咽部潮红充血，咽后壁淋巴滤泡增生。舌淡，脉沉。

处方及煎服法：附子 6g，白术 12g，白芍 12g，茯苓 12g，玄参 12g，陈皮 6g，荆芥 10g，僵蚕 10g，炙甘草 6g，生姜 3g。7剂，每日1剂，水煎服，分2次服。

随访：痊愈。

按： 本案属慢性咽炎急性复发，治以温阳散寒，利咽止痛。方中真武汤温阳，玄参、荆芥、僵蚕疏风利咽化痰，陈皮健脾胃。

医案2

周某，男，55岁。2005年8月9日初诊。

自7月16日起咽痒口干不适夜晚明显、无痛，时欲饮水多。食欲可，二便调。咽部无明显异常。舌淡少津，脉沉细。

证属阳虚。

治以温阳益气，疏风利咽。

处方及煎服法：附子 6g，白术 15g，白芍 20g，荆芥 10g，茯苓 15g，炙甘草 10g，黄芪 20g，升麻 10g，西洋参 10g。7剂，每日1剂，水煎服，分2次服。

2005年8月16日二诊：自觉无效，仍晚上咽痒口干明显，影响睡眠。二便调，大便偏干。纳可。咽部偏干无明显充血，咽后壁有少许分泌物附着。舌淡红，苔黑染，脉沉细。

改从气阴亏虚论治，益气养阴，疏风利咽。

处方及煎服法：黄芪 15g，西洋参 6g，麦冬 15g，白术 10g，陈皮 6g，桔梗 10g，荆芥 10g，僵蚕 10g，薄荷 6g，白前 10g，甘草 6g。7 剂，每日 1 剂，水煎服，分 2 次服。

2005 年 8 月 30 日三诊：自觉好转 90% 以上，口干欲饮消除，晚上或咽微痒，睡眠可，白天或有咽异物感不重，对烟等刺激性气体敏感。咽部无明显充血、小血管淡红。舌淡红，苔薄白，脉缓。

治以前法。

处方及煎服法：黄芪 15g，当归 10g，沙参 10g，麦冬 15g，白术 10g，陈皮 6g，桔梗 10g，荆芥 10g，僵蚕 10g，薄荷 6g，甘草 6g，牡丹皮 10g，射干 10g。7 剂，服法如前。

随访：痊愈。

2006 年 7 月 18 日四诊：上周因吹空调 8 小时后感冒，咽喉痛、喷嚏、流涕，经治疗后好转，目前咽微痒口微干，有少许黏痰，食无味，语多后咽喉不适加重。二便调。咽部微充血，舌偏红少，苔欠润，脉弦细略数。

证属气阴两虚，外邪侵袭。

处方及煎服法：麦冬 15g，玄参 12g，甘草 6g，桔梗 10g，黄芪 20g，荆芥 10g，僵蚕 10g，薄荷 6g，白术 10g，沙参 15g。7 剂，服法如前。

2006 年 7 月 25 日五诊：效果不显。仍口内干燥不欲饮，舌根处有痒感，口中无味，受刺激性气味则咽作痒。纳可，二便调。舌淡红，苔薄中后部稍厚，自认为每次舌苔去掉后则咽部舒适，脉细略数。

辨证无误，续按前法，尚有气虚痰生，加强健脾。

处方及煎服法：黄芪 15g，西洋参 6g，麦冬 15g，白术 10g，陈皮 6g，桔梗 10g，荆芥 10g，僵蚕 10g，薄荷 8g，白前 10g，甘草 6g，法半夏 6g，茯苓 12g。7 剂，服法如前。

随访：痊愈。

2008 年 1 月 15 日六诊：前面治疗后近 2 年余咽炎未发。近来咽痒 1 周，晚上明显，咽喉从下至上有游走性异物梗阻感，口微干，晚上喝水 2 次量多。纳可，二便调。咽部稍充血，少许淋巴滤泡增生。舌淡红，苔薄干，脉细数（100 次 / 分钟）。

处方及煎服法：麦冬 12g，生地黄 15g，玄参 12g，天冬 12g，栀子 6g，桔梗 10g，甘草 6g，黄连 3g，荆芥 6g，僵蚕 10g，蝉蜕 6g。7 剂，服法如前。

随访：痊愈。

按：一至三诊，四、五诊，六诊，属于 3 次急性咽炎。诊从阳虚气阴不足兼外感风邪辨识，治以真武汤加黄芪、升麻、西洋参、荆芥无效，二诊转换思路，从气阴不足，外感风邪论治，以黄芪、白术、西洋参、麦冬益气养阴，陈皮健脾胃，荆芥、桔梗、僵蚕、薄荷、白前疏风宣肺利咽，甘草调和诸药。效果较好，仍对刺激性气体敏感不适，乃正气不足。故三诊用当归、黄芪补气血以扶正，沙参、麦冬、白术、陈皮养阴健脾，荆芥、桔梗、僵蚕、薄荷、射干疏风利咽化痰，牡丹皮平调寒热，甘草调和诸药。四诊属新病，咽痒有痰食无味，舌红，脉细略数，从气阴不足风邪侵袭论治，以沙参、麦冬、玄参养阴，荆芥、桔梗、僵蚕、薄荷疏风化痰利咽，黄芪、白术益气，甘草调和诸药，自认效果不显，症舌有变，再拟益气健脾化痰为主，佐疏风利咽而愈。六诊属新病，从阴虚夹热，外感风邪论治，以麦冬、生地黄、玄参、天冬养阴清热，黄连、栀子清火，桔梗、甘草、荆芥、僵蚕、蝉蜕疏风化痰利咽。

医案3

文某，女，36岁。2006年5月9日初诊。

咽异物感两日，吞咽时明显。晨起咽部灼热，有时嗳气。咽部无明显异常，舌淡，舌有齿痕，脉细略数。

处方及煎服法：法半夏10g，厚朴10g，茯苓10g，甘草6g，紫苏10g，沉香5g，党参10g，黄芪15g，当归10g，升麻6g，知母10g。7剂，每日1剂，水煎服，分2次服。

2006年5月23日二诊：好转。晨起咽喉仍有灼热感连及鼻中，近5日稍有早晚咳嗽。咽部无明显充血。舌淡红，脉细。

处方及煎服法：附子6g，白芍15g，茯苓15g，白术12g，炙甘草6g，荆芥10g，紫菀10g，桔梗10g，白前10g。7剂，服法如前。

2006年8月15日三诊：药后症状消失。近1周咽喉稍有干燥灼热感，晨起咳嗽有痰不多。食欲可，大便偏结、3日1行。咽部稍充血、有淋巴滤泡增生。舌淡红嫩，苔薄，脉细滑略数。

处方及煎服法：桔梗10g，牛蒡子12g，薄荷6g，甘草6g，黄芩10g，栀子6g，浙贝母15g，麦冬15g，木通6g，玄参15g，郁金10g，赤芍15g。7剂，服法如前。并嘱含服铁笛丸2周（1日2次）。

随访：痊愈。

按：本案属两次急性咽炎病程。属脾胃不调，清阳不升，阴火上乘。当理脾气，升清降火。以党参、半夏、茯苓、厚朴、紫苏、甘草行气健脾化痰，助以沉香降逆止嗝，仿升陷汤升清降火。二诊好转但阴火未消而咽中灼热，复感外邪，以真武汤温阳引火，加荆芥、紫菀、桔梗、白前疏风宣肺。三诊为新病咽炎，从热郁阴液不足论治，以清金利咽汤加郁金、赤芍行气活血。

医案4

曾某，女，26岁。2007年3月27日初诊。

易感冒引起急性咽炎和上呼吸道咳嗽反复发作。近感冒2周，咽有痰，咳嗽痰少难出，鼻内干燥，大便结燥难出。鼻腔通畅，咽部稍充血。舌淡红，舌体胖，苔薄，脉弦缓。

诊断：急性咽炎，干燥性鼻炎。

处方及煎服法：黄芪15g，当归10g，黄芩10g，桑白皮15g，竹叶10g，桔梗10g，甘草6g，西青果15g，升麻10g，陈皮10g。7剂，每日1剂，水煎，分2次服。局部用复方薄荷油1周（1日3次）。

2007年4月3日二诊：好转。鼻内仍稍干燥，鼻塞通气不畅，嗅觉差，咽有异物感，大便通畅。咽部稍慢性充血，咽侧索增粗，鼻黏膜少津。舌淡红，舌体胖，苔薄，脉细弱。

处方及煎服法：黄芪15g，当归10g，党参12g，白术12g，炙甘草6g，陈皮6g，甘松10g，麦冬12g，玄参12g，沙参15g，石菖蒲10g。7剂，服法如前。

2007年4月10日三诊：仍咽干、有异物感、痰少，口气臭，鼻塞、有少量黏涕，嗅觉基本正常。咽部明显充血、咽侧索增生。鼻黏膜干燥少津。舌淡红，舌体胖，苔薄，脉细缓。

处方及煎服法：沙参10g，麦冬10g，玄参15g，桔梗10g，甘草6g，僵蚕10g，牛蒡子15g，黄芩10g，荆芥6g，白芷6g，薄荷6g。7剂，服法如前。

随访：痊愈。

按：本案属喉痹、鼻燥。首诊正气不足，痰热内蕴。仿升陷汤、泻白散、桔梗甘草汤加减。当归、黄芪、升麻升清扶正，黄芩、桑白皮、竹叶清热，甘草、桔梗、西青果化痰利咽，陈皮理气和胃，并以局部用药改善鼻燥。二诊痰热解，正气不足，气阴两虚，邪阻鼻窍明显，以四君子汤加当归、黄芪益气，玄参、麦冬、沙参养阴，陈皮、甘松理气，石菖蒲通利鼻窍。三诊仍气阴不足，痰凝咽喉，邪滞鼻窍，治以养阴清热，利咽化痰，疏风通窍。

医案5

罗某，女，45岁。2007年11月13日初诊。

咽干痒微痛1周，大便稍结。咽部急性轻微充血水肿。舌胖嫩，苔薄，脉弦细缓。

诊断：急性咽炎。

处方及煎服法：荆芥10g，防风6g，桔梗10g，甘草6g，僵蚕12g，薄荷6g，瓜蒌10g，射干10g。7剂，每日1剂，水煎服，分2次服。

随访：11月26日因他病门诊，谓药后即愈。

按： 本案患者当素有正气不足，轻微外感，症亦不重，寒热不著。舌胖嫩而脉缓从风寒外感辨识，便干结多夹热邪上蒸。先治其标，酌观后效再扶本。拟六味汤疏风利咽，加瓜蒌清热通便、射干清热、利咽止痛。

医案6

张某，男，63岁。2007年12月4日初诊。

胃病史，容易出现牙痛、舌痛、咽喉痛数年。目前咽痛1天无发热，左额头痛。咽部急性充血，腭垂急性充血水肿。舌淡红，舌苔偏干、根部苔微黄，脉细、寸浮。

诊断：急性咽炎。

方以六味汤加减。

处方及煎服法：荆芥10g，防风10g，僵蚕10g，薄荷6g，甘草6g，桔梗10g，射干10g，玉竹10g，天花粉12g，川牛膝10g。7剂，每日1剂，水煎服，分2次服。

2008年10月19日二诊：感冒1周，周身不适，体内时热，数天前尚有呕吐，刻下胸中不适如梗，咳嗽痰少，平素常畏寒。咽部充血不显。舌淡红，苔薄白，脉缓。

处方及煎服法：麻黄5g，桂枝6g，杏仁6g，白芍10g，紫苏叶10g，枇杷叶10g，桔梗10g，甘草6g，生姜3g，柴胡10g，神曲10g。4剂，服法如前。

按： 本案首诊从外感风邪论治，六味汤疏风利咽化痰，加射干、川牛膝利咽止痛，玉竹、天花粉养阴清热。二诊相隔时间较长，患者外感风寒、肺失宣降，以麻黄、桂枝、柴胡、白芍、生姜解表发散风寒，紫苏叶、枇杷叶、桔梗、杏仁宣肺止咳，神曲和胃，甘草调和诸药。

医案7

吕某，男，30岁。2016年6月20日初诊。

咽痛4天，打针3天效果不佳（药物不详），疼痛明显，昨天仍有发热。咽部急性充血，咽侧索充血肿胀，咽后壁淋巴滤泡成片红肿。舌淡红，苔薄微黄，脉细略数。

诊断：急性咽炎。

处方及煎服法：桔梗10g，甘草6g，玄参10g，浙贝母10g，射干10g，薄荷6g，牛蒡子10g，大青叶10g，板蓝根10g，荆芥10g，僵蚕10g，川牛膝10g。14剂，每日1剂，分2次冲服。局部用口洁喷雾剂1周（1日3次）。

随访：痊愈。

按：风热喉痹，治以疏风利咽，清热化痰，解毒祛邪。

医案8

胡某，女，40 岁。2017 年 1 月 9 日初诊。

感冒后咽痛、有异物感半月，大便常结。咽部充血显著。舌偏淡，苔薄，脉沉细缓。

诊断：急性咽炎。

处方及煎服法：荆芥 10g，桔梗 15g，甘草 6g，射干 12g，僵蚕 10g，薄荷 6g，附子 6g，白术 10g，茯苓 10g，泽泻 10g，白芍 15g，决明子 15g，枳壳 10g。9 剂，每日 1 剂，分 2 次冲服。局部用口洁喷雾剂 1 周（1 日 3 次）。

随访：痊愈。

按：本案阳虚喉痹，以真武汤温阳，佐六味汤加减疏风利咽，加枳壳、决明子行气通便。

医案9

陈某，女，43 岁。2017 年 1 月 10 日初诊。

咽痛 10 余天，自服消炎药无效。目前咽喉干燥疼痛，吞咽时加重，咽喉有痰及异物感。大便干结、数日 1 行。咽峡及后壁充血显著。舌淡，苔薄，脉沉细缓。

诊断：急性咽炎。

处方及煎服法：附子 6g，白术 10g，泽泻 10g，桔梗 10g，甘草 6g，玄参 10g，浙贝母 10g，川牛膝 10g，射干 10g，僵蚕 10g，白芍 10g，荆芥 6g，炒麦芽 10g，决明子 15g，枳壳 10g。14 剂，每日 1 剂，分 2 次冲服（颗粒剂）。

随访：痊愈。

按：本案据舌脉辨为阳虚喉痹。治以真武汤温阳，佐六味汤去防风、薄荷，加川牛膝、射干疏风利咽止痛，玄参、浙贝母清热化痰，麦芽开胃，决明子、枳壳行气通便。

医案10

孙某，男，62 岁。广西区兴安县人。2017 年 12 月 12 日初诊。

咽痒微咳 20 天，咽喉干燥，晨起稍痛。咽轻微充血，舌淡红，苔薄，脉沉略数。

处方及煎服法：桔梗 10g，荆芥 10g，甘草 6g，薄荷 6g，玄参 10g，浙贝母 10g，川牛膝 10g，党参 10g，白术 10g，茯苓 10g，黄芩 10g，桑白皮 10g。14 剂，每日 1 剂，水煎服，分 2 次服。局部用口洁喷雾剂 2 周（1 日 3 次），口服珍黄片 2 周（1 日 3 次）。

2019 年 5 月 12 日二诊：上次药后病愈。近来咽痒清嗓 1 个月余，当地反复治疗未愈，伴咽部异物梗阻感无痛，余可。咽部稍慢性充血，咽后壁少许淋巴滤泡增生。舌淡红，苔薄，脉缓。

处方及煎服法：桔梗 10g，荆芥 10g，甘草 6g，玄参 10g，浙贝母 10g，党参 10g，白术 10g，茯苓 10g，法半夏 10g，陈皮 6g，紫苏梗 10g，枳壳 10g，黄芩 10g。21 剂，每日 1 剂，分 2 次开水冲服（颗粒剂）。局部用口洁喷雾剂 2 周（1 日 3 次），含服铁笛丸 2 周（1 日 2 次），口服珍黄片 2 周（1 日 3 次）。

按：本案属二次病程，多属气虚喉痹。首诊当属邪滞故咽痒微咳。舌淡红，脉略数而咽喉干燥者，气阴不足，兼有郁热。治以四君子汤益气，黄芩、桑白皮清热，荆芥、薄荷、桔梗、玄参、浙贝母疏风利咽，川牛膝止痛。二诊亦有风邪，气虚痰滞清窍。治以六君子汤益气健脾化痰，荆芥、桔梗、玄参、浙贝母化痰利咽，紫苏梗、枳壳行气以助化痰，黄芩平调寒热。

第二节　慢性咽炎

慢性咽炎是咽黏膜 - 黏膜下组织及淋巴组织的慢性炎症，多因急性咽炎反复发作，病程迁延而成。因高温、刺激性气体或粉尘、烟酒过度、过食辛辣炙煿厚味者，初发即可表现为慢性病变，局部病变如慢性鼻病、慢性扁桃体炎、龋齿与牙周病以及全身多种慢性病（如贫血、便秘、下呼吸道慢性炎症，心血管疾病等）均为诱因。主要表现为咽喉有疼痛感、灼热感、干燥感、异物感、梗阻感、咳嗽清嗓痰少或容易恶心干哕，症状时轻时重，病程较长。临床检查一般可分 3 种类型：①单纯型：咽部黏膜慢性充血，以咽后壁或软腭边缘明显或见咽部黏膜毛细血管扩张迂曲；②肥厚型：咽部黏膜慢性充血或呈肥厚状改变，并见咽后壁有颗粒状淋巴滤泡增生，重者可融合成片或有咽侧索增生；③干燥型或萎缩型：咽部黏膜干燥少津，呈枯萎状改变，重者色光亮如蜡纸，咽后壁颈椎轮廓凸起，此型较少见。

慢性咽炎属于中医喉痹范畴。其病机常有脏腑阴虚、脏腑郁热、肺脾气虚、肾阳亏虚、气血瘀滞等。不同病机可相互交织。

一、辨证论治

1.脏腑阴虚

素体阴液不足，病后失养，调摄失宜，致肺胃肝肾等脏腑阴虚，咽失濡养，甚则阴虚生热，虚火上炎，咽喉不利。症状可见咽干灼热，微痛，咽有异物感，常有清嗓，咳吐少许黏痰或伴五心烦热，检查见咽黏膜暗红少津，或小瘰高突、粒小紧束，或黏膜干燥、枯萎。舌红，少苔，脉细数。

治宜养阴清热，生津润燥。常用养阴清肺汤或沙参麦冬汤加减。常用药物及剂量：玄参 12g，麦冬 15g，薄荷 6g，甘草 6g，浙贝母 10g，生地黄 15g，白芍 10g，牡丹皮 10g，桔梗 10g。

加减：咽喉属肺胃之所系，咽喉病阴虚者以肺胃阴虚为主。若见烦躁易怒，喜太息，多属肝阴不足，可用一贯煎加减。常用药物及剂量：北沙参 10g，麦冬 10g，生地黄 10g，当归 10g，枸杞子 10g，川楝子 10g，桔梗 10g，玄参 10g，浙贝母 10g，甘草 6g。若见腰膝酸软无力而以肾阴虚为主者，可用知柏地黄汤或百合固金汤加减。常用药物及剂量：熟地黄 10g，山药 10g，山茱萸 10g，麦冬 10g，百合 10g，知母 10g，浙贝母 10g，甘草 6g，玄参 10g，桔梗 10g，川牛膝 10g。慢性咽炎阴虚而兼胃病者，慎用黄柏，以防胃痛加剧。

2.脏腑郁热

嗜好烟酒肥甘厚味，大便常结，体质阳气素旺，致肺胃肝胆郁热化火，循经上干，咽喉不利。症状可见咽喉干燥、灼热微痛不适、有异物感，口微干渴。检查见咽黏膜肥厚暗红，小瘰增生，颗粒肥大饱满。舌偏红，苔微黄，脉洪缓有力或略数。

治宜清解郁热，养阴利咽。常用清金利咽汤加减。常用药物及剂量：黄芩 10g，栀子 10g，赤芍 10g，玄参 10g，麦冬 15g，桔梗 10g，甘草 6g，射干 10g，牛蒡子 10g，薄荷 6g，浙贝母 10g，木通 6g。

加减：若见咽喉有异物感、梗塞不下、似有痰黏着，咳吐黏痰，干哕，口苦，大便干结。检查见咽黏膜肥厚，淋巴滤泡增生暗红。舌质红，舌体胖，苔黄腻，脉弦滑。多属痰热蕴结，治宜清胆和胃，化痰利咽，可用温胆利咽汤加减。常用药物及剂量：法半夏 10g，茯苓 10g，陈皮 6g，甘草 6g，竹茹 10g，枳壳 10g，黄芩 10g，玄参 10g，浙贝母 10g，桔梗 10g，射干 10g。

3.肺脾气虚

肺脾虚弱，气血不足，清阳不升，咽失所养；或脾虚，湿浊不化，停聚成痰，痰湿阻滞咽喉。症状可见咽喉微干微痛，有异物感或有咽痒清嗓欲咳，伴倦怠乏力，纳差，小便清。检查见咽黏膜色淡、脉络清晰细小或见小瘰增生、粒大扁平色淡，面色不华。舌质淡，舌体胖，苔白，脉缓弱。

治宜益气健脾，化痰利咽。常用补中益气汤、参苓白术散、六君子汤加减。常用药物及剂量：黄芪 10g，党参 10g，白术 10g，法半夏 10g，茯苓 10g，陈皮 6g，升麻 6g，桔梗 10g，甘草 6g，玄参 10g。

4.肾阳亏虚

肾阳亏虚，咽失温养；或命门火衰，阴盛于下，格阳于上，虚阳客于咽喉；或阳虚气化不利，津液凝结成痰，上干咽喉为病。症状可见咽喉微干微痒微痛，有异物感，伴腰膝酸软，肢凉畏冷，夜尿，小便清长。检查见咽黏膜色淡，面色白。舌淡，舌胖有齿痕，苔白润，脉沉迟或虚弱。

治宜温补肾阳，引火归原。常用肾气汤、真武汤、真武利咽汤加减。常用药物及剂量：附子 10g，白术 10g，白芍 10g，茯苓 10g，甘草 6g，桔梗 10g，玄参 10g，法半夏 10g，陈皮 6g。

5.气滞血瘀

咽喉反复感受外邪或脏腑阴阳气血失调，致久病入络，瘀血痹阻咽喉脉络，咽喉不利。症状可见咽部干燥不适、有微痛或刺痛感，口干，时欲漱水不欲咽。检查见咽黏膜肥厚、暗红，脉络扩张迂曲如网。舌有瘀点瘀斑。

治宜活血化瘀，清利咽喉。常用会厌逐瘀汤、桃红四物汤加减。常用药物及剂量：桃仁 10g，红花 10g，生地黄 20g，当归 10g，川芎 6g，赤芍 10g，丹参 20g，玄参 10g，麦冬 10g，桔梗 10g，甘草 6g。

二、其他治疗

1.含服法：多种市售中成药含片（丸），均有利于缓解咽喉不适。
2.局部刺血法：参考"咽异物感与咽异感症"。
3.清洁法：保持口腔清洁，可用漱口法等。

三、经验方

1.清金利咽汤

药物组成及剂量：桔梗 10g，黄芩 10g，浙贝母 10g，麦冬 10g，牛蒡子 10g，栀子 10g，薄荷 6g，甘草 6g，木通 6g，玄参 10g。

功效与主治：清肺利咽。用于慢性咽炎肺经郁热证，症状可见咽喉干燥，灼热微痛或有异物感，口微干渴，声音嘶哑，舌偏红，脉洪缓有力或略数。

方解：方中黄芩、栀子清肺热；薄荷、牛蒡子疏风清热，利咽止痛；玄参、麦冬养阴生津以利咽；浙贝母、桔梗、甘草化痰利咽；佐木通清热利尿，使郁热从小便而除，取上病下治之意。

2.温胆利咽汤

药物组成及剂量：法半夏10g，茯苓10g，陈皮6g，甘草6g，竹茹10g，枳壳10g，黄芩10g，玄参10g，浙贝母10g，瓜蒌皮10g，桔梗10g，射干10g，天花粉10g。

功效与主治：清胆和胃，化痰利咽。用于慢性咽喉炎属痰热内蕴者，症状可见咽喉异物感，咳吐黏痰，干哕，口微干或苦，声音嘶哑，舌红略胖，苔黄腻，脉弦滑略数。

方解：本方为温胆汤合贝母瓜蒌散加减而成。方中法半夏、茯苓除湿化痰以清胆和胃，枳壳、陈皮行气健胃以助化痰；黄芩清热利胆；玄参、浙贝母、瓜蒌皮、竹茹、射干、天花粉、桔梗、甘草清热化痰以利咽喉。全方合用，共奏清胆和胃，化痰利咽之功。

3.真武利咽汤

药物组成及剂量：附子10g，白术10g，白芍20g，茯苓10g，甘草6g，桔梗10g，法半夏10g，陈皮6g。

功效与主治：温肾壮阳，化痰利咽。用于慢性咽炎属阳虚者，症状可见咽喉不适、微干微痛、有异物感，伴腰膝酸软，肢凉畏冷，夜尿溲清，咽黏膜色淡。舌淡，苔白润，脉沉迟或虚弱。

方解：附子、白术、茯苓温肾健脾利湿；生姜辛温发散，白芍酸敛制附子、生姜之辛温太过；桔梗、甘草利咽，法半夏、陈皮伍茯苓化痰。

加减：真武汤或真武利咽汤治疗慢性咽以舌淡或淡胖、脉沉迟或沉缓为重要辨证依据者。咽痒明显者，酌加荆芥祛风；异物感明显者，酌加厚朴以助理气化痰；有干燥感属气虚清阳不升者加黄芪、当归、升麻之类益气血而升清阳；若气阴不足或阴阳两虚者，加玄参、麦冬之类养阴润燥利咽；若见咽部敏感，容易恶心干哕、呃气者，酌加旋覆花和胃降逆；夜尿多者，酌加益智仁、山药、乌药缩泉固脬；倦怠乏力者，酌加黄芪、党参、当归之类补益气血。

四、临证心语

慢性咽炎是常见多发病，辨证论治具有极大的中医临床优势。本病主要病机有阴虚、气虚、阳虚、郁热、痰浊、血瘀。基本证候以阴虚、气虚、郁热为多，阳虚证较少，痰浊与血瘀多属兼证，可伴随于各证之中。其中阴虚证以肺胃阴虚居多，常以养阴清肺汤为首选，肝阴虚、肝肾阴虚或肺肾阴虚次之，可用一贯煎、知柏地黄汤、百合固金汤之类为主方加减。郁热之证以肺胃郁热居多，肝胆郁热亦有之，以清金利咽汤、温胆利咽汤加减。气虚证以补中益气汤加减。阴虚、气虚、郁热病机，临床多有互兼，如用养阴方或益气方开始有效，续用则效果渐差，即宜益气主方加养阴之品或养阴主方加益气之药，以期气阴两调。气虚、阴虚之证或夹郁热，当于主方中酌加黄芩、栀子，或知母、黄柏，或赤芍、牡丹皮之类以清热。临床上，养阴、清热之剂用后便溏，此属脾虚，酌佐白术、茯苓或重用薏苡仁。至于痰浊与血瘀之兼，以其异物感、清嗓吐痰、淋巴滤泡增生、咽侧索增生，即是痰浊，当于玄参、贝母、桔梗、法半夏、射干之类酌情配伍。久病入络者咽喉疼痛明显、血管扩张迂曲、舌有瘀点瘀斑或妇人月经不调、经来腹痛、量少有块色暗，宜桃仁、红花、当归、赤芍、丹参、郁金、川牛膝之类酌情配伍。

慢性咽炎往往以局部症状与体征为主要特点，因此局部辨证对于正确用药具有重要价值。

（1）咽干：慢性咽炎之咽干，病机多归咎于津液之病。阴虚则津少或虚火灼津，郁热伤津，故以阴虚、郁热证之咽干为明显，干而欲饮不多，宜酌选生津之品，如麦冬、五味子、乌梅、芦根、天花粉之类；气虚、阳虚者清阳不升，津不上承而咽干不欲饮，宜酌选升麻、葛根之类以助清阳升发。痰浊、血瘀所致咽干多不欲饮，咽干而痛多有血瘀，宜佐化痰、活血之品，可用川牛膝、赤芍、丹参、当归、红花、郁金之类。

（2）异物感：多因气滞、痰浊、瘀血所致。气滞者，异物感时有时无或时轻时重，部位不定，酌选疏肝理气之品，如郁金、绿萼梅、枳壳、香附之类。痰浊者，诸如淋巴滤泡增生、咽侧索增粗或咳吐痰涎，苔腻，脉滑，酌用化痰之品。瘀血有征，症状可见咽部脉络迂曲、黏膜有瘀点，舌有瘀点，脉涩，异物感部位固定等，宜酌选活血化瘀之品。

（3）咽痛：慢性咽炎之咽痛，主要与新感邪毒、虚火、郁热、血瘀有关。新感邪毒者，多有新近咽痛明显，咽黏膜潮红，宜佐疏风之品，荆芥为首选，酌选薄荷、牛蒡子、千里光之类；虚火上炎与郁热上干而痛，酌佐川牛膝、射干、橄榄、木通；阴虚虚火上炎可酌佐少量肉桂、附子，阳虚咽痛可略重用肉桂、附子，以引火归原；血瘀而痛，自当活血化瘀。

（4）咽痒：属标症，病机以新感风邪为主或因虚火郁热，火能生风，风盛则痒。故咽痒者，皆可酌选荆芥、防风、僵蚕、牛蒡子、薄荷之类小剂量应用以治标。

（5）"吭喀"清嗓与"半声咳"：多因咽喉痒感或异物感所致，若时间久者可形成习惯性动作，当须嘱患者注意克服纠正。在治疗时，酌情选用化痰利咽之品。

（6）咽中灼热感：多见于阴虚证、郁热证，治以滋阴、清热、降火，如有不消可反佐肉桂、附子以同气相求，引阳入阴；若伴大便常有秘结者，乃郁热不泄，全瓜蒌既能润肠通便，又能清上焦之热，可为首选之品，其他润燥通便药物亦可酌情配伍。咽喉有"火气上冒感"主要见于阳虚、气虚患者，若不消可于温肾壮阳之剂中反佐知母、黄柏（宜酒炒，量少）或补中益气汤反佐黄芩、栀子（或黄连），使阴阳调、升降顺、火热除。

（7）干哕（呕吐感）：病机多属气机升降失调，浊气上逆。无论见于何证，酌用法半夏、竹茹、代赭石之类降逆化浊止呕，尤以选用法半夏疗效为佳。

（8）咽部黏膜异常：腭缘或腭弓黏膜暗红充血稍显肥厚，多属火热（虚火或郁热）之邪；腭垂水肿延长色淡紫多属新感风寒侵袭或阳虚水湿上泛、潮红多属新感风热侵袭、增粗暗红多属郁热熏蒸，宜据证用药；咽部筋膜少津或光亮少津，多属阴虚或气虚；咽部色淡，脉络清晰细小，咽黏膜呈贫血状，多属阳气亏虚；咽部黏膜色暗滞，多有血瘀。

（9）滤泡与咽侧索增生：滤泡，中医学称"小瘰"或"气子"；咽侧索，古称"喉间红筋"。阴虚证、郁热证多见，虚火上炎者滤泡多粒小、高突、散在；郁热熏蒸者，滤泡多大或成片；气虚痰凝者，多粒大饱满色偏淡；滤泡或咽侧索色暗，多有血瘀；阳虚之证淋巴滤泡一般不明显。淋巴滤泡或咽侧索增生属于痰浊，酌用化痰散结之品。

（10）咽部血管扩张：多属血瘀之证。

五、医案

医案1

罗某，女，40岁。长沙市人。2005年8月2日初诊。

咽喉干燥微痛，晨起咳痰夹血丝3个月，大便正常。咽部慢性充血，咽后壁淋巴滤泡增生，扁桃体不大，间接喉镜下喉部黏膜正常。舌淡，苔薄，脉沉缓。

诊断：慢性咽炎，阳虚喉痹。

治以温阳益气，佐凉血止血。方以真武汤加减。

附子6g，白术12g，白芍15g，炙甘草10g，茯苓12g，西洋参6g，白茅根15g，牡丹皮10g。7剂，每日1剂，水煎服，分2次服。

按：本案据舌脉从阳虚证论治。方中真武汤温阳，西洋参益气生津，白茅根、牡丹皮凉血止血。

医案2

孙某，男，70岁。2005年10月4日初诊。

咽喉干燥不适月余，下午症重，食欲可，二便调。咽部慢性充血，无淋巴滤泡增生。舌淡红，舌胖有齿痕，苔薄，脉细缓、右寸应指。

诊断：慢性咽炎。

处方及煎服法：黄芪15g，党参12g，当归10g，白术10g，桔梗10g，甘草6g，陈皮10g，麦冬15g，生地黄12g，升麻10g，葛根15g，僵蚕10g，木通6g。7剂，每日1剂，水煎服，分2次服。

2005年10月11日二诊：诸症明显好转。咽部慢性充血。舌淡，舌胖有齿痕，脉细缓。

处方及煎服法：黄芪20g，党参15g，当归10g，白术10g，桔梗10g，甘草6g，陈皮10g，麦冬12g，玄参12g，升麻6g，柴胡6g，木通10g，茯苓10g。7剂，服法如前。

随访：痊愈。

2006年4月11日三诊：晨起咽干明显2周，使用刺激性食物后加重，余可。咽后壁慢性充血，咽侧索增生。舌胖有齿痕，苔中心稍厚微白黄，脉弦缓。

诊断：慢性咽炎。

处方及煎服法：茵陈15g，枳壳10g，黄芩10g，枇杷叶10g，甘草6g，黄芪20g，党参15g，白术12g，甘草6g，陈皮10g，当归10g，升麻6g，柴胡6g。7剂，服法如前。

随访：痊愈。

按：本案为两次咽炎病程。脉症合参，两次病程均属气虚清阳不升，治以补中益气汤加减。第1次佐生地黄、麦冬养阴，木通利湿，以应湿浊内郁之机。第2次，苔白黄者兼见湿热之邪，佐茵陈、枳壳、黄芩、枇杷叶宣化湿热。

医案3

义某，女，35岁。2005年10月18日初诊。

咽喉干燥、灼热、微痒痛半年，大便偏结。咽部无明显充血，舌淡红嫩，脉细缓、右寸应指。

诊断：慢性咽炎。

证属郁热。

处方及煎服法：桔梗10g，黄芩10g，浙贝母15g，麦冬15g，牛蒡子12g，栀子6g，薄荷6g，甘草6g，木通6g，玄参15g，郁金10g，赤芍15g。7剂，每日1剂，水煎服，分2次服。含铁笛丸2周（1日2次）。

按：本案从热郁阴液不足论治，清金利咽汤加郁金、赤芍行气活血。

医案4

王某，女，31岁。2005年12月13日初诊。

咽喉疼痛4个月，语多加重，伴咽喉异物阻塞感。近来鼻内稍干燥。腭舌弓处慢性充血，余无特殊。鼻腔通畅干净，无明显干燥。舌淡红，苔薄黄，脉沉缓弱。

诊断：慢性咽炎，干燥性鼻炎。

处方及煎服法：附子6g，白芍15g，白术12g，炙甘草6g，沙参15g，麦冬12g，桔梗10g，茯苓12g，黄芪15g，当归10g，黄芩10g，薄荷6g。7剂，每日1剂，水煎，分2次服。含服铁笛丸2周（1日2次），局部用复方薄荷油1周（1日3次）。

随访：痊愈。

按：本案为阳虚喉痹兼鼻燥。两病同治，以真武汤温阳，黄芪、当归、沙参、麦冬养阴，桔梗利咽，薄荷通鼻，黄芩平调寒热。

医案5

吴某，男，45岁。湖南省衡阳市人。2006年9月19日初诊。

咽喉干燥有异物感多年，有时吐稠痰，余可。2个月前因鼻塞流浊涕行下鼻甲部分切除术及鼻窦开放术，目前无鼻症。咽部慢性充血并稍干燥，有少许淋巴滤泡增生，双侧鼻甲偏小，从鼻腔前部可直视鼻咽部，鼻道干净。舌淡，苔白，脉沉细缓。

诊断：慢性咽炎，萎缩性鼻炎。

治以温阳利咽，方以真武汤加减。

处方及煎服法：附子6g，白术12g，白芍15g，炙甘草6g，桔梗10g，茯苓15g，黄芪20g，当归10g，升麻6g，陈皮10g。7剂，水煎服，每日1剂，分2次服。

随访：痊愈。

按：本案患者检查有鼻槁之征而无不适不欲求治，故治阳虚喉痹为主。治以真武汤温阳，当归、黄芪、白芍补益气血，桔梗、升麻升清利咽，陈皮理气助白术、茯苓、甘草健脾。

医案6

张某，女，3岁8个月。2006年1月17日初诊。

喜清嗓4个月，无咳嗽，无明显鼻症，食欲可，二便调。咽部轻微充血，扁桃体不大，咽后壁干净，鼻腔通畅干净。舌淡红，苔薄。

处方及煎服法：桔梗 5g，甘草 4g，薄荷 6g，法半夏 6g，陈皮 6g，茯苓 8g，麦冬 10g，射干 6g，前胡 6g，神曲 6g。7 剂，每日 1 剂，水煎服，分 2 次服。含服铁笛丸 2 周（1 日 2 次）。

2006 年 4 月 25 日二诊：上次诊后症状消失。近来清嗓月余，近 1 周加重，无咳嗽吐痰，无鼻症。咽部稍充血感，舌正常，苔少。

处方及煎服法：桔梗 5g，甘草 4g，薄荷 6g，法半夏 6g，陈皮 6g，茯苓 8g，麦冬 10g，射干 6g，前胡 6g，神曲 6g，荆芥 5g，白前 6g。7 剂，服法如前。

随访：痊愈。

按：首诊喜清嗓属喉痹之恙，以二陈汤健脾化痰为主，佐养阴利咽而消。二诊仍以清嗓为主，近1周加重，以首诊方加荆芥、白前疏风宣肺而除。

医案7

陈某，男，29 岁。2006 年 5 月 23 日初诊。

咽部稍干燥并轻微疼痛不适 3 个月，晨起作哕。咽部充血明显、淋巴滤泡增生、咽侧索增生。舌偏红，苔少，脉弦细。

诊断：慢性咽炎。

处方及煎服法：生地黄 20g，麦冬 20g，桔梗 10g，炙甘草 6g，薄荷 6g，牛蒡子 10g，代赭石 20g，旋覆花 10g，西青果 15g，玄参 15g。7 剂，每日 1 剂，水煎服，分 2 次服。

2006 年 7 月 11 日二诊：上次药后好转，未续治。近来症状复现，咽中有痰不适，晨起干哕，咽干微痛，语多加重。咽部慢性充血，淋巴滤泡增生粒小密集。舌偏红，苔薄，脉弦细滑。

处方及煎服法：生地黄 15g，麦冬 15g，桔梗 10g，炙甘草 6g，薄荷 6g，法半夏 10g，瓜蒌 10g，西青果 15g，玄参 15g，厚朴 10g，紫苏 10g。14 剂，服法如前。含服铁笛丸 2 周（1 日 2 次）。

随访：痊愈。

按：本病患者两次病程均属阴虚喉痹，治以养阴利咽为主，首诊佐旋覆花、代赭石降逆止哕，二诊佐半夏厚朴汤去茯苓，加瓜蒌行气化痰。

医案8

陈某，女，36 岁。2006 年 8 月 22 日初诊。

咽喉干燥微痛有异物感半年，伴咽喉灼热感。疲劳，纳可，二便调。咽部轻度充血，淋巴滤泡增生散在、粒大而圆。舌淡，舌有少量红点，苔白，脉弦略数。

证属阳虚。

处方及煎服法：附子6g，白术15g，茯苓15g，炙甘草6g，白芍15g，干姜6g，党参15g，竹叶10g，桔梗10g。7剂，每日1剂，水煎服，分2次服。

2006年9月5日二诊：药后咽喉干燥与疼痛感消失，仍有时咽微痒，偶有痰，鼻前庭有痒感，眼胀，疲劳，食欲可，大便略溏。咽部轻度充血，有少许淋巴滤泡增生，鼻前庭稍干燥。舌偏淡，苔薄，脉弦缓。

处方及煎服法：附子6g，白术15g，茯苓15g，炙甘草6g，白芍15g，干姜6g，党参15g，桔梗10g，炒薏苡仁30g，陈皮10g，法半夏10g。14剂，服法如前。口服贞芪扶正胶囊2周（1日2次），复方薄荷油滴鼻1周（1日3次）。

随访：痊愈。

按：本案从脾肾阳虚论治，首诊以真武汤合理中汤，佐桔梗利咽，竹叶清火去舌有红点与小便黄。二诊以真武汤合六君子汤，加桔梗利咽，薏苡仁实便。

医案9

陈某，女，52岁。2006年11月28日初诊。

咽痒、有干燥刺痛感与异物感2年。有胃窦炎病史，常呃逆，从颈至胃烧灼感明显近来略减。近日吃羊肉后，鼻腔干燥明显，并有2次鼻衄，大便干结。咽部慢性充血明显，有淋巴滤泡增生，鼻腔前部干燥。舌稍偏红，少苔，脉沉细缓弱。

诊断：慢性咽炎，干燥性鼻炎。

处方及煎服法：玉竹10g，石斛10g，玄参15g，麦冬15g，甘草6g，桔梗10g，白茅根20g，柿蒂10g，代赭石15g，旋覆花10g，人参6g，沙参15g。7剂，每日1剂，水煎服，分2次服。局部用复方薄荷油1周（1日3次）。

随访：痊愈。

按：本案患者属喉痹、鼻燥，证属阴虚虚火上炎，以养阴润燥为主，佐降逆止呃。

医案10

况某，男，27岁。2006年12月12日初诊。

咽痛3年，近日加重，晚上明显，左侧为主。口稍干，平素饮水多，余可。咽部慢性充血显著，扁桃体不大，咽侧索增粗、有少许淋巴滤泡增生，颈动脉无触压痛。舌偏红，苔薄，脉数。

证属阴虚郁热，风邪侵袭。

处方及煎服法：玄参15g，麦冬15g，生地黄15g，甘草6g，桔梗10g，山豆根10g，射干10g，薄荷6g，赤芍12g，牡丹皮10g，荆芥10g，僵蚕12g。7剂，每日

1剂，水煎服，分2次服。含服铁笛丸2周（1日2次）。

随访：痊愈。

按：本案属阴虚喉痹，新感风邪加重，治以养阴清热，疏风利咽。

医案11

王某，男，43岁。2007年3月6日初诊。

咽微痛微干1个月，纳可，大便秘、数日1行。咽部稍慢性充血，咽侧索增生，鼻腔正常。舌淡红，苔薄微黄，脉沉缓。

诊断：慢性咽炎。

处方及煎服法：附子6g，白术12g，白芍15g，炙甘草6g，玄参15g，茯苓15g，黄芩10g，瓜蒌10g。7剂，每日1剂，水煎服，分2次服。

2007年3月13日二诊：咽痛显减，受寒则咽痛明显。有时右侧鼻塞，药后大便日1～2行，但近两日大便未行。咽侧索增生稍红，鼻甲稍大，鼻道干净。舌淡红，苔薄白，脉沉略数。

巴戟天10g，白芍15g，茯苓15g，白术15g，瓜蒌12g，桔梗10g，甘草6g，荆芥6g，僵蚕10g，白芷10g。7剂，服法如前。

2007年3月20日三诊：咽痛消失，但仍有咽部粗糙感，下午面部发红，睡眠时鼻塞，大便偏结、日1行。舌淡红，苔薄，脉沉细略数。

处方及煎服法：山茱萸10g，熟地黄20g，山药20g，牡丹皮10g，茯苓10g，牡蛎20g，瓜蒌15g，赤芍12g，玄参15g，麦冬15g，泽泻10g，白芷10g。7剂，服法如前。

随访：痊愈。

按：本案首诊从阳虚喉痹辨识，以真武汤温阳，佐玄参利咽，黄芩、瓜蒌清肺通便。二诊好转，续原法，巴戟天代附子，佐瓜蒌通便，荆芥、桔梗、僵蚕、白芷疏风利窍。由于前用温剂，三诊后面部发红，脉略数，阴虚喉痹之征，改拟六味地黄汤加味养阴利咽而愈。

医案12

周某，女，33岁。2007年5月29日初诊。

咽中有火辣感2个月，口干稍喜饮水，咽中如有痰，胸部闷胀不适，大便偏干。咽部稍充血。舌淡红，苔薄微黄，脉浮弦细略数。

诊断：慢性咽炎。

处方及煎服法：荆芥10g，桔梗10g，甘草6g，僵蚕12g，桑白皮15g，浙贝母15g，天花粉15g，生地黄15g，玄参15g，麦冬15g，黄芩10g，当归10g，瓜蒌

10g，紫苏梗 10g。7 剂，每日 1 剂，水煎服，分 2 次服。含服铁笛丸 2 周（1 日 2 次）。

2007 年 6 月 5 日二诊：好转。仍咽喉有痰，大便稍干。舌淡红，中心苔微黄，脉沉弦。

处方及煎服法：桔梗 10g，甘草 6g，僵蚕 12g，桑白皮 15g，浙贝母 15g，天花粉 15g，生地黄 15g，玄参 15g，麦冬 15g，黄芩 10g，瓜蒌 10g，竹叶 10g。7 剂，服法如前。

随访：痊愈。

按：阴虚喉痹，夹郁热与气滞。首诊以黄芩、桑白皮、天花粉清热生津止渴，玄参、麦冬、生地黄养阴，荆芥、桔梗、僵蚕、浙贝母利咽化痰，当归、瓜蒌通便，紫苏梗理气宽胸。二诊好转，去荆芥、当归、紫苏梗，加竹叶清热。

医案13

谭某，女，58 岁。2007 年 7 月 10 日初诊。

咽喉不适，对多种气体敏感，余可。咽部稍慢性充血。舌苔光剥，脉弦细略滑略数。

诊断：慢性咽炎。

证属阴虚痰热。

处方及煎服法：生地黄 15g，麦冬 15g，玄参 15g，甘草 6g，桔梗 10g，知母 10g，白芍 12g，薄荷 6g，全瓜蒌 10g，竹茹 10g，胆南星 10g。7 剂，每日 1 剂，水煎服，分 2 次服。含服铁笛丸 2 周（1 日 2 次）。

2007 年 8 月 7 日二诊：明显好转。对烟刺激仍敏感。舌淡红，少苔，脉弦细。

证属气阴两虚。

处方及煎服法：生地黄 15g，麦冬 15g，玄参 15g，甘草 6g，桔梗 10g，知母 10g，白芍 12g，薄荷 6g，西洋参 6g，沙参 15g，玉竹 15g。7 剂，服法如前。

随访：痊愈。

按：苔光剥、脉略数者属阴虚，对刺激敏感者属痰热内蕴。治以清热化痰，养阴利咽。二诊好转，舌象示气阴不足，原方舍清热化痰而加益气养阴之品。

医案14

朱某，男，54 岁。2007 年 7 月 17 日初诊。

咽部微痛干燥、有异物梗阻感 2 个月，余可。咽部慢性充血，双侧扁桃体隐窝有滤泡样突起，咽后壁有淋巴滤泡增生。舌淡红，苔腻，脉弦细缓。

处方及煎服法：党参 12g，沙参 15g，白术 12g，山药 15g，茯苓 15g，陈皮

10g，法半夏 10g，桔梗 10g，甘草 6g，浙贝母 15g，射干 10g。10 剂，每日 1 剂，水煎服，分 2 次服。含服铁笛丸 2 周（1 日 2 次）。

2007 年 8 月 14 日二诊：药后当时好转明显。停药后现仍有梗阻感，胃不适则咽痛，有胃窦胃炎病史。咽部慢性充血、有淋巴滤泡增生。舌淡红，苔薄，脉沉弦细缓。

处方及煎服法：党参 12g，沙参 15g，白术 12g，山药 15g，茯苓 15g，陈皮 10g，法半夏 10g，桔梗 10g，甘草 6g，厚朴 10g，巴戟天 10g，紫苏梗 10g。7 剂，服法如前，含服铁笛丸 2 周（1 日 2 次）。

随访：痊愈。

按：本案属气虚喉痹，痰滞咽喉，首诊治以六君子汤加山药益气健脾，佐沙参、桔梗、浙贝母、射干养阴化痰。二诊好转，异物感明显而脉沉，去浙贝母、射干，加厚朴、紫苏梗理气，巴戟天温肾。

医案15

谭某，女，32 岁。2007 年 7 月 10 日初诊。

平素语多或使用刺激性强的食物后易咽喉痛而干燥。近 2 周加重，无声嘶，近两日因冷饮致便溏。咽部敏感、轻度慢性充血。舌淡红，苔稍黑染微黄，脉弦细缓。

处方及煎服法：陈皮 10g，白术 10g，炙甘草 6g，法半夏 10g，茯苓 15g，炒薏苡仁 20g，玄参 12g，麦冬 12g，桔梗 10g，荆芥 10g，百合 10g，诃子 10g。14 剂，服法如前。含服铁笛丸 2 周（1 日 2 次）。

随访：2007 年 12 月 18 日因感冒求治，谓咽病愈。

按：本案患者素有咽痛干燥多属阴虚，近来加重或因外感风邪，食冷饮致腹泻为脾虚，咽部敏感属胃失和降。治以二陈汤加白术、薏苡仁、诃子健脾和胃止泻，玄麦甘桔汤加百合养阴利咽，佐荆芥疏风利咽。

医案16

胡某，女，49 岁。2007 年 10 月 30 日初诊。

咽喉干燥、有异物感 10 余年，常半声咳，近来服药后咽干稍好转，平素畏寒，冷天尤重，胃部时胀不适，时舌苔黑，天冷则显，常口苦，纳可，二便调。咽部黏膜色偏淡、有少许淋巴滤泡增生。舌偏淡，苔薄，脉沉弦细缓。

诊断：慢性咽炎。

证属阳虚。

处方及煎服法：附子 10g，干姜 10g，炙甘草 10g，白芍 15g，茯苓 15g，白术

15g，荆芥 10g，桔梗 10g。7 剂，每日 1 剂，水煎服，分 2 次服。

2007 年 11 月 13 日二诊：服上方 14 剂，诸症好转仍存，口微苦，咽微干有异物感，无咽痒，畏寒。咽侧索增生。舌淡红，舌体胖，苔薄腻，脉沉细缓。

处方及煎服法：附子 10g，干姜 10g，炙甘草 10g，白芍 15g，茯苓 15g，白术 15g，荆芥 10g，桔梗 10g，紫菀 10g，白前 10g，法半夏 6g，陈皮 6g，党参 15g。7 剂，服法如前。

2007 年 11 月 20 日三诊：半声咳天冷明显，近日咽部不适加重，口苦续减。咽部色淡，苔薄微腻，脉沉细缓。

处方及煎服法：附子 10g，白术 15g，炙甘草 6g，淫羊藿 10g，巴戟天 10g，肉桂 3g，茯苓 12g，桔梗 10g，射干 10g，党参 12g，山茱萸 10g，山药 12g，熟地黄 15g。14 剂，服法如前。

随访：痊愈。

按：舌淡脉沉乃阳虚肾水不足。其见口苦乃肝胆气虚失摄，胆精外溢，当补肾之阳，充肾水以实肝木，口苦自除。首诊方以真武汤温肾阳，加干姜温脾，荆芥、桔梗利咽。二诊仍以真武汤为主，合六君子汤与理中汤温补脾肾，更加紫菀、白前宣肺止咳。三诊以六味地黄之滋阴三味，以四君子汤加附子、淫羊藿、巴戟天、肉桂温补脾肾，桔梗、射干利咽。

医案17

刘某，女，21 岁。2007 年 11 月 13 日初诊。

咽部常有痰、清嗓干哕年余，睡眠有鼾，咽喉微干燥。咽部慢性充血，舌淡红，脉细缓。

证属气虚。

处方及煎服法：党参 10g，白术 12g，茯苓 12g，陈皮 10g，法半夏 10g，甘草 6g，玄参 12g，桔梗 10g，浙贝母 15g，枳壳 10g。7 剂，每日 1 剂，水煎服，分 2 次服。含服铁笛丸 2 周（1 日 2 次）。

2007 年 12 月 4 日二诊：好转。仍易干哕，停药后咽部有痰黏感，服药期间无痰，打鼾减少，大便偏结、2 日 1 行。舌淡红，尖部略偏红，苔薄，脉细滑。

处方及煎服法：党参 10g，白术 12g，茯苓 12g，陈皮 10g，法半夏 10g，甘草 6g，玄参 10g，桔梗 10g，枳壳 10g，瓜蒌 10g，竹茹 10g，胆南星 8g，旋覆花 8g。14 剂，服法如前。

随访：痊愈。

按：本案从脾虚痰滞咽喉论治。方中六君子汤加枳壳益气健脾，玄参、桔梗、浙贝母化痰利咽。二诊更加瓜蒌、竹茹、胆南星、旋覆花降逆化痰。

医案18

韩某，女，41岁。2008年4月8日初诊。

患慢性咽炎多年。近来咽喉微痛下午明显，晚上咽干，夜尿数次。咽部有淋巴滤泡增生、慢性充血。舌淡嫩，苔薄，脉沉缓。

证属阳虚。

治以温阳活血，化痰利咽。

处方及煎服法：巴戟天10g，山药15g，乌药10g，益智仁10g，桔梗10g，甘草6g，川牛膝10g，当归10g，三七粉3g（冲服），荆芥10g。14剂，每日1剂，水煎服，分2次服。

2008年6月10日二诊：好转。咽微痒微痛，吞咽或语多明显，晚上喝水多则小便，睡眠可，纳可。咽部滤泡不明显、咽左侧侧索增生、腭弓处有充血鲜红呈点片状。舌淡红，舌有瘀点，舌体胖，脉沉细缓。

处方及煎服法：巴戟天10g，山药15g，桔梗10g，甘草6g，川牛膝10g，丹参15g，三七粉3g（冲服），荆芥6g，薄荷6g，射干10g，玄参10g，麦冬10g。7剂，服法如前。

随访：痊愈。

按：本案属阳虚喉痹。夜尿频者肾阳不足，晚上咽干多属血瘀，淋巴滤泡增生多属痰滞咽喉。方中巴戟天、山药、乌药、益智仁温肾，川牛膝、当归、丹参、三七粉活血化瘀，玄参、麦冬、甘草、桔梗、荆芥、薄荷、射干化痰利咽。

医案19

黄某，男，32岁。2008年5月27日初诊。

咽微干微痛半年，咽喉有异物感，余可。咽部慢性充血明显、淋巴滤泡增生明显。舌偏红，舌胖有齿痕，苔薄，脉弦缓。

诊断：慢性咽炎。

处方及煎服法：桔梗10g，玄参15g，麦冬15g，甘草6g，浙贝母15g，牡蛎15g，法半夏10g，陈皮10g，茯苓12g，厚朴10g，紫苏梗10g，赤芍12g，三七粉3g（冲服）。7剂，每日1剂，水煎服，分2次服。

2008年10月21日二诊：上方服完后3个月无不适。目前咽痛晨起明显，痰中有血丝1个月余，余可。咽侧索增生，咽后壁淋巴滤泡增生并充血。舌偏红，舌体略胖，苔微黄，脉沉缓有力。

处方及煎服法：桔梗10g，玄参15g，茵陈10g，甘草6g，浙贝母15g，牡蛎15g，法半夏10g，陈皮10g，茯苓12g，厚朴10g，紫苏梗10g，麦冬15g，赤芍12g，三七粉3g（冲服）。7剂，服法如前。含服铁笛丸2周（1日2次）。

2009年2月24日三诊：上次药效果显著而停药。近来咽部干燥、有异物感3周。晨起刷牙时有血丝，二便调。咽慢性充血，咽侧索明显增生。舌偏红有红点，苔薄，脉弦缓略滑。

处方及煎服法：桔梗10g，玄参15g，麦冬15g，甘草6g，浙贝母20g，牡蛎15g，法半夏10g，陈皮10g，茯苓15g，厚朴10g，紫苏梗10g，赤芍12g，三七粉3g（冲服）。7剂，服法如前。咽喉用金喉健喷雾剂1周（1日2次）。

随访：痊愈。

按：本案从痰热滞咽论治，以二陈汤合玄麦甘桔汤加减清热化痰理气，佐赤芍、三七粉活血。二诊加茵陈清热利湿以应舌胖、苔黄。

医案20

韦某，男，45岁。湖南省张家界市人。2010年10月28日初诊。

咽喉有异物不适感3年，咽喉有痰无痛，饮食睡眠可，大便日2～3行。咽部慢性充血、毛细血管扩张明显。舌淡红，舌有齿痕，苔稍厚腻微黄，脉沉缓有力。

处方及煎服法：郁金10g，丹参20g，三七粉5g（冲服），枳壳10g，玄参10g，川牛膝10g，法半夏10g，茯苓20g，甘草3g，浙贝母10g，桔梗10g，紫苏梗10g，薏苡仁15g，白豆蔻10g，僵蚕10g，射干10g。14剂，每日1剂，水煎服，分2次服。含服咽立爽口含滴丸1周（1日5次）。

2010年12月30日二诊：药后好转明显。偶有咽部梗塞感，夜尿2～3次，大便日2行，余可。咽部充血不明显。舌微暗，舌有齿痕，脉沉缓有力略数。

处方及煎服法：郁金10g，丹参20g，三七粉5g（冲服），枳壳10g，玄参10g，川牛膝10g，法半夏10g，茯苓20g，甘草3g，浙贝母10g，桔梗10g，紫苏梗10g，射干10g，山药20g，泽兰10g。14剂，服法如前。

2011年3月10日三诊：咽喉异物梗阻不适感近1个月，吐痰多，晨起作哕，口干欲饮。大便日2～3行，余可。咽部稍慢性充血，咽侧索增生微肿。舌胖有齿痕，苔薄，脉缓有力。

处方及煎服法：法半夏10g，茯苓10g，甘草3g，桔梗10g，陈皮6g，枳壳10g，浙贝母10g，紫苏梗10g，木通6g，郁金10g，丹参20g，三七粉5g（冲服），竹茹10g，僵蚕10g，茵陈10g。14剂，服法如前。

随访：痊愈。

按：本案患者以咽异物感为主症，但慢性咽炎体征明显。据症多为痰气互结；大便日数行多有脾虚不足，运化失司；咽部血络扩张迂曲多属血瘀不行；舌齿痕，苔腻多为脾虚痰湿内盛。脉症合参多为脾虚生痰，痰瘀互结，阻滞咽喉。三诊均以健脾化痰，行气活血为主。

医案21

戴某，男，60岁。2012年6月29日初诊。

鼻咽部有痰黏不适感半年，时欲吐痰，无明显咽喉干燥，鼻腔通畅无涕，纳可，二便调，睡眠鼾大，有心脑血管病史。咽部慢性充血、黏膜呈肥厚状。舌略偏红，苔微黄微腻，脉弦缓略滑。

诊断：慢性鼻咽炎。

病属喉痹。

处方及煎服法：法半夏20g，茯苓20g，甘草6g，桔梗10g，桃仁10g，红花10g，郁金10g，浙贝母10g，玄参10g，煅牡蛎20g，陈皮6g，枳壳10g，金银花10g，丹参20g，三七粉10g（冲服）。7剂，每日1剂，水煎服，分2次服。

2012年7月6日二诊：吐痰减少。舌脉同前。

处方及煎服法：法半夏20g，茯苓20g，甘草6g，桔梗10g，桃仁10g，红花10g，郁金10g，浙贝母10g，玄参10g，煅牡蛎20g，陈皮6g，枳壳10g，金银花10g，丹参20g，三七粉10g（冲服），赤芍10g，桑白皮10g。7剂，服法如前。

2012年8月31日三诊：好转很多，仍鼻咽有痰难净，余可。舌微暗滞，苔微黄微腻不厚，脉弦滑。

处方及煎服法：法半夏20g，茯苓20g，甘草6g，桔梗10g，桃仁10g，红花10g，郁金10g，浙贝母10g，玄参10g，煅牡蛎20g，陈皮6g，枳壳10g，金银花10g，丹参20g，三七粉10g（冲服），赤芍10g，地骨皮10g。14剂，服法如前。

随访：2013年5月17日因感冒就诊时，谓上次药后愈。

按：本案患者症与舌脉所见属痰证，心血管病史者多血瘀之因，三诊均以化痰活血为治，佐金银花解毒祛邪，桔梗利咽。

医案22

刘某，女，38岁。2013年6月14日初诊。

喉痹病史数年。近来咽喉灼热疼痛感明显20天，两耳内灼热时痛，大便日1行，食欲睡眠可，月经调。自服知柏地黄丸稍好转，阴道干燥有灼热感，时有腰痛。咽部淡红，有多数毛细血管轻微扩张。舌淡红，苔薄，脉沉缓、寸脉应指。

处方及煎服法：熟地黄10g，山茱萸10g，山药15g，五味子10g，杜仲10g，黄芪20g，当归10g，麦冬10g，知母10g，白芍15g，桃仁10g，红花10g，桔梗10g，柴胡6g，延胡索10g，玄参15g，川牛膝10g。14剂，每日1剂，水煎服，分2次服。

随访：痊愈。

按：本案患者症状多为阴虚火旺，舌脉之象乃阳气不足，咽部血络扩张多夹瘀，治以补肝肺肾之阴，益气养血活血，佐知母清热，桔梗、川牛膝利咽，柴胡、延胡索行气疏肝以应耳痛。

医案23

柳某，男，33岁。2015年7月11日初诊。

咽喉阻塞不适感数年，咽微痛，常咽痒清嗓。咽部慢性充血明显，咽侧索增生。舌淡红，舌胖有齿痕，苔薄，脉缓。

证属气虚。

处方及煎服法：党参10g，白术10g，茯苓10g，桔梗10g，甘草6g，法半夏10g，陈皮6g，巴戟天10g，射干10g，紫苏梗10g，郁金10g，玄参10g，浙贝母10g，荆芥10g。21剂，每日1剂，分2次开水冲服（颗粒剂）。

2015年8月4日二诊：好转。咽痛仍存，部位转移，稍咳痰少。咽部充血明显、咽侧索增生。舌淡红，舌体胖，苔白，脉缓。

处方及煎服法：党参10g，白术10g，茯苓10g，桔梗10g，甘草6g，法半夏10g，陈皮6g，巴戟天10g，射干10g，紫苏梗10g，郁金10g，玄参10g，浙贝母10g，荆芥10g，川牛膝10g。21剂，服法如前。

随访：痊愈。

按：本案患者舌脉合参多属脾虚痰滞，以六君子汤加紫苏梗健脾行气化痰，佐巴戟天温肾，荆芥、桔梗、射干、玄参、浙贝母祛风化痰利咽，郁金、川牛膝活血止痛。

医案24

喻某，女，46岁。湖南省益阳市人。2017年3月16日初诊。

咽喉反复疼痛数月，近两日加重，无干痒与鼻症，平素畏寒。鼻甲肿大稍暗滞，咽部轻微充血。舌略偏淡，苔薄，脉沉细缓弱。

诊断：慢性咽炎。

处方及煎服法：附子10g，白术10g，茯苓10g，白芍15g，荆芥6g，玄参10g，巴戟天10g，熟地黄15g，山药15g，山茱萸10g，泽泻10g，牡丹皮10g，甘草6g。12剂，每日1剂，分2次冲服（颗粒剂）。局部用口洁喷雾剂1周（1日3次），口服贞芪扶正胶囊2周（1日2次）。

随访：痊愈。

按：本案患者舌脉所见阳虚证明显，治以真武汤合六味地黄汤温补脾肾，佐玄参、荆芥利咽。

医案25

谭某，男，38岁。湖南省永州市人。2016年12月24日初诊。

咽喉干燥异物感或微痛不适数年，余可。咽部充血明显、有淋巴滤泡增生。舌略胖，舌质淡红，苔薄，脉细略数。

处方及煎服法：桔梗10g，甘草6g，黄芩10g，玄参10g，浙贝母10g，川牛膝10g，射干10g，薄荷6g，南沙参10g，茯苓10g，法半夏10g，麦冬10g，知母10g。21剂，每日1剂，分2次服。含服铁笛丸2周（1日2次）。

2017年1月16日二诊：药后诸症消失。既往咽炎常反复，希望继续调理巩固。舌淡红，舌体胖，脉细略数。

处方及煎服法：予原方5剂。

按：本案喉痹，脉症合参，当属脾虚痰热内蕴，肺阴不足。治以清热化痰，养阴利咽，佐牛膝活血利咽止痛。

医案26

钱某，男，45岁。2017年6月20日初诊。

咽干或痛不适2年，咽有异物梗阻感，讲话费力无声嘶。咽部慢性充血、有淋巴滤泡增生。舌淡红，苔薄，脉沉细滑。

处方及煎服法：法半夏10g，茯苓10g，桔梗10g，甘草6g，玄参10g，浙贝母10g，薄荷6g，厚朴10g，紫苏梗10g，党参10g，白术10g，郁金10g，黄芩10g。21剂，每日1剂，分2次开水冲服（颗粒剂）。局部用口洁喷雾剂2周（1日3次），口服珍黄片2周（1日3次）。

2017年7月15日二诊：好转。仍有些异物感，常年打鼾，药后减轻。咽部检查同前。舌淡红，苔薄，脉略数。

处方及煎服法：法半夏10g，茯苓10g，桔梗10g，甘草6g，玄参10g，浙贝母10g，薄荷6g，山慈菇10g，厚朴10g，紫苏梗10g，党参10g，白术10g，郁金10g，黄芩10g。21剂，服法如前。局部用口洁喷雾剂1周（1日3次），口服珍黄片2周（1日3次）

随访：痊愈。

按：本案喉痹，以咽异物感较重，治以六君子汤合半夏厚朴汤健脾化痰，佐桔梗、玄参、浙贝母、薄荷、山慈菇之类化痰利咽，郁金行气活血，黄芩平调寒热。

医案27

刘某，男，60岁。2018年1月11日初诊。

咽微痛伴异物感半年，外院喉镜检查无特殊，大便调。咽部充血明显，颈部无压痛。舌偏红，苔薄，脉略数。

处方及煎服法：桔梗 10g，甘草 6g，玄参 10g，浙贝母 10g，千里光 10g，薄荷 6g，川牛膝 10g，射干 10g，薄荷 6g，炒麦芽 10g，厚朴 10g，法半夏 10g，茯苓 10g，黄芩 10g。21 剂，每日 1 剂，分 2 次开水冲服（颗粒剂）。口服珍黄片 2 周（1 日 3 次）。

2018 年 2 月 1 日二诊：无明显症状。咽部轻微充血。

处方及煎服法：停服中药，局部用活性银离子抗菌液喷雾剂 2 周（1 日 3 次）。

随访：痊愈。

按：本案喉痹，从痰热论治。二陈汤加味。

医案28

黄某，男，40 岁。2016 年 7 月 18 日初诊。

咽中如有物梗 2 个月，稍干燥无痛。大便略溏。咽部轻微充血，舌略偏红，苔薄，脉略数。

处方及煎服法：法半夏 10g，茯苓 10g，陈皮 6g，甘草 6g，桔梗 10g，郁金 10g，紫苏梗 10g，厚朴 10g，黄芩 10g，玄参 10g，浙贝母 10g，射干 10g，薄荷 6g。21 剂，每日 1 剂，分 2 次开水冲服（颗粒剂）。局部用口洁喷雾剂 2 周（1 日 3 次）。

2016 年 8 月 15 日二诊：好转。仍咽微痛稍干如物梗，大便成形。咽微红充血，舌淡红，苔薄，脉缓有力。

处方及煎服法：法半夏 10g，茯苓 10g，陈皮 6g，甘草 6g，桔梗 10g，郁金 10g，紫苏梗 10g，厚朴 10g，黄芩 10g，玄参 10g，浙贝母 10g，射干 10g，薄荷 6g，川牛膝 10g。21 剂，服法如前。含服铁笛丸 2 周（1 日 2 次），口服珍黄片 2 周（1 日 3 次）。

2018 年 5 月 21 日三诊：前年咽炎药后愈。今年咽喉疼痛已 3 个月，舌根部肿胀不适，牵引耳内不适感，咽干口苦，大便偏稀、日 1～2 次。咽充血明显、咽侧索增生。舌略偏红，苔薄，脉沉略数。

处方及煎服法：玄参 10g，赤芍 10g，射干 10g，川牛膝 10g，薄荷 6g，南沙参 10g，薏苡仁 15g，桔梗 10g，甘草 6g，黄芩 10g，地黄 10g，柴胡 6g。21 剂，服法如前。含服铁笛丸 2 周（1 日 2 次），口服珍黄片 2 周（1 日 3 次）。

按：本案患者为两次喉痹病程，症状有所不同，但均存在脾虚肺热之机。首次以二陈汤合半夏厚朴汤加减健脾清肺，两诊而愈。第二次清热养阴，化痰利咽为主，佐疏解少阳，加薏苡仁健脾实便。

医案29

杨某，女，51岁。2018年5月22日初诊。

咽痒干燥疼痛不适1个月，时欲小饮，无咳嗽，睡眠难入易醒，大便软。咽部轻微充血。舌略偏红，苔薄，脉沉细弱略数。

处方及煎服法：太子参10g，麦冬10g，南沙参10g，桔梗10g，甘草6g，川牛膝10g，知母10g，首乌藤15g，玄参10g，射干10g，当归10g，地黄10g，枸杞子10g，薏苡仁15g。21剂，每日1剂，分2次开水冲服（颗粒剂）。局部用口洁喷雾剂2周（1日3次），口服珍黄片2周（1日3次）。

2018年6月9日二诊：显著好转。咽干痒痛消失，稍有不适感，近3天咳嗽，睡眠好，大便如前。咽部轻微充血。舌略偏红，苔薄，脉细略数。

处方及煎服法：

①荆芥10g，枇杷叶10g，紫菀10g，白前10g，前胡10g，白芷6g，陈皮6g。7剂，服法如前，并同时服下方。

②太子参10g，麦冬10g，南沙参10g，桔梗10g，甘草6g，黄芩10g，玄参10g，射干10g，当归10g，生地黄10g，枸杞子10g，薏苡仁15g。21剂，服法如前。口服珍黄片2周（1日3次）。

按：本案喉痹从肝肺阴虚论治，以一贯煎加减，佐薏苡仁健脾以防便溏。二诊时有新近咳嗽，佐疏风宣肺止咳。

医案30

徐某，男，35岁。2018年1月18日初诊。

鼻与咽喉干燥夜重，影响睡眠，回吸涕夹血。晨起干哕，食欲差。咽部轻度充血，鼻内干燥，纤维喉镜检查无特殊。舌淡红，苔薄微黄，脉略数。

诊断：慢性咽炎，干燥性鼻炎。

处方及煎服法：川牛膝10g，玄参10g，浙贝母10g，桔梗10g，甘草6g，射干10g，知母10g，南沙参10g，麦冬10g，白茅根15g。21剂，每日1剂，分2次开水冲服（颗粒剂）。维生素AD滴剂口服并滴鼻2周（1日1次）。

2018年2月10日二诊：好转，仍鼻与咽干燥感，回吸鼻偶有血丝，晚上交替鼻塞，睡眠不佳。鼻甲稍大，舌偏红，苔薄，脉略数。

处方及煎服法：白术10g，黄芪10g，当归10g，桔梗10g，甘草6g，白芷6g，薄荷6g，麦冬6g，辛夷6g，玄参10g，首乌藤15g，黄芩10g，川芎6g，白茅根15g。21剂，服法如前。局部用复方木芙蓉涂鼻软膏2周（1日2次），咽部喷口洁喷雾剂1周（1日3次），口服参麦地黄丸1周（1日3次）。

2018年3月15日三诊：好转明显，干燥感消失，咽无不适，晚上稍鼻塞。鼻腔通畅，咽部轻度充血，舌淡红，苔薄，脉缓。

处方及煎服法：白术 10g，黄芪 10g，当归 10g，桔梗 10g，甘草 6g，白芷 6g，薄荷 6g，升麻 10g，葛根 15g，麦冬 6g，辛夷 6g，炒麦芽 10g，玄参 10g，黄芩 10g，川芎 6g。21 剂，服法如前。

按：首诊属喉痹、鼻燥，从阴虚肺燥论治，以玄麦甘桔汤加射干、浙贝母、南沙参、知母养阴清肺利咽，川牛膝、白茅根清火止血。二诊好转并见鼻窒，鼻窒者，气虚居多，改从气阴两虚论治，以当归、黄芪、白术益气，玄参、麦冬、甘草、桔梗利咽，白芷、辛夷、川芎、薄荷通利清窍，黄芩、白茅根清热止血，首乌藤安神。三诊好转续前法，加升麻、葛根升清阳。

医案31

武某，男，40 岁。广东省韶关市人。2019 年 10 月 8 日初诊。

咽干微痛与异物感经年，偶有鼻塞少嚏，屡治未效，余可。鼻腔通畅，咽慢性充血。舌淡红，苔薄，脉弦细缓。

处方及煎服法：桔梗 10g，甘草 6g，玄参 10g，麦冬 10g，薄荷 6g，千里光 10g，川牛膝 10g，射干 10g，辛夷 6g，白芷 6g，法半夏 10g，南沙参 10g，百合 10g，茯苓 10g，紫苏梗 10g。21 剂，每日 1 剂，分 2 次开水冲服（颗粒剂）。局部用口洁喷雾剂 2 周（1 日 3 次），含服铁笛丸 2 周（1 日 2 次），口服珍黄片 2 周（1 日 3 次）、香菊胶囊 1 周（1 日 2 次）。

2019 年 11 月 2 日二诊：好转很多，偶有咽干微痛与异物感，晨起喷嚏偶作。咽部轻度充血，鼻甲稍大。舌淡红，苔薄，脉细缓。

处方及煎服法：原方 21 剂，服法如前。局部用口洁喷雾剂 2 周（1 日 3 次），含服铁笛丸 2 周（1 日 2 次），口服珍黄片 2 周（1 日 3 次）、香菊胶囊 1 周（1 日 2 次）。

按：本案从喉痹气阴不足兼有正虚邪滞辨识。治以玄麦甘桔汤加南沙参养阴，法半夏、茯苓、紫苏梗、百合健脾化痰，射干、薄荷、千里光、川牛膝利咽止痛，佐白芷、辛夷通利鼻窍。

第三节　扁桃体炎

扁桃体炎是腭扁桃体的非特异性炎症，有急性与慢性之分。扁桃体炎可引起扁桃体周围脓肿、咽旁脓肿、中耳炎以及长期低热、风湿热、关节炎、心脏病、肾炎等。

急性扁桃体炎有非化脓性与化脓性之别，前者多由病毒感染，如感冒病毒、流感病毒、副流感病毒等所致；后者则以乙型溶血性链球菌、葡萄球菌、肺炎球菌所致，亦有厌氧菌所致者。10～30岁多发，好发于冬春两季，受凉、潮湿、过度劳累、烟酒过度、有害气体的刺激以及上呼吸道慢性病灶为其诱发原因。急性非化脓性扁桃体炎起病急，症状可见咽痛、吞咽时加重，咽部分泌物增多，伴轻度恶寒、发热等，检查见咽部黏膜、腭扁桃体、腭弓急性充血，扁桃体轻度肿大、表面无渗出物。急性化脓性扁桃体炎起病急，咽痛重且迅速加剧，常放射至耳部，吞咽困难，咽中痰涎增多，多伴恶寒、高热，小儿可因高热而抽搐、呕吐、昏睡，检查见扁桃体急性充血，多为Ⅱ～Ⅲ度肿大，隐窝口有黄白色分泌物附着或融合成片，易于拭去。如扁桃体实质化脓，可在表面看到黄白色点状物突起，多有下颌角淋巴结肿大、压痛，外周血白细胞显著升高。

慢性扁桃体炎多因隐窝引流不畅，窝内细菌、病毒滋生感染所致，发病原因与急性扁桃体炎反复发作、变态反应、邻近器官感染病灶等有关。主要表现为咽部不适、微痛、有异物感，或有刺激性咳嗽，或有低热、头痛等，病程较长，症状时轻时重，检查见扁桃体慢性充血或肿大，腭弓慢性充血，或扁桃体陷凹口处有黄白色腐物附着，或挤压腭舌弓时有腐物自陷凹口内溢出，下颌角淋巴结多见肿大。

扁桃体炎属中医乳蛾范畴。其病机主要有风热侵袭、肺胃热盛、湿热壅盛、肺胃阴虚、阴虚湿热、痰浊凝结等。

一、辨证论治

1.风热侵袭

风热邪毒侵袭，上攻咽喉，气血壅滞，与邪毒搏结喉核为病。症状可见起病急，咽痛明显，吞咽时加重，咽喉有痰涎，或伴发热恶风，周身不适，或有头痛，口微干渴。检查见咽部及扁桃体潮红肿胀。舌偏红，苔薄白或微黄，脉浮数。

治宜疏风清热，解毒利咽。常用银翘散、疏风清热汤加减。常用药物及剂量：荆芥10g，防风10g，牛蒡子10g，金银花10g，连翘10g，黄芩10g，赤芍10g，板蓝根10g，大青叶10g，玄参10g，浙贝母10g，土牛膝10g，桔梗10g，甘草6g。

2.肺胃热盛

外感表邪失治，邪毒化热入里，肺胃热盛，上攻咽喉，与气血搏结喉核为病。症状可见咽痛重，吞咽困难，痰涎壅盛，伴发热，口渴，小便黄，大便结，扁桃体红肿胀大，表面多有黄白腐物，下颌角淋巴结肿痛。舌红，苔黄，脉洪数或滑数。

治宜清热泻火，解毒利咽，可用清咽利膈汤加减。常用药物及剂量：金银花

15g，连翘 10g，蒲公英 15g，黄芩 10g，栀子 10g，大黄 6g，玄参 15g，皂角刺 10g，赤芍 12g，浙贝母 12g，夏枯草 10g，土牛膝 10g，桔梗 10g，甘草 6g。

加减：若伴身热困倦，胸闷腹胀、恶心欲呕，口渴不欲饮，舌质红，舌体胖，苔黄腻，脉濡数，多属湿热熏蒸，可用甘露消毒丹加减。常用药物及剂量：金银花 15g，连翘 10g，黄芩 10g，滑石 20g，藿香 8g，茵陈 10g，石菖蒲 10g，白豆蔻 10g，木通 6g，浙贝母 10g，射干 6g，玄参 10g，土牛膝 10g，桔梗 10g。

3.脏腑阴虚

脏腑阴虚，虚火上炎，咽喉失养，邪毒滞留，结于喉核。症状可见咽部微痛、灼热干燥、咳嗽少痰或伴午后低热、手足心热、神疲，口臭，口干舌燥，小便黄，大便干结。检查见扁桃体暗红或肿大，陷凹口或有黄白点状腐物。舌红少津，脉细数。

治宜养阴清热，化痰利咽。常用养阴清肺汤、百合固金汤、甘露饮合银花解毒汤加减。常用药物如：生地黄 10g，麦冬 10g，百合 10g，赤芍 10g，牡丹皮 10g，玄参 10g，浙贝母 10g，桔梗 10g，射干 10g，甘草 6g，土牛膝 10g，野菊花 10g，夏枯草 10g，知母 10g。

加减：若扁桃体隐窝口有黄白色腐物多，下颌角淋巴结肿大，苔黄腻，脉细滑略数，多兼湿热内蕴，酌加茵陈、木通以利湿化浊。

4.痰浊凝结

肺脾气虚，祛邪无力，邪毒滞留；脾失健运，湿浊内生，久郁成痰，邪毒与痰浊、血瘀互结喉核。症状可见咽部微干、有异物梗阻感，倦怠乏力。检查见扁桃体肿大明显，表面不平，微红微暗，面色不华。舌质淡，舌体胖，苔白或腻，脉细滑。

治宜益气健脾，化痰散结。常用六君消瘰汤合消蛾汤加减。常用药物及剂量：黄芪 10g，当归 10g，党参 10g，白术 10g，茯苓 10g，甘草 6g，陈皮 6g，法半夏 10g，浙贝母 10g，牡蛎 20g，玄参 10g，枳壳 10g，三棱 10g，莪术 10g。

加减：若大便干结，舌偏红，苔黄，脉滑或略数者，多属痰热内蕴，酌加黄芩、瓜蒌、射干之类清热化痰。

二、其他治疗

1.清洁法：保持口腔清洁，淡盐水含漱，每日数次。

2.吹药与含药法：可吹大黄粉，每日 1～3 次；或含服六神丸、点舌丸、熊胆含片之类。

3.外敷：有颈部、颌下淋巴结肿痛明显者，可用如意金黄散、紫金锭、喉症丸、六神丸（六神胶囊）、点舌丸（丹）之类，研末，以醋调成糊状，敷于肿痛处，每日 1～2 次。

三、经验方

1.黄芪解毒汤（谭敬书教授经验方）

药物组成及剂量：黄芪 30g，当归 10g，黄芩 10g，赤芍 10g，玄参 20g，蒲公英 20g，金银花 15g，防风 10g，白芷 10g，皂角刺 10g。

功效主治：补益气血，托毒排脓。用于扁桃体炎咽部脓肿属痰热内盛、正气不足者。

方解：《神农本草经》谓黄芪"主痈疽，久败疮，排脓止痛"，故以黄芪益气托毒，益以当归补养气血，扶正祛邪，托毒外出；玄参、金银花、蒲公英、黄芩清热解毒利咽，赤芍凉血解毒，助以防风、白芷、皂角刺排脓祛邪。合用共奏扶正逐邪，解毒消肿之功。

2.消蛾汤（谭敬书教授经验方）

药物组成及剂量：黄芪 20g，当归 10g，白术 10g，防风 10g，水蛭 3g（研粉兑服），土鳖虫 10g，桃仁 10g，海浮石 20g，白芥子 10g，夏枯草 10g，法半夏 10g，龙胆 5g，大黄 5g。

功效主治：益气活血，化瘀除痰，散结利咽。治疗慢性扁桃体炎扁桃体肿大者。

方解：方中黄芪、当归、白术补益气血以扶正；黄芪、白术、防风为玉屏风散益气固表，预防慢性扁桃体炎反复发作；水蛭、土鳖虫、桃仁、酒大黄化瘀散结；海浮石、白芥子、夏枯草、法半夏除痰散结；龙胆助夏枯草、酒大黄清郁热。全方合用，共奏益气活血，化瘀除痰，散结利咽之功。

四、临证心语

急性非化脓性扁桃体炎多属病毒感染，解毒祛邪之品，宜酌选具有抗病毒之效的中药，如千里光、大青叶、板蓝根、贯众、连翘、柴胡之类。

久病多虚，慢性扁桃体炎多有正气不足，治宜扶正祛邪，扶正之品，一是黄芪当归益气养血，二是党参、白术、茯苓之类益气健脾，三是太子参、沙参、玉竹、百合之类益气养阴。

扁桃体急性炎症肿大多属痰热蕴结，宜清热化痰、消肿散结，常用药如玄参、射干、僵蚕、射干、山豆根、山慈菇之类；扁桃体慢性炎症肥大多属痰浊凝结或痰瘀互结，宜化痰散结或化瘀除痰，常用药物如玄参、浙贝母、牡蛎、法半夏、海浮石、夏枯草、山慈菇、三棱、莪术、土鳖虫，可佐当归、赤芍、桃仁、红花、水蛭之类活血化瘀。

五、医案

医案1

周某，男，21岁。2005年9月27日初诊。

咽痛、吞咽困难5日，大便秘结3天，无发热，外院静脉给药治疗数天效果不显。双侧扁桃体Ⅱ度肿大、红赤肿胀、表面有大量黄白脓点。舌偏淡，苔白微黄，脉沉细。

处方及煎服法：黄芪20g，当归10g，金银花15g，野菊花12g，荆芥10g，山豆根10g，生大黄6g（泡服），连翘15g，桔梗10g，甘草6g，蒲公英15g。7剂，每日1剂，水煎服，分2次开水冲服（颗粒剂）。含服咽立爽口含滴丸1周（1日5次），口服珍黄片2周（1日3次）。

随访：14天后因变应性鼻炎求诊，谓药后扁桃体炎愈。

按：本案急性化脓性扁桃体炎，当发热而无发热，且舌淡脉沉，为正气不足。治以黄芪、当归扶正气，伍清热解毒之品，佐桔梗、荆芥、山豆根利咽，生大黄泻火通便。

医案2

唐某，女，50岁。2005年10月11日初诊。

常咽干咽痛多年、食辛辣后明显。近1年舌面常有腻感，饮食乏味。咽部慢性充血，扁桃体Ⅱ度肿大、表面不平无分泌物附着。舌淡红，苔微白稍腻，脉弦细。

诊断：慢性咽－扁桃体炎。

证属脾虚湿郁。

处方及煎服法：炙黄芪15g，党参12g，白术12g，当归10g，陈皮10g，薏苡仁20g，茯苓12g，山药5g，桔梗10g，炙甘草6g，砂仁5g，藿香6g，佩兰10g。7剂，每日1剂，水煎服，分2次服。口服珍黄丸3周（1日3次）。

2005年10月18日二诊：咽部疼痛减轻、微有干燥感。口乏味，经常口腔溃疡，牙齿常咬颊黏膜，上腭顶部常痛。咽部慢性充血，扁桃体Ⅱ度肿大慢性充血。舌淡红微暗，苔微黄微腻，脉沉细缓。

处方及煎服法：附子6g，党参12g，白术12g，茯苓12g，白芍15g，牡丹皮12g，炙甘草6g，栀子6g，黄连3g，干姜6g，木通10g。14剂，服法如前。

2005年11月1日三诊：咽痛消失，舌部口疮复发数天。咽部慢性充血，扁桃体肿大减小慢性充血，舌左边缘中部有小溃疡、患处微红肿。舌淡，苔薄微腻，脉沉细缓。

处方及煎服法：附子6g，党参12g，白术12g，茯苓12g，白芍15g，炙甘草6g，木通10g，薏苡仁20g，土牛膝10g，浙贝母15g，茵陈15g，山豆根10g。14剂，服法如前。

随访：诸症消失。

按：本案首诊从脾虚湿郁辨识，治以参苓白术散加减有效。二诊口疮复发，据舌脉从脾肾阳虚，热郁上焦论治，以真武汤合理中汤加减，佐黄连、栀子、牡丹皮、木通清火，寒温并行。三诊好转，续以真武汤合四君子汤加味而愈。

医案3

李某，女，24岁。湖南省长沙市人。2005年10月11日初诊。

患乳蛾数年，咽痛6天，无发热，大便干结。自服消炎药几天效果不佳。咽部微充血，扁桃体Ⅱ度肿大充血、表面黄白脓点，咽后壁淋巴滤泡增生，颌下淋巴结肿大轻压痛。舌淡，苔白微腻少津，脉沉细。

诊断：慢扁桃体炎急性复发。

证属正虚邪滞。

方以黄芪解毒汤加减。

处方及煎服法：黄芪20g，当归10g，白术12g，茯苓10g，法半夏10g，玄参15g，金银花20g，黄芩12g，赤芍15g，天花粉12g，穿山甲5g，山豆根10g，桔梗10g，甘草6g。7剂，每日1剂，水煎服，分2次服。含服五味麝香丸1周（1日1次）。

随访：急性病瘥，未续治。

按：本案为慢性扁桃体炎急性发作，当发热而不发热，多属正气不足。正气不足者，消炎药效果多差，治以扶正祛邪之剂，配合局部含服，效果佳。

医案4

沈某，男，37岁。2006年8月29日初诊。

乳蛾鼻窒病史6年，左侧扁桃体已经切除。近来抽烟多，咽部不适明显。咽部慢性充血，右扁桃体Ⅱ度肿大、其上端有黄白栓塞物堵在陷窝口。舌淡红，舌胖有齿痕，苔微黄微腻，脉弦缓。

处方及煎服法：黄芪20g，当归10g，白术12g，防风10g，水蛭2g（研粉兑服），土鳖虫6g，桃仁10g，海浮石20g，白芥子10g，夏枯草15g，法半夏10g，龙胆 10g，酒大黄 6g（后下），金银花 15g。14 剂，每日 1 剂，水煎服，分 2 次服。

2006 年 10 月 17 日二诊：近来咽喉不适，鼻塞，难出汗，疲劳感，寐差多梦。鼻甲红肿，咽部慢性充血、有淋巴滤泡增生，右侧扁桃体Ⅱ度肿大。舌淡红，苔黄白，脉弦缓。

处方及煎服法：黄芪 20g，当归 10g，白术 12g，防风 10g，水蛭 2g（研粉兑服），土鳖虫 6g，桃仁 10g，海浮石 20g，白芥子 10g，夏枯草 15g，法半夏 10g，龙胆 10g，酒大黄 6g（后下），金银花 15g，白芷 10g。14 剂，服法如前，并嘱用口洁喷雾剂 1 周（1 日 3 次）。

2006 年 10 月 31 日三诊：鼻塞涕多早晚尤重，涕清或黏。咽部稍不适。鼻黏膜偏红，扁桃体Ⅱ度肿大、无脓点。舌淡，苔白，脉弦缓。

处方及煎服法：荆芥 10g，诃子 10g，细辛 3g，桔梗 10g，党参 10g，白术 2g，炙甘草 6g，法半夏 6g，当归 10g，川芎 10g，黄芪 20g。14 剂，服法如前。

2006 年 11 月 21 日四诊：稍鼻塞，回吸吐涕不多。近日咳嗽有白痰，昨天吹风受凉，目前畏寒，乏力，头痛，咽微痛。鼻甲大、肿胀饱满，咽部微充血，右扁桃体Ⅱ度肿大。舌淡，苔白，脉浮紧。

处方及煎服法：桂枝 10g，白芍 12g，炙甘草 6g，大枣 10g，生姜 6g，防风 6g，荆芥 10g，前胡 10g，白前 10g，陈皮 10g，杏仁 10g，西青果 12g，神曲 10g。5 剂，服法如前。

随访：痊愈。

按：乳蛾久病多虚，喉核肿大多有痰瘀，治以益气活血，化瘀除痰，散结利咽，消蛾汤为主。首诊加金银花解毒，二诊加白芷排脓。三诊病势减，鼻窒明显，为气虚不足，治以温肺止流丹加味。四诊见风寒咳嗽，以桂枝汤加味。

医案5

张某，女，26 岁。湖南省长沙市人。2006 年 2 月 14 日初诊。

患乳蛾数年，咽喉痛两日，吞咽时加重并有吞咽困难，无发热，大便调。咽部急性充血，双侧扁桃体Ⅱ度肿大急性充血、上端均有黄白脓点附着。舌淡红，苔薄，脉弦细缓。

方以黄芪解毒汤加减。

处方及煎服法：黄芪 20g，当归 10g，玄参 15g，金银花 20g，蒲公英 20g，黄芩 12g，赤芍 15g，防风 6g，白芷 6g，穿山甲 5g，僵蚕 10g。7 剂，每日 1 剂，水煎服，分 2 次服。含服咽立爽口含滴丸 1 周（1 日 5 次），口服珍黄丸 3 周（1 日 3 次）。

随访：瘥，未续治。

按：乳蛾新病病程短而见脓点，多为旧病复发。正虚不足邪正交争无力，当发热却无明显发热或仅低热，邪气盛而舌淡红、苔薄脉细缓者，乃正虚邪侵，治以扶正祛邪。

医案6

董某，女，28岁。北京市人。2006年5月9日初诊。

常有咽喉灼热不适感数年，月经期前加重，可见扁桃体表面脓点，大便常调但近日偏稀，常交替性鼻塞数年。咽部慢性充血，双侧扁桃体Ⅱ度肿大、表面有大量黄白色脓点突出，咽后壁有少许淋巴滤泡增生，鼻甲不大。舌淡，苔薄，脉细缓。

诊断：慢性扁桃体炎，慢性鼻炎。

证属正虚邪滞。

方以消蛾汤加减。

处方及煎服法：黄芪20g，当归10g，白术10g，防风10g，白芷6g，水蛭3g（研粉兑服），土鳖虫3g，桃仁10g，海浮石20g，白芥子6g，夏枯草15g，法半夏10g，龙胆10g，酒大黄6g。21剂，每日1剂，水煎服，分2次服。含服铁笛丸2周（1日2次）。

随访：痊愈。

按：本案慢性扁桃体炎正气不足与邪毒久滞明显，治以消蛾汤扶正祛邪。

医案7

李某，女，35岁。湖南省长沙市人。2006年6月13日初诊。

咽痛1个月余经治未效，近3天静脉滴注（用药不详），近两天咽痛加重，吞咽障碍，咽部有黏涎及干燥感、晚上加重，大便干结、2日1行。咽部急性充血，扁桃体Ⅱ度肿大红肿、表面有少量黄白脓点。舌淡暗，舌有齿痕，苔黄白厚微腻、少津，脉弦细略数。

诊断：急性扁桃体炎。

证属湿热熏蒸证。

方以茵陈蒿汤加减。

处方及煎服法：茵陈12g，生地黄15g，赤芍12g，甘草10g，金银花15g，连翘12g，桔梗10g，浙贝母15g，生大黄6g，牛蒡子10g，陈皮10g，黄芪15g，法半夏10g，茯苓15g。7剂，每日1剂，水煎服，分2次服。口服地红霉素肠溶胶囊1周（1日2次），含服咽立爽口含滴丸1周（1日5次）。

随访：痊愈。

按：本案新病乳蛾，局部症重而无发热属虚。局部脓点为湿热，舌脉象为正气不足、湿热内盛。治以清热解毒，利湿化浊。

医案8

张某，女，28岁。湖南省长沙市人。2006年7月11日初诊。

患乳蛾数年，咽痛常发，近来咽痛3天，无发热，大便干结、数日1行。咽部充血轻，扁桃体Ⅱ度肿大慢性充血、右侧上端有黄白脓点附着。舌偏红，苔薄微黄，脉细缓。

诊断：慢性扁桃体炎急性发作。

证属正虚邪侵。

处方及煎服法：黄芪15g，当归10g，黄芩10g，金银花15g，甘草6g，桔梗10g，紫草10g，全瓜蒌10g，赤芍12g，木通6g，牛蒡子10g，射干10g。7剂，每日1剂，水煎服，分2次服。口服珍黄丸3周（1日3次），含服咽立爽口含滴丸1周（1日5次）。

随访：瘥，未续治。

按： 本案久病乳蛾急性发作，舌脉合参，为正气不足，肺胃热盛。治以扶正祛邪，解毒利咽。

医案9

段某，女，32岁。湖南省邵阳市人。2007年2月6日初诊。

患乳蛾数年，咽痛4天，昨天低热，咽中有痰，口苦，大便干结、日1行。咽部急性充血明显，双侧扁桃体Ⅱ度肿大充血明显、有大量点状黄白色分泌物附着，两侧颌下淋巴结稍肿大压痛。舌淡红，舌中心有裂，苔微黄，脉弦细略数。

诊断：慢性扁桃体炎急性发作。

处方及煎服法：金银花15g，甘草6g，桔梗10g，穿山甲6g，当归尾10g，黄芪15g，蒲公英15g，射干10g，玄参15g，浙贝母15g，牡蛎20g，瓜蒌15g，栀子10g。7剂，每日1剂，水煎服，分2次服。口服地红霉素肠溶胶囊1周（1日2次），含服咽立爽口含滴丸1周（1日5次）。

随访：瘥，未续治。

按： 本案据症辨为热邪内盛，舌脉所见正气不足。治以清热解毒、化痰利咽为主，佐当归、黄芪扶正。

医案10

吴某，女，33岁。湖南省长沙市人。2007年7月10日初诊。

咽喉痛1周，吞咽时加重，伴发热3天约38℃～39℃，周身疼，头痛，无力，大便秘结、数日1行。咽部急性充血，双侧扁桃体Ⅱ度肿大、充血明显、表面有大量黄白分泌物附着。舌红，苔微黄白，脉数。

诊断：急性扁桃体炎。

证属风热。

处方及煎服法：荆芥10g，防风10g，山豆根10g，射干10g，黄芩10g，蒲公英15g，连翘10g，金银花15g，桔梗10g，甘草6g。7剂，水煎服，每日1剂，分2次服。含服五味麝香丸1周（1日1次），口服地红霉素肠溶胶囊1周（1日1次）。

随访：痊愈。

按： 本案治以疏风清热解毒，配合西药消炎，局部含服，效果较好。

医案11

邹某，男，20岁。湖南省长沙市人。2007年7月31日初诊。

患乳蛾数年，咽痛两日，昨夜持续发热38℃，咽干燥，小便深黄，大便畅。额部及上肢皮肤灼热，面色稍红，双侧扁桃体Ⅲ度肿大、充血明显无分泌物，咽后壁淋巴滤泡增生。舌淡红，苔薄黄，脉细弱无力略数。

诊断：慢性扁桃体炎急性发作。

证属风热。

处方及煎服法：荆芥10g，防风10g，黄芩10g，薄荷6g，桔梗10g，山豆根10g，牛蒡子12g，射干10g，蒲公英15g，野菊花12g，连翘12g，金银花15g，大黄5g(泡服)。7剂，每日1剂，水煎服，分2次服。口服地红霉素肠溶胶囊1周（1日2次），含服五味麝香丸1周（1日1次）。

随访：急性病瘥，未续治。

按： 本案治以疏风清热解毒，配合西药消炎，局部含服，对乳蛾复发之症理应效果较好，未续治或易复发。

医案12

韩某，女，41岁。2008年8月26日初诊。

感冒1周，用药后好转（用药不详），刻下咽痛、吞咽时加重、影响进食，二便调。咽部急性充血，扁桃体Ⅱ度肿大红肿无脓点。舌稍红，苔薄黄染，脉沉细缓。

诊断：急性咽-扁桃体炎。

治以扶正祛邪，解毒利咽。

处方及煎服法：黄芪15g，当归10g，金银花12g，甘草6g，桔梗10g，蒲公英

12g，茯苓 10g，射干 6g，山豆根 6g，牛蒡子 10g，浙贝母 12g。14 剂，每日 1 剂，水煎服，分 2 次服。含服咽立爽口含滴丸 1 周（1 日 5 次）。

随访：痊愈。

按：*新病乳蛾理当邪实，但脉象见虚，治以当归、黄芪扶正，伍解毒利咽之剂，配合药物含服。*

医案13

姚某，女，39 岁。湖南省娄底市人。2009 年 12 月 1 日初诊。

咽喉微痛微痒 1 年，时吐痰无咳不干，食欲睡眠可，二便调。扁桃体 I 度肿大、双侧表面有黄白物如半粒绿豆大小微突。舌淡红，苔厚腻白微黄，脉沉弱。

诊断：慢性扁桃体炎。

处方及煎服法：巴戟天 15g，射干 10g，桔梗 10g，皂角刺 15g，当归 15g，黄芪 30g，金银花 20g，甘草 9g，法半夏 15g，茯苓 20g，枳壳 10g，茵陈 15g，白豆蔻 10g。7 剂，每日 1 剂，水煎服，分 2 次服。含服点舌丸 1 周（1 日 3 次）。

2009 年 12 月 8 日二诊：好转。咽稍痛、有异物感，咳吐白痰色。昨天感冒，稍腹痛。扁桃体 I 度肿大，扁桃体表面有黄白物隐约如粟米大。舌偏暗滞，苔白微黄稍厚，脉沉稍弱。

处方及煎服法：巴戟天 15g，当归 15g，黄芪 30g，金银花 20g，甘草 9g，桔梗 10g，射干 10g，皂角刺 15g，法半夏 15g，茯苓 20g，枳壳 10g，茵陈 15g，白豆蔻 10g。7 剂，服法如前。含服点舌丸 1 周（1 日 3 次），口服银翘片 1 周（1 日 2 次）、氨酚伪麻美芬片 1 周（1 日 3 次）。

2009 年 12 月 15 日三诊：咽微痛不适、右侧明显，颌下有紧束感，不发热，大便调。扁桃体 I 度充血不显，扁桃体点状物消失，颌下无明显淋巴结触压痛。舌正常，苔薄黄，脉沉缓。

处方及煎服法：巴戟天 15g，当归 15g，黄芪 30g，金银花 20g，甘草 9g，桔梗 10g，射干 10g，川贝母 3g，牡蛎 20g，法半夏 15g，枳壳 10g，茯苓 15g，黄芩 10g。7 剂，服法如前。

2009 年 12 月 22 日四诊：咽喉稍不适。左侧扁桃体上端有白色点状分泌物栓塞。舌淡，苔薄，脉沉。

处方及煎服法：巴戟天 15g，当归 15g，黄芪 20g，忍冬藤 20g，甘草 9g，桔梗 10g，射干 10g，川贝母 3g，牡蛎 20g，法半夏 10g，枳壳 10g，茯苓 15g，牡丹皮 10g，皂角刺 10g，川牛膝 10g。14 剂，服法如前。含服点舌丸 1 周（1 日 3 次）。

随访：痊愈。

按：*本案患者属阳气不足，邪滞咽喉。治以当归、黄芪、巴戟天温阳益气，养*

血扶正；伍化痰散结，利湿解毒之品，配合局部用药。

医案14

毛某，女，29岁。2012年6月22日初诊。

患乳蛾数年，6月10日喉核急性化脓，药物肌内注射后好转（用药不详），前天咽痛又加重。目前咽痛明显，清嗓多，昨天咳嗽脓痰，体内热感，唇干口渴欲饮，口气重，食欲差，大便调，小便黄。双侧扁桃体红肿充血明显、表面有大量灰白色膜状物附着。舌淡红，苔薄，脉沉细略数。

诊断：慢性扁桃体炎急性发作。

处方及煎服法：紫花地丁10g，金银花10g，败酱草10g，甘草6g，桔梗10g，射干10g，僵蚕10g，野菊花10g，黄芪20g，当归10g，玄参10g，茯苓10g，法半夏10g，陈皮12g，白豆蔻10g，砂仁6g，连翘10g。7剂，每日1剂，水煎服，分2次服。局部用口洁喷雾剂1周（1日3次）。

2012年6月29日二诊：症状显著改善，大便1日2次。扁桃体慢性充血、双侧表面有脓点1～2个。舌前部稍红，脉弦细数。

处方及煎服法：紫花地丁10g，金银花10g，甘草6g，桔梗10g，射干10g，僵蚕10g，川牛膝10g，黄芪20g，当归10g，玄参10g，浙贝母10g，山慈菇10g，桃仁10g，红花10g，白豆蔻10g。7剂，服法如前。

随访：瘥，未续治。

按：本案患者乳蛾复发，正虚邪盛，诊以二陈汤加当归、黄芪扶正，伍解毒利咽之品。二诊好转，继拟当归、黄芪扶正，佐解毒利咽，化痰活血。

医案15

李某，女，37岁。2016年4月12日初诊。

咽喉疼痛1个月，伴双耳内时痛，自服罗红霉素后减轻，药停症加，反复不已，稍咳，低热口干，动则出汗。扁桃体Ⅱ度肿大明显充血无脓点。舌淡红，苔白，脉虚数无力。

诊断：亚急性非化性扁桃体炎。

处方及煎服法：荆芥10g，防风10g，黄芪10g，当归10g，板蓝根10g，大青叶0g，甘草6g，玄参10g，桔梗10g，僵蚕10g，薄荷6g，白芷6g，连翘10g，炒麦芽10g。10剂，每日1剂，分2次开水冲服（颗粒剂）。局部用口洁喷雾剂2周（1日3次）。

2016年4月23日二诊：显著好转。吞咽时咽左侧稍痛，稍咳，鼻内干燥或少许血丝，容易汗多，时头晕。扁桃体稍充血，舌淡红，脉略数无力。

处方及煎服法：荆芥 10g，党参 10g，白术 10g，法半夏 10g，茯苓 10g，甘草 6g，半枝莲 10g，桔梗 10g，山慈菇 10g，浙贝母 10g，白芷 10g，射干 10g，炒麦芽 10g，川牛膝 10g。21 剂，服法如前。含服熊胆含片 1 周（1 日 6 次），维生素 AD 滴剂 2 周（1 日 1 次）滴鼻。

随访：痊愈。

按： 本案乳蛾新病病势当急非急，舌脉所见正气不足，首诊以当归、黄芪扶正，伍疏风清热，解毒利咽；二诊显著好转，以六君子汤扶正，佐化痰散结利咽。

医案16

宗某，女，33 岁。2016 年 4 月 16 日初诊。

患乳蛾数年，时轻时重，易感冒致病情反复，常疲劳，手足不温。近咽痛加重 1 周，无明显感冒症，无发热口渴，纳可，二便调。咽部充血，扁桃体Ⅱ度肿大、表面有大量点状物附着，咽后壁淋巴滤泡增生明显。舌偏红，苔薄，脉细数。

诊断：慢性扁桃体炎急性发作。

处方及煎服法：黄芪 10g，当归 10g，皂角刺 10g，野菊花 10g，紫花地丁 10g，桔梗 10g，甘草 6g，黄芩 10g，射干 10g，山慈菇 10g，炒麦芽 10g。14 剂，每日 1 剂，分 2 次开水冲服（颗粒剂）。局部用口洁喷雾剂 2 周（1 日 3 次）。

2016 年 4 月 28 日二诊：好转。咽部充血减，扁桃体Ⅰ度充血无脓点。舌略偏红略胖，苔黄，脉沉略数。

处方及煎服法：黄芪 10g，当归 10g，白术 10g，茯苓 10g，皂角刺 10g，鱼腥草 10g，蒲公英 10g，桔梗 10g，川牛膝 10g，甘草 6g，山豆根 6g，射干 10g，山慈菇 10g，炒麦芽 10g。14 剂，服法如前。

2016 年 5 月 12 日三诊：前两日受凉，稍头痛咽痛，余可。扁桃体Ⅰ度慢性充血明显。舌淡红，舌体胖，苔薄，脉沉稍弱。

处方及煎服法：黄芪 10g，当归 10g，白术 10g，茯苓 10g，皂角刺 10g，荆芥 10g，紫花地丁 10g，野菊花 10g，桔梗 10g，川牛膝 10g，甘草 6g，山豆根 6g，射干 10g，夏枯草 10g，炒麦芽 10g。14 剂，每日 1 剂，服法如前。

2016 年 7 月 7 日四诊：上方共服 56 剂。目前无咽痛，咽稍干燥，余可。扁桃体Ⅰ度充血轻微，咽后壁有少许淋巴滤泡增生。舌淡红，苔薄微黄，脉沉略数。

处方及煎服法：黄芪 10g，当归 10g，白术 10g，茯苓 10g，荆芥 10g，鱼腥草 10g，蒲公英 10g，桔梗 10g，升麻 10g，赤芍 10g，葛根 15g，川牛膝 10g，甘草 6g，鸡内金 10g，山豆根 10g，射干 10g，夏枯草 10g，炒麦芽 10g。21 剂，服法如前。

随访：痊愈。

按：本案患者据症当属正气不足，据舌脉为热邪内蕴。全程以扶正祛邪为治。首诊以当归、黄芪益气养血扶正，而后数诊均加白术、茯苓健脾，既扶正气以利逐邪，亦防苦寒伤胃，佐清热解毒利咽之品，守法而治，连续用药渐痊愈，未再反复。

医案17

张某，男，29岁。2016年6月16日初诊。

久病乳蛾多年、时轻时重。近来咽痛1周，吞咽困难，无发热，自服消炎药5日效果不佳（用药不详）。扁桃体Ⅱ度肿大充血显著无脓点。舌淡红，苔薄，脉弦缓。

处方及煎服法：黄芪10g，当归10g，白术10g，茯苓10g，桔梗10g，甘草6g，山豆根6g，射干10g，薄荷6g，川牛膝10g，玄参10g，浙贝母10g，皂角刺10g，荆芥10g，野菊花10g，紫花地丁10g，山慈菇10g。7剂，每日1剂，分2次开水冲服（颗粒剂）。

2016年6月25日二诊：疼痛缓解，平素常鼻塞或有少许浊涕。扁桃体红肿Ⅱ度红肿无脓点，鼻甲不大，鼻道干净。舌淡红，苔薄，脉弦缓。

处方及煎服法：黄芪10g，当归10g，白术10g，茯苓10g，桔梗10g，甘草6g，射干10g，夏枯草10g，玄参10g，浙贝母10g，辛夷6g，白芷6g，赤芍10g，荆芥10g，三棱10g，莪术10g。21剂，服法如前。

随访：痊愈

按：本案患者属正虚邪侵，首诊以当归、黄芪、白术、茯苓扶正；佐以解毒利咽，化痰散结之品。二诊好转，有久病鼻塞流浊涕，减解毒之品，佐活血散结以化浊通鼻。

医案18

陈某，女，32岁。2016年6月21日初诊。

患乳蛾数年，复发2周。自服消炎药10日未愈（用药不详），仍咽喉干痛，咽微痒咳嗽痰少作哕，纳可，二便调。双侧扁桃体Ⅰ度充血显著、表面有多个细小点状黄白脓点。舌偏淡，苔薄，脉沉细缓。

处方及煎服法：黄芪10g，当归10g，白术10g，茯苓10g，法半夏10g，陈皮6g，桔梗10g，皂角刺10g，野菊花10g，紫花地丁10g，蒲公英10g，天葵子10g，荆芥10g，枇杷叶10g，百部10g，玄参10g，浙贝母10g，川牛膝10g。14剂，每日1剂，分2次开水冲服（颗粒剂）。

2016年7月5日二诊：显著好转，咽痛消失。现咽部微痒、稍咳夜显，时有咽异物感。扁桃体Ⅰ度慢性充血、表面干净。舌淡红，苔薄，脉细缓。

处方及煎服法：黄芪10g，当归10g，白术10g，茯苓10g，桔梗10g，甘草6g，玄参10g，浙贝母10g，射干10g，薄荷6g，皂角刺10g，野菊花10g，紫花地丁10g，荆芥10g。21剂，服法如前。

随访：痊愈。

按：本案乳蛾旧疾新发，邪毒侵袭，舌脉所见正气不足。首诊以二陈汤加当归、黄芪、白术扶正健脾化痰，佐以解毒利咽宣肺。二诊好转，续以当归、黄芪、白术、茯苓扶正，佐以解毒祛邪化痰利。

医案19

唐某，女，47岁。湖南省洞口县人。2016年6月21日初诊。

咽喉疼痛3年，咽部常有多个疱疹反复发作，咽喉稍干燥有痰，口苦、口干、口臭，牙龈易出血，大便干结。咽峡慢性充血显著，双侧软腭及扁桃体表面各有多个溃疡如绿豆大、表面黄白，扁桃体Ⅰ度肿大，咽后壁有大量黏稠黄白分泌物附着。舌淡红，舌中心有细裂，脉数稍弱。

诊断：扁桃体炎，咽部疱疹。

处方及煎服法：桔梗10g，甘草6g，大青叶10g，板蓝根10g，僵蚕10g，薄荷6g，牛蒡子10g，川牛膝10g，麦冬10g，知母10g，党参10g，石膏20g。14剂，每日1剂，分2次开水冲服（颗粒剂）。

随访：瘥，未续治。

按：本案属乳蛾、咽疮。舌脉合参，为正气不足，肺胃郁热，邪滞咽喉。以川牛膝、麦冬、知母、石膏清里热，党参益气扶正，伍甘草、桔梗、大青叶、板蓝根、僵蚕、薄荷、牛蒡子解毒利咽祛邪，其中大青叶、板蓝根具有抗病毒感染之效，用于疱疹病变，冀其佳效。

医案20

田某，男，28岁。2016年8月4日初诊。

患乳蛾数年，咽喉肿痛5日，自服西药4天未效。吞咽困难，无明显发热，便溏。扁桃体Ⅱ度肿大红肿、表面有大量黄白脓点。舌淡红，舌体胖，苔黄，脉沉略数。

处方及煎服法：黄芪10g，当归10g，茯苓10g，薏苡仁10g，皂角刺10g，野菊花10g，紫花地丁10g，白芷6g，桔梗10g，甘草6g，玄参10g，射干10g，僵蚕10g，荆芥10g，连翘10g，山豆根10g，薄荷6g。15剂，分2次开水冲服（颗粒剂）。

随访：瘥，未续治。

按：急性炎症消炎药效果不佳者为正气虚，热证大便当结而溏者为脾虚，脉当大而沉者亦为虚。治以当归、黄芪、茯苓、薏苡仁扶正，佐解毒利咽之味。

医案21

寻某，男，20岁。湖南省浏阳市人。2016年6月30日初诊。

咽喉痛、稍有干燥感1个月，余可。咽部慢性充血，淋巴滤泡增生，扁桃体Ⅱ度肿大红肿明显。舌淡红，苔薄，脉略数、寸大。

诊断：慢性扁桃体炎，慢性咽炎。

处方及煎服法：桔梗10g，甘草6g，玄参10g，浙贝母10g，山豆根6g，薄荷6g，川牛膝10g，野菊花10g，紫花地丁10g，黄芩10g，赤芍10g，桑白皮10g，炒麦芽10g，蒲公英10g，射干10g，僵蚕10g。14剂，每日1剂，分2次冲服。咽部含服熊胆含片2周（1日6次）。

2016年7月14日二诊：明显好转。咽部稍充血，淋巴滤泡增生，扁桃体Ⅰ度充血减轻。舌淡红，苔薄，脉细略数。

处方及煎服法：桔梗10g，甘草6g，玄参10g，浙贝母10g，山豆根6g，薄荷6g，川牛膝10g，天葵子10g，荆芥10g，黄芩10g，白芷6g，赤芍10g，桑白皮10g，炒麦芽10g，鱼腥草10g，射干10g，葛根15g。14剂，服法如前，含服熊胆含片2周（1日6次）。

2016年7月30日三诊：继续好转。咽稍干燥感，近日偶有清涕。咽后壁稍充血、有少许淋巴滤泡增生，扁桃体不大，无明显充血。舌淡红，苔薄，脉细。

处方及煎服法：桔梗10g，甘草6g，玄参10g，浙贝母10g，川牛膝10g，蒲公英10g，荆芥10g，黄芩10g，白芷6g，赤芍10g，当归10g，炒麦芽10g，野菊花10g，射干10g，黄芪10g。21剂，服法如前。含服熊胆含片1周（1日6次）。

按：本案患者脉症合参多属热邪内蕴。一、二诊以清热解毒，化痰利咽为主。三诊佐当归、黄芪扶正。

医案22

吴某，男，26岁。2016年10月4日初诊。

乳蛾反复发作今年已4次，每次需静脉滴注（用药不详），治疗好后咽喉症状不显。此次发近1个月，目前咽喉症状不显，余可。咽部稍慢性充血，扁桃体Ⅱ度肿大、表面不平。舌淡红，苔薄，脉略数。

诊断：慢性扁桃体炎。

处方及煎服法：黄芪10g，白术10g，当归10g，皂角刺10g，荆芥10g，桔梗

10g，甘草 6g，大黄 6g，白芥子 10g，法半夏 10g，土鳖虫 5g，川牛膝 10g，防风 10g，野菊花 10g。21 剂，每日 1 剂，分 2 次冲服。含服熊胆含片 1 周（1 日 6 次）。

2016 年 10 月 25 日二诊：症状不显，药后大便略溏。咽部稍充血，扁桃体Ⅰ度肿大。舌淡红，苔薄，脉缓。

处方及煎服法：黄芪 10g，白术 10g，当归 10g，射干 10g，薄荷 6g，桔梗 10g，甘草 6g，茯苓 10g，法半夏 10g，土鳖虫 5g，川牛膝 10g，防风 10g，薏苡仁 15g。21 剂，服法如前。含服熊胆含片 1 周（1 日 6 次）。

2016 年 11 月 17 日三诊：症状消失，大便调。扁桃体不大、无明显充血。舌脉同前。

处方及煎服法：黄芪 10g，白术 10g，当归 10g，浙贝母 10g，夏枯草 10g，桔梗 10g，甘草 6g，茯苓 10g，法半夏 10g，土鳖虫 5g，川牛膝 10g，防风 10g，玄参 10g，白芥子 10g，桃仁 15g。21 剂，服法如前，含服熊胆含片 1 周（1 日 6 次）。

按：本案乳蛾属正虚邪滞，全程以益气健脾扶正、活血除痰，首诊佐解毒祛邪。

医案23

宋某，女，29 岁。湖南省永州市人。2016 年 12 月 8 日初诊。

乳蛾 1 年，反复化脓近 10 次。近来复发 10 日，咽喉干燥疼痛。咽部稍充血，双侧扁桃体Ⅱ度肿大、有多个脓点。舌淡红，苔薄，脉沉细。

处方及煎服法：黄芪 10g，当归 10g，白术 10g，茯苓 10g，法半夏 10g，陈皮 6g，桔梗 10g，甘草 6g，皂角刺 10g，野菊花 10g，紫花地丁 10g，射干 10g，僵蚕 10g，荆芥 10g。30 剂，每日 1 剂，分 2 次冲服。局部用口洁喷雾剂 1 周（1 日 3 次），含服熊胆含片 1 周（1 日 6 次）。

2017 年 1 月 3 日二诊：咽喉不适显减。扁桃体Ⅰ～Ⅱ度，左侧小脓点 1 个。舌淡红，苔薄，脉略数无力。

处方及煎服法：黄芪 10g，当归 10g，白术 10g，茯苓 10g，法半夏 10g，陈皮 6g，桔梗 10g，甘草 6g，皂角刺 10g，鱼腥草 10g，蒲公英 10g，射干 10g，天葵子 10g，僵蚕 10g，荆芥 10g。30 剂，服法如前。含服熊胆含片 1 周（1 日 6 次）。

随访：痊愈。

按：本案乳蛾属正虚邪滞，治以扶正祛邪。以当归、黄芪补益气血，二陈汤加白术健脾化痰，佐解毒利咽。

医案24

邓某，男，45 岁。2017 年 6 月 29 日初诊。

咽痛1个月。1个月前发热咽痛，消炎治疗数日症减（用药不详），仍疼痛至今。扁桃体Ⅱ度肿大有脓点，咽部充血显著。舌偏红，苔薄，脉沉缓。

处方及煎服法：黄芪10g，当归10g，葛根15g，赤芍10g，升麻10g，皂角刺10g，野菊花10g，紫花地丁10g，败酱草10g，蒲公英10g，桔梗10g，甘草6g，玄参10g，浙贝母10g，山慈菇10g，山豆根6g，桔梗10g，射干10g。14剂，每日1剂，分2次开水冲服（颗粒剂）。局部用口洁喷雾剂2周（1日3次），含服六神胶囊（去胶囊）2周（1日3次）。

2017年7月13日二诊：好转，口疮复发。咽部慢性充血稍减，扁桃体Ⅰ度慢性充血无脓点，左侧腭咽弓处有黄豆大小溃疡。舌偏红，苔薄，脉沉数。

处方及煎服法：黄芪10g，当归10g，葛根15g，赤芍10g，升麻10g，野菊花10g，紫花地丁10g，千里光10g，白及10g，桔梗10g，甘草6g，玄参10g，僵蚕10g，山慈菇10g，山豆根6g，射干10g，薄荷6g。14剂，服法如前。局部用口洁喷雾剂1周（1日3次），含服六神胶囊（去胶囊）2周（1日3次）。

2017年7月24日三诊：症状消失。咽部慢性充血明显，扁桃体Ⅰ度慢性充血，溃疡愈。舌偏红，脉细略数。

处方及煎服法：黄芪10g，当归10g，葛根15g，赤芍10g，升麻10g，野菊花10g，蒲公英10g，千里光10g，桔梗10g，甘草6g，玄参10g，浙贝母10g，川牛膝10g，山豆根6g，荆芥10g，射干10g。14剂，服法如前。

随访：痊愈。

按： 乳蛾红肿有脓、舌偏红属邪实，脉沉缓者属正气不足。治以清热解毒，利咽止痛为主，佐当归、黄芪扶正。二诊时加白及以敛口疮。

医案25

章某，男，48岁。2018年1月11日初诊。

咽喉灼热干燥数月，无鼻症，便调。扁桃体Ⅱ度肿大慢性充血无脓点，咽黏膜呈肥厚状，咽侧索增生明显。舌淡红，苔薄，脉略数有力。

诊断：慢性咽-扁桃体炎。

处方及煎服法：桔梗10g，甘草6g，玄参10g，浙贝母10g，川牛膝10g，千里光10g，射干10g，薄荷6g，山慈菇10g，土鳖虫5g，黄芩10g。21剂，每日1剂，分2次开水冲服（颗粒剂）。口服西黄胶囊1周（1日2次），含服六神胶囊（去胶囊）1周（1日2次）。

2018年2月8日二诊：显著好转。咽喉稍干燥或有异物感。咽部慢性充血呈肥厚状，扁桃体Ⅰ度肿大，咽侧索增生。舌淡红，苔薄，脉略数。

处方及煎服法：桔梗10g，甘草6g，玄参10g，浙贝母10g，川牛膝10g，千里光 10g，射干 10g，赤芍 10g，薄荷 6g，山慈菇 10g，土鳖虫 5g，黄芩 10g。21 剂，服法如前。口服西黄胶囊 1 周（1 日 2 次），含服六神胶囊（去胶囊）1 周（1 日 2 次）。

随访：痊愈。

按： 本案喉痹、乳蛾属痰热之证。治以清热化痰利咽，佐土鳖虫化瘀散结。二诊仍脉数，加赤芍凉血清热。

医案26

邓某，男，36 岁。湖南省长沙市人。2019 年 5 月 28 日诊。

咽喉不适有异物感，咳嗽痰少 1 年余，便溏、日 1 行。咽部慢性充血，扁桃体 Ⅱ 度肿大，鼻腔通畅。舌淡红，苔薄，脉弦细略数。

诊断：慢性咽 – 扁桃体炎。

处方及煎服法：玄参 10g，浙贝母 10g，桔梗 10g，甘草 6g，川牛膝 10g，半枝莲 10g，荆芥 10g，陈皮 6g，法半夏 10g，茯苓 10g，黄芩 10g，薏苡仁 15g，射干 10g。21 剂，每日 1 剂，每日 2 次开水冲服（颗粒剂）。局部用口洁喷雾剂 2 周（1 日 3 次），口服小金丸 1 周（1 日 2 次）。

2019 年 6 月 18 日二诊：好转，咳嗽与痰显减，咽有痰。扁桃体 Ⅰ 度肿大。舌淡红，苔薄白，弦细滑。

处方及煎服法：玄参 10g，浙贝母 10g，桔梗 10g，甘草 6g，半枝莲 10g，陈皮 6g，法半夏 10g，茯苓 10g，薏苡仁 15g，白术 10g，党参 10g。21 剂，服法如前。含服五福化毒丸 1 周（1 日 3 次），口服小金丸 1 周（1 日 2 次）。

随访：痊愈。

按： 本案喉痹、乳蛾属脾虚肺热、痰凝邪滞。首诊治以二陈汤加薏苡仁健脾化痰实便，玄参、浙贝母、桔梗、射干、川牛膝、半枝莲、黄芩清热化痰利咽，佐荆芥疏风利咽。二诊好转，续用六君子汤加化痰利咽之品收功。

医案27

王某，女，32 岁。湖南省长沙市人。2019 年 7 月 8 日初诊。

反复咽喉疼痛 2 年，近来咽痛、吞咽时加重 1 个月，吞咽稍障碍，无发热，大便干结。自服消炎药 20 余天未愈（药物不详）。双侧扁桃体 Ⅱ 度肿大红肿，左侧软腭红肿，左扁桃体向内下方移位表面有脓点。舌淡红，苔薄，脉沉细缓。

诊断：扁桃体周围脓肿（左），慢性扁桃体炎。

处方及煎服法：黄芪 10g，当归 10g，皂角刺 10g，荆芥 10g，败酱草 10g，射干 10g，桔梗 10g，甘草 6g，玄参 10g，紫花地丁 10g，浙贝母 10g，半枝莲 10g。

14剂，每日1剂，分2次开水冲服（颗粒剂）。含服五福化毒丸1周（1日3次），口服西黄胶囊1周（1日2次）。

2019年7月23日二诊：症失，咽无不适。扁桃体Ⅱ度肿大、轻微充血。舌脉同前。

处方及煎服法：黄芪10g，当归10g，桔梗10g，甘草6g，玄参10g，浙贝母10g，半枝莲10g，川牛膝10g，射干10g。14剂，服法如前。口服小金丸1周（1日2次），西黄胶囊1周（1日2次）。建议考虑扁桃体切除。

按： 本案为乳蛾喉痛，治疗不利，病程过长，属正气不足致邪毒久滞。治以当归、黄芪扶正，皂角刺、败酱草、紫花地丁、半枝莲解毒祛邪，荆芥、桔梗、玄参、浙贝母、射干、甘草清热化痰利咽。二诊好转，续拟当归、黄芪扶正，甘草、桔梗、玄参、浙贝母、射干、半枝莲、川牛膝解毒化痰利咽，并配合局部含服与中成药内服。

第四节　小儿扁桃体肥大与腺样体肥大

小儿扁桃体肥大与腺样体肥大的病理机制主要有3个方面，即生理性肥大、病理性肥大以及二者兼有。

小儿生理性扁桃体肥大与腺样体肥大往往同时存在，多自3岁前发生，一般在6～7岁时扁桃体与腺样体发育至最大，10岁左右开始萎缩，成年后基本消失。儿童时期，患儿机体免疫功能不强，通过局部免疫组织的增生以增进免疫能力，属于人体自我调节功能的体现，与遗传体质有关。

病理性扁桃体肥大主要由于急性扁桃体炎反复发生，未得到有效治疗，病程迁延所致。病理性腺样体肥大主要由于鼻或鼻腔的急慢性炎症因素影响所致。

如果在生理性扁桃体肥大、腺样体肥大的基础上，加上反复炎症感染或存在鼻腔及鼻窦炎症病灶的影响，则属于生理性与病理性因素均存在的情况。因此，临床上只有腺样体肥大而无扁桃体肥大，其病机多属于炎症特别是鼻腔或鼻窦黏膜慢性炎症所致；而有扁桃体肥大时，还需要进一步明确有无腺样体肥大以明确病因，因为药物治疗对病理性肥大比生理性肥大疗效更好。

扁桃体的大小一般可分Ⅲ度：扁桃体不超过腭咽弓与腭舌弓平面为Ⅰ度，属于正常大小；扁桃体超过腭咽弓与腭舌弓平面为Ⅱ度；扁桃体达到或接近甚至有极少数患儿超过咽中线者为Ⅲ度。小儿扁桃体Ⅰ～Ⅱ度肥大一般无明显症状，若伴有慢性炎症时，可出现咽炎症状，如清嗓、咳嗽、咽喉痛、咳吐少许分泌物等；扁桃体

Ⅲ度肥大者，多有明显症状，主要是进食受阻，吞咽缓慢，打鼾，较大儿童可有咽异物感等。

腺样体肥大主要表现有 3 类症候：①鼻咽腔炎症与阻塞症：如打鼾、张口呼吸、鼻塞不通（后鼻孔受阻），有少许鼻涕难以擤出，其中特别是小儿打鼾，往往与腺样体肥大有关，感冒后此类症状往往加重，纤维鼻咽喉镜或 X 线检查可见到腺样体肥大。②局部并发症：耳部并发症主要以分泌性中耳炎常见，较大儿童可有耳闷、听力下降、耳鸣，较小儿童一般无主诉，需要通过声阻抗或视频耳镜检查才能明确，如声阻抗检查呈 B 型、C 型，鼓室积液；鼻部并发症主要是慢性鼻炎与鼻窦炎，常见鼻塞与出涕；咽喉并发症主要是咽炎、扁桃体炎，出现咽喉不适、咳嗽等症。③全身并发症：多因炎症性毒素吸收所致，常影响消化系统出现食欲减退、大便或结或稀、慢性肠系膜淋巴结炎（脐周短暂隐痛反复出现、时间不定）；也可出现精神神经症状，如精神不振、智力减退、反应迟钝、注意力不集中、遗尿、夜尿、夜寐不宁、睡眠时磨牙、睡眠时容易出汗或动则出汗、多动症等；由于长期食欲差与营养不良可导致身体发育障碍，如消瘦、面色苍白或萎黄；由于长期张口呼吸可导致颌面部发育障碍，出现上颌骨变长、腭骨高拱、牙列不齐、上切牙突出、上唇厚并上翘、鼻中隔偏曲、前鼻孔狭小、面部缺乏表情、面容呆滞（即所谓"腺样体面容"）；由于长期张口呼吸与打鼾，肺的呼吸换气不足，可引起肺动脉压升高，重者可导致右心慢性衰竭出现心肺功能异常，但不多见。

扁桃体肥大属中医乳蛾，腺样体肥大属中医鼾症。乳蛾与鼾症，主要与肺脾气虚、痰浊凝结有关，常伴肺胃郁热、肺胃阴虚，病程较长者多有痰瘀互结。如果伴有并发症时，则病机证治多较复杂。

一、辨证论治

1.气虚痰凝

小儿先天不足或后天失养，肺脾气虚，卫外不固，反复感受外邪，痰浊与邪毒结滞喉关、颃颡。症状可见鼻塞、张口呼吸，易外感，睡眠不宁，出汗多，食欲差，大便或结或稀。检查见腭扁桃体肥大、腺样体肥大。舌淡红或偏淡，苔薄或微腻。

治宜益气健脾，化痰散结。常用六君消瘰汤加减。常用药物及剂量：党参 6g，白术 5g，茯苓 5g，法半夏 3g，陈皮 2g，桔梗 2g，甘草 2g，玄参 6g，浙贝母 6g，牡蛎 10g。

2.热郁痰凝

体质偏热，饮食偏食，饮水不足，大便长期干结，胃肠积热内蕴或反复外感，邪滞化热，郁热生痰，凝结咽喉颃颡。症状可见睡眠有鼾，张口呼吸，大便干结，检查见腭扁桃体肥大、腺样体肥大。舌偏红，舌体略胖，苔微黄，脉滑略数。

治宜清肺胃热，化痰散结。常用温胆消瘰汤加减。常用药物及剂量：黄芩6g，法半夏5g，茯苓5g，陈皮2g，竹茹5g，枳壳5g，甘草2g，桔梗6g，射干5g，玄参6g，浙贝母3g，牡蛎10g。

3.阴虚痰凝

阴液不足，长期汗多，阴液受损或郁热久蕴阴血暗耗，虚火煎炼津液成痰，阻于喉关、颃颡。症状可见张口呼吸，易外感，睡眠不宁，容易汗多，鼻内干燥，口微干渴，食欲差，大便干结。检查见腭扁桃体肥大、腺样体肥大。舌偏红，少苔或光剥。

治宜滋阴清热，化痰散结。常用养阴消瘰汤加减。常用药物及剂量：玄参6g，麦冬6g，桔梗6g，甘草2g，南沙参10g，百合10g，玉竹10g，生地黄6g，牡丹皮3g，浙贝母3g，薄荷2g，黄芩5g。

二、其他治疗

1.滴鼻药：腺样体肥大者，用激素类喷鼻药，并注意使药液流入到鼻咽部，1日1次，一般可连续用药2～3个月。伴鼻塞、出涕者，酌情使用减充血剂与激素类、消炎类喷（滴）鼻剂。

2.喷咽喉：扁桃体肥大者，可用口腔清洁剂喷咽喉，每日3～4次，每次3～4喷。常用药物如开喉剑喷雾剂、金喉健喷雾剂、口洁喷雾剂、活性银离子抗菌液喷雾剂等。

3.中成药：伴扁桃体肥大或腺样体肥大，可配合选用西黄丸、加味西黄丸、点舌丸（丹）、六神丸（胶囊）等。

三、经验方

1.六君消瘰汤

药物组成及剂量：党参6g，白术5g，茯苓5g，法半夏3g，陈皮2g，桔梗2g，甘草2g，玄参6g，浙贝母6g，牡蛎10g。

功效与主治：益气健脾，化痰散结。用于扁桃体肥大、腺样体肥大、鼾症属气虚痰凝证者，症状可见扁桃体肥大充血不显，腺样体肥大，睡眠打鼾，容易受凉，容易汗多，手足不温，食欲不佳，大便软或溏，舌淡红或偏淡，苔白。

方解：方中六君子汤益气健脾化痰，消瘰丸除痰散结。桔梗、甘草化痰利咽。

加减：饮食不佳，酌加炒麦芽、炒谷芽、神曲、砂仁、鸡内金之类以健脾开胃；大便结燥，酌加瓜蒌子、决明子、胖大海之类以清热润肠通便；病程较长，酌加三棱、莪术化痰散结；易外感、易多汗，酌加黄芪、太子参、麦冬、浮小麦、五味子之类益气养阴止汗；伴变应性鼻炎，配玉屏风散酌加五味子、银柴胡、蝉蜕之类益气固表，祛风止嚏；有鼻塞流浊涕，酌加白芷、辛夷、苍耳子、藿香、黄芩、败酱草、蒲公英之类以芳香化浊，排脓通窍；脐周常痛，酌加砂仁、白豆蔻、木香之类温中行气止痛。

2.温胆消瘰汤

药物组成及剂量：法半夏 5g，茯苓 6g，陈皮 3g，桔梗 6g，甘草 2g，竹茹 5g，枳壳 5g，黄芩 5g，玄参 6g，浙贝母 5g，牡蛎 10g，射干 5g。

功效与主治：清热化痰，散结利咽。用于扁桃体肥大、腺样体肥大、鼾症等属热郁痰凝者，症状可见扁桃体肥大，腺样体肥大，睡眠打鼾，口气重，大便结。舌偏红，舌体略胖，苔黄。

方解：本方由温胆汤合消瘰丸加减而成。方中法半夏、茯苓健脾燥湿除痰；黄芩、玄参、浙贝母、竹茹、射干、桔梗、牡蛎清热化痰，利咽散结；治痰当行气，助之以陈皮、枳壳；甘草调和诸药。全方合用，共奏清热化痰、散结利咽之功。

加减：若舌红胖者，酌加桑白皮、地骨皮清肺；口渴者，酌加知母、麦冬清胃生津；大便干结，酌加清热润肠通便之品；容易汗多，酌加太子参、麦冬、五味子、浮小麦之类益气生津敛汗；打喷嚏、流清涕，酌加葛根、赤芍、升麻、紫草、蝉蜕清热止嚏；鼻塞涕黄，酌加鱼腥草、蒲公英、藿香、白芷、薄荷之类解毒化浊通窍；喜食肉类而体胖者，酌加山楂消食化积；病程较长或乳蛾肥大明显，酌加胆南星、白芥子除痰；乳蛾表面不平，酌加三棱、莪术化瘀散结；乳蛾充血明显者，酌加半枝莲、川牛膝、大血藤之类清热活血。

3.养阴消瘰汤

药物组成及剂量：玄参 6g，麦冬 6g，桔梗 6g，甘草 2g，南沙参 10g，百合 10g，玉竹 10g，生地黄 6g，牡丹皮 3g，浙贝母 3g，薄荷 2g，黄芩 5g，牡蛎 10g。

功效与主治：养阴清热，化痰散结。用于扁桃体肥大、腺样体肥大、鼾症等属阴虚痰凝证者，症状可见扁桃体肥大色偏暗红，腺样体肥大，打鼾，容易汗多，口唇干红，口气重，食欲不佳，大便偏结。舌偏红，少苔或光剥。

方解：本方以养阴清肺汤合消瘰丸加减，方中生地黄、南沙参、麦冬、百合、玉竹养肺胃之阴；黄芩、牡丹皮清肺胃郁热；玄参、浙贝母、牡蛎、薄荷、桔梗、甘草化痰散结利咽。全方合用，共奏养阴清热，化痰散结之功。

加减：食欲不佳者，酌加山药、麦芽、谷芽之类健脾开胃；舌偏红，苔光剥，并见便溏者，为气阴两虚、脾胃不足，宜加薏苡仁、山药、白术、茯苓之类益气健脾，酌减滋阴之品；容易汗多，酌加太子参、五味子、浮小麦之类益气止汗。

四、临证心语

小儿扁桃体肥大与腺样体肥大，主要病机证候有气虚痰凝、郁热痰凝、阴虚痰凝，三证之中，以气虚痰凝居多，但临床上常多证同兼，而以气虚郁热者更为常见。证候辨析，一是若兼鼻病者，每多有气虚之质；二是辨舌象殊为重要，舌正常或偏淡多从气虚痰凝论治，舌偏红多属郁热，舌偏红，少苔或苔光剥多属阴虚，舌淡红，苔光剥者多属气阴两虚。

痰浊凝结是小儿扁桃体肥大与腺样体肥大的基本病机，故治疗本病，化痰散结乃为主法，常用法半夏、玄参、浙贝母、山慈菇、三棱、莪术、射干、僵蚕、海浮石之类；用蛤壳、牡蛎、瓦楞子之类亦可化痰散结，但其性咸寒质重可引起胃部不适，为小儿脾胃常有不足加之药性寒凉所致，可酌情使用。久病多瘀，病程较长者多有痰瘀互结，表现为扁桃体表面不平，酌用半枝莲、大血藤、三棱、莪术、桃仁、红花、土鳖虫之类，以助活血化瘀、除痰散结。

小儿扁桃体肥大特别是腺样体肥大由于鼻病特别是慢性鼻病所致者，当从治病求因的思路，加强鼻病之治，及早治疗好鼻病才有利于扁桃体肥大与腺样体肥大的改善。

小儿扁桃体肥大与腺样体肥大若以炎症因素为主，积极治疗多可较快改善症状。生理性肥大为主的情况下，6岁前宜保守疗法为主，坚持连续性或间歇性用药半年至1年，如果不能显著缩小，再考虑手术切除；对于6岁及以上儿童，宜保守疗法3～6个月，效果不满意者可考虑手术切除。

中药解除儿童腺样体肥大所致鼾症具有显著效果，即使伴有分泌性中耳炎或伴有鼻窦炎，一般也不必考虑手术，应坚持连续性治疗3～6个月效果不佳时再考虑手术。3岁以前的儿童手术切除腺样体肥大后容易复发，特别是在有鼻-鼻窦炎时更是如此。

中药治疗扁桃体肥大与腺样体肥大，主要目标在于消除症状，减少复发，并使其肥大得到显著消退，但治疗炎症性肥大者临床疗效于生理性肥大者。

五、医案

医案1

廖某，男，12岁。2010年6月22日初诊。

鼻渊4年、乳蛾6年，鼻衄常发，鼾症明显，易感冒。现睡眠不宁，睡眠张

李凡成耳鼻咽喉科医案选

口呼吸，打鼾明显，呼吸暂停憋醒，鼻塞晨重，脓涕黄白量多，食欲不佳，二便尚调。扁桃体Ⅲ度肥大慢性充血，鼻甲稍大，鼻内尚干净。舌正常，苔中后部白微腻，脉弦缓细略滑。CT检查见双侧上颌窦黏膜增厚、左侧明显，鼻咽顶后壁软组织增生。

证属肺脾气虚，痰浊凝结。

治以健脾益气，化痰通窍。

处方及煎服法：浙贝母10g，黄芪10g，党参10g，白术5g，甘草3g，桔梗5g，白芷6g，苍耳子9g，玄参10g，法半夏5g，茯苓10g，陈皮3g，石菖蒲5g，皂角刺5g。8剂，每日1剂，分2次开水冲服（颗粒剂）。局部用盐酸赛洛唑啉滴鼻液滴鼻1周（1日2次）、鱼腥草滴眼液1周（1日3次），口服屏风生脉胶囊4周（1日3次）、鼻渊通窍颗粒4周（1日2次）。

2010年6月29日二诊：睡眠改善，仍打鼾，偶有憋醒，少有喷嚏，鼻塞与涕消失，稍纳差，二便调。扁桃体肥大接近Ⅲ度，鼻甲稍大。舌正常，苔薄，脉弦细略滑稍弱。

处方及煎服法：浙贝母10g，黄芪10g，党参10g，白术5g，甘草3g，桔梗5g，玄参10g，法半夏5g，茯苓10g，陈皮3g，石菖蒲5g，当归5g，郁金5g，丹参10g，三七粉2.5g（冲服），射干5g。8剂，服法如前。

2010年7月13日三诊：无明显打鼾，喷嚏偶作，食欲好转，余可。扁桃体肿大（左侧Ⅱ度、右侧Ⅲ度），鼻腔通畅。舌脉如前。

处方及煎服法：浙贝母10g，黄芪10g，党参10g，白术5g，甘草3g，桔梗5g，玄参10g，法半夏5g，茯苓10g，陈皮3g，石菖蒲5g，当归5g，郁金5g，射干5g，鸡内金5g，砂仁5g。8剂，服法如前。

2010年7月27日四诊：目前无不适。眠可、纳佳、便调。扁桃体Ⅱ度肿大，鼻腔通畅干净。舌正常，苔薄，脉滑。

处方及煎服法：浙贝母10g，党参10g，白术5g，甘草3g，桔梗5g，法半夏5g，茯苓10g，陈皮3g，石菖蒲5g，郁金5g，射干5g，砂仁5g，白芥子5g。8剂。服法如前。

随访：2011年7月20日电话随访，四诊方续服20剂后停药，近1年无感冒，无打鼾，情况良好。

按：本案先后患鼻渊、乳蛾、鼾症、鼻鼽。脉症合参属肺脾气虚、痰浊积聚。首诊方六君子汤加黄芪益气健脾；玄参、浙贝母、桔梗化痰利咽；白芷、苍术、皂角刺、石菖蒲化浊除涕，通利鼻窍。先后略进行加减，1年随访期内诸症消失。

医案2

蒋某，女，10岁。2011年8月26日初诊。

变应性鼻炎，全组鼻窦炎，慢性扁桃体Ⅲ度肥大，腺样体肥大，复发性口腔溃疡反复发作数年。常鼻塞、流浊涕、打鼾，睡眠汗多并张口呼吸，易感冒，前面连续治疗2个月后（病历记录不全）诸症好转。目前症状不显，时有鼻塞，食欲可，二便调。鼻腔干净，咽部无明显充血，扁桃体Ⅱ度肥大。舌淡红，苔薄，脉细。

处方及煎服法：黄芪10g，当归5g，白术5g，甘草3g，桔梗5g，山药10g，僵蚕5g，浙贝母10g，牡蛎10g，玄参5g，升麻5g，知母5g，砂仁6g，白芷6g，皂角刺5g，金银花10g。8剂，每日1剂，分2次开水冲服（颗粒剂）。

2011年9月2日二诊：症轻，偶鼻塞打喷嚏，易上火，余可。舌淡红，苔薄，脉细。

处方及煎服法：黄芪10g，当归3g，升麻5g，知母5g，白术5g，甘草3g，桔梗5g，山药10g，僵蚕5g，浙贝母10g，砂仁6g，白芷6g，川芎3g，皂角刺5g，金银花10g，银柴胡6g，诃子5g，蝉蜕5g。8剂，服法如前。

2011年9月9日三诊：目前无不适。鼻腔通畅，扁桃体Ⅰ～Ⅱ度肥大。舌淡红，苔薄。

处方及煎服法：黄芪10g，当归5g，升麻5g，知母5g，白术5g，甘草3g，桔梗5g，山药10g，僵蚕5g，浙贝母10g，砂仁6g，陈皮3g，牡蛎10g，玄参5g，白芷6g。10剂，服法如前，以资巩固。

按：鼻鼽、鼻渊皆正气不足，小儿乳蛾、鼾症为痰浊凝结，诸病同在，实为肺脾气虚，邪毒久滞，痰浊内生。治宜实肺脾，化痰浊，固卫表，祛邪毒，临证时或重祛邪或重扶正。首诊在前治基础上以鼻塞为主，属邪毒久滞，当扶正祛邪。方中黄芪、当归、升麻、知母为取升陷汤意，益气养血，升发清阳；助以白术、山药、砂仁健脾扶正；白芷、皂角刺、金银花解毒祛邪，通利鼻窍；甘草、桔梗、玄参、浙贝母、僵蚕、牡蛎化痰散结。二诊续前法，加银柴胡、诃子、蝉蜕、川芎祛风止嚏，通利鼻窍。三诊好转，续前法加减。

医案3

付某，男，4岁8个月。2012年10月21日初诊。

自2岁后出现腺样体肥大、扁桃体肥大、变应性鼻炎等病，容易反复感冒发热。现睡眠张口呼吸、打鼾、呼吸暂停、憋醒，侧卧稍减。纳稍差，大便偏结、2～3日1行。扁桃体Ⅲ度肥大无明显充血，鼻甲稍大。舌偏红，苔薄。X线检查腺样体中度肥大。

证属气阴两虚，痰瘀互结。

治以益气养阴、化痰散结。

处方及煎服法：桔梗 3g，甘草 3g，浙贝母 5g，玄参 5g，麦冬 5g，煅牡蛎 10g，山慈菇 5g，法半夏 5g，茯苓 10g，陈皮 3g，枳壳 3g，瓜蒌子 5g，太子参 10g，白术 5g，桃仁 3g，红花 3g。10 剂，每日 1 剂，水煎，分 2 次服。服肿痛安胶囊 4 周（1 日 3 次）。

2012 年 11 月 1 日二诊：症状减轻，食欲仍不佳，大便同前。

处方及煎服法：上方茯苓减为 5g，加白豆蔻 5g，鸡内金 5g。20 剂，服法如前。

随访：总共连续服药 2 个月后停药，目前睡觉安稳，无明显打鼾、张口呼吸，体质增强，停药过程中仅感冒 1 次且未发热、咽痛，天气变化时无明显鼻塞、喷嚏、流涕。

按：本案属乳蛾、鼾症，痰浊凝结，病程较长者多有痰瘀互结。舌偏红、便结多为郁热内结，病程较长者易致阴液不足，易外感、食欲不佳多为气虚。方中六君消瘰汤益气健脾、化痰散结，以太子参代党参以防生热，助以麦冬益气养阴，桔梗、山慈菇、枳壳行气化痰利咽，瓜蒌子清热通便，桃仁、红花活血化瘀。二诊加白豆蔻、鸡内金健脾开胃。

医案4

刘某，男，8 岁。2014 年 7 月 23 日初诊。

打鼾数年，常鼻塞，黏涕不多，平素手脚凉。鼻甲稍大，扁桃体Ⅲ度肥大。舌淡红，苔薄。

诊断：慢性鼻炎，扁桃体肥大，腺样体肥大。

处方及煎服法：陈皮 5g，法半夏 5g，陈皮 3g，土茯苓 5g，浙贝母 10g，白芷 5g，辛夷 5g，三棱 5g，莪术 5g，僵蚕 6g，黄芪 15g，锁阳 5g，甘草 3g，野马追 5g。20 剂，每日 1 剂，水煎服，分 2 次服。局部用盐酸赛洛唑啉滴鼻液 1 周（1 日 2 次）、曲安奈德鼻喷雾剂 1 周（1 日 1 次）、开喉剑喷雾剂 1 周（1 日 3 次），口服匹多莫德 1 周（1 日 1 次）、辛夷鼻炎丸 1 周（1 日 3 次）。

2014 年 8 月 13 日二诊：打鼾显减，鼻塞减。扁桃体肥大略缓解，鼻腔通畅。舌淡红，苔薄。

处方及煎服法：陈皮 5g，法半夏 5g，茯苓 5g，土茯苓 5g，浙贝母 10g，白芷 5g，辛夷 5g，三棱 5g，莪术 5g，黄芪 15g，锁阳 5g，山慈菇 5g，甘草 3g，野马追 5g。20 剂，服法如前。局部用药如前，口服匹多莫德 1 周（1 日 1 次）、辛夷鼻炎丸 1 周（1 日 3 次）。

2015 年 4 月 14 日三诊：去年药后症状基本消失停药未续治。近来打鼾重 2 个月，无明显鼻塞，汗多，食欲差。鼻腔通畅，扁桃体Ⅱ～Ⅲ度肥大。

处方及煎服法：党参6g，白术6g，茯苓6g，法半夏5g，山慈菇5g，射干6g，瓦楞子15g，玄参10g，浙贝母10g，郁金6g，僵蚕6g，黄芪10g，麦冬6g，浮小麦10g，炒麦芽10g，鸡内金5g，甘草3g，陈皮3g，三棱6g，莪术6g。12剂，服法如前。局部用盐酸赛洛唑啉滴鼻液1周（1日2次），口服肿痛安胶囊2周（1日3次）。

2015年7月7日四诊：上方党参改太子参，中间续服60剂。目前无鼾，晨起或轻微鼻塞无涕，喷嚏偶作，睡眠时小汗。鼻腔通畅干净，扁桃体Ⅱ度肿大。舌淡红，苔薄。

处方及煎服法：防风3g，白术6g，茯苓6g，法半夏5g，山慈菇5g，白芷6g，射干6g，辛夷3g，川芎3g，当归3g，玄参10g，浙贝母10g，黄芪10g，麦冬6g，浮小麦10g，炒麦芽10g，鸡内金5g，甘草3g，陈皮3g，三棱6g，莪术6g。30剂，服法如前，局部用口洁喷雾剂1周（1日3次），含服熊胆含片1周（1日6次）。

按：本案鼻窒、乳蛾、鼾症同治。前二诊以二陈汤加味化痰散结为主，佐黄芪、锁阳益气温阳，白芷、辛夷通利鼻窍。后以六君消瘰汤加减益气健脾、化痰散结，助以白芷、辛夷通鼻，黄芪、麦冬、浮小麦止汗。

医案5

彭某，男，5岁。2015年8月3日初诊。

打鼾2年，张口呼吸，少许清涕，汗多。鼻腔干净，扁桃体Ⅱ～Ⅲ度肿大，舌淡，苔薄。声阻抗检查结果为双耳A型。

诊断：扁桃体肿大，腺样体肥大。

处方及煎服法：桔梗3g，甘草2g，玄参5g，浙贝母5g，射干3g，僵蚕3g，山慈菇3g，法半夏3g，党参5g，白术5g，茯苓5g，陈皮2g，麦冬6g，浮小麦10g，黄芪10g，炒麦芽6g，鸡内金3g。21剂，每日1剂，分2次开水冲服（颗粒剂）。局部用盐酸赛洛唑啉滴鼻液1周（1日2次）、康酸莫米松鼻喷雾剂1周（1日1次）。口服加味西黄丸1周（1日1次）。

2015年9月8日二诊：打鼾不显，有时张口呼吸，食欲好，大便1～2日1行，多汗好转近无。扁桃体Ⅱ～Ⅲ度肥大。舌略偏红，苔薄。

处方及煎服法：桔梗3g，甘草2g，玄参5g，浙贝母5g，射干3g，僵蚕3g，山慈菇3g，法半夏3g，党参5g，白术5g，茯苓5g，陈皮2g，麦冬6g，牡蛎10g，黄芪10g，炒麦芽6g，鸡内金3g。21剂，服法如前。口服加味西黄丸1周（1日1次）。

2015年10月13日三诊：好转。舌脉同前。

处方及煎服法：桔梗3g，甘草2g，玄参5g，浙贝母5g，苍耳子3g，僵蚕3g，法半夏 3g，党参 5g，白术 5g，茯苓 5g，陈皮 2g，辛夷 2g，白芷 5g，川芎 2g，黄芪 10g，炒麦芽 6g，鸡内金 3g。21 剂，服法如前。局部用开喉剑喷雾剂 1 周（1 日 3 次）。

2015 年 11 月 17 日四诊：无鼾无窒，3 天前受凉感冒，目前食欲差，稍鼻塞，睡眠小鼾，呼吸音粗，大便偏结。扁桃体Ⅰ～Ⅱ度肥大，鼻内干净，舌前偏红。

处方及煎服法：党参 6g，法半夏 4g，茯苓 6g，陈皮 2g，桔梗 5g，甘草 3g，玄参 6g，浙贝母 6g，射干 3g，决明子 6g，僵蚕 6g，炒麦芽 6g，鸡内金 3g，白术 5g，牡蛎 10g，紫花地丁 10g，野菊花 10g。21 剂，服法如前。

按： 本案属乳蛾、鼾症，全案前四诊历时 5 个月，均以六君消瘰汤加减益气健脾、化痰散结，取得较好疗效。

医案6

刘某，男，6 岁 3 个月。2016 年 6 月 20 日初诊。

阵发喷嚏 3 年，咽部不适，清嗓多，打鼾明显，食欲一般，大便干结、数日 1 行。鼻腔干净，扁桃体Ⅲ度肥大。舌淡红，苔薄。

诊断：变应性鼻炎，扁桃体肥大，腺样体肥大。

处方及煎服法：党参 6g，法半夏 3g，茯苓 6g，桔梗 5g，甘草 3g，白术 5g，防风 3g，五味子 3g，细辛 1g，银柴胡 3g，蝉蜕 3g，牡蛎 10g，玄参 5g，浙贝母 5g，射干 3g，山慈菇 3g，黄芪 10g，炒麦芽 6g，鸡内金 3g。21 剂，每日 1 剂，分 2 次开水冲服（颗粒剂）。局部用盐酸赛洛唑啉滴鼻液 1 周（1 日 2 次）、康酸莫米松鼻喷雾剂 1 周（1 日 1 次），口服加味西黄丸 1 周（1 日 1 次）。

2016 年 7 月 12 日二诊：鼾减，喷嚏偶作，清嗓多，食欲可，大便稍干燥。扁桃体Ⅱ度肥大。

处方及煎服法：党参 6g，法半夏 3g，茯苓 6g，桔梗 5g，甘草 3g，白术 5g，防风 3g，五味子 3g，黄芩 5g，银柴胡 3g，蝉蜕 3g，牡蛎 10g，玄参 5g，浙贝母 5g，射干 3g，山慈菇 3g，黄芪 10g，炒麦芽 6g，鸡内金 3g。21 剂，服法如前，服加味西黄丸 1 周（1 日 1 次）。

按： 本案鼻鼽、乳蛾、鼾症同治。舌淡红寒热之偏不显，多属肺脾气虚，痰浊凝结，卫表不固。治以加味玉屏风散合六君消瘰汤加减，佐炒麦芽、鸡内金开胃。

医案7

欧阳某，女，4 岁 3 个月。2017 年 5 月 2 日初诊。

打鼾 1 年余，无鼻塞，食欲可，大便偏结、2 日 1 行。鼻内通畅干净，双侧扁桃体Ⅲ度肥大。舌偏红，苔薄。声阻抗为双耳 As 型。

诊断：扁桃体肥大，腺样体肥大，分泌性中耳炎（轻）。

处方及煎服法：葛根 6g，赤芍 3g，升麻 2g，桔梗 3g，甘草 2g，玄参 5g，浙贝母 3g，山慈菇 2g，法半夏 3g，茯苓 3g，决明子 10g，麦冬 6g，薄荷 2g，白芷 3g，辛夷 2g，三棱 2g，莪术 2g，炒麦芽 6g，黄芩 3g。21 剂，每日 1 剂，分 2 次冲服。局部用盐酸赛洛唑啉滴鼻液 1 周（1 日 2 次）、康酸莫米松鼻喷雾剂 1 周（1 日 1 次），口服匹多莫德 1 周（1 日 1 次）、西黄胶囊 1 周（1 日 2 次）。

2017 年 6 月 1 日二诊：好转，鼾显减。扁桃体Ⅱ度肥大。声阻抗检查结果为双耳 A 型。舌略偏红，苔薄。

处方及煎服法：葛根 6g，赤芍 3g，升麻 2g，桔梗 3g，甘草 2g，玄参 5g，浙贝母 3g，山慈菇 2g，法半夏 3g，茯苓 3g，决明子 10g，玉竹 6g，百合 6g，薄荷 2g，白芷 3g，辛夷 2g，三棱 2g，莪术 2g，炒麦芽 6g，黄芩 3g。21 剂，服法如前。局部用药如前，口服西黄胶囊 1 周（1 日 2 次）、匹多莫德 1 周（1 日 1 次）。

2017 年 6 月 24 日三诊：无鼾。近日咳嗽，大便偏干结、2 日 1 行。鼻内少许分泌物，扁桃体Ⅰ～Ⅱ度肥大。舌偏红，苔薄。

处方及煎服法：

①葛根 6g，赤芍 3g，升麻 2g，桔梗 3g，甘草 2g，玄参 5g，浙贝母 3g，山慈菇 2g，法半夏 3g，茯苓 3g，决明子 10g，麦冬 6g，玉竹 6g，百合 6g，薄荷 2g，白芷 3g，辛夷 2g，炒麦芽 6g，黄芩 3g。21 剂，服法如前。口服匹多莫德 1 周（1 日 1 次）、西黄胶囊 1 周（1 日 2 次）。

②桔梗 5g，枇杷叶 6g，紫菀 5g，桑叶 5g，白前 5g，前胡 5g，荆芥 3g。6 剂，加入上方同服。局部用开喉剑喷雾剂 1 周（1 日 3 次）。

按：本案乳蛾、鼾症，首诊伴轻微耳胀，舌偏红属内热，以升麻葛根汤加味清里热，玄参、浙贝母、山慈菇、桔梗、法半夏、茯苓、三棱、莪术化痰散结，白芷、辛夷、薄荷通上窍，决明子通下窍，麦芽开胃。二诊内热存，加玉竹百合养阴。三诊续前方，佐宣肺止咳以应新感咳嗽。

医案8

吴某，男，8 岁。2017 年 1 月 14 日初诊。

打鼾 3 个月，大便干结、数日 1 行。外院喉镜腺样体肥大向后鼻孔伸入，咽隐窝受压。扁桃体Ⅱ度肥大，舌淡红，苔薄。声阻抗检查结果为双耳 As 型。

诊断：扁桃体肿大，腺样体肥大。

处方及煎服法：浙贝母 6g，桔梗 6g，射干 5g，薄荷 3g，甘草 3g，山慈菇 5g，法半夏 5g，玄参 10g，茯苓 5g，决明子 10g，太子参 10g，麦冬 10g，牡蛎 10g，炒麦芽 10g。30 剂，每日 1 剂，分 2 次服。局部用开喉剑喷雾剂 1 周（1 日 3 次）、康酸莫米松鼻喷雾剂 1 周（1 日 1 次），口服西黄胶囊 1 周（1 日 2 次）。

随访：痊愈

按：本案属乳蛾、鼾症。方以六君消瘰汤加味益气健脾、化痰散结利咽；以其舌略偏红，太子参代党参以避热，佐麦冬养阴清热，决明子通便，麦芽开胃。

医案9

杨某，男，10 岁。2015 年 5 月 15 日初诊。

打鼾数年，鼻塞涕少，当地 X 线检查鼻窦炎。鼻甲稍大，鼻道尚干净，扁桃体 Ⅱ 度肥大。舌淡红，苔薄。声阻抗检查结果为双耳 As 型。

诊断：慢性鼻窦炎，扁桃体肥大，腺样体肥大。

处方及煎服法：桔梗 5g，甘草 3g，玄参 10g，浙贝母 5g，山慈菇 5g，射干 5g，法半夏 5g，茯苓 10g，黄芩 6g，陈皮 2g，决明子 3g，白芷 6g，辛夷 3g，黄芪 10g，当归 3g，金银花 10g，荆芥 5g，炒麦芽 10g。21 剂，每日 1 剂，分 2 次冲服（颗粒剂）。局部用盐酸赛洛唑啉滴鼻液 10 天（1 日 3 次）、曲安奈德鼻喷雾剂 10 天（1 日 1 次），口服匹多莫德 10 天（1 日 1 次）、西黄胶囊 10 天（1 日 2 次）。

2016 年 8 月 1 日二诊：去年药后症消停药。近来又打鼾近 2 个月，睡眠不宁，喷嚏时作。鼻甲稍大，扁桃体肥大减小。舌略偏红，苔薄，脉细。

处方及煎服法：桔梗 5g，甘草 3g，玄参 10g，浙贝母 5g，山慈菇 5g，射干 5g，法半夏 5g，茯苓 10g，黄芩 6g，细辛 2g，白芷 6g，桑白皮 10g，地骨皮 6g，黄芪 10g，当归 3g，紫花地丁 10g，野菊花 10g，荆芥 5g，炒麦芽 10g。21 剂，服法如前。局部用开喉剑喷雾剂 3 周（1 日 3 次）、康酸莫米松鼻喷雾剂 3 周（1 日 1 次），口服灵芝分散片 3 周（1 日 2 次）、西黄胶囊 3 周（1 日 2 次）。

按：首诊鼻渊、乳蛾、鼾症同治。以当归、黄芪、金银花、黄芩扶正祛邪，白芷、辛夷通鼻，二陈汤加桔梗、玄参、浙贝母、山慈菇、荆芥、射干化痰散结利咽，决明子通大便，炒麦芽开胃。1 年后打鼾复发并伴鼻鼽，续以当归、黄芪、紫花地丁、野菊花、桑白皮、地骨皮扶正，清热解毒祛邪；细辛、白芷、黄芩清热通窍止嚏；甘草、桔梗、玄参、浙贝母、山慈菇、射干、法半夏、茯苓、荆芥化痰散结利咽，炒麦芽开胃。

医案10

陈某，男，2 岁。2016 年 8 月 15 日初诊。

打鼾 1 个月，鼻塞有涕浊，睡眠张口呼吸，易感冒。鼻腔尚干净，扁桃体 Ⅱ 度肥大、稍有慢性充血。舌淡红，苔薄。声阻抗检查结果为双耳 A 型。

诊断：慢性鼻窦炎，慢性扁桃体炎，腺样体肥大。

处方及煎服法：黄芪 6g，当归 2g，皂角刺 2g，野菊花 6g，紫花地丁 6g，桔梗 2g，甘草 1g，法半夏 2g，茯苓 5g，陈皮 1g，白术 3g，白芷 5g，辛夷 1g，炒麦芽 5g，鸡内金 2g，玄参 3g，浙贝母 2g，射干 1g。21 剂，每日 1 剂，分 2 次冲服（颗粒剂）。局部用盐酸赛洛唑啉滴鼻液 3 周（1 日 3 次），口服匹多莫德 3 周（1 日 1 次）。

2016 年 9 月 5 日二诊：偶有小鼾，降温时睡眠张口呼吸，偶有喷嚏无涕。鼻内干净，扁桃体Ⅱ度肥大减小、充血不显，舌淡红，苔薄。

处方及煎服法：黄芪 6g，党参 5g，桔梗 2g，甘草 1g，法半夏 2g，茯苓 5g，僵蚕 3g，薄荷 2g，陈皮 1g，白术 3g，白芷 5g，辛夷 1g，炒麦芽 5g，鸡内金 2g，玄参 3g，浙贝母 2g，射干 1g。21 剂，服法如前。局部用药如前，口服匹多莫德 1 周（1 日 1 次）。

按：本案鼻渊、乳蛾、鼾症多因先天不足与感冒后邪毒滞留所致，当以扶正祛邪为主。首诊以当归、黄芪扶正，皂角刺、野菊花、紫花地丁解毒祛邪，白芷、辛夷通利鼻窍，二陈汤加白术、桔梗、玄参、浙贝母、射干健脾化痰利咽，炒麦芽、鸡内金开胃护脾。二诊好转，续原法加减，去解毒之品。

医案11

刘某，男，10 岁 4 个月。2016 年 11 月 29 日初诊。

感冒后鼻塞、流黄涕、打鼾半年，目前打鼾重，偶有鼻塞，流黄涕少许。鼻甲稍大，扁桃体Ⅱ度肥大。舌淡红，苔薄。

诊断：鼻窦炎，扁桃体肥大，腺样体肥大。

处方及煎服法：黄芪 10g，当归 5g，皂角刺 6g，野菊花 10g，紫花地丁 10g，桔梗 6g，甘草 2g，白芷 10g，辛夷 6g，炒麦芽 10g，玄参 10g，法半夏 6g，茯苓 10g，白芥子 6g，党参 6g，白术 6g，牡蛎 10g。21 剂，每日 1 剂，分 2 次冲服（颗粒剂）。局部用盐酸赛洛唑啉滴鼻液 3 周（1 日 3 次）、康酸莫米松鼻喷雾剂 3 周（1 日 1 次），口服匹多莫德 1 周（1 日 1 次）、鼻渊软胶囊 1 周（1 日 3 次）。

随访：诸症消失，扁桃体肿大缓解，未再服药。

按：本案乳蛾、鼾症、鼻渊同治。方中六君消瘰汤以白芥子代浙贝母，加当归、黄芪、皂角刺、野菊花、紫花地丁、白芷、辛夷益气解毒通鼻。

医案12

徐某，男，3 岁 2 个月。2017 年 1 月 21 日初诊。

打鼾 1 年，常搔鼻，喷嚏偶作，大便干结、数日 1 行，睡眠汗多。鼻内通畅干净，扁桃体Ⅲ度肥大。舌淡红，苔薄。

诊断：扁桃体肥大，腺样体肥大。

处方及煎服法：黄芪 6g，党参 5g，白术 3g，茯苓 5g，法半夏 3g，陈皮 2g，桔梗 3g，甘草 1g，玄参 5g，浙贝母 3g，山慈菇 3g，射干 3g，麦冬 5g，牡蛎 10g，白芷 5g，决明子 5g，鸡内金 2g，炒麦芽 6g。21 剂，每日 1 剂，分 2 次冲服（颗粒剂）。局部用糠酸莫米松鼻喷雾剂 3 周（1 日 1 次），口服匹多莫德 3 周（1 日 1 次）、西黄胶囊 3 周（1 日 2 次）。

2017 年 2 月 11 日二诊：目前无不适。鼻内通畅干净，扁桃体Ⅱ度肥大。舌偏淡，苔薄。

处方及煎服法：黄芪 6g，党参 5g，白术 5g，茯苓 5g，法半夏 3g，陈皮 2g，桔梗 2g，甘草 1g，玄参 6g，浙贝母 3g，山慈菇 2g，射干 2g，麦冬 5g，海浮石 10g，白芷 5g，决明子 6g，炒麦芽 6g，鸡内金 2g。30 剂，服法如前。局部用药如前，口服匹多莫德 1 周（1 日 1 次）、西黄胶囊 1 周（1 日 2 次）。

2017 年 3 月 28 日三诊：打鼾偶有。扁桃体肥大减小。舌淡红，苔薄。

处方及煎服法：黄芪 6g，党参 5g，白术 5g，茯苓 5g，法半夏 3g，陈皮 2g，桔梗 2g，甘草 1g，玄参 6g，浙贝母 3g，山慈菇 2g，射干 2g，麦冬 5g，莪术 2g，三棱 2g，炒麦芽 6g，鸡内金 2g，白芷 5g，决明子 6g，夏枯草 6g。30 剂，服法如前。口服匹多莫德 1 周（1 日 1 次）。

按：本案乳蛾、鼾症同治。全程以六君消瘰汤加味益气健脾，化痰散结；佐决明子通便，炒麦芽、鸡内金开胃。三诊加夏枯草、三棱、莪术清热散结。

医案13

刘某，男，6 岁 6 个月。湖南省常德市人。2018 年 8 月 11 日初诊。

打鼾 3 年，常鼻塞，清嗓多。睡眠汗多，大便干结。鼻甲大，鼻道尚干净，扁桃体Ⅲ度肥大。舌淡红，苔薄。声阻抗检查结果为双耳 A 型。

处方及煎服法：桔梗 5g，甘草 2g，白芷 5g，辛夷 3g，黄芩 5g，玄参 6g，浙贝母 5g，山慈菇 3g，法半夏 5g，茯苓 6g，陈皮 2g，三棱 3g，莪术 3g，黄芪 10g，白术 3g，麦冬 5g，五味子 3g，决明子 6g，木香 3g，败酱草 6g，山楂 5g。30 剂，每日 1 剂，分 2 次开水冲服（颗粒剂）。局部用盐酸赛洛唑啉滴鼻液 4 周（1 日 3 次）、糠酸莫米松鼻喷雾剂 4 周（1 日 1 次）、开喉剑喷雾剂 4 周（1 日 3 次），口服西黄胶囊 4 周（1 日 2 次）。

2018 年 9 月 27 日二诊：好转。偶有鼾，偶有轻度鼻塞，喷嚏偶作，涕少，睡眠汗减，大便偏结。扁桃体Ⅱ度肥大，咽后壁有少许黏涕，鼻通畅。舌淡红，苔薄。

处方及煎服法：桔梗 5g，甘草 2g，白芷 5g，辛夷 3g，黄芩 5g，玄参 6g，浙贝母 5g，山慈菇 3g，法半夏 5g，茯苓 6g，陈皮 2g，三棱 3g，莪术 3g，黄芪 10g，白术 3g，麦冬 5g，防风 3g，苍耳子 3g，决明子 6g，木香 3g，鱼腥草 6g，败酱草 6g，山楂 5g。30 剂，服法如前。局部用药如前，口服匹多莫德 4 周（1 日 1 次）。

按： 本案乳蛾、鼾症、鼻渊同治。首诊二陈汤加白术、木香、山楂健脾化痰，黄芪、麦冬、五味子益气扶正止汗，败酱草、黄芩、白芷、辛夷解毒祛邪通鼻窍，桔梗、玄参、浙贝母、山慈菇、三棱、莪术化痰散结利咽喉，决明子通大便。二诊原方加减。

医案14

骆某，男，9 岁。发育良好。2017 年 9 月 30 日初诊。

2 年前外院 MRI 检查鼻窦炎，常鼻塞流浊涕，睡眠张口呼吸，颈部与颌下淋巴结大，余可。外院纤维镜检查见腺样体肥大。鼻腔通畅尚干净，扁桃体Ⅱ度肥大，两侧颈部、颌下可触及多个黄豆大小淋巴、结稍肿、大无痛。舌淡红，苔薄。

处方及煎服法：党参 10g，白术 10g，茯苓 10g，陈皮 3g，法半夏 6g，桔梗 10g，甘草 3g，白芷 6g，辛夷 6g，黄芩 6g，玄参 10g，浙贝母 10g，山慈菇 6g，黄芪 10g，当归 6g，川芎 6g，炒麦芽 10g。30 剂，每日 1 剂，分 2 次开水冲服（颗粒剂）。局部用盐酸赛洛唑啉滴鼻液 4 周（1 日 3 次）、糠酸莫米松鼻喷雾剂 4 周（1 日 1 次），口服西黄胶囊 4 周（1 日 2 次）。

2017 年 11 月 4 日二诊：好转，晨起稍鼻塞涕少，偶有张口呼吸，淋巴结变小或难触及，偶有腹痛头晕。鼻腔通畅，扁桃体Ⅱ度肥大减小，可触及颌下淋巴结如黄豆大小，活动度好无痛，舌淡红，苔薄。

处方及煎服法：党参 10g，白术 10g，茯苓 10g，陈皮 3g，法半夏 6g，桔梗 10g，甘草 3g，白芷 6g，辛夷 6g，黄芩 6g，玄参 10g，浙贝母 10g，海浮石 10g，木香 3g，砂仁 3g，当归 6g，川芎 6g，天麻 10g，炒麦芽 10g。30 剂，每日 1 剂，分 2 次开水冲服（颗粒剂）。口服西黄胶囊 1 周（1 日 2 次）。

2018 年 3 月 3 日三诊：有时鼻塞头晕，涕少，无睡眠张口呼吸。鼻甲稍大，鼻道少许黏涕，扁桃体Ⅰ～Ⅱ度肥大。舌淡红，苔薄。

处方及煎服法：桔梗 10g，甘草 3g，白芷 6g，辛夷 6g，薄荷 6g，黄芪 10g，当归 6g，川芎 6g，白术 10g，茯苓 10g，黄芩 10g，炒麦芽 10g，黄精 10g，党参 10g。21 剂，服法如前。局部用盐酸赛洛唑啉滴鼻液 3 周（1 日 3 次）、糠酸莫米松鼻喷雾剂 3 周（1 日 1 次），口服匹多莫德 3 周（1 日 1 次）、鼻渊软胶囊 3 周（1 日 3 次）。

2018 年 4 月 17 日四诊：头晕鼻塞消失，流清涕减少，大便略溏。鼻甲稍大，鼻内有少许黏涕，扁桃体Ⅰ度肥大，咽后壁有少许黏性分泌物。舌略偏红，苔薄，脉略数。

处方及煎服法：桔梗 10g，甘草 3g，白芷 6g，辛夷 6g，蒲公英 10g，败酱草 10g，薏苡仁 10g，黄芪 10g，当归 6g，川芎 6g，白术 10g，茯苓 10g，黄芩 10g，炒麦芽 10g，皂角刺 10g，党参 10g。21 剂，服法如前。口服匹多莫德 3 周（1 日 1 次）、鼻渊软胶囊 3 周（1 日 3 次）。

按：本案鼻渊、乳蛾、鼾症、瘰疬同治。久病鼻渊多属正虚邪滞，乳蛾、鼾症多属气虚痰凝，首诊以六君消瘰汤，方以山慈菇代牡蛎，益气健脾化痰散结；佐当归、黄芪、川芎、白芷、辛夷益气通窍利鼻，黄芩平调寒热。二诊好转，据证加木香、砂仁行气止痛，天麻祛风定晕。三诊相去较远，鼻症为主，乳蛾、鼾症渐消，以四君子汤加当归、黄芪、黄精益气养血扶正，白芷、辛夷、川芎、薄荷通利鼻窍，桔梗引药上行而化痰，炒麦芽开胃，黄芩平调寒热。四诊仍见浊涕，脾虚便溏，原方加减，以皂角刺、蒲公英、败酱草解毒祛邪，薏苡仁实便。

医案15

刘某，女，6 岁。湖南省湘潭市人。2019 年 7 月 19 日初诊。

患鼻渊、乳蛾数年。外院 1 年前 CT 检查见鼻窦炎，腺样体肥大。目前症状不显著，睡眠小鼾，无鼻塞与涕，汗多，纳可，二便调。鼻腔通畅干净，咽部充血微，扁桃体 II 度肥大。舌淡红，苔薄。

诊断：鼻窦炎，扁桃体肥大，腺样体肥大。

处方及煎服法：党参 6g，白术 5g，茯苓 5g，法半夏 3g，陈皮 2g，桔梗 6g，甘草 2g，白芷 5g，枳壳 3g，黄芩 5g，玄参 6g，浙贝母 5g，山慈菇 3g，牡蛎 10g，炒谷芽 10g，三棱 3g，莪术 3g，麦冬 5g，浮小麦 6g。21 剂，每日 1 剂，分 2 次开水冲服（颗粒剂）。局部用复方木芙蓉涂鼻软膏 3 周（1 日 3 次）、康酸莫米松鼻喷雾剂 3 周（1 日 1 次）、开喉剑喷雾剂 3 周（1 日 3 次），口服西黄胶囊 3 周（1 日 2 次）。

2019 年 8 月 6 日二诊：病史同前，症状不显。鼾止，无鼻塞与涕，汗减，纳可，二便调。咽无充血，扁桃体 I 度肥大，鼻甲稍大，鼻前庭稍干燥。舌淡红，苔薄。

处方及煎服法：黄芪 10g，党参 6g，白术 5g，茯苓 5g，桔梗 6g，甘草 2g，辛夷 2g，白芷 5g，黄芩 5g，太子参 10g，山药 10g，玄参 6g，浙贝母 5g，炒谷芽 10g，麦冬 5g，浮小麦 6g。21 剂，服法如前。口服香菊胶囊 3 周（1 日 2 次），局部用复方木芙蓉涂鼻软膏 3 周（1 日 3 次）。

按：本案鼻渊、乳蛾、鼾症，诊时诸症不重。首诊治以六君消瘰汤加黄芩、山慈菇、三棱、莪术、枳壳、炒谷芽益气健脾，化痰散结；佐白芷通利鼻窍，麦冬、浮小麦助党参止汗。二诊乳蛾即消，诸症不显，再拟四君子汤加黄芪、太子参、山药、炒谷芽益气健脾扶正；加白芷、辛夷通鼻，桔梗、玄参、浙贝母利咽化痰，麦冬、浮小麦止汗，黄芩平调寒热。

医案16

何某，女，4岁。湖南省永州市人。2019年7月18日初诊。

打鼾渐重1年余，无憋气，感冒后则流浊涕，平素无鼻塞与涕，睡眠汗多。鼻内尚干净，鼻甲稍大，扁桃体Ⅱ～Ⅲ度肥大，咽部干净充血不显。舌淡红，苔薄。

诊断：鼻窦炎，扁桃体肿大，腺样体肥大。

处方及煎服法：党参5g，白术3g，法半夏2g，陈皮2g，茯苓5g，桔梗5g，甘草2g，白芷5g，玄参5g，浙贝母3g，山慈菇2g，牡蛎10g，炒谷芽6g，三棱2g，夏枯草6g，莪术2g，半枝莲5g，浮小麦10g，麦冬5g，五味子2g。30剂，每日1剂，分2次开水冲服（颗粒剂）。局部用康酸莫米松鼻喷雾剂4周（1日1次），口服西黄胶囊4周（1日2次）。

2019年9月28日二诊：无明显鼻塞与涕，侧睡或有鼾，睡眠有汗，时腹痛，食欲可，鼻干燥，扁桃体Ⅱ度肥大。舌淡红，苔薄。

处方及煎服法：原方30剂。口服西黄胶囊4周（1日2次）、脾氨肽口服液4周（1日1次），局部用开喉剑喷雾剂4周（1日3次）、康酸莫米松鼻喷雾剂4周（1日1次）。

2019年11月2日三诊：打鼾消失。时腹痛，近期受凉感冒，早晚咳嗽。扁桃体肥大减小，咽后壁有少许黏液分泌物，鼻内有浊涕。舌淡红，苔薄。

处方及煎服法：

①党参5g，白术3g，法半夏2g，陈皮2g，茯苓5g，桔梗5g，甘草2g，白芷5g，玄参5g，浙贝母3g，山慈菇2g，牡蛎10g，炒谷芽6g，三棱2g，夏枯草6g，木香2g，莪术2g，半枝莲5g，砂仁2g，浮小麦6g，麦冬5g，五味子2g。30剂，服法如前。口服西黄胶囊4周（1日2次）。

②紫菀5g，枇杷叶6g，桑叶6g，款冬花6g，百部6g。9剂，加入上方同服。

按：本案乳蛾、鼾症，多有鼻渊。其舌淡红、苔薄，多属脾虚邪滞、痰浊凝结。治以六君消瘰汤加味益气健脾、化痰散结，佐通窍除涕。

第五节　阻塞型睡眠呼吸暂停低通气综合征

李凡成耳鼻咽喉科医案选

　　阻塞型睡眠呼吸暂停低通气综合征，也称阻塞型睡眠呼吸暂停综合征，主要表现为睡眠时打鼾明显，伴有呼吸暂停。其主要致原因包括：①上呼吸道解剖结构异常：如鼻中隔偏曲、先天性小颌畸形等；②上呼吸道软组织病变所致呼吸通道受阻：如鼻息肉、腺样体肥大、扁桃体肥大、软腭松弛、软腭肥厚等。③其他因素：如仰卧位更容易出现打鼾，疲劳过度、饮酒、体形肥胖、上呼吸道感染、遗传体质、药物影响（如安眠药）、妊娠期等可诱发或加重打鼾。

　　本病主要表现为打鼾并伴反复呼吸暂停，睡眠质量差。病轻者多呈间歇性打鼾较轻，病重者鼾声响度大，影响同室人休息；打鼾过程中往往伴有呼吸暂停，容易出现憋醒，从而产生白天嗜睡精神不振，性情急躁，记忆力下降，精力不集中等一系列并发症。

　　诊断方面，主要针对上呼吸通畅受阻的原因进行全面检查、针对性重点检查以及睡眠呼吸监测检查，以明确疾病的原因、性质、程度。鼻腔检查需要明确有无鼻中隔偏曲或慢性鼻炎、鼻窦炎、鼻息肉等病变；纤维镜或 X 线检查明确是否存在腺样体肥大以及鼻咽部、喉部有无阻塞性病变；口腔与口咽部检查明确是否存在扁桃体肥大、舌体肥大、小颌畸形等，必要时可行 CT、MRI 检查对上呼吸道通畅情况进行评估。睡眠呼吸监测可以监测到呼吸暂停（睡眠过程中口鼻气流停止 ≥ 10 秒钟）、低通气（睡眠过程中呼吸气流强度较基础水平降低 50% 以上）、血氧饱和度下降（下降 4% 以上）等精确指标，对本病具有重要诊断价值，可以明确睡眠呼吸暂停的原因及病情的严重程度。

　　并发症在中后期较显著，病程越长则症状越重、危害性越大，主要并发症有：①睡眠结构紊乱、睡眠质量下降而出现晨起头痛，白天嗜睡，精神不振，记忆力下降，注意力不集中等现象，还可引起脂肪代谢障碍，加重向心性肥胖；由于睡眠憋醒，可致晚上尿频，性格急躁，性功能减退。②由于反复呼吸暂停、通气不足容易导致低氧血症、高碳酸血症，从而进一步导致血液黏度升高，血小板活性增高，心肌受损，心脑血管系统疾病，心律失常、心肌梗死或猝死。③儿童患者可引起生长停滞、胸廓发育畸形、腭盖高拱、鼻腔狭窄、心肺功能异常（严重者可致肺心病或慢性心力衰竭）、神经系统认知功能损害、行为异常、遗尿、注意力不集中、学习能力与记忆力下降等。

　　本病属中医鼾症范畴，中医对本病的治疗优势在于解除上呼吸道某些软组织病变所致的呼吸道不畅，如腺样体肥大、扁桃体肥大、咽喉黏膜肥厚、软腭松弛、鼻－鼻窦炎炎症性阻塞等，同时对其并发症也具有一定调治作用。本病中医病机主要与气虚痰滞，痰热蕴热，痰瘀互结有关。

一、辨证论治

1.气虚痰滞

肺脾气虚，痰浊内生，清阳不升，浊阴上干，痰湿浊邪阻滞咽喉，气道失利，发为鼾症。症状可见打鼾明显或有呼吸暂停与憋醒，每于疲劳后加重，伴疲劳乏力，白天嗜睡或困倦，精神不振。检查见腭部张力不足，咽腔偏窄或有扁桃体肥大、腺样体肥大、鼻甲肿大等，舌淡红或偏淡胖，脉缓弱。

治宜益气健脾，升清化浊。常用补中益气汤合六君消瘰汤加减。常用药物及剂量：黄芪20g，当归10g，党参10g，白术10g，茯苓10g，法半夏10g，陈皮6g，桔梗10g，玄参10g，浙贝母10g，牡蛎20g，石菖蒲10g，枳壳10g，甘草6g，柴胡6g。

2.痰热蕴结

嗜食烟酒、辛辣炙煿，肺脾蕴热久稽，热炼津液成痰，痰热互结咽喉，清道失利，发为鼾症。症状可见打鼾明显或伴呼吸暂停与憋醒，疲劳后容易加重，伴白天嗜睡困倦，口咽稍干渴或有清嗓吐黄痰，有时恶心，小便黄，大便或干结。检查见咽喉黏膜暗红肥厚，咽腔狭窄。舌偏红，舌体略胖，苔黄稍厚微腻，脉滑、或洪缓有力、或略数。

治宜清热化痰，通利咽喉。常用温胆消瘰汤加减。常用药物及剂量：玄参20g，浙贝母20g，牡蛎30g，法半夏10g，竹茹10g，枳壳10g，陈皮6g，甘草6g，茯苓10g，黄芩10g，郁金10g，石菖蒲10g，射干10g。

3.痰瘀互结

痰浊之邪久滞清道，气机失畅，血瘀不行，痰瘀互结咽喉，气道失利，发为鼾症。症状可见病程较长，打鼾重，常有呼吸暂停与憋醒，伴白天嗜睡，倦怠或有胸闷痰多。检查见咽部黏膜肥厚，咽腔偏狭窄。舌胖或有瘀点、瘀斑，苔稍厚微腻，脉弦滑。

治宜化痰散结，活血祛瘀。常用导痰汤合桃红四物汤加减。常用药物及剂量：法半夏10g，制天南星10g，僵蚕10g，陈皮6g，枳壳10g，桃仁10g，红花10g，当归30g，赤芍10g，川芎10g，甘草6g，郁金10g，石菖蒲10g，丹参20g，山楂20g。

二、外治

1.有鼻－鼻窦炎病变，酌情使用减充血剂、消炎剂滴（喷）鼻药；有腺样体肥大，可用激素类喷鼻药。

2.有咽喉病者，酌情使用咽喉局部用药。

3.酌情使用持续正压通气、双相气道正压治疗（呼吸机治疗）。

三、临证心语

阻塞型睡眠呼吸暂停低通气综合征见于儿童患者时多为上呼吸道软组织增生或肥厚性病变所致，如腺样体肥大、扁桃体肥大，中医证型以肺脾气虚居多；见于成人患者时，以软腭松弛、软腭肥厚所致咽腔狭窄多见。软腭松弛多属气虚痰滞，软腭肥厚多属痰热蕴结，病程较长者可致痰瘀互结。

本病在临床上以体型肥胖者居多，减肥是取得疗效与巩固疗效的基本调护要求。即使行软腭部分切除术后虽然效果立见，但若不能注意控制肥胖，则容易复发。

四、医案

医案1

马某，男，45岁。湖南省长沙市人。2009年6月4日初诊。

睡眠打鼾伴憋气数年，咽喉不适20余年，咽喉常有异物感、无干燥无疼痛、偶有痒感，有时胸前闷，体检无心脏病，常有鼻塞浊涕。体偏胖，鼻甲大，鼻前庭处有黏性分泌物附着，咽部慢性充血、多数小血管扩张明显。舌淡红，舌体胖，苔中心稍厚，脉弦缓。

诊断：鼾症，慢性鼻窦炎，慢性咽炎。

处方及煎服法：法半夏15g，茯苓20g，甘草6g，桔梗10g，厚朴10g，紫苏10g，牡丹皮10g，赤芍15g，三七粉3g（冲服），玄参15g，海浮石30g，浙贝母30g，白芷10g。14剂，每日1剂，水煎服，分2次服。盐酸赛洛唑啉滴鼻液滴鼻2周（1日3次）。

2009年6月18日二诊：好转明显，鼾减，憋气减，稍咽喉异物梗阻感，无胸闷。涕减，稍鼻塞。咽部黏膜小血管暗红扩张，鼻甲稍大，鼻道尚干净。舌胖暗滞，苔稍厚微黄、微腻、多津，脉弦缓。

处方及煎服法：法半夏 15g，茯苓 15g，甘草 6g，桔梗 10g，枳壳 10g，瓜蒌 10g，牡丹皮 10g，赤芍 15g，三七粉 3g（冲服），玄参 15g，川牛膝 10g，茜草根 10g。30 剂，局部用口洁喷雾剂 4 周（1 日 3 次）。

随访：自觉症状消失，未续治。

按：本案多属鼻渊、喉痹、鼾症，从痰瘀互结辨识。首诊用半夏厚朴汤化痰，加玄参、桔梗、浙贝母、海浮石化痰散结，牡丹皮、赤芍、三七粉活血化瘀，白芷通鼻。二诊好转，再拟法半夏、茯苓、甘草、桔梗、枳壳、瓜蒌、玄参理气化痰，牡丹皮、赤芍、三七粉、川牛膝、茜草根凉血化瘀。

医案2

李某，59 岁。本院退休职工。2012 年 6 月 15 日初诊。

打鼾重半年，2 年前因打鼾鼻塞、流浊涕行鼻窦炎手术，术后鼻病与打鼾好转，但近半年又开始打鼾明显，向左睡时鼾声响、有时憋醒，白天精神稍困，平素稍鼻塞、有少许浊涕，回吸吐脓痰无咳嗽，天气温暖则轻，天冷加重，纳可，二便调。咽部慢性充血肿胀，咽腔偏窄，鼻腔稍干燥，鼻甲稍大。舌略偏红，苔薄少津，脉细缓略滑。

诊断：慢性鼻窦炎，鼾症。

处方及煎服法：法半夏 10g，茯苓 10g，白术 10g，麦冬 15g，桔梗 10g，甘草 6g，白芷 15g，皂角刺 12g，金银花 12g，野菊花 10g，浙贝母 15g，玄参 10g，枳壳 10g，射干 6g，僵蚕 10g。14 剂，每日 1 剂，水煎服，分 2 次服。症状消失。

随访：未再服药，至今数年未再复发。

按：本案属鼻渊、鼾症，辨为痰热内蕴。治以法半夏、茯苓、甘草、桔梗、玄参、浙贝母、射干、僵蚕、枳壳、白术健脾化痰利咽，白芷、皂角刺、金银花、野菊花解毒祛邪通鼻，麦冬养阴以防郁热伤阴鼻燥。

医案3

邓某，男，21 岁。广东省惠州市人。2016 年 1 月 18 日初诊。

打鼾 5 年，常有憋气，白天思睡，患鼻窦炎 3 年，常鼻塞流浊涕，近来浊涕不多。外院 CT 检查见鼻窦炎显著。体胖，鼻甲肿大，鼻道尚干净，咽部慢性充血。舌淡，舌有明显齿痕，脉沉缓。

处方及煎服法：党参 10g，白术 10g，茯苓 10g，法半夏 10g，陈皮 6g，甘草 6g，黄芪 15g，当归 10g，川芎 6g，白芷 12g，辛夷 10g，桔梗 10g，玄参 10g，浙贝母 10g，射干 10g，山慈菇 10g，山楂 15g。30 剂，每日 1 剂，分 2 次开水冲服（颗粒剂）。局部用盐酸赛洛唑啉滴鼻液 1 周（1 日 2 次）、口洁喷雾剂 2 周（1 日 3

次）。

2016年2月23日二诊：有效。鼾减，思睡减，稍鼻塞、有少许浊涕。鼻甲稍大，鼻腔尚干净，咽部慢性充血。舌淡，舌有明显齿痕，脉沉缓。

处方及煎服法：党参10g，白术10g，茯苓10g，法半夏10g，陈皮6g，桔梗10g，甘草6g，黄芪15g，当归10g，川芎6g，白芷12g，辛夷10g，玄参10g，浙贝母10g，射干10g，煅牡蛎20g，山楂20g，黄芩10g。30剂，服法如前。

2016年3月29日三诊：稍有鼾，白天精神振无思睡，无鼻塞无涕。鼻腔通畅，咽部充血不显。舌淡，舌有明显齿痕，脉沉缓。

处方及煎服法：原方30剂，服法如前。

随访：痊愈

按：本案鼻渊、鼾症同治。从肺脾气虚，痰阻清道辨识。全程治以益气健脾，化痰通窍。方中六君子汤加黄芪、当归、玄参、浙贝母、射干、山慈菇、桔梗益气健脾，化痰利咽；佐川芎、白芷、辛夷通利鼻窍，山楂消食除痰。二、三诊以牡蛎代山慈菇，加黄芩平调寒热。

医案4

邱某，男，38岁。2016年2月18日初诊。

打鼾、鼻塞、流浊涕数年，咽无明显不适或稍有痰，白天困倦，常有腰痛。外院CT检查见鼻窦炎。体胖，鼻甲大，鼻道尚干净，咽部慢性充血，咽侧索肥厚，咽腔偏狭窄。舌偏淡，苔薄，脉沉缓。

诊断：鼻窦炎，慢性肥厚性咽炎，鼾症。

处方及煎服法：党参10g，白术10g，茯苓10g，陈皮6g，法半夏10g，桔梗10g，甘草6g，白芷12g，辛夷5g，玄参10g，浙贝母10g，牡蛎20g，山楂20g，杜仲10g，桑寄生10g。30剂，每日1剂，分2次开水冲服（颗粒剂）。局部用盐酸赛洛唑啉滴鼻液1周（1日2次）、口洁喷雾剂1周（1日3次）。

2016年3月29日二诊：鼾减，鼻塞消失、无涕，腰痛消失，白天精神振、无思睡，晚上仍小便数次。鼻腔通畅干净，咽部慢性充血，咽腔偏窄。舌偏淡，苔薄。脉沉缓。

处方及煎服法：党参10g，白术10g，茯苓10g，枳壳10g，法半夏10g，桔梗10g，甘草6g，白芷12g，射干10g，玄参10g，山楂20g，浙贝母10g，牡蛎20g，乌药10g，山药10g，益智仁10g。30剂，服法如前。

随访：痊愈。

按：本案鼻渊、喉痹、鼾症同治。首诊从脾虚痰阻邪滞辨识，治以六君消瘰汤加山楂益气健脾，化痰利咽；佐白芷、辛夷通鼻，杜仲、桑寄生补肾强腰。二诊好转，诉常夜尿频，再以原方去杜仲、桑寄生，加缩泉丸温肾固脬。

医案5

骆某，男，33岁。贵州省贵阳市人。2016年3月1日初诊。

打鼾1年，劳累后加重。有时憋气，白天思睡，鼻塞天冷明显，天暖减轻或消失，咽喉无特殊不适，无明显疲劳感，纳可，二便调。体型中等，鼻腔尚通畅干净，咽部轻度充血、黏膜无明显肥厚感。舌略偏红，苔薄，脉细滑。鼻咽纤维镜检查无特殊。

处方及煎服法：党参10g，白术10g，法半夏10g，茯苓10g，陈皮6g，甘草6g，玄参10g，浙贝母10g，山慈菇10g，黄芩10g，白芷6g，桑白皮10g，黄芪10g，当归10g，升麻10g，知母10g，石菖蒲10g，山楂10g。30剂，服法如前。

随访：痊愈，未续治。

按：本案鼾症、鼻窒同治。从气虚痰滞辨识。以六君消瘰汤加山楂，山慈菇代牡蛎。仿升陷汤益气升清，黄芩、桑白皮清热，白芷、石菖蒲通窍。

医案6

党某，男，46岁。湖北省武汉市人。2016年3月26日初诊。

打鼾重多年，常憋醒，伴双耳鸣半年右轻左重，口疮反复发生。体偏胖，鼻腔通畅，咽部稍慢性充血、呈肥厚状，咽腔狭窄。舌略淡，舌体胖有齿痕，苔薄，脉沉缓。电测听检查结果为双耳高频下降轻中度。

处方及煎服法：党参10g，白术10g，法半夏10g，茯苓10g，枳壳10g，甘草6g，玄参10g，浙贝母10g，牡蛎20g，黄芪10g，当归10g，丹参10g，三七粉10g（冲服），柴胡6g，川芎6g，首乌藤20g。30剂，每日1剂，分2次开水冲服（颗粒剂）。

2016年4月21日二诊：打鼾显减，憋气消失，睡眠改善，耳鸣似无变化，睡眠可，右耳如有物覆盖，口疮未发。鼻腔通畅，咽部稍慢性充血、呈肥厚状。舌淡，舌胖有齿痕，苔薄，脉沉弦缓。

处方及煎服法：党参10g，白术10g，法半夏10g，茯苓10g，枳壳10g，甘草6g，玄参10g，浙贝母10g，牡蛎20g，黄芪10g，当归10g，丹参10g，三七粉10g（冲服），土鳖虫10g，柴胡6g，川芎6g，首乌藤20g。30剂，服法如前。

随访：痊愈。

按：本案从痰瘀互结、阻滞清道辨识。首诊治以六君消瘰汤健脾化痰利咽，以当归、黄芪、丹参、三七粉益气活血化瘀，以柴胡、川芎通耳窍，以首乌藤安神。二诊好转，原方加土鳖虫化瘀。

第六节　上呼吸道咳嗽

上呼吸道咳嗽，也称上气道咳嗽，是指源于上呼吸道疾病所致的急性或慢性咳嗽，属于耳鼻咽喉相关性咳嗽（如上呼吸道急性炎症、上呼吸道非特异性慢性炎症、呼吸道异物、外耳道刺激因素、胃酸反流等所致咳嗽），是耳鼻咽喉科常见多发病证。上呼吸道急性咳嗽多由于感冒（上呼吸道急性感染）、变态反应因素等所致，属于新病，多表现为受凉或感冒后出现咽喉痒而咳嗽，痰少难出或伴有鼻塞、流涕、咽喉疼痛、声音嘶哑等症，局部检查可有鼻黏膜、咽喉黏膜充血等改变。上呼吸道慢性咳嗽主要由于变态反应及非特异性慢性炎症因素所致，后者包括鼻－鼻窦炎与咽喉多种慢性炎症病变、反流性食管炎等，表现为病程较长，以阵发性刺激性咳嗽或非阵发性干咳少痰为主，可伴咽痒、咽喉异物感、鼻塞有涕、涕后流等为主要特点。其咳嗽可因受到某种刺激（如冷、热空气或刺激性气体）而加重或在某个时间段（如早晚）而明显，也可无明显规律性，检查可见有咽炎、喉炎、鼻咽炎、扁桃体炎或肥大、腺样体炎或肥大、鼻炎、鼻窦炎、变应性鼻炎等，也可正常无明显病变体征。

上呼吸道咳嗽在临床有多种病名或症状名，没有统一规范，不同名称之间有可能相互包含或部分包含。初步整理，其常见名称有：①久咳、慢性咳嗽：与急性咳嗽（新病咳嗽）相区别的、时间较长、病程超过8周的咳嗽症状，其原因已明或未明，或只指"不明原因慢性咳嗽"，简称慢性咳嗽。②不明原因慢性咳嗽：指病程超过8周，病因暂时未明的咳嗽。③喉源性咳嗽、咽源性咳嗽、咽喉源性咳嗽、喉咳：属咽喉病所致的咳嗽，以咳嗽症状为重要特点的急性或慢性咽喉病。③刺激性咳嗽：以咽喉作痒或因有刺激感而咳，以阵发性、连续性咳嗽无痰或少痰为主要特点的咳嗽症状，常反复发作，可见于上呼吸道（如过敏因素、喉部异物、咽喉炎症、咽喉部有分泌物等多种刺激性因素）或气管、支气管病变（过敏、炎症、异物等）。⑤过敏性咳嗽、过敏性咽炎：由于变态反应性因素所致，并与咽喉非特异炎症也有一定关系。以反复阵发性咳嗽为主要特点，温度变化与刺激性气体容易引起发作，属于喉源性咳嗽范畴。⑥咳嗽变异性哮喘：变态反应性因素所致，并与咽喉非特异炎症也有一定关系。以反复阵发性咳嗽为主要症状特点，并可导致哮喘发生。已经发生哮喘者称咳嗽变异性哮喘，属于内科范畴；还未出现哮喘，只有上呼吸道咳嗽症状者，可称为过敏性咳嗽或过敏性咽炎。⑦胃源性咳嗽、胃与食道反流性咳嗽、食管源性干咳、食管反流性咽炎：由于胃与食管反流性病变所致的咳嗽，睡眠时阵发性咳嗽明显，多伴有胃与胸骨后不适感、咽喉不适症状，同属于内科与耳鼻咽喉科范畴。⑧感冒后咳嗽：主要指感冒好转后仍然存在咳嗽的病变，可能包括上呼吸道感染或急性气管支气管炎康复期的咳嗽症状。⑨上气道咳嗽综合征：因慢性鼻-鼻窦炎所致的咳嗽，以睡眠时阵发性咳嗽为主，伴发涕后流感。本病原称鼻后滴漏综合征。

临床上，上呼吸道咳嗽需要注意与下呼吸道咳嗽性疾病鉴别。咳嗽时气息粗、喘息、胸部闷胀不适，肺部听诊有干、湿啰音，多属下呼吸道咳嗽性病变，有时特别需要与肺结核相鉴别，一般需要做肺部 X 线或 CT 检查才能明确。

中医学称本病为喉咳。其病因病机主要与风邪侵袭以及脏腑郁热、阴虚、气虚等有关。

一、辨证论治

1.风邪侵袭

外感风邪或风邪久郁，肺失宣降，清肃不利，邪滞咽喉为病。症状可见新病咽痒，痒则干咳少痰，遇风咳重或有咽喉异物感，鼻塞有涕，检查见咽部正常或有鼻与咽喉炎症改变，舌淡红，苔薄，脉浮或缓。

治宜疏风散邪，宣肺止咳。常用三拗汤合止嗽散加减。常用药物及剂量：荆芥 10g，紫菀 10g，桑叶 10g，桔梗 10g，白前 10g，前胡 10g，百部 10g，陈皮 6g，甘草 6g。

加减：伴咽喉不适微肿，稍有充血，酌加僵蚕、薄荷、牛蒡子之类疏风利咽；伴咽痛，舌偏红，苔薄黄，脉略数者，酌加黄芩、桑白皮之类清肺；伴咽喉干燥少津或兼阴虚津亏者，酌加天花粉、芦根、南沙参、麦冬、玉竹之类以养阴生津；伴阵发性咳嗽，酌加五味子、白果、诃子之类以益气固表，敛肺止咳；伴反复咳嗽、早晚明显或兼气虚者，酌加黄芪、党参、白术、茯苓、防风之类补益肺脾，固表止咳；伴有鼻炎、鼻窦炎，症现鼻塞黏涕，酌加白芷、辛夷以芳香通窍；伴慢性咽炎，咽喉微痛、微十，酌加玄参、麦冬、沙参以养阴利咽。

2.肺胃郁热

饮食不节，反复感邪，脏腑蕴热，邪热上干，清道不利为病。症状可见咽喉干痒，咳嗽少痰，咽异物感，时清嗓，回吸吐痰，大便时干结，检查见咽部暗红充血，舌偏红，舌体略胖，苔微黄，脉缓有力。

治宜清热化痰，宣肺止咳。常用泻白散合瓜蒌贝母散加减。常用药物及剂量：黄芩 10g，桑白皮 10g，地骨皮 10g，浙贝母 10g，全瓜蒌 10g，天花粉 10g，茯苓 10g，桔梗 10g，甘草 6g，薄荷 6g，玄参 10g，枇杷叶 10g。

加减：有鼻塞流涕，酌加白芷、辛夷；声音嘶哑，酌加蝉蜕、木蝴蝶。舌苔厚，酌加法半夏、茯苓、陈皮。

3.脏腑阴虚

素体阴亏，病后失养，调摄失宜，脏腑阴虚，虚火上炎，清道不利为病。症状可见咽喉干痒，咳嗽少痰，咽异物感，时清嗓，倦怠乏力，五心烦热，睡眠难入易醒或有腰膝酸软，检查见咽喉黏膜暗红少津，舌红，舌偏干少苔，脉细略数。

治宜滋阴降火，润肺止咳。常用百合固金汤加减。常用药物及剂量：生地黄10g，熟地黄10g，麦冬10g，百合10g，白芍10g，浙贝母10g，玄参10g，桔梗10g，甘草6g，款冬花10g，百部10g。

加减：若以肺胃阴虚为主，可用养阴清肺汤合沙参麦冬汤加减。常用药物及剂量：生地黄10g，麦冬10g，沙参10g，玉竹10g，玄参10g，天花粉10g，牡丹皮10g，桑叶10g，浙贝母10g，薄荷6g，甘草6g。若以肝阴不足，肝火灼肺为主，可用一贯煎合泻白散加减。常用药物及剂量：沙参10g，麦冬10g，生地黄10g，当归10g，枸杞子10g，川楝子10g，紫菀10g，款冬花10g，桔梗10g，白前10g，桑白皮10g，地骨皮10g，黄芩10g。

4.肺脾气虚

素体气虚，病后失养，调摄失宜，肺脾气虚，卫表失固，容易感受风邪；或脾虚痰浊内生，上干清道，咽喉不利为病。症状可见咽喉作痒，咳嗽少痰、早晚或遇风冷加重，伴疲劳乏力，易外感，常有喷嚏或清涕，自汗，食欲不佳，舌偏淡，苔薄，脉缓弱。

治宜益气固表，敛肺止咳。常用补中益气汤、参苓白术散、六君子汤、温肺止流丹加减。常用药物及剂量：黄芪10g，白术10g，荆芥10g，党参10g，山药10g，茯苓10g，法半夏10g，陈皮6g，五味子6g，诃子10g，紫菀10g，桔梗10g，甘草6g。

加减：若伴有鼻塞流黏浊涕，酌加苍耳子、辛夷化浊通窍；平素畏寒肢凉，舌偏淡脉沉者，酌加附子、巴戟天之类温肾；阳气不足，夜尿多，酌加乌药、益智仁温肾固脬。

二、临证心语

上呼吸道咳嗽病机常属痰浊，如肺失宣降而津液凝聚成痰、郁热虚火而灼津成痰、肺脾气虚而痰浊内生。上呼吸道咳嗽以干咳痰少多见，但凡咳嗽时有少许黏痰，自觉咽喉有痰，回吸吐痰，苔腻，脉滑，皆属痰证，以兼证居多，可于主方中酌加祛痰之品，如玄参、浙贝母、桔梗、前胡、法半夏、瓜蒌、橘络之类。

咽喉痒是上呼吸道咳嗽的重要伴随症候，痒属风邪，宜于主方中酌加祛风之品，常用药物如荆芥、紫苏叶、薄荷、桑叶、蝉蜕之类。咳而胸痛者，酌加郁金、青皮、枳壳、紫苏梗之类以理肺气。

咳嗽是本病主要症状，咳嗽出于肺而关系五脏，五脏之调，无非清热、滋阴、益气、理气等类。咳嗽治肺，宣肃清敛，据寒热虚实之机，酌情选用宣肺肃肺之麻黄、紫菀、款冬花、枇杷叶、桑叶、白前、前胡、杏仁、桔梗，清肺之黄芩、桑白皮、地骨皮，敛肺之五味子、诃子、白果之类。

上呼吸道咳嗽往往伴有咽喉不利，如咽喉干燥、疼痛、充血或淋巴滤泡增生等。因此，宜根据实际状态在主方中配伍利咽之品，如桔梗、甘草、僵蚕、薄荷、玄参、浙贝母、射干、川牛膝等类。

针对鼻与咽喉原发病采用局部治疗，如咽喉喷（雾化）剂、鼻腔滴（喷）剂，有利于消除病因。针对疾病诱发因素在辨证论治中加入适当药物，可收一石多鸟之效，如有变态反应因素者，抗过敏西药短暂性服用或可取到快速止咳之效，有利于增强患者治疗信心。

三、医案

医案1

张某，女，60岁。2005年9月6日初诊。

咽喉干痒、欲咳嗽20余天，原因不明，纳可，有乏力感，大便偏结。咽部色淡红充血不显，咽后壁少许淋巴滤泡增生。舌淡，苔薄，脉细缓。

诊断：上呼吸道咳嗽。

治以温阳益气，祛风止咳。

处方及煎服法：附子6g，白术10g，茯苓12g，炙甘草8g，白芍12g，黄芪20g，党参15g，当归10g，荆芥10g，僵蚕10g，桔梗10g，紫菀10g，生姜3片。7剂，每日1剂，水煎服，分2次服。

随访：痊愈。

按：本案患者舌淡而脉细，当属阳气不足，阳不足者易受风邪之侵而发咳嗽。治以真武汤温阳，佐党参、黄芪、当归补气血，荆芥、僵蚕、桔梗、紫菀疏风宣肺止咳。

医案2

陈某，女，25岁。2007年3月20日初诊。

咽痒咳嗽3年，凌晨3～4时为主，近2个月加重，咽痒阵发，痒则咳嗽、痰少或无，咽喉白天不适、无干无痛，有疲劳感，大便偏结。鼻腔正常，咽部稍充血。舌偏淡，苔薄稍腻，脉沉弦细缓。

诊断：上呼吸道咳嗽。

处方及煎服法：紫菀 10g，桔梗 10g，荆芥 10g，百部 10g，白前 10g，附子 6g，白术 10g，白芍 15g，甘草 6g，郁金 15g，僵蚕 10g，茯苓 15g，石菖蒲 10g。7 剂，每日 1 剂，水煎服，分 2 次服。

2007 年 5 月 15 日二诊：药后咳嗽止。近 1 周又咽痒咳嗽无痰，口气重，大便偏结，余可。鼻腔正常，咽部微充血、淋巴滤泡增生粒小。舌淡红，脉寸部浮略滑。

处方及煎服法：黄芩 10g，桑白皮 10g，玄参 15g，麦冬 15g，桔梗 10g，浙贝母 15g，瓜蒌 10g，荆芥 6g，地骨皮 10g，何首乌 15g。7 剂，服法如前。

随访：痊愈。

按：咽痒属风，舌淡者阳气不足。首诊治以真武汤合止嗽散温阳利咽，宣肺止咳。二诊属新病咳嗽，肺金郁热，宣降失司，治以泻白散加味。

医案3

余某，女，38 岁。2007 年 10 月 23 日初诊。

时欲咳嗽、痰少、咽干半年。咳则胸痛，晚上鼻塞，余可。鼻甲稍大，鼻道干净，咽部慢性充血、淋巴滤泡增生。舌略偏红，舌有齿痕，苔薄，脉弦细缓。

诊断：上呼吸道咳嗽，慢性咽炎，慢性鼻炎。

处方及煎服法：桑白皮 10g，黄芩 10g，射干 10g，杏仁 10g，紫菀 10g，桔梗 10g，荆芥 10g，前胡 10g，白前 10g，浙贝母 15g，沙参 15g，法半夏 10g。7 剂，每日 1 剂，水煎服，分 2 次服。

2007 年 10 月 30 日二诊：好转。咳嗽消失，咽喉有痰，晚上鼻塞。鼻甲稍大，咽部慢性充血、淋巴滤泡增生。舌偏淡，舌有齿痕，脉弦细缓略沉。

处方及煎服法：黄芪 15g，党参 15g，白术 12g，炙甘草 6g，桔梗 10g，茯苓 15g，陈皮 6g，法半夏 10g，射干 10g，当归 10g，川芎 10g，白芷 10g，荆芥 10g。7 剂，服法如前。

随访：痊愈。

按：本案舍脉从症，乃热郁阴虚、肺失宣降。首诊治以清热养阴，宣肺止咳。方中黄芩、桑白皮、沙参清肺，浙贝母、射干、法半夏清热化痰，桔梗、荆芥、紫菀、杏仁、前胡、白前宣肺止咳。二诊好转，郁热退而脾虚现，咳嗽止而鼻塞存，再拟六君子汤益气健脾化痰，当归、黄芪、川芎、白芷益气通窍，桔梗、射干、荆芥利咽。

医案4

韩某，女，41 岁。2008 年 3 月 25 日初诊。

咽痛微痒、咳嗽 1 年，近 1 周加重。痰少，咽部有异物感，纳可，二便调，睡眠可。咽部充血、滤泡明显增生。舌淡红，苔少有黑染。脉沉细缓。

诊断：慢性咽炎，上呼吸道咳嗽。

处方及煎服法：附子 6g，射干 10g，白术 10g，荆芥 6g，茯苓 15g，牛膝 10g，炙甘草 6g，桔梗 10g，白芍 15g，白前 10g，枇杷叶 10g。7 剂，每日 1 剂，水煎服，分 2 次服。

随访：咳嗽止。

按：本案患者久咳新近加重，脉沉细缓则从阳虚外感、肺失宣降论治。以真武汤温肾，荆芥、甘草、桔梗疏风化痰利咽，射干、牛膝止痛。

医案5

白某，女，45 岁。2009 年 3 月 24 日初诊。

咽痒、咳嗽无痰 1 年余，晚上明显，遇寒加重。咽中微干，胃部不适，反酸嗳气，大便溏。咽部稍充血、黏膜呈肥厚状。舌淡红，舌胖有齿痕，苔微黄，脉沉弦细缓。

诊断：慢性咽炎，上呼吸道咳嗽。

处方及煎服法：百部 15g，荆芥 10g，甘草 6g，桔梗 10g，紫菀 15g，白前 15g，桑白皮 15g，黄芩 10g，法半夏 10g，茯苓 20g，白术 15g，党参 15g，厚朴 15g。7 剂，每日 1 剂，水煎服，分 2 次服。

2009 年 3 月 31 日二诊：晚上咳嗽显著改善，咽干好转。目前稍咳，右咽稍痛、吞咽时明显，嗳气好转，涕少难出。鼻腔通畅，咽部轻度充血黏膜稍厚。舌胖有齿痕，苔薄微黄，脉沉弦细缓。

处方及煎服法：荆芥 10g，甘草 6g，桔梗 10g，紫菀 15g，前胡 15g，赤芍 15g，川牛膝 10g，茯苓 20g，白术 15g，黄芪 30g，防风 10g，巴戟天 10g，射干 10g。7 剂，服法如前。

随访：痊愈。

按：本案咳嗽，久病多虚，常见肺脾肾不足。首诊从脾虚胃逆，肺失宣降论治，以六君子汤补脾和胃，厚朴代陈皮，合止嗽散宣肺止咳；佐黄芩、桑白皮清肺。二诊好转，再以玉屏风散加巴戟天、茯苓温肾健脾补肺，荆芥、桔梗、紫菀、前胡宣肺止咳，甘草调和诸药，佐赤芍、川牛膝凉血活血止痛。

医案6

李某，女，76岁。2009年5月21日初诊。

咽痒干咳2个月。晨起干哕，咽喉干燥微痛，时欲少饮，早晚口苦，有慢性结肠炎病史，大便溏结不调。咽部黏膜呈肥厚状、咽侧索增生。舌正常，苔薄，双手脉缓而有力、左脉弦滑甚。

诊断：上呼吸道咳嗽，慢性咽炎。

处方及煎服法：荆芥10g，桔梗10g，僵蚕10g，百部15g，白前10g，陈皮10g，紫菀15g，甘草6g，浙贝母15g，川贝母5g，玄参15g，栀子10g。14剂，每日1剂，水煎服，分2次服。局部用金喉健喷雾剂1周（1日2次）。

按：本案当属肝肺郁热，痰凝咽喉，肺失宣降。治以止嗽散加川贝母宣肺止咳，佐僵蚕、浙贝母化痰利咽，玄参、栀子清肝肺。

医案7

唐某，女，44岁。2010年1月26日初诊。

感冒后阵发咳嗽2个月，因痒而咳夜多，咽有异物感，稍鼻干，习惯喝水多。近几次经期由5～6天减为1～3天即净，常手足冷。咽黏膜慢性充血有肥厚感、淋巴滤泡增生。舌淡红，苔稍厚微腻，脉沉弱略滑、寸稍大。

诊断：慢性咽炎，上呼吸道咳嗽。

处方及煎服法：黄芪20g，巴戟天15g，当归10g，麻黄6g，炙甘草9g，杏仁10g，白术15g，茯苓20g，桔梗10g，陈皮10g，法半夏10g，党参15g。7剂，每日1剂，水煎服，分2次服。

2010年2月2日二诊：咳嗽止，稍清嗓吐痰，咽喉有痰黏感，有胃病与乳腺小叶增生史，刺激性食物易致胃部不适。咽黏膜慢性充血、淋巴滤泡增生。舌淡红，苔薄微黄，脉沉弱缓。

处方及煎服法：黄芪20g，巴戟天10g，甘草6g，白术10g，茯苓15g，桔梗10g，法半夏10g，射干10g，郁金10g，青皮10g。7剂，服法如前。

随访：痊愈。

按：本案脉症合参多属阳虚气血不足，风寒久滞，咽喉不利，肺失宣降。首诊以三拗汤加桔梗宣肺止咳；伍四君子汤加当归、黄芪、巴戟天、陈皮温阳健脾，益气养血。二诊好转，咽有痰，续拟黄芪、巴戟天、白术、茯苓、甘草温阳益气，桔梗、半夏、射干化痰利咽，郁金、青皮行气疏肝。

医案8

周某，女，28岁。2010年12月30日初诊。

晚上阵发性咳嗽痰少4个月，昼无咳，咽喉微痛不适，手足常凉，寐差，余可。咽部色淡，舌淡，苔薄，脉沉细数、寸大。

诊断：上呼吸道咳嗽。

处方及煎服法：附子6g，白术10g，甘草9g，桔梗6g，白芍10g，茯苓10g，射干10g，川贝母3g，荆芥10g，五味子6g，银柴胡6g，蝉蜕5g，酸枣仁10g，当归10g，牛膝10g。14剂，每日1剂，水煎服，分2次服。局部用金喉健喷雾剂1周（1日2次）。

按： 本案患者多属阴阳两虚，气血不足，风邪久滞，肺失宣降。首诊治以真武汤温阳，白芍、当归、酸枣仁、五味子养血安神，甘草、桔梗、射干、浙贝母、荆芥、蝉蜕宣肺止咳化痰，银柴胡、牛膝清热利咽。

医案9

文某，女，36岁。2011年10月21日初诊。

咳嗽痰少3个月，每年秋季如此，全天咳嗽或呈阵发状，咽痒，天凉咳重，口干饮水多，疲劳感，肢冷，手心汗多，余可。咽部充血不显，鼻腔通畅干净。舌淡红，舌胖有齿痕，苔薄，脉沉细弱。

诊断：上呼吸道咳嗽。

处方及煎服法：黄芪20g，当归10g，白术10g，茯苓10g，法半夏10g，陈皮6g，瓜蒌皮10g，桔梗10g，杏仁10g，葶苈子10g，麻黄5g，五味子6g，甘草6g，知母10g，紫菀10g，白前10g，百部10g。7剂，每日1剂，分2次开水冲服（颗粒剂）。

2011年10月28日二诊：咳嗽与痰减，咽异物感减轻，口干明显，手心汗减。咽充血不显，咽后壁有大量稀薄分泌物，鼻腔通畅。舌淡红嫩，脉细寸部稍浮。

处方及煎服法：黄芪20g，当归10g，白术10g，茯苓10g，人参10g，桔梗10g，杏仁10g，甘草6g，赤芍10g，紫菀10g，前胡10g，白前10g，葛根20g，升麻10g，白芷12g，皂角刺10g，金银花10g。7剂，服法如前。

随访：诸症消失。

按： 本案脉症合参当属阳气不足为主。以当归、白术、黄芪、甘草扶正；以二陈汤、三拗汤、止嗽散加减健脾化痰，宣肺止咳；以知母平调寒热。二诊好转，咳嗽减，咽后壁有浊涕，原方酌减，一加升麻葛根汤与白芷、皂角刺、金银花解毒排脓。

医案10

廖某，女，23岁。2015年11月19日初诊。

感冒后阵发性干咳夜重 3 周，有少许黏涕。昨天腹泻。鼻腔通畅干净，咽部充血。舌淡红，苔薄，脉略数。

诊断：上呼吸道咳嗽。

处方及煎服法：荆芥 10g，桔梗 10g，甘草 6g，百部 10g，白前 10g，枇杷叶 10g，紫菀 10g，款冬花 10g，五味子 6g，陈皮 6g，薏苡仁 15g，黄芩 10g，桑白皮 10g，紫苏叶 10g，葛根 15g，白芷 10g。14 剂，每日 1 剂，水煎服，分 2 次服。

随访：痊愈。

按：外感咳嗽者肺失宣降，外感数日者多生肺热，脉数属热。治以葛根、黄芩、桑白皮清热，荆芥、甘草、桔梗、白部、白前、枇杷叶、紫菀、款冬花、五味子、紫苏叶宣肺止咳，陈皮、薏苡仁健脾，白芷通鼻窍。

医案11

黄某，男，31 岁。2016 年 1 月 19 日初诊。

咽痒咳嗽 10 余年，多呈阵发性，遇冷加重，早晚明显，多方治疗效果不佳。鼻塞不显，稍打鼾，天冷时稍气喘。鼻腔正常，咽部稍充血。舌偏淡，苔薄，脉沉略数稍弱。

诊断：上呼吸道咳嗽。

处方及煎服法：党参 10g，白术 10g，茯苓 10g，桔梗 10g，甘草 6g，法半夏 10g，陈皮 6g，紫菀 10g，白前 10g，前胡 10g，射干 10g，桑叶 10g，桑白皮 10g，百部 20g，玄参 10g。7 剂，每日 1 剂，水煎服，分 2 次服。

2016 年 1 月 28 日二诊：咳嗽稍减。舌淡红，苔薄，脉沉略数稍弱。

处方及煎服法：党参 10g，白术 10g，茯苓 10g，桔梗 10g，甘草 6g，法半夏 10g，陈皮 6g，紫菀 10g，白前 10g，前胡 10g，枇杷叶 10g，款冬花 10g，地骨皮 10g，桑白皮 10g，百部 20g，紫苏叶 10g。14 剂，服法如前。

2016 年 2 月 23 日三诊：咳嗽显著好转，遇冷或刺激性气体时稍咳。咽部稍慢性充血。舌淡红，苔薄，脉沉略数稍弱。

处方及煎服法：桔梗 10g，甘草 6g，防风 10g，黄芩 10g，五味子 6g，白果 10g，紫菀 10g，白前 10g，前胡 10g，射干 10g，荆芥 10g，桑白皮 10g，百部 20g，玄参 10g。14 剂，服法如前。

随访：痊愈。

按：本案从脾虚肺热、余邪久滞辨识，治以四君子汤加味益气健脾、宣肺止咳，佐清肺利咽。三诊正气渐复，肺热仍存，再拟清肺宣肃、利咽止咳。

医案12

罗某，女，47岁。湖南省邵阳市人。2016年3月10日初诊。

阵发咽痒咳嗽1年多，时轻时重，逐渐加重。咽喉干燥夜重，频饮不多，咽喉稍痛。纳可，二便调。咽部充血不显，鼻腔通畅干净。舌偏红，苔薄，脉略数稍弱。

诊断：上呼吸道咳嗽，慢性咽炎。

处方及煎服法：南沙参10g，生地黄10g，百合10g，桔梗10g，甘草6g，玄参10g，地骨皮10g，黄芩10g，桑白皮10g，玉竹10g，麦冬10g，五味子6g，枇杷叶10g，款冬花10g，牛膝10g，百部20g，白果10g，知母10g。14剂，每日1剂，分2次开水冲服（颗粒剂）。含服铁笛丸2周（1日2次）。

2016年3月24日二诊：好转。受刺激后或咽痒咳嗽，咽喉干燥口干夜显，欲饮不多，口舌乏味。咽部充血不显。舌淡红，苔薄，脉略数稍弱。

处方及煎服法：原方21剂，服法如前。

随访：痊愈。

按：本案脉症合参，属阴虚郁热，治以养阴清热。宣肺止咳。以泻白散合玄麦甘桔汤加减。

医案13

黄某，女，成人。2016年5月19日初诊。

咳嗽晨多无痰6个月。咽干，左侧咽痒，清嗓多，余可。鼻甲大，鼻道干净，咽部无充血。舌淡红，苔薄，脉细略数无力。

处方及煎服法：枇杷叶10g，紫菀10g，百部20g，白前10g，款冬花10g，白术10g，茯苓10g，党参10g，黄芩10g，桑白皮10g，桔梗10g，甘草6g，五味子6g。14剂，每日1剂，分2次开水冲服（颗粒剂）。局部用口洁喷雾剂2周（1日3次）。

2016年6月14日二诊：咳嗽止，停药1周后又开始咳嗽，昼夜均咳有痰，咽无燥无痛，清嗓多。鼻腔正常，咽部轻微充血。舌淡红，苔薄，脉细略数无力。

处方及煎服法：枇杷叶10g，紫菀10g，百部20g，白前10g，款冬花10g，白术10g，茯苓10g，党参10g，黄芩10g，地骨皮10g，桑白皮10g，桔梗6g，甘草6g，五味子6g，薄荷6g。14剂，服法如前。

随访：痊愈。

按：本案多属气虚肺热，邪滞清道，肺失宣降。治以四君子汤益气，伍泻白散清肺，止嗽散加减宣肺止咳。

医案14

易某，女，52岁。湖南省永州市人。2016年7月4日初诊。

咽痒咳嗽数年，近半月加重。干咳无痰或咳嗽时尿失禁，无咽痛、稍有异物感，无鼻症，无疲劳感，平素畏寒，夜尿2次。鼻腔正常，咽部无明显充血。舌淡红，苔薄，脉沉弦缓。

诊断：上呼吸道咳嗽。

处方及煎服法：荆芥10g，桔梗10g，玄参10g，浙贝母10g，百部20g，白前10g，党参10g，白术10g，茯苓10g，甘草6g，五味子6g，枇杷叶10g，款冬花10g，山药10g，益智仁10g，乌药10g。14剂，每日1剂，分2次开水冲服（颗粒剂）。

随访：痊愈。

按：畏寒夜尿者阳气不足，咳者宣降失司。治以四君子汤合止嗽散益气健脾，宣肺止咳；以五味子敛肺止咳，玄参、浙贝母化痰利咽以除异物感，缩泉丸温阳固脬。

医案15

张某，女，27岁。湖南省湘潭市人。2016年7月5日初诊。

阵发性咳嗽2个月，早晚明显，有少许白痰，咽痒无痛。鼻腔干净通畅，咽部轻微充血。舌偏红，脉细数。

诊断：上呼吸道咳嗽。

处方及煎服法：黄芩10g，桑白皮10g，地骨皮10g，桔梗10g，甘草6g，百部20g，白前10g，前胡10g，浙贝母10g，玄参10g，荆芥10g，枇杷叶10g，款冬花10g，射干10g。7剂，每日1剂，分2次开水冲服（颗粒剂）。

随访：痊愈。

按：本案多属肺热宣降失司。治以泻白散加玄参、浙贝母、射干清肺养阴，化痰利咽；以止嗽散宣肺止咳。

医案16

李某，女，20岁。湖南省南县人。2016年7月12日初诊。

感冒后咽痒咳嗽阵发20天，无痰或少痰，晚上明显，无咽痛。鼻甲不大，咽部充血不显。舌淡红，苔薄，脉细。

诊断：上呼吸道咳嗽。

处方及煎服法：桔梗10g，甘草6g，薄荷6g，紫菀10g，白前10g，百部20g，荆芥10g，陈皮6g，枇杷叶10g。7剂，每日1剂，分2次开水冲服（颗粒剂）。局部用口洁喷雾剂 2 周（1 日 3 次）。

2016 年 7 月 21 日二诊：好转。晚上稍咳，咽无痒痛。咽部无充血。舌偏淡，苔薄，脉细缓。

处方及煎服法：桔梗 10g，甘草 6g，薄荷 6g，紫菀 10g，白前 10g，百部 10g，荆芥 10g，陈皮 6g，枇杷叶 10g，党参 10g，白术 10g，五味子 6g，款冬花 10g，茯苓 10g。7 剂，服法如前。

随访：痊愈。

按： 本案虽属新病咳嗽，舌淡红、脉细当有气虚。首诊以止嗽散加减有效，二诊增四君子汤加五味子益气敛肺而愈。

医案17

杨某，女，57 岁。2016 年 7 月 14 日初诊。

半夜咽痒干咳 3 个月，睡眠不佳。鼻甲稍大，咽部充血不著。舌淡红，苔薄黄，脉沉细缓。

诊断：上呼吸道咳嗽。

处方及煎服法：桔梗 10g，甘草 6g，黄芩 10g，桑白皮 10g，白术 10g，茯苓 10g，枇杷叶 10g，款冬花 10g，百部 10g，荆芥 10g，白前 10g，地骨皮 10g，玄参 10g，薄荷 6g。7 剂，每日 1 剂，分 2 次开水冲服（颗粒剂）。局部用口洁喷雾剂 1 周（1 日 3 次）。

2016 年 7 月 21 日二诊：好转。阵发咳嗽夜显，无咽痛。舌淡红，苔薄，脉沉细缓。

处方及煎服法：桔梗 10g，甘草 6g，黄芩 10g，桑白皮 10g，白术 10g，茯苓 10g，枇杷叶 10g，款冬花 10g，百部 10g，荆芥 10g，白前 10g，党参 10g，玄参 10g，五味子 6g，薄荷 6g。7 剂，服法如前．

随访：痊愈。

按： 本案属久咳当有热邪，脉细属气虚，治以益气清肺、宣肺止咳，服药2周而愈。

医案18

王某，女，湖南省宁乡市人。2016 年 7 月 16 日初诊。

反复咳嗽 3 个月，晨起易刺激性咳嗽、有少量痰白。鼻腔正常，咽部稍慢性充血。舌淡红，脉沉细缓。

诊断：慢性咽炎，上呼吸道咳嗽。

处方及煎服法：桔梗 10g，甘草 6g，玄参 10g，浙贝母 10g，百部 10g，白前

10g，枇杷叶 10g，款冬花 10g，荆芥 10g，紫菀 10g，陈皮 6g，五味子 6g。14 剂，每日 1 剂，水煎服，分 2 次服。局部用口洁喷雾剂 1 周（1 日 3 次）。

2016 年 9 月 10 日二诊：咳嗽止。近来清嗓多，鼻咽部不适。鼻腔通畅，咽部稍有慢性充血。舌略偏红，脉细滑。

处方及煎服法：桔梗 10g，甘草 6g，玄参 10g，浙贝母 10g，薄荷 6g，黄芩 10g，桑白皮 10g，射干 10g，南沙参 10g，麦冬 10g，牛蒡子 10g。21 剂，服法如前。局部用口洁喷雾剂 1 周（1 日 3 次）。

按： 刺激性咳嗽多属风邪，久咳多热，但寒热不显。治以止嗽散加减疏风宣肺止咳，佐玄参、浙贝母清热利咽化痰，五味子敛肺止咳。二诊咳嗽止而咽不利，舌偏红者属郁热之证，再拟清肺养阴、利咽化痰。

医案19

刘某，女，60 岁。2016 年 9 月 26 日初诊。

阵发性咳嗽数月，咽痒则咳，有痰不多，咽部异物感重，口干。鼻腔正常，咽部稍慢性充血。舌淡红，脉沉细略数。

诊断：慢性咽炎，上呼吸道咳嗽。

处方及煎服法：法半夏 10g，茯苓 10g，桔梗 10g，甘草 6g，枇杷叶 10g，白前 10g，前胡 10g，百部 10g，款冬花 10g，紫菀 10g，荆芥 10g，黄芩 10g，桑白皮 10g，陈皮 6g，浙贝母 10g，紫苏梗 10g，厚朴 10g。14 剂，每日 1 剂，分 2 次服。局部用口洁喷雾剂 1 周（1 日 3 次）。

2016 年 10 月 27 日二诊：前症愈。感冒 4 天，鼻塞清涕，全天咳嗽痰少，咽微痛。咽部无明显充血，鼻甲稍大。舌略偏红，苔薄，脉沉细略数。

处方及煎服法：法半夏 10g，茯苓 10g，桔梗 10g，甘草 6g，枇杷叶 10g，射干 10g，白前 10g，僵蚕 10g，白芷 6g，前胡 10g，薄荷 6g，紫菀 10g，荆芥 10g，黄芩 10g，桑白皮 10g，陈皮 6g，浙贝母 10g。7 剂，服法如前，局部用盐酸赛洛唑啉滴鼻液 1 周（1 日 2 次）、口洁喷雾剂 1 周（1 日 3 次）。

按： 本案属二次病程。首诊痰热内蕴，咽喉不利，乃肺失宣降，治以半夏厚朴汤加浙贝母理气化痰健脾，止嗽散宣肺止咳，黄芩、桑白皮清肺。二诊新感风邪，痰热于里，肺失宣降，治以止嗽散宣肺止咳，伍陈皮、半夏、浙贝母、射干、僵蚕化痰利咽，黄芩、桑白皮清肺，白芷、薄荷通利鼻窍。

医案20

钟某，女，34 岁。2016 年 12 月 5 日初诊。

咽痒阵发咳嗽痰少 20 天，痒则咳。鼻腔正常，咽部慢性充血。舌淡，脉细略数。

诊断：上呼吸道咳嗽。

处方及煎服法：党参10g，白术10g，茯苓10g，桔梗10g，甘草6g，荆芥10g，白前10g，前胡10g，百部20g，枇杷叶10g，款冬花10g，五味子6g，黄芩10g。10剂，每日1剂，水煎服，分2次服。局部用口洁喷雾剂1周（1日3次）。

2017年1月3日二诊：明显好转。晨起或哕。鼻通畅干净，咽稍充血。舌淡，脉细略数。

处方及煎服法：党参10g，白术10g，茯苓10g，法半夏10g，陈皮6g，荆芥10g，枇杷叶10g，款冬花10g，桑叶10g，薄荷6g，黄芩10g，五味子6g，黄芪10g，防风10g，紫菀10g，桔梗10g，百部10g，白前10g。21剂，服法如前。口服灵芝分散片2周（1日2次）。

按：咽痒多属风邪侵袭，舌淡、脉细属气虚，脉略数者有热。治以四君子汤益气健脾，止嗽散加减疏风宣肺止咳，佐五味子敛肺、黄芩清热。二诊咳嗽好转，咽喉不利，痒而作哕，续以原方，四君子汤改六君子汤增降逆止哕之功，合玉屏风散以益气固表。

医案21

柳某，男，50岁。2017年3月21日初诊。

咽喉痒咳2个月，晚上为重，白天多语加重，咽有异物感。咽部轻度充血，舌淡红，苔薄脉细。

诊断：慢性咽炎，上呼吸道咳嗽。

处方及煎服法：党参10g，白术10g，茯苓10g，法半夏10g，桔梗10g，甘草6g，荆芥10g，薄荷6g，桑叶10g，紫菀10g，白前10g，前胡10g，款冬花10g，百部10g。10剂，每日1剂，分2次冲服（颗粒剂）。口服珍黄片2周（1日3次）。

2017年3月30日二诊：症减仍存，近两日稍咽痛。咽部轻微充血。舌略淡，苔薄，脉细。

处方及煎服法：党参10g，白术10g，伏苓10g，射干10g，桔梗10g，甘草6g，荆芥10g，黄芪10g，五味子6g，黄芩10g，薄荷6g，僵蚕10g，紫菀10g，白前10g，前胡10g，款冬花10g，百部10g。10剂，服法如前，局部用口洁喷雾剂1周（1日3次）。

按：久咳而舌淡红、苔薄、脉细多属气虚邪恋。治以六君子汤合止嗽散加减益气健脾，宣肺止咳。二诊好转新见咽痛，原方加减，佐射干、僵蚕、黄芩清热利咽。

医案22

彭某，女，36岁。2017年6月5日初诊。

咽痒咳嗽3个月，咽痒重、阵咳、痰少。咽部轻微充血，咽侧索增生。舌淡红，苔薄，脉略数。

诊断：上呼吸道咳嗽。

处方及煎服法：荆芥10g，百部10g，白前10g，前胡10g，五味子6g，紫菀10g，款冬花10g，枇杷叶10g，桑叶10g，桔梗10g，甘草6g。7剂，每日1剂，分2次冲服。局部用口洁喷雾剂1周（1日3次）。

按：本案多属外感邪恋，咽喉不利，肺失宣降。治以止嗽散加减宣肺止咳，五味子敛肺止咳。

医案23

张某，女，67岁。湖南省湘潭市人。2017年6月17日初诊。

阵发性咳嗽痰少数月，咽痒则咳，稍咽干，多治未愈。鼻无不适。通畅干净，咽部轻微充血。舌淡红，苔薄，脉缓。

诊断：上呼吸道咳嗽。

处方及煎服法：甘草6g，麦冬10g，桔梗10g，前胡10g，南沙参10g，紫菀10g，百部10g，僵蚕10g，桑叶10g，枇杷叶10g，款冬花10g，薄荷6g。14剂，每日1剂，分2次开水冲服（颗粒剂）。

2018年8月21日二诊：上次药后即愈至今。近来阵发咳嗽2周，咽痒则咳，鼻无不适，当地治疗未效。咽慢性充血，鼻腔通畅。舌淡红，苔薄，脉缓。

处方及煎服法：桔梗10g，甘草6g，白前10g，前胡10g，荆芥10g，枇杷叶10g，紫菀10g，百部10g，陈皮6g，黄芩10g，五味子6g，桑白皮10g。10剂，每日1剂，分2次开水冲服（颗粒剂）。

按：本案属二次病程，首诊从肺阴不足、风邪久滞清道辨识，治以止嗽散加减。以桑叶代荆芥疏风宣肺止咳，佐南沙参、麦冬养阴润肺；紫菀、款冬花、百部三药相伍，肃肺止咳，久咳痰少者宜用。二诊新病咳嗽，再拟止嗽散加减，佐黄芩、桑白皮清肺，五味子敛肺。

医案24

蒋某，男，42岁。湖南省永州市人。2017年6月29日初诊。

患喉痹多年，近来咳嗽数月，多治未效。目前每日咽痒阵咳数次、痰少或无，咽喉微痛，胸部有时发紧或呼吸似喘不畅。鼻甲不大，咽部轻度充血。舌淡红，苔薄，脉沉细略数。

诊断：慢性咽炎，上呼吸道咳嗽。

处方及煎服法：党参10g，白术10g，茯苓10g，桔梗10g，甘草6g，白前10g，前胡10g，枇杷叶10g，紫菀10g，桑叶10g，青皮10g，枳壳10g，射干10g，黄芩10g。10剂，每日1剂，分2次开水冲服（颗粒剂）。咽喉用口洁喷雾剂1周（1日3次）。

按： 久病多虚，久咳多热，肺气郁滞，宣降失司。治以四君子汤益气扶正，白前、前胡、桔梗、枇杷叶、紫菀、桑叶宣肺止咳，青皮、枳壳、射干、黄芩宽胸清热化痰。

医案25

李某，女，56岁。湖南省武冈县人。2018年3月19日初诊。

咽痒咳嗽1年，早晚为多，吹风、受凉加重，无鼻塞与咽痛。咽部轻微充血，鼻通畅稍干燥。舌淡红，苔薄，脉细缓。

处方及煎服法：法半夏10g，茯苓10g，荆芥10g，紫菀10g，枇杷叶10g，百部10g，白前10g，前胡10g，桔梗10g，甘草6g，五味子6g。14剂，每日1剂，分2次开水冲服（颗粒剂）。

2018年4月2日二诊：好转。偶咳，语多欲咳，晚上咽干，大便不结不溏、2～3日1行。咽部轻度充血。舌淡红，苔薄，脉缓。

处方及煎服法：法半夏10g，茯苓10g，荆芥10g，紫菀10g，枇杷叶10g，玄参10g，薄荷6g，浙贝母10g，枳壳10g，党参10g，白前10g，白术10g，桔梗10g，甘草6g，五味子6g。14剂，服法如前。

按： 本案多属体虚阳气不足，卫外不固，宣降不利。以半夏、茯苓益气健脾固表，荆芥、紫菀、甘草、桔梗、枇杷叶、百部、白前、前胡宣肺止咳化痰。二诊好转，再以六君子汤加宣肺止咳、化痰利咽之剂调理。

医案26

王某，女，34岁。湖南省隆回县人。2018年6月7日初诊。

阵发咳嗽8年，咽痒则咳痰少，早晚居多，遇冷加重，无鼻塞与喷嚏，久治未愈。咽部充血显著，淋巴滤泡增生明显，鼻甲大。舌淡红，苔薄白，脉沉细略数。

诊断：慢性咽炎，上呼吸道咳嗽。

处方及煎服法：荆芥10g，紫菀10g，百部10g，白前10g，前胡10g，五味子6g，枇杷叶10g，紫苏叶10g，黄芩10g，党参10g，白术10g，茯苓10g，桔梗10g，甘草6g。21剂，每日1剂，分2次开水冲服（颗粒剂）。局部用口洁喷雾剂2周（1日3次）。

2018年7月7日二诊：好转，遇冷偶咳嗽，咽似有痰，无鼻症。咽部正常，鼻腔通畅。舌淡红，苔薄，脉细缓。

处方及煎服法：党参10g，白术10g，茯苓10g，黄芪10g，当归10g，五味子6g，桔梗10g，甘草6g，防风10g，玄参10g，陈皮6g，法半夏10g，浙贝母10g。21剂，服法如前。局部用口洁喷雾剂1周（1日3次）。

按： 本案多属气虚，邪滞咽喉，肺失宣降。治以四君子汤益气健脾，合止嗽散加减疏风宣肺止咳。二诊好转，以玉屏风散合六君子汤加五味子益气固表，健脾化痰；以玄参、浙贝母、桔梗利咽喉，五味子敛肺气。

医案27

邵某，女，48岁。浙江省台州市人。2019年2月19日初诊。

咽痒咳嗽3周，下午明显，多语加重，痰少或无，咽部不适，口干欲饮，大便不结、2～3日1行。鼻甲稍大，咽部充血。舌偏红，苔薄，脉略数无力。

诊断：慢性咽炎，上呼吸道咳嗽。

处方及煎服法：玄参10g，桔梗10g，甘草6g，白前10g，前胡10g，枇杷叶10g，紫菀10g，桑叶10g，南沙参10g，麦冬10g，荆芥10g，百部10g，黄芩10g。10剂，每日1剂，分2次开水冲服（颗粒剂）。含服铁笛丸2周（1日2次）。

2019年3月2日二诊：好转，仍稍咳嗽，咽稍不适。咽充血明显，鼻甲稍大。舌偏红，苔薄，脉沉细缓。

处方及煎服法：玄参10g，桔梗10g，甘草6g，白前10g，决明子10g，枇杷叶10g，紫菀10g，桑叶10g，南沙参10g，麦冬10g，荆芥10g，款冬花10g，黄芩10g。10剂，服法如前，局部用口洁喷雾剂1周（1日3次），口服珍黄片2周（1日3次）。

按： 本案阴虚郁热、肺失宣降而咳，治以止嗽散加减宣肺止咳，伍黄芩清肺，玄参、麦冬、南沙参养阴润肺。二诊咳嗽显减，去百部加款冬花肃肺止咳。

医案28

宋某，女，56岁。湖南省岳阳市人。2019年3月30日初诊。

阵发性咳嗽夜重2个月，有痰不多，甚者咳至尿失禁，稍鼻塞咽痛，余可。咽部充血，鼻甲稍大。舌淡红，苔薄，脉细缓。

诊断：咽炎，鼻炎，上呼吸道咳嗽。

处方及煎服法：荆芥10g，桔梗10g，甘草6g，玄参10g，白芷6g，白前10g，枇杷叶10g，紫菀10g，枇杷叶10g，款冬花10g，浙贝母10g，百部10g，黄芩10g。14剂，每日1剂，分2次开水冲服（颗粒剂）。

随访：痊愈。

按：本案喉痹、咳嗽、鼻窒同治。治以止嗽散宣肺止咳，佐黄芩、玄参、浙贝母清热化痰利咽，白芷通鼻。

医案29

董某，男，45 岁。2019 年 10 月 19 日初诊。

咽痒咳嗽 1 个月，咽有痰不多，余可。鼻腔通畅，咽轻微充血。舌淡红，苔薄，脉缓。

处方及煎服法：紫菀 10g，荆芥 10g，桔梗 10g，甘草 6g，枇杷叶 10g，桑叶 10g，百部 10g，白前 10g，黄芩 10g，陈皮 6g，川贝母 3g。14 剂，每日 1 剂，分 2 次开水冲服（颗粒剂）。咽部喷口洁喷雾剂 1 周（1 日 3 次）。

随访：痊愈。

按：本案治以止嗽散加减宣肺止咳，佐黄芩清肺。

第七节　小儿上呼吸道咳嗽

小儿上呼吸道咳嗽，以 3～6 岁儿童多见。其常见病因，一是急性上呼吸道感染，如急性咽喉炎、急性鼻炎等所致；二是上呼吸道慢性炎症，如鼻-鼻窦炎、变应性鼻炎、鼻分泌物后流引起咽喉炎症或过敏体质，在儿童免疫功能偏低的情况下，更容易引起上呼吸道咳嗽。

本病的辨证论治与成人同，在治疗上，止咳诸法固不可少，针对病证的特点，往往更需要随时注意到调理肺脾气虚与肺胃阴虚之法，并适当配合通利鼻窍、化浊排涕、化痰散结等治法。

本病辨证论治、其他治疗以及临证心语，请参考"上呼吸道咳嗽"。

医案

医案1

郭某，男，3 岁半。2010 年 1 月 19 日初诊。

阵发性咳嗽 4 个月，早晚明显。晚上鼻塞无涕，大便偏结。鼻腔通畅干净，咽部微红，咽后壁有黏浊分泌物，扁桃体Ⅱ度肥大。舌淡红，苔薄。

诊断：上呼吸道咳嗽，鼻窦炎，扁桃体肥大。

处方及煎服法：瓜蒌 6g，桔梗 5g，甘草 3g，麻黄 1g，杏仁 6g，紫菀 6g，白前 6g，前胡 6g，陈皮 3g，桑白皮 10g，黄芩 5g，玄参 10g，川贝母 3g，炒麦芽 6g。14 剂，每日 1 剂，水煎服，分 2 次服。局部用盐酸羟甲唑啉喷雾剂 1 周（1 日 2 次）、鱼腥草滴眼液 1 周（1 日 3 次）。

2010 年 2 月 2 日二诊：偶有咳嗽或运动后咳嗽，有少许黏痰，声音稍嘶，晚上鼻塞，大便结。咽部干净，扁桃体Ⅱ度肥大无明显充血。舌淡红，苔薄。

处方及煎服法：瓜蒌 10g，桔梗 5g，甘草 3g，射干 5g，紫菀 6g，前胡 6g，白前 6g，枇杷叶 6g，陈皮 6g，桑白皮 10g，玄参 10g，川贝母 3g，牡蛎 10g，白芷 5g，木蝴蝶 5g，炒麦芽 6g。14 剂，服法如前。

随访：咳嗽愈。

按：本案鼻渊、乳蛾不重，以治咳嗽为主。大便结者有郁热。首诊治以三拗汤加桔梗、紫菀、白前、前胡、川贝母宣肺止咳，黄芩、桑白皮清肺，陈皮健脾，瓜蒌通便，玄参利咽喉。二诊好转，再拟枇杷叶、紫菀、前胡、白前宣肺止咳，瓜蒌通便，消瘰丸加甘草、桔梗利咽化痰散结治乳蛾，木蝴蝶开音，桑白皮清肺，陈皮、炒麦芽健脾，白芷通鼻。

医案2

周某，男，5 岁半。2010 年 10 月 25 日初诊。

阵发性咳嗽半年，无痰，晨起鼻塞无涕，有时声嘶，食欲一般，大便干。咽部稍慢性充血，扁桃体Ⅰ～Ⅱ度肿大，鼻腔正常。舌偏淡，苔薄白。

诊断：扁桃体炎，上呼吸道咳嗽。

处方及煎服法：党参 10g，白术 5g，桔梗 5g，甘草 3g，紫菀 5g，百部 10g，白前 5g，法半夏 5g，茯苓 10g，砂仁 3g，荆芥 5g，陈皮 3g，银柴胡 6g，紫苏梗 5g，瓜蒌 5g。7 剂，每日 1 剂，水煎服，分 2 次服。

2010 年 11 月 2 日二诊：咳嗽减，晨起稍咳不多、鼻塞无涕，无声嘶，口气重，大便干。咽部微充血，扁桃体Ⅰ～Ⅱ度肿大。舌淡红，苔薄微腻黄白。

处方及煎服法：党参 10g，白术 5g，桔梗 5g，甘草 3g，浙贝母 5g，前胡 5g，五味子 3g，白前 5g，法半夏 5g，茯苓 10g，砂仁 3g，陈皮 3g，黄芩 5g，蝉蜕 6g，白芷 6g，玄参 5g，瓜蒌 5g。7 剂，服法如前。

按：小儿舌偏淡多有气虚。首诊治以六君子汤加砂仁益气健脾化痰，兼顾乳蛾之治，桔梗、荆芥、紫菀、百部、白前、紫苏梗宣肺止咳利咽，银柴胡平调寒热，瓜蒌清热通便。二诊咳嗽好转，苔黄白为内热，再拟六君子汤加砂仁健脾化痰，桔梗、浙贝母、白前、前胡、蝉蜕宣肺肃肺止咳，五味子敛肺止咳，黄芩平调寒热，瓜蒌通便。

医案3

欧阳某，女，6岁。2011年9月16日初诊。

有鼻渊病史。近来感冒后鼻塞涕黄浊，咽喉有痰，时咳嗽2周。食欲不佳，睡眠张口呼吸。面色黄不华，鼻内有浊涕，咽部无充血，扁桃体不大，咽后壁有黏浊分泌物。

诊断：鼻窦炎，腺样体肥大，上呼吸道咳嗽。

处方及煎服法：黄芪10g，山药10g，砂仁6g，陈皮3g，皂角刺5g，金银花10g，白芷5g，川芎3g，桔梗5g，甘草2g，射干5g，浙贝母10g，僵蚕5g，玄参5g，前胡5g，百部10g，白前5g，紫菀5g。7剂，每日1剂，水煎服，分2次服。局部用盐酸赛洛唑啉滴鼻液1周（1日2次）、鱼腥草滴眼液1周（1日3次）。

2011年9月23日二诊：涕减咳止，仍清嗓或咽痒，鼻塞、鼻内有少许干痂。纳可，面色好转，睡眠可，张口呼吸，大便偏干、2日1行。

处方及煎服法：黄芪10g，山药10g，砂仁6g，白术5g，茯苓6g，甘草3g，皂角刺5g，金银花10g，白芷5g，川芎3g，桔梗5g，浙贝母5g，玄参5g，煅牡蛎10g，僵蚕5g，瓜蒌子5g。7剂，服法如前。

2012年3月30日三诊：半月前感冒，咳嗽4天，有少许黄痰，夜无咳，咽喉稍痒，脓涕难出，回吸鼻，易出汗，纳可，二便调。

处方及煎服法：桔梗6g，白前10g，前胡10g，荆芥3g，紫菀6g，甘草3g，陈皮5g，法半夏6g，茯苓6g，皂角刺6g，金银花10g，白芷6g，黄芩6g，白豆蔻5g，浙贝母6g，天花粉6g。7剂，服法如前。

2012年5月25日四诊：母诉感冒1周，咽喉有痰，白天稍咳不多，咽痛，偶有喷嚏出黄涕，稍鼻塞，容易出汗，纳可，二便调。

处方及煎服法：金银花10g，甘草3g，桔梗6g，浙贝母5g，玄参6g，皂角刺6g，白芷10g，白豆蔻6g，薄荷3g，牛蒡子3g，僵蚕6g，连翘10g，天花粉10g，射干6g，煅牡蛎10g，藿香6g。7剂，服法如前。

2012年8月3日五诊：感冒后咳嗽10日，黄痰难出，涕少难出，无咽痛，睡眠打鼾磨牙，纳可，大便偏结。咽部轻微充血，扁桃体Ⅱ～Ⅲ度肿大。舌正常，苔白。

处方及煎服法：白豆蔻5g，甘草3g，地骨皮6g，桑白皮6g，桔梗6g，浙贝母6g，玄参10g，法半夏6g，茯苓6g，陈皮6g，煅牡蛎10g，山慈菇6g，射干6g，瓜蒌子10g，紫菀6g，白前6g，前胡6g。7剂，服法如前。

2013年3月29日六诊：感冒后早晚咳嗽半月，咽有痰，黄涕不多难出。近1周鼻塞重，睡眠打鼾，纳可，大便偏结、1～2日1行，易出汗。咽部稍慢性充血，扁桃体Ⅰ～Ⅱ度肿大、无脓点，鼻甲稍大，鼻道尚干净。舌尖偏红，苔薄。

处方及煎服法：白前 10g，前胡 10g，甘草 3g，桔梗 6g，浙贝母 6g，玄参 6g，白芷 6g，砂仁 6g，薄荷 6g，灵芝 10g，五味子 3g，瓜蒌子 10g，黄芩 6g，地骨皮 6g，皂角刺 6g，金银花 10g，蝉蜕 3g。7 剂，服法如前。

2014 年 4 月 18 日七诊：咽喉痛两日，鼻塞、流黄浊涕，昨天开始咳嗽有痰。扁桃体稍充血Ⅰ～Ⅱ度肿大，咽后壁有大量脓性分泌物。舌偏红，苔薄。

处方及煎服法：葛根 10g，赤芍 6g，升麻 3g，甘草 5g，桔梗 6g，玄参 10g，浙贝母 6g，白芷 10g，射干 6g，僵蚕 6g，炒麦芽 10g，鸡内金 6g，黄芩 6g，鱼腥草 10g，金银花 10g，前胡 6g，荆芥 3g，款冬花 6g，皂角刺 6g。7 剂，服法如前。局部用盐酸赛洛唑啉滴鼻液 1 周（1 日 2 次）、鱼腥草滴眼液 1 周（1 日 3 次）。

按：本案患者就诊 7 次，每次均属感冒后引起鼻渊复发并伴咳嗽。每次治疗主要从解毒排脓除涕与宣肺止咳两个方面用药，但因咳嗽止后未继续治疗鼻渊，因此病情容易反复。

医案4

胡某，男，11 岁。2011 年 11 月 24 日初诊。

鼻渊病史数年，鼻塞早晚重，擤大量白绿色浊涕，睡眠张口呼吸打鼾，去年常有阵发性鼻痒与喷嚏但今年未发。近两日咳嗽，鼻道有大量黏白涕，鼻甲稍大，咽部无明显充血，咽后壁有黏白分泌物。舌淡红，苔薄。

诊断：鼻窦炎，腺样体肥大，上呼吸道咳嗽。

证属气虚邪滞，略兼风邪。

治以扶正祛邪，疏风宣肺止咳。

处方及煎服法：黄芪 10g，黄芩 6g，甘草 5g，桔梗 6g，白芷 10g，皂角刺 10g，紫苏梗 6g，紫菀 10g，白前 10g，金银花 10g，川芎 3g，白术 5g，桑白皮 10g，荆芥 6g，陈皮 3g。7 剂，每日 1 剂，水煎服，分 2 次服。局部用麻黄碱滴鼻液 1 周（1 日 3 次）、鱼腥草滴眼液 1 周（1 日 3 次）。

2011 年 12 月 29 日二诊：药后显著好转未续治。近 1 周晚上鼻塞严重，晨起少许清涕，昨天开始咽喉痒并咳嗽。纳可，二便调。鼻甲稍大，鼻道干净，咽部轻微充血。舌正常，苔白中后稍厚，寸关脉大。

治以疏风通窍，宣肺止咳。

处方及煎服法：荆芥 10g，僵蚕 10g，桔梗 10g，甘草 3g，紫苏叶 10g，白芷 6g，川芎 6g，紫菀 10g，白前 10g，前胡 10g，法半夏 10g，茯苓 10g，陈皮 6g，砂仁 6g。7 剂，服法如前。局部用开喉剑喷雾剂 1 周（1 日 3 次）。

按：本案属二次病程。首诊鼻渊、鼾症、咳嗽，属正虚邪滞伴新感风邪。治以黄芪、白术、陈皮、甘草益气扶正，黄芩、皂角刺、金银花、桑白皮清热解毒祛邪，荆芥、桔梗、白芷、川芎、紫苏梗、紫菀、白前疏风通窍止咳。二诊新感，早晚鼻塞清涕与咳嗽，治以二陈汤加砂仁健脾，荆芥、僵蚕、桔梗、紫菀、紫苏叶、白前、前胡宣肺止咳，白芷、川芎通窍。

医案5

王某，男，3岁。2011年11月26日初诊。

咳嗽重2个月，近3天受凉，咳嗽加重，鼻塞流浊涕，声音微嘶哑，自汗，睡眠打鼾，纳可，近两日便溏。鼻甲大，鼻道尚干净，咽部慢性充血，扁桃体Ⅱ度肥大慢性充血。舌正常，苔黑染。

诊断：鼻窦炎，扁桃体肥大，腺样体肥大，上呼吸道咳嗽。

处方及煎服法：荆芥5g，桔梗5g，甘草3g，砂仁6g，鸡内金10g，川贝母3g，薄荷3g，僵蚕5g，紫菀6g，百部6g，白前5g，前胡5g，桑白皮5g，炙枇杷叶5g，陈皮3g，法半夏5g，茯苓10g。7剂，每日1剂，水煎服，分3次服。

随访：12月27日求治鼻窦炎，谓上次药后咳嗽止。

按：久有咳嗽，新感加重，按新病风邪外感，肺失宣降论治。以荆芥、甘草、桔梗、川贝母、薄荷、僵蚕、紫菀、百部、白前、前胡、桑白皮、枇杷叶宣肺止咳，二陈汤健脾化痰，砂仁、鸡内金健脾护胃。

医案6

李某，女，9岁。2011年12月30日初诊。

有鼻衄、鼻渊病史，近因同学感冒传染，咳嗽3天，咽喉有痰难出，声音稍嘶哑，鼻塞涕黏泪溢，脐周或微痛，食欲不佳。鼻甲肿大，鼻道有少许黏性分泌物，咽部明显充血，腭垂水肿。舌略偏红，苔薄。

诊断：上呼吸道感染。

处方及煎服法：荆芥6g，防风6g，僵蚕10g，薄荷6g，桔梗6g，射干6g，白芷6g，浙贝母10g，白豆蔻6g，砂仁5g，白前10g，紫菀10g，桑白皮10g，地骨皮10g，甘草5g。7剂，水煎服，每日1剂，分2次服。

2012年1月6日二诊：好转。稍咳嗽，偶鼻塞、有少许黏黄涕。咽喉痰少难出，声音正常，食欲好转，二便调。舌淡红，苔薄。

处方及煎服法：白芷10g，川芎5g，桔梗6g，甘草3g，太子参10g，白术10g，茯苓10g，皂角刺6g，黄芪15g，金银花10g，白豆蔻6g，鸡内金6g。7剂，服法如前。

随访：诸症消失。

按：本案新感咳嗽，肺热宣降失司。治以六味汤加射干、浙贝母、白前、紫菀宣肺止咳，桑白皮、地骨皮清肺，佐白芷通鼻，白豆蔻、砂仁和胃止痛。二诊好转，治以益气扶正，解毒祛邪，续调鼻病为主。

医案7

黄某，女，9岁。2012年4月14日初诊。

鼻渊病史3年，近1个月常鼻塞、擤脓涕，治后好转。近5日上午咳嗽明显，咳嗽声重痰少，咽无不适，睡眠汗多，食欲不佳，大便偏结。鼻甲不大，鼻道干净，咽部稍充血，扁桃体不大。舌偏淡，苔薄。

诊断：鼻窦炎，上呼吸道咳嗽。

处方及煎服法：太子参6g，白术10g，法半夏6g，茯苓10g，甘草3g，桔梗6g，浙贝母6g，紫菀10g，荆芥5g，白前10g，前胡10g，杏仁6g，陈皮3g，白芷10g，砂仁6g，木香5g。7剂，每日1剂，水煎服，分2次服。

2012年5月12日二诊：药后症失。3天前感冒，鼻塞重、有浊涕，早晚咳嗽痰少，无咽喉痛，昨天低烧，睡眠汗多，二便调，吃梨后近两日大偏溏，食欲一般。鼻甲稍大，鼻道干净，咽部无明显充血。舌淡红，中后部苔稍黄厚微腻。

处方及煎服法：党参6g，白术6g，茯苓10g，甘草3g，桔梗6g，防风5g，荆芥5g，黄芪10g，当归5g，白豆蔻6g，砂仁6g，鸡内金10g，木香3g，五味子6g，白芷10g，皂角刺6g，金银花10g。14剂，服法如前。

2012年5月26日三诊：稍鼻塞浊涕少，上午稍咳有痰，汗减，睡眠呼吸音重，二便调。鼻道干净，咽部无明显充血。舌略偏红，苔薄白。

处方及煎服法：桔梗5g，甘草3g，白豆蔻6g，法半夏5g，茯苓6g，陈皮3g，浙贝母6g，前胡6g，白前6g，白芷6g，皂角刺6g，金银花6g，瓜蒌皮5g，黄芩6g，地骨皮5g，桑白皮5g，枇杷叶10g，鸡内金6g。14剂，服法如前。

随访：痊愈

按：本案属二次病程。首诊舌淡属虚，治以六君子汤益气健脾，太子参代党参以防生热；荆芥、桔梗、浙贝母、紫菀、白前、前胡、杏仁宣肺止咳化痰，白芷通鼻，香砂健脾开胃。二诊新病鼻塞浊涕，咳嗽不重，气虚汗多，胃寒肠泻，以玉屏风散合四君子加当归益气固表扶正；木香、砂仁、白豆蔻、鸡内金健脾温胃止泻，五味子助党参、黄芪止汗，荆芥、桔梗利咽，白芷、皂角刺、金银花解毒祛邪除涕。三诊好转，仍少许咳嗽似有内热，再拟二陈汤健脾化痰，桔梗、枇杷叶、浙贝母、前胡、白前、瓜蒌皮止咳化痰，白芷、皂角刺、金银花、泻白散清肺解毒通鼻，白豆蔻、鸡内金开胃防苦寒太过。

医案8

刘某，女，5岁。2012年8月17日初诊。

晨起咳嗽吐白痰2个月，有涕后流或轻微鼻塞，常声音稍嘶。纳可，睡眠磨牙，易出汗，大便偏结。鼻前庭稍干燥，扁桃体Ⅰ～Ⅱ度肿大充血不显。舌略偏红，苔薄。

诊断：慢性鼻炎，扁桃体炎，上呼吸道咳嗽。

处方及煎服法：白芷6g，桔梗5g，甘草3g，五味子6g，黄芪10g，太子参10g，麦冬5g，蝉蜕5g，荆芥5g，僵蚕5g，射干5g，薄荷6g，诃子5g，黄精10g，砂仁6g，白术5g，紫河车3g，浙贝母5g，玄参5g，瓜蒌子5g。14剂，每日1剂，分2次开水冲服（颗粒剂）。

医案9

刘某，女，12岁。2012年12月15日初诊。

自幼哮喘常发。近来鼻塞涕清或浊3个月，早晚阵发喷嚏但最近1周少有，昨夜开始轻微咳嗽少痰，睡眠汗多。鼻腔通畅，鼻甲不大，鼻道干净，咽部充血不显，扁桃体不大。舌淡红，苔薄，脉略数。

诊断：慢性鼻窦炎，变应性鼻炎，上呼吸道咳嗽。

处方及煎服法：白芷10g，皂角刺10g，金银花10g，藿香6g，黄芪15g，当归6g，白术10g，桔梗6g，甘草3g，五味子5g，荆芥5g，紫菀10g，前胡10g，白前10g，白豆蔻6g。7剂，水煎服，每日1剂，分2次服。服蛤蚧5g（超微颗粒），每日1包，连续100天（预防哮喘复发）。

随访：1周后复诊咳嗽愈，以加味玉屏风散续调鼻渊鼻鼽为主。

按：气虚之体，有鼻鼽、鼻渊之患，遇新感咳嗽，治以当归、黄芪、白术、五味子、白豆蔻扶正，白芷、皂角刺、金银花、藿香解毒化浊除涕，甘草、桔梗、荆芥、紫菀、前胡、白前宣肺止咳。

医案10

郑某，女，3岁。2013年3月23日初诊。

感冒3天，有时低热，出清涕，咳嗽无痰，食欲可，大便两日未行，平素时脐周痛。扁桃体不大，咽无充血，鼻甲稍大，鼻道尚干净。舌正常，苔薄白。

处方及煎服法：荆芥5g，连翘5g，金银花6g，桔梗5g，甘草3g，白芷5g，瓜蒌子5g，薄荷3g，僵蚕5g，白前5g，川贝母3g，砂仁5g，木香3g。5剂，水煎服，每日1剂，分3次服。

随访：痊愈。

2014年11月15日二诊：咳嗽3周、晚上明显，清嗓，稍鼻塞、有清涕少许，遇冷明显。纳可，二便调。舌淡红，苔薄。

处方及煎服法：党参5g，白术5g，茯苓5g，荆芥3g，桔梗5g，玄参6g，浙贝母6g，款冬花6g，甘草2g，白前6g，前胡6g，百部10g，太子参10g，白芷5g，辛夷2g。7剂，服法如前。

随访：痊愈。

按：本案为二次病程。诊新感咳嗽清涕者为风寒外侵，大便偏结为素有郁热，脐周时痛者为脾胃失调。以六味汤加减疏风祛邪利咽，佐白前、川贝母宣肺止咳，白芷通鼻，瓜蒌子清热通便，砂仁、木香行气止痛。二诊咳嗽3周清嗓，鼻塞遇冷而流多属体虚，治以四君子汤加太子参扶正，合止嗽散加减宣肃止咳，佐白芷、辛夷通鼻。

医案11

王某，女，4岁。2013年3月23日初诊。

偶有喷嚏清涕少2年，天冷症加，咳嗽3天不重。平素睡眠出汗，易感冒，纳可，大便偏结，时腹痛。鼻甲稍大，鼻道干净，咽部无明显充血，扁桃体不大。舌偏淡，中后部苔厚腻。

诊断：过敏性鼻炎，上呼吸道咳嗽。

处方及煎服法：黄芪10g，白芷5g，银柴胡5g，五味子3g，细辛1g，甘草3g，白术5g，法半夏5g，茯苓6g，陈皮3g，砂仁5g，防风3g，木香3g，白豆蔻5g，紫河车5g，白前5g，荆芥3g，前胡5g。7剂，水煎服，每日1剂，分3次服。

随访：痊愈。

2014年2月9日二诊：晨起喷嚏不多3年，易感冒，时有脐周痛，睡眠汗多。目前感冒后咳嗽频1周，咽喉有痰，无鼻塞与涕，晨起干哕，食欲一般或差，睡眠呼吸音粗无鼾，大便干结、日1行。鼻腔正常，咽部稍充血，扁桃体Ⅱ度肿大无分泌物。舌偏淡，苔薄。

处方及煎服法：党参10g，白术5g，茯苓6g，法半夏5g，陈皮3g，五味子3g，桔梗5g，甘草3g，荆芥5g，紫菀5g，白前6g，前胡6g，玄参6g，浙贝母6g，砂仁5g，木香3g。7剂，服法如前。

随访：咳嗽愈，续调鼻鼽、乳蛾。

按：本案首诊患者属气虚之体，新感咳嗽不重，舌淡、苔厚者属脾虚生痰。治以加味玉屏风散合二陈汤加减益气健脾化痰，佐紫河车扶正，砂仁、木香、白豆蔻行气止脐周痛，荆芥、紫菀、白前、前胡疏风宣肺止咳。二诊新病咳嗽伴乳蛾，气虚外感，治以六君子汤益气健脾降逆，佐砂仁、木香行气止痛，荆芥、桔梗、紫菀、白前、前胡、五味子宣肺敛肺止咳，玄参、浙贝母化痰以肃清道。

医案12

刘某，女，5岁。2013年12月21日初诊。

感冒1周，稍鼻塞，早晚咳嗽不重，脐周常痛，食欲差，平素汗多，易感冒。鼻甲稍大，鼻道干净，咽部充血不显，扁桃体不大。舌正常，苔薄。

诊断：上呼吸道咳嗽。

处方及煎服法：白芷6g，薄荷3g，桔梗3g，太子参10g，白术6g，茯苓5g，甘草3g，炒麦芽10g，山药6g，灵芝6g，鸡内金6g，砂仁5g，木香3g，川芎3g，黄芪10g，五味子3g，麦冬6g。7剂，每日1剂，水煎服，分2次服。

2014年3月29日二诊：咳嗽1周，无鼻塞，清涕不多，无咽痛，偶有腹痛，纳可，二便调。咽部正常，鼻腔干净。舌略偏红，苔薄白。

处方及煎服法：荆芥6g，百部10g，浙贝母6g，白前6g，前胡6g，陈皮3g，黄芩6g，桑白皮10g，紫菀6g，砂仁5g，木香3g，白芷6g，辛夷3g，炒麦芽6g，鸡内金6g。5剂，服法如前。

随访：痊愈。

2014年5月17日三诊：5月以来发热数次，4天前发热已退。目前稍鼻塞，咽痛，晨起咳嗽频，大便偏结、日1行，食可，睡眠汗多小鼾，脐周时痛。咽稍充血，扁桃体不大，腺样体肥大已经切除。舌略偏红，苔薄。

处方及煎服法：葛根10g，赤芍3g，升麻3g，甘草3g，玄参6g，浙贝母6g，南沙参10g，太子参10g，鸡内金6g，决明子6g，白芷6g，薄荷3g，麦冬10g，五味子2g，黄芩5g，木香2g，砂仁3g，桔梗3g。7剂，服法如前。

2014年5月24日四诊：好转，鼻塞，晨起稍咳，睡眠有汗小鼾，腹痛不显，便调。舌偏红，苔薄。

处方及煎服法：前胡6g，甘草3g，玄参10g，浙贝母10g，太子参10g，鸡内金6g，橘络6g，白芷6g，薄荷3g，麦冬10g，五味子2g，黄芩5g，桑白皮10g，款冬花10g，地骨皮6g，木香2g，砂仁3g，桔梗3g。7剂，服法如前。

随访：痊愈。

2014年9月27日五诊：昨天咳嗽无痰，鼻塞涕清，时腹痛，大便干结、日1行。咽无充血，鼻腔干净。舌淡红略胖，苔薄白。

处方及煎服法：荆芥5g，防风3g，桔梗5g，甘草3g，法半夏3g，茯苓10g，陈皮3g，白芷5g，炒麦芽10g，鸡内金5g，百部6g，白前6g，前胡6g，紫菀6g，砂仁5g，木香3g，决明子10g。4剂，服法如前。

按： 首诊体虚感冒咳嗽，鼻塞不重，以扶正为主，佐甘草、桔梗、薄荷、白芷利清窍而咳嗽止。二诊感冒后咳嗽，治以止嗽散合泻白散加减，清热宣肺止咳；佐白芷、辛夷通鼻，木香、砂仁、麦芽、鸡内金开胃止痛。三诊感冒发热咳嗽，舌偏红属热，正虚汗多，治以清肺与阳明，加甘草、桔梗、玄参、浙贝母、薄荷、白芷利咽通窍止咳，佐益气养阴止汗。药后症减仍咳，原法改拟清肺养阴为主，加橘络、款冬花止咳化痰。五诊外感咳嗽始发，舌胖、腹痛、便结多属脾虚，表里同治，以陈皮、半夏、木香、砂仁、麦芽、鸡内金健脾化痰止痛，荆芥、防风疏表，百部、白前、前胡、紫菀止咳，决明子通便。

医案13

谭某，女，6岁。2014年7月5日初诊。

受凉3天，咳嗽有痰，晨起阵发性喷嚏清涕2年，常眼痒，鼻塞涕白，扁桃体易发炎，常腹痛，纳可，二便调，睡眠汗多。鼻甲不大，鼻腔干净，扁桃体Ⅱ度肿大慢性充血。舌淡红，苔薄。

诊断：上感咳嗽，变应性鼻炎。

证属气虚不足，外感风邪，清窍不利。

治以益气固表，宣肺止咳。

处方及煎服法：黄芪10g，白术5g，防风3g，细辛1g，桔梗5g，浙贝母10g，射干3g，银柴胡5g，白芷6g，玄参10g，甘草3g，款冬花10g，前胡10g，荆芥6g，黄芩5g，砂仁3g，木香3g，炒麦芽6g，鸡内金5g。7剂，每日1剂，水煎服，分2次服。

随访：痊愈。后续调鼻鼽、乳蛾。

按：本案属鼻鼽、乳蛾病程中新感咳嗽，予标本同治。以加味玉屏风散加减益气固表止鼽嚏，甘草、桔梗、浙贝母、射干、玄参化痰利咽调乳蛾，款冬花、前胡、荆芥、黄芩清肺宣肺止咳。

医案14

邹某，女，4岁半。2014年10月25日初诊。

咳嗽6天，早晚明显。鼻稍塞无涕，无咽痛，食可，大便结。扁桃体不大，咽部稍慢性充血，鼻腔通畅。舌略偏红，苔薄。

处方及煎服法：黄芩6g，桑白皮10g，桔梗5g，甘草2g，玄参6g，浙贝母10g，白前6g，前胡6g，款冬花10g，地骨皮6g，炒麦芽6g，鸡内金5g，麦冬6g，荆芥3g，百部6g，决明子6g。7剂，每日1剂，水煎服，分2次服。

2014年11月29日二诊：上次药后病愈。目前咳嗽2周，吐黄痰，鼻塞无涕稍咽痛，食欲一般，大便稍干结。鼻甲稍大，鼻道干净，咽部轻微充血。舌正常，苔薄。

处方及煎服法：白芷 6g，辛夷 3g，桔梗 5g，甘草 2g，浙贝母 6g，射干 3g，僵蚕 6g，薄荷 3g，玄参 6g，荆芥 3g，白前 6g，前胡 6g，百部 10g，款冬花 6g，川贝母 3g，炒麦芽 10g，鸡内金 5g，黄芩 5g，桑白皮 6g。7 剂，服法如前。

随访：痊愈。

按：本案二次病程。首诊外感咳嗽，舌红属肺热，以泻白散合止嗽散加减清肺宣肺，止咳化痰；佐玄麦甘桔汤利咽，决明子通便。二诊亦属外感咳嗽，有黄痰属肺热，仍以泻白散合止嗽散加减，清肺宣肺，止咳化痰；佐射干、僵蚕、薄荷、玄参利咽，白芷、辛夷通鼻。

医案15

陈某，女，4 岁半。2015 年 10 月 27 日初诊。

鼻渊、鼻鼽、乳蛾、鼾症病史 2 年，半年前外院 X 线检查鼻窦炎明显，腺样体肥大显著。近咳嗽 1 周痰少，鼻塞脓涕多，偶作喷嚏，偶有鼻出血，睡眠小鼾，纳可，二便调。鼻甲肿大，鼻道浊脓，咽部充血，扁桃体 Ⅱ 度肿大。声阻抗检查结果为双耳 A 型。舌淡红，苔薄。

证属外感风邪，肺失宣降。

治以疏风宣肺止咳，助以排脓祛涕。

处方及煎服法：桑叶 6g，桔梗 2g，甘草 2g，皂角刺 2g，野菊花 6g，紫花地丁 6g，白前 6g，前胡 6g，枇杷叶 6g，紫苏叶 6g，白芷 6g，荆芥 3g，炒麦芽 10g，白茅根 10g。7 剂，每日 1 剂，水煎服，分 2 次服。局部用盐酸赛洛唑啉滴鼻液 1 周（1 日 2 次）、糠酸莫米松鼻喷雾剂 1 周（1 日 1 次）。

2015 年 11 月 3 日二诊：诸症好转，晨起稍咳，无鼾，无窒无涕，鼻痒则抓致衄 2 次，汗多，食可，大便偏结。鼻前庭有干痂。舌偏红，苔薄。

处方及煎服法：葛根 10g，赤芍 5g，升麻 3g，黄芩 5g，桑白皮 6g，地骨皮 6g，桔梗 3g，甘草 2g，野菊花 6g，紫花地丁 6g，白芷 5g，太子参 10g，麦冬 6g，浮小麦 10g，白前 6g，枇杷叶 6g，鸡内金 3g。12 剂，每日 1 剂，分 2 次开水冲服（颗粒剂）。

按：首诊外感咳嗽伴浊涕、打鼾、鼻衄、扁桃体肿大、舌偏红，当属热郁肺失宣降；时见少许喷嚏属风寒。治以荆芥、桑叶、甘草、桔梗、白前、前胡、枇杷叶、紫苏叶疏风散邪止咳，皂角刺、菊花、紫花地丁、白芷除涕，佐麦芽开胃、白茅根凉血止血。二诊好转，热证仍存，再拟升麻葛根汤合泻白散清肺与阳明，野菊花、紫花地丁、白芷解毒祛邪，太子参、麦冬浮小麦止汗，佐白前、枇杷叶宣肺止咳。

医案16

叶某，男，3岁6个月。2016年2月4日初诊。

感冒后咳嗽1个月，晚上为多，常呈阵发性，咳重则哕，早晚鼻塞有少许白涕，食欲可，大便干结、日1行。扁桃体不大，咽部干净，鼻内稍干燥。舌略偏淡，苔薄。

诊断：慢性鼻炎，上呼吸道咳嗽。

处方及煎服法：白芷6g，辛夷2g，桔梗3g，甘草2g，紫菀6g，枇杷叶5g，白前5g，荆芥5g，浙贝母5g，百部10g，陈皮2g，法半夏3g，白术3g，茯苓3g，决明子10g，党参5g。15剂，每日1剂，分2次开水冲服（颗粒剂）

随访：痊愈。

按： 本案脉症合参当属气虚邪滞、肺失宣降，治以六君子汤合止嗽散加减。

医案17

聂某，3岁7个月。2016年3月5日初诊。

非阵发性咳嗽数月不愈。散在咳嗽，鼻塞、涕或清或浊，晨起为多。睡眠打鼾，纳可，二便调。鼻内浊涕多，扁桃体Ⅱ度肿大。舌偏淡，苔薄。声阻抗检查结果为双耳A型，CT检查见鼻窦炎显著、腺样体肥大。

诊断：上呼吸道咳嗽，鼻窦炎，扁桃体肿大，腺样体肥大。

处方及煎服法：党参5g，白术5g，茯苓5g，法半夏3g，陈皮2g，桔梗3g，白芷6g，辛夷2g，皂角刺2g，紫花地丁6g，野菊花6g，黄芪8g，当归2g，炒麦芽10g，玄参6g，浙贝母5g，山慈菇2g，甘草2g，浮小麦6g。42剂，每日1剂，分2次开水冲服（颗粒剂）。

随访：诸症全消。

按： 本案患儿久咳实属鼻内分泌物后流导致咳嗽，治病求本，以六君消瘰汤加当归、黄芪益气健脾，化痰散结，以山慈菇代牡蛎；加白芷、辛夷、皂角刺、菊花、紫花地丁解毒祛邪，通窍除涕；以麦芽开胃，浮小麦助玄参、黄芪止汗。未治咳而咳嗽止。

医案18

彭某，6岁1个月。2016年4月16日初诊。

鼻渊、鼾症病史，常感冒。受凉后咳嗽两日，打鼾、鼻塞加重，流少量黄涕，食欲差。扁桃体不大，咽部轻度充血，鼻甲稍大，鼻道有少许浊涕。舌淡红，苔薄。

证属风邪侵袭，肺失宣肃。

治以疏风宣肺止咳为主，兼化痰利咽。

处方及煎服法：桔梗 5g，甘草 3g，玄参 10g，浙贝母 6g，射干 6g，薄荷 6g，枇杷叶 10g，白前 10g，白芷 6g，紫菀 6g，荆芥 6g，百部 10g，炒麦芽 10g，鸡内金 6g，桑白皮 6g，黄芩 5g。6 剂，每日 1 剂，分 2 次开水冲服（颗粒剂）。

2016 年 5 月 24 日二诊：药后咳止未续治。近日又咽痒咳嗽，无涕。咽部黏膜稍红，鼻腔正常。舌淡红，苔薄。

处方及煎服法：原方 6 剂，服法如前。

随访：痊愈。

按：本案患者久病鼻渊、鼾症，新感风邪致咳，先治标症，以涕黄浊属热，治以止嗽散加减宣肺止咳，加黄芩、桑白皮清肺，玄参、浙贝母、射干利咽化痰，白芷、薄荷通鼻，麦芽、鸡内金开胃。

医案19

王某，男，11 岁。2016 年 5 月 7 日初诊。

鼻鼽病史数年，常感冒。咳嗽少痰、早晚为多 4 个月，清嗓多，喷嚏阵作、流清涕早晚多，睡眠张口呼吸、偶有小鼾，汗多，大便干结、2 ～ 3 日 1 行。咽部轻度充血，扁桃体不大。舌略偏红，苔薄，脉略数。外院 CT 检查见鼻窦炎轻度，腺样体肥大。

诊断：慢性鼻窦炎，腺样体肥大，变应性鼻炎，上呼吸道咳嗽。

处方及煎服法：黄芩 6g，桑白皮 10g，地骨皮 6g，桔梗 6g，甘草 3g，枇杷叶 10g，葛根 10g，赤芍 5g，紫草 6g，蝉蜕 5g，知母 6g，泽泻 6g，款冬花 6g，百部 10g，白芷 6g，薄荷 3g，决明子 10g。15 剂，每日 1 剂，水煎服，分 2 次服。局部用盐酸赛洛唑啉滴鼻液 1 周（1 日 2 次）、康酸莫米松鼻喷雾剂 1 周（1 日 1 次）、开喉剑喷雾剂 1 周（1 日 3 次），口服灵芝胶囊 1 周（1 日 3 次）。

2016 年 8 月 25 日二诊：诸症显减。晨起数声咳嗽，晚上鼻塞，喷嚏偶作，偶有清嗓，睡眠有汗、偶有小鼾，大便干结、3 日 1 行。鼻腔通畅干净，扁桃体不大，咽部轻微充血。舌略偏红，苔薄，脉略数。

处方及煎服法：葛根 10g，赤芍 6g，升麻 6g，桔梗 5g，甘草 3g，黄芩 6g，桑白皮 10g，地骨皮 6g，蝉蜕 5g，决明子 10g，炒麦芽 10g，鸡内金 3g，细辛 2g，麦冬 6g，浮小麦 10g，太子参 10g，白芷 6g，辛夷 3g。21 剂，服法如前，局部用药如前，口服香菊胶囊 1 周（1 日 2 次）、灵芝胶囊 1 周（1 日 3 次）。

按：本案属鼻渊、鼻鼽、鼾症、咳嗽同病，鼻病为因。首诊拟清热止嚏汤加减清泄郁热，桔梗、枇杷叶、款冬花、百部宣肺止咳，白芷、蝉蜕、薄荷通窍止嚏，决明子通大便。二诊好转，减宣肺止咳之品，加太子参、麦冬、浮小麦止汗。

医案20

何某，男，10岁。2016年8月18日初诊。

干咳2年余，受凉即咳，咽干痒不适，清嗓多，有少许黏痰。鼻腔干燥。咽部充血显著。舌略偏红，苔薄。

诊断：慢性咽炎，干燥性鼻炎，上呼吸道咳嗽。

处方及煎服法：桔梗6g，甘草3g，玄参10g，浙贝母6g，南沙参10g，麦冬6g，黄芩6g，桑白皮10g，薄荷5g，百合10g，玉竹10g，射干6g，地骨皮6g，白芷6g，僵蚕6g，炒麦芽10g，鸡内金5g，白前6g，枇杷叶6g。30剂，每日1剂，水煎服，分2次服。局部用开喉剑喷雾剂1周（1日3次）、复方木芙蓉涂鼻软膏2周（1日2次）。

按：本案为喉痹伴咳嗽，属阴虚郁热、肺失清肃，故咽喉不利、干咳难已。治以泻白散合玄麦甘桔汤加百合、玉竹、南沙参清热养阴，白前、枇杷叶肃肺止咳，射干、僵蚕利咽，薄荷、白芷通鼻，麦芽、鸡内金开胃。

医案21

彭某，男，8岁5个月。2017年4月27日初诊。

患鼻鼽、鼻渊数年，常感冒，频清嗓，时腹痛，睡眠打鼾。近因受凉咳嗽重1周，早晚为多，阵发喷嚏，涕黄浊。下鼻甲大，鼻腔尚干净，咽部稍慢性充血。舌略偏红，苔薄。

诊断：变应性鼻炎、慢性鼻窦炎、上呼吸道咳嗽，腺样体肥大。

处方及煎服法：黄芪10g，白术6g，防风5g，细辛2g，白芷6g，皂角刺5g，鱼腥草10g，蒲公英10g，桔梗6g，甘草3g，枇杷叶10g，紫菀6g，百部10g，白前10g，款冬花6g，炒麦芽10g。12剂，每日1剂，分2次冲服（颗粒剂）。局部用盐酸赛洛唑啉滴鼻液1周（1日2次），口服灵芝分散片2周（1日2次）。

2017年5月9日二诊：效果好。稍咳无痰，无他症，鼻内稍干燥，咽部轻微充血。舌淡红，苔薄。

处方及煎服法：黄芪10g，白术5g，防风3g，五味子3g，蝉蜕3g，白芷3g，百部5g，紫菀3g，枇杷叶5g，白前5g，前胡5g，桑叶5g，桔梗3g，荆芥3g，黄芩5g。6剂，服法如前。口服灵芝分散片2周（1日2次）。

随访：痊愈。

按：鼻鼽多气虚，浊涕多肺热。治以玉屏风散加细辛益气固表止嚏，白芷、皂角刺、鱼腥草、蒲公英解毒除浊，甘草、桔梗、枇杷叶、紫菀、百部、款冬花、白前宣肺止咳，麦芽开胃。二诊好转，再拟玉屏风散加蝉蜕、白芷益气固表通鼻，荆芥、桔梗、百部、紫菀、桑叶、枇杷叶、白前、前胡宣肺止咳，黄芩平调寒热。

医案22

彭某，男，6岁半。2014年9月27日初诊。

乳蛾病史。感冒后咳嗽4天，痰音明显，近两日喷嚏，易汗多，便调。咽部稍充血，扁桃体Ⅱ度肿大，鼻腔通畅干净。舌略偏红，苔薄黄。

诊断：感冒，上呼吸道咳嗽，慢性扁桃体炎。

处方及煎服法：荆芥3g，桔梗6g，玄参10g，浙贝母10g，白前10g，黄芩5g，白芷3g，射干5g，款冬花10g，甘草3g，炒麦芽10g，鸡内金6g，陈皮3g。5剂，每日1剂，水煎服，分2次服。

2014年10月4日二诊：感冒愈，咳嗽止，稍清嗓，汗多，纳可，二便调。平素多感冒。咽部稍充血，扁桃体不大。舌淡红，苔薄。

处方及煎服法：太子参10g，麦冬6g，桔梗5g，甘草3g，牛膝6g，浙贝母6g，玄参6g，五味子3g，浮小麦15g，山药10g，黄芪10g，炒麦芽10g，鸡内金6g，白术6g。14剂，服法如前。

按：本案患儿感冒咳嗽，有乳蛾肿大，证属风热。治以荆芥、桔梗、白前、黄芩、款冬花清热宣肺止咳，玄参、浙贝母、射干、甘草清热化痰利咽，白芷通鼻，麦芽、鸡内金、陈皮健脾开胃。二诊咳嗽止，治以养阴利咽止汗。

医案23

袁某，男，7岁7个月。2019年1月5日初诊。

患鼻衄数年，近来早晚咳嗽1个月，喷嚏不多，鼻塞不显，大便干结、1～2日1行。鼻前庭稍干燥，咽部轻度充血，扁桃体不大。舌嫩红，苔薄。

诊断：变应性鼻炎，上呼吸道咳嗽。

处方及煎服法：黄芩6g，桑白皮6g，桔梗6g，甘草2g，白芷6g，辛夷3g，黄芪10g，白术5g，前胡6g，荆芥6g，紫菀6g，防风5g，五味子3g，炒麦芽10g。15剂，每日1剂，分2次服。局部用康酸莫米松鼻喷雾剂1周（1日1次）、复方木芙蓉涂鼻软膏2周（1日2次）。

2019年1月19日二诊：服药4天即明显好转，目前咳嗽两口，喷嚏偶作，食欲可，大便1～2日1行。鼻腔通畅，咽部轻度充血。舌淡红，苔薄。

处方及煎服法：

①黄芩6g，党参6g，桔梗6g，甘草2g，白芷6g，茯苓6g，辛夷3g，决明子10g，麦冬10g，砂仁3g，黄芪10g，白术5g，防风5g，五味子3g，炒麦芽10g。21剂，每日1剂，分2次开水冲服（颗粒剂）。

②荆芥6g，紫菀6g，枇杷叶10g，桑叶10g，前胡10g，白前10g，百部10g，紫苏叶10g。6剂，与上药同服。

2019 年 2 月 23 日三诊：诸症消失，大便偏干，食欲不佳，舌有少量红点，苔薄白。

处方及煎服法：黄芩 6g，党参 6g，桔梗 6g，甘草 2g，白芷 6g，茯苓 6g，辛夷 3g，决明子 10g，紫河车 3g，麦冬 10g，砂仁 3g，黄芪 10g，当归 5g，白术 5g，防风 5g，五味子 3g，炒麦芽 10g。21 剂，口服香菊胶囊 1 周（1 日 2 次）。

按： 本案患儿鼻鼽咳嗽，属气虚邪滞。治以玉屏风散加五味子益气固表，黄芩、桑叶清肺，荆芥、紫菀、甘草、桔梗、前胡宣肺利咽止咳，白芷、辛夷通鼻，麦芽开胃。二诊复感风邪咳嗽不重，再拟益气固表之治，佐止嗽散宣肺止咳。三诊咳嗽愈，再拟益气法续治鼻鼽。

第八节　急性喉炎

急性喉炎是喉黏膜及声带的急性炎症，多因受凉或机体抵抗力下降时感冒所致，初起多属病毒感染，而后可继发细菌感染。过多吸入粉尘与有害刺激性气体、用嗓过多与发声不当、喉黏膜的异物伤、器械检查损伤、烟酒过多均属诱因。本病以声嘶渐重、咽痛或伴声痛、咽喉痒咳、痰少或无等为主要症状，检查见喉黏膜充血肿胀、闭合不良，可有黏稠分泌物，可兼有室带、杓状会厌襞充血肿胀，有时见声带黏膜下出血点。多发于冬春季，多发于嗓音工作者。

中医学称本病为喉瘖或急喉瘖。其病机多为肺经风寒、暴寒客喉、肺经风热或肺胃热盛。

一、辨证论治

1.肺经风寒

风寒袭表，皮毛受邪，肺失宣降，邪聚喉窍，声户不利为瘖。症状可见受凉感冒后声音嘶哑，逐渐加重，咽喉稍痒而干咳或咳嗽少许清痰，咽痛，鼻塞声重，流清涕，全身或伴恶寒，微发热，周身疼痛，头痛。检查见咽喉黏膜及声带充血稍水肿，声带闭合不全。舌淡红，苔薄或薄白，脉浮紧。

治宜疏风散寒，宣肺开音。常用六味汤加减。常用药物及剂量：荆芥 10g，防风 10g，桔梗 10g，僵蚕 10g，甘草 6g，紫苏叶 10g，石菖蒲 10g，生姜 3 片。

2.暴寒客喉

多因阳气素虚、外感寒邪或暴饮冰凉，寒邪直中少阴，声户不利为瘖。症状可见卒然声音嘶哑或有喉痛，咳嗽声重痰稀，全身伴恶寒、肢凉或背部发凉，腰膝酸软，小便清长，夜尿多。检查见咽喉黏膜色偏淡，声带水肿或带紫色。舌偏淡，苔白，脉沉弦紧或弱。

治宜温阳散寒，宣肺开音。常用麻黄附子细辛汤加减。常用药物及剂量：麻黄5g，附子10g，细辛3g，半夏10g，石菖蒲10g，生姜3片。

3.肺经风热

外感风热或风寒化热，肺失宣降，邪聚喉窍，声户失利为瘖。症状可见声音嘶哑，喉部灼热感，咽喉痒咳，多有少许黄黏痰，咽喉稍痛，鼻塞涕黏，全身或伴发热、微恶风，头痛。检查见咽喉黏膜充血潮红，声带稍红肿、闭合不全或附着少许黏痰。舌淡红或略偏红，苔薄或薄黄，脉浮数。

治宜疏风清热，宣肺开音。常用疏风清热汤加减。常用药物及剂量：荆芥10g，防风10g，金银花10g，连翘10g，牛蒡子10g，蝉蜕6g，黄芩10g，桑白皮10g，桔梗10g，玄参10g，浙贝母10g，甘草6g。

4.肺胃热盛

表邪失治，入里化热，肺胃热盛生痰，痰热壅滞咽喉为病。症状可见声嘶重，声痛明显，咳嗽吐黄痰或伴发热，口渴欲饮，大便秘结，小便黄。检查见喉部黏膜红肿，声带闭合不全，表面有黏黄分泌物附着。舌质红，舌体胖，苔黄厚，脉洪数或滑数。

治宜清泄肺胃，化痰开音。常用清咽利膈汤加减。常用药物及剂量：黄芩10g，栀子10g，金银花10g，连翘10g，玄参10g，浙贝母10g，瓜蒌10g，西青果10g，胖大海10g，桔梗10g，甘草6g。

二、其他治疗

1.雾化吸入：可用中药或西药处方，参考"急性咽炎"。

2.含服：咽喉疼痛明显者，可酌情配伍含服药，如铁笛丸、六神丸、喉症丸、溶菌酶片之类。

三、医案

医案1

曾某，女，26岁。2007年5月8日初诊。

平素体虚气阴不足常感冒。此次感冒后声音稍嘶哑1周，无寒热，晨起咽干无痛，稍鼻塞，涕少难出，疲劳。咽部轻度充血，鼻甲大，间接喉镜下喉部稍充血，声带肿胀闭合不佳。舌淡红嫩，苔薄，脉细缓。

诊断：急性喉炎。

处方及煎服法：黄芪 15g，白术 10g，炙甘草 6g，麦冬 15g，人参 10g，杏仁 10g，荆芥 10g，薄荷 6g，蝉蜕 6g，白芷 6g，僵蚕 10g，通草 6g。7 剂，每日 1 剂，水煎服，分 2 次服。

按： 体虚外感致瘖。治以黄芪、白术、麦冬、炙甘草，人参益气养阴，荆芥、杏仁、薄荷、蝉蜕、僵蚕宣肺利咽开音，白芷通窍，通草利水消肿，利下窍而通上窍。

医案2

胡某，女，32 岁。教师。2008 年 3 月 4 日初诊。

讲课太多致咽喉疼痛，声音不扬 1 周，纳可，二便调。咽后壁充血明显，舌淡红，脉弦细缓。

处方及煎服法：玄参 10g，麦冬 10g，桔梗 10g，甘草 6g，人参 10g，薄荷 6g，连翘 10g，金银花 15g，牛蒡子 10g，陈皮 6g，射干 6g。7 剂，每日 1 剂，水煎服，分 2 次服。

随访：半年后感冒求治谓药后病愈。

按： 本案患者多语致瘖，当有气阴受损。治以玄麦甘桔汤加人参益气养阴，金银花、黄连、薄荷、牛蒡子、射干解毒利咽止痛，陈皮和胃。

医案3

彭某，男，57 岁。2008 年 8 月 5 日初诊。

食玉米棒后引起声音嘶哑 2 周，自服消炎药未效。下午声嘶明显，咽喉干燥，口苦，咽痒稍干咳，二便调。外院纤维镜检查见声带急性充血，闭合可。咽部无明显异常。舌淡红，苔黑染，寸关脉应指。

处方及煎服法：荆芥 10g，蝉蜕 6g，甘草 6g，桔梗 10g，连翘 10g，金银花 15g，牛蒡子 10g，栀子 10g，黄芩 10g。7 剂，每日 1 剂，水煎服，分 2 次服。

随访：痊愈。

按： 本案新病 2 周，口苦、寸脉大多属肝肺有热。治以荆芥、蝉蜕、桔梗、牛蒡子疏风利咽开音，金银花、连翘、甘草清热祛邪，黄芩、栀子清肝。

医案4

周某，男，3 岁半。2012 年 9 月 22 日初诊。

鼻塞半年，前天感冒后鼻塞加重并流黄涕，咳嗽晨起为重，咽喉痛，声音嘶哑，纳差便调，汗多。鼻腔少许浊涕，鼻甲不大，咽部稍充血，扁桃体不大。舌正常，苔薄。

诊断：鼻窦炎，上呼吸道感染。

处方及煎服法：荆芥 5g，甘草 3g，桔梗 5g，蝉蜕 10g，白芷 6g，金银花 6g，皂角刺 5g，僵蚕 5g，射干 3g，黄芪 10g，防风 5g，薄荷 3g，砂仁 6g，杏仁 5g，紫菀 6g，白前 6g。7 剂，每日 1 剂，水煎服，分 2～3 次服。

2012 年 9 月 29 日二诊：好转，仍流黄涕少许，声音已正常，晨起稍咳，易出汗。咽后壁有脓涕，扁桃体不大，舌正常。

处方及煎服法：甘草 3g，桔梗 5g，白芷 10g，金银花 10g，皂角刺 6g，藿香 6g，黄芩 6g，鱼腥草 6g，黄芪 10g，薄荷 3g，砂仁 6g，葛根 10g，赤芍 6g，升麻 6g，浙贝母 6g，白豆蔻 6g。7 剂，服法如前。

按：首诊治以荆芥、防风、桔梗、紫菀、薄荷、蝉蜕、白前、杏仁疏风宣肺，止咳开音；射干、僵蚕利咽化痰；黄芪、甘草、皂角刺、金银花、白芷扶正解毒祛邪；砂仁开胃。二诊喉痦瘥，再拟清热解毒、化浊除涕，佐黄芪扶正以调鼻渊。

医案5

唐某，女，35 岁。2012 年 12 月 14 日初诊。

平素语多。声音嘶哑 1 个月，时轻时重，话多则重。咽喉有痰稍干燥无痛，鼻塞无涕，二便调。鼻甲肿大，鼻道干净，咽部稍充血，喉部黏膜充血，声带闭合不佳。舌略偏红，舌体胖，苔薄，脉细滑。

诊断：急性喉炎，慢性鼻炎。

处方及煎服法：玄参 10g，浙贝母 10g，桔梗 10g，甘草 6g，法半夏 10g，茯苓 10g，陈皮 6g，太子参 10g，麦冬 10g，白术 10g，枳壳 10g，黄芩 10g，白芷 10g。7 剂，每日 1 剂，水煎服，分 2 次服。

2012 年 12 月 21 日二诊：好转。咽喉稍干燥，稍嘶哑，鼻塞，回吸吐痰。舌略偏红，舌体胖，苔薄，脉缓。

处方及煎服法：玄参 10g，浙贝母 10g，桔梗 10g，甘草 6g，太子参 10g，白术 10g，法半夏 10g，茯苓 10g，陈皮 6g，麦冬 10g，枳壳 10g，白芷 10g，辛夷 6g，黄芩 10g，蝉蜕 6g。14 剂，服法如前。

2013 年 1 月 4 日三诊：声音基本康复，咽喉稍干燥，口稍干欲少饮，鼻塞，回吸有脓痰。鼻甲大，鼻道干净，咽部轻微充血。舌略偏红，苔薄，脉缓。

处方及煎服法：黄芪 15g，当归 10g，知母 10g，升麻 10g，麦冬 10g，桔梗 10g，甘草 6g，玄参 12g，浙贝母 10g，枳壳 10g，白芷 10g，辛夷 6g，薄荷 6g，金银花 10g，黄芩 10g。14 剂，服法如前。

随访：痊愈。

按：本案患者因平素语多而气阴受损、痰热内蕴，故发急喉瘖。首诊治以玄参、麦冬、白术、茯苓、甘草益气养阴，玄参、浙贝母、桔梗、半夏、黄芩、陈皮、枳壳清热化痰，佐白芷通鼻。二诊好转加蝉蜕开音。三诊声音基本正常，仍鼻塞回吸吐脓痰，多属正虚邪滞，仿升陷汤益气升清扶正，伍黄芩、金银花解毒祛邪，以玄麦甘桔汤加浙贝母、枳壳养阴化痰，伍白芷、辛夷、薄荷通利清窍续调。

医案6

欧阳某，男，30岁。2016年5月3日初诊。

4月10日感冒发热，引起肺炎咳嗽。4月16日声音嘶哑，遂入院予西药消炎（用药不详），好转出院。目前无咳，声音嘶哑明显，食欲不佳，口干，便溏、每日3次。喉镜检查双侧声带中1/3部位见黏膜白斑稍突起，声带充血肿胀，闭合不全。咽部充血，鼻腔通畅干净。舌淡红，苔薄，脉数。

诊断：喉白斑病，急性喉炎。

处方及煎服法：黄芩10g，桑白皮10g，桔梗10g，甘草6g，薄荷6g，蝉蜕6g，大青叶10g，贯众10g，木蝴蝶10g，牛膝10g，玄参10g，浙贝母10g，半枝莲10g，白术10g，茯苓10g，薏苡仁15g。21剂，每日1剂，分2次开水冲服（颗粒剂）。嘱含服铁笛丸2周（1日2次）。

随访：愈，喉镜复查白斑消失，声带正常。

按：本案从脾虚肺热、邪滞咽喉辨识。治以黄芩、桑白皮、大青叶、贯众、半枝莲清热解毒，祛邪抗病毒；以甘草、桔梗、薄荷、蝉蜕、木蝴蝶、玄参、牛膝、浙贝母利咽化痰开音，佐白术、茯苓、薏苡仁健脾实便。

此案伴喉白斑病。喉白斑病病因尚不明确，可能与用嗓过度、慢性炎症刺激、维生素或微量元素缺乏、接触有害化学物、病毒感染、免疫力下降等有关，其病程往往较长，但也有少数病程短的患者，在配合具有抗病毒作用中药的治疗下或易康复。

医案7

蒋某，女，49岁。2016年8月9日初诊。

因食西瓜过多，致咽喉痛两日，声音嘶哑，今日稍咳嗽不多。咽部无明显充血。舌淡，脉沉细。

诊断：急性喉炎。

处方及煎服法：附子6g，麻黄3g，细辛3g，甘草6g，桔梗10g，荆芥6g，白术10g，茯苓10g，射干10g，枇杷叶10g，白前10g。3剂，每日1剂，分2次冲服（颗粒剂）。

随访：痊愈。

按：本案属阳虚之体加进食寒凉致寒中少阴则痹、肺失宣降而咳。治以麻黄附子细辛汤温经散寒，伍白术、茯苓健脾，以荆芥、桔梗、白前、枇杷叶宣肺止咳，佐射干利咽止痛、甘草调和诸药。

医案8

李某，女，53岁。2017年3月28日初诊。

感冒后咳嗽、声音嘶哑半个月，咽痒不适，咳嗽痰少，食欲可，大便软。鼻腔通畅，咽部轻度充血，喉镜检查喉黏膜充血肿胀，声带闭合不全。舌淡红，苔薄，脉细缓。

诊断：急性咽喉炎。

处方及煎服法：紫菀10g，荆芥10g，桑叶10g，枇杷叶10g，白前10g，百部10g，玄参10g，木蝴蝶10g，桔梗10g，甘草6g，茯苓10g，白术10g。14剂，每日1剂，分2次开水冲服（颗粒剂）。含服铁笛丸2周（1日2次）。

2017年4月10日二诊：声音基本正常，咽喉略干燥，稍咳或清嗓痰少难出，咽稍有异物感，大便略溏。咽后壁充血明显。舌淡红，苔薄，脉细缓。

处方及煎服法：玄参10g，浙贝母10g，桔梗10g，甘草6g，薄荷6g，射干10g，僵蚕10g，法半夏10g，茯苓10g，陈皮6g，薏苡仁15g，枳壳10g。14剂，服法如前。局部用口洁喷雾剂2周（1日3次）。

按：本案为咳嗽与喉痹，属肺失宣降兼脾胃气虚。首诊治以宣肺止咳、利咽开音，佐白术、茯苓健脾。二诊好转，仍有脾虚痰滞咽喉，再拟二陈汤加枳壳、薏苡仁健脾化痰实便，玄参、浙贝母、桔梗、薄荷、射干、僵蚕化痰利咽。

医案9

谭某，女，58岁。2018年8月6日初诊。

声音嘶哑2周，语多加重，伴咽喉有痰不多、有异物感、无干痛痒，鼻内有干燥感。鼻前庭干燥，鼻甲稍大，咽部轻度充血。舌淡红或略偏红，苔薄，脉略数。纤维喉镜检查见咽喉黏膜充血，声带充血，声门闭合欠佳。

处方及煎服法：玄参10g，浙贝母10g，桔梗10g，甘草6g，木蝴蝶10g，南沙参10g，法半夏10g，茯苓10g，黄芩10g，赤芍10g，麦冬10g。21剂，每日1剂，分2次开水冲服（颗粒剂）。含服铁笛丸2周（1日2次），口服珍黄片2周（1日3次）。

随访：痊愈。

按：本案从痰热互结辨识。治以半夏、茯苓燥湿化痰，黄芩、赤芍、南沙参、麦冬养阴清热，玄参、浙贝母、甘草、桔梗、木蝴蝶化痰利咽开音。

第九节　慢性喉炎

慢性喉炎是指喉黏膜的非特异性慢性炎症，可波及黏膜下层及喉内肌。本病以成人居多，多因急性喉炎反复发作或迁延不愈、持续用嗓过度、发声不当、烟酒过度、化学气体与粉尘的吸入、鼻－鼻窦炎与咽部慢性炎症的蔓延、肺与气管支气管炎分泌物刺激、全身性慢性疾病影响等所致；其主要表现为声音嘶哑，时轻时重，语多加重或伴有喉部干燥不适、有灼热感，时欲清嗓，咳嗽等症。喉部检查体征可分3类：①慢性单纯性喉炎：喉黏膜弥漫性充血，声带呈暗红色、边缘厚而圆钝、黏膜表面可有黏性分泌物或声门闭合张开时声门间有黏液附着；②慢性肥厚性喉炎：喉黏膜广泛增厚、尤以杓间区明显，声带充血肥厚、表面粗糙不平，室带肥厚下延、甚至可覆盖声带，声带黏膜表面或有黏稠分泌物；③慢性萎缩性喉炎：喉黏膜干燥、光亮、粗糙，其上覆有黑绿或黑褐色痂皮，大小、厚薄不等，声带变薄，张力减弱，鼻部及咽部亦存在萎缩性病变，此类型较少。

中医学称本病为喉瘖、慢喉瘖。其病机多为脏腑阴虚、肺脾气虚、脏腑郁热等。

一、辨证论治

1.脏腑阴虚

喉为肺之系，通于天气，津液易耗，须得肺肾肝阴之润养方可功能正常。若素体阴虚，调摄失宜，病后失养，致脏腑阴虚，喉窍失养或虚火内生，熏灼喉窍，邪滞声户为病。症状可见声嘶日久，咽干微痛，干咳，痰少而黏，检查见喉黏膜慢性充血、暗红少津或有肥厚、枯萎状改变，舌红少苔，脉细数。

治宜滋阴降火，润喉开音。常用养阴清肺汤加减。常用药物及剂量：生地黄10g，麦冬10g，白芍10g，牡丹皮10g，浙贝母10g，玄参10g，薄荷6g，甘草6g。

加减：若伴头晕耳鸣，虚烦少寐，腰膝酸软，手足心热，多属肺肾阴虚，可用百合固金汤加减。常用药物及剂量：百合10g，生地黄10g，熟地黄10g，玄参10g，浙贝母10g，桔梗6g，麦冬10g，白芍10g，当归10g，知母9g，黄柏6g，诃子10g，木蝴蝶10g。若伴眼蒙，口苦烦躁，睡眠不宁，喜太息，胸胁不利，多属肝阴不足，可用一贯煎加减。常用药物及剂量：沙参 10g，麦冬 10g，白芍 10g，生地黄 10g，当归 10g，枸杞子 10g，川楝子 10g，薄荷 6g，玄参 10g，浙贝母 10g。

2.肺脾气虚

肺脾气虚，清阳不升，阴不上承，喉窍失养，祛邪不利，邪毒久滞喉窍为病。症状可见久病声音嘶哑，遇劳、多语益甚；时清嗓，咽喉微干不欲饮，倦怠乏力，食欲不佳，大便或结或稀；检查见喉黏膜轻微充血肿胀，声带肥厚或声带松弛无力、闭合不全，面色不华；舌偏淡或胖嫩，苔白，脉弱。

治宜补肺健脾，益气开音。常用补中益气汤加减。常用药物及剂量：黄芪 10g，白术 10g，陈皮 6g，升麻 10g，柴胡 6g，党参 10g，当归 10g，甘草 6g，桔梗 10g，石菖蒲 10g，诃子 10g。

3.脏腑郁热

反复感受六淫，邪毒内郁化热或饮食不节，肺胃郁热，上干清道，气血郁滞，喉窍不利。症状可见声嘶日久，多语益重，咽痒干咳痰少，口微干，小便黄，大便或干结；检查见喉黏膜慢性充血，声带色暗红、或呈肥厚状改变、或有少许分泌物附着；舌偏红，苔微黄，脉缓有力或略数。

治宜清解郁热，养阴利喉。常用清金利咽汤加减。常用药物及剂量：黄芩 10g，栀子 10g，玄参 10g，浙贝母 10g，麦冬 20g，牛蒡子 10g，薄荷 6g，木通 6g，西青果 10g，胖大海 10g，桔梗 10g，甘草 6g。

二、其他治疗

1.雾化吸入：养阴雾化剂（参见慢性咽炎），每日 1～2 次。

2.含服：铁笛丸，每次适量，每日 3～5 次。

3.噤声：治疗期间，尽可能噤声或少讲话，以使声带得到休息，有利于康复。

三、临证心语

慢性喉炎病机主要是阴虚、气虚、郁热，与痰浊、血瘀病机也有一定关系。

阴虚、气虚、郁热常相互夹杂，如气阴两虚，阴虚郁热，气虚郁热等，选方用药当从各主方酌情平衡用之。痰浊与血瘀多属兼证，阴虚、气虚、郁热皆可生痰、致瘀。

慢性喉炎多兼有慢性咽炎。两病相兼，治疗喉炎为主，以喉炎治法可惠及咽炎，而咽炎治法难顾喉炎之需，如开音法即是。

凡慢性喉炎或慢性咽炎之治，症状可见清嗓，咳吐少许黏痰，或伴咽喉异物梗阻感，或黏膜肥厚改变，苔腻，脉滑。此皆属痰，法当化痰，常用玄参、浙贝母、桔梗、法半夏、射干等类化痰之品。"久病入络"，病程较长者或兼血瘀之机，可见黏膜暗红、黏膜或声带肥厚，局部有毛细血管迂曲扩张明显，咽喉疼痛明显，咽喉干燥、或咽喉干燥晚上、或咽喉燥而不欲饮，妇人常兼月经量少有块色暗，舌有瘀点或瘀斑等。此皆属瘀，法当活血化瘀，常用郁金、丹参、桃仁、红花之类。

慢性喉炎，其症状为声音嘶哑不扬，宜开音法治疗，须根据症状与药性之宜，于蝉蜕、木蝴蝶、石菖蒲、青果、诃子、胖大海、凤凰衣等开音之品酌情选用。

慢性喉炎若兼新感风邪，致声音嘶哑加重或有咽喉作痒，宜于主方中酌加疏风散邪之品，如荆芥、防风、紫苏叶、薄荷、僵蚕之类。

四、医案

医案1

谭某，女，32岁。小商职业。2006年10月24日初诊。

语多则声嘶难出，声带疼痛有干燥感1年半，时轻时重，近半月明显，咽喉微痒则稍咳。纳可，二便调，月经量少色暗。数月前纤维镜见声带边缘水肿稍突出、闭合尚全。咽部敏感，慢性充血，淋巴滤泡增生。舌有瘀斑，苔黄厚微黑染，脉沉弦细弱。

处方及煎服法：桃仁12g，红花6g，生地黄20g，甘草10g，桔梗10g，枳壳10g，赤芍15g，当归10g，川芎6g，柴胡10g，玄参15g，黄芪20g，法半夏10g，僵蚕10g，茯苓12g。14剂，水煎服，每日1剂，分2次服。含服铁笛丸2周（1日2次）。

2006年11月7日二诊：声音嘶哑好转，声带疼痛消失，喉部不适，久语喉干。舌瘦，苔黄稍干，脉同前。

处方及煎服法：桃仁12g，红花6g，生地黄20g，甘草10g，桔梗10g，枳壳10g，赤芍15g，当归尾10g，川芎6g，随访：柴胡10g，玄参15g，穿山甲6g，泽兰10g，黄芩10g，栀子6g。14剂，服法如前。

随访：翌年7月求治咽炎，谓药后愈。

按： 本案当属痰瘀阻滞，咽喉不利。治以桃红四物汤加黄芪益气活血化瘀，二陈汤（枳壳代陈皮）加桔梗、玄参、僵蚕化痰利咽，佐柴胡助四物汤以调月经。二诊好转，再拟原方去二陈汤，助以穿山甲、泽兰活血，加黄芩、栀子清热。

医案2

刘某，女，45岁。2007年1月30日初诊。

声嘶 3 个月，以往类似声嘶每次病发则 5 个月难愈，病程 20 余年。稍咽喉不适，常清嗓，咳痰不多，大便长期干结、1～2 日 1 行。月初外院纤维喉镜双声带充血肿胀增厚、前中部表面及边缘增厚，舌根淋巴组织增生。间接喉镜下双侧声带充血肿胀、右侧色红、闭合尚可。舌老、略偏红，苔薄黄、微干，脉沉弦细缓。

处方及煎服法：麦冬 20g，生地黄 0g，甘草 6g，桔梗 10g，沙参 12g，玄参 15g，浙贝母 15g，知母 10g，赤芍 15g，当归尾 12g，丹参 20g，牡蛎 20g，胖大海 10g。7 剂，水煎服，每日 1 剂，分 2 次服。含服铁笛丸 2 周（1 日 2 次）。

2007 年 2 月 6 日二诊：好转明显。稍有声嘶、语多加重，咽有异物感，稍清嗓，咳吐少许黏痰。舌淡红，苔微黄，脉沉细缓。

处方及煎服法：黄芪 15g，党参 12g，白术 12g，茯苓 10g，甘草 6g，桔梗 10g，枳壳 10g，升麻 10g，玄参 15g，麦冬 15g，浙贝母 10g，牡蛎 20g，知母 10g，西青果 12g。7 剂，服法如前。

2007 年 2 月 11 日提前三诊：声嘶不显，异物感减轻，稍有清嗓吐痰。近日牙龈肿胀，大便偏结、日 1 行。舌淡红，舌有少量瘀点，脉沉缓。

处方及煎服法：黄芪 15g，党参 12g，白术 12g，茯苓 10g，甘草 6g，桔梗 10g，升麻 10g，陈皮 10g，麦冬 15g，玄参 15g，牡蛎 20g，浙贝母 10g，知母 6g，西青果 12g，丹参 20g。14 剂，服法如前。

随访：痊愈。

按：首诊从阴虚痰瘀夹热辨识，治以玄麦甘桔汤合消瘰丸加沙参养阴化痰利咽，四物汤去川芎加丹参活血化瘀，知母平调寒热，胖大海通便开音。二诊热减阴复，似有气虚，再拟四君子汤加黄芪、枳壳、升麻益气升清，玄麦甘桔汤合消瘰丸加西青果养阴化痰利咽，知母平调寒热。三诊原法加丹参活血，以应舌见瘀点。

医案3

黄某，女，53 岁。2007 年 7 月 17 日初诊。

声音嘶哑 4 年，语多加重。咽喉有痰，干燥不适，畏寒，余可。咽部黏膜慢性充血，有淋巴滤泡增生。舌淡红，苔薄，脉弦缓。间接喉镜下声带慢性充血，闭合尚可。

处方及煎服法：玄参 15g，麦冬 15g，甘草 6g，桔梗 10g，浙贝母 15g，诃子 10g，郁金 10g，沙参 15g，黄芩 10g，桑白皮 12g，赤芍 12g。14 剂，每日 1 剂，水煎服，分 2 次服。含服铁笛丸 2 周（1 日 2 次）。

2007 年 7 月 31 日二诊：咽喉症状基本消失，声音清亮未恢复至以前，畏寒。咽喉检查同前。舌淡红，苔薄，脉弦细缓。

处方及煎服法：玄参 15g，麦冬 15g，甘草 6g，桔梗 10g，浙贝母 15g，诃子

10g，郁金10g，沙参15g，黄芩10g，黄芪15g，百合15g，山药20g。14剂，服法如前。

随访：痊愈。

按： 本案首诊从阴虚郁热，痰凝咽喉辨识。治以玄麦甘桔汤加浙贝母、诃子、沙参养阴利咽化痰，黄芩、桑白皮、赤芍、郁金清热活血。二诊好转，减桑白皮加黄芪、百合、山药益气养阴。

医案4

吴某，女，34岁。2010年4月13日初诊。

声音嘶哑2年，讲话费力，晨起咽干，晚上口苦，劳累后咽喉痛，余可。咽部轻微充血。舌淡红、有红点，舌胖嫩，苔薄，脉洪缓有力。外院纤维喉镜声带慢性充血，闭合不全。

处方及煎服法：柴胡12g，香附10g，白术10g，炙甘草6g，薄荷6g，当归10g，白芍20g，茯苓10g，栀子10g，牡丹皮10g，郁金10g，枳壳10g。14剂，每日1剂，水煎服，分2次。

医案5

张某，女，63岁。湖南省长沙市人。2019年7月29日初诊。

常唱歌10余年，近4年咽痛咽干，声音稍嘶哑，语言颤抖连续性差，目前失去歌唱能力，大便常年干结、日1行。咽部慢性充血，舌淡红，苔薄，脉弦细缓。纤维喉镜见双侧声带肥厚、闭合不佳，脑部MRI检查见双侧颞叶脑白质斑点状异常改变。

诊断：慢性咽炎，慢性喉炎，脑白质缺血灶。

处方及煎服法：黄芪10g，当归10g，升麻10g，知母10g，法半夏10g，茯苓10g，桔梗10g，甘草6g，玄参10g，丹参10g，红花10g，川芎6g，枳壳10g，石菖蒲10g。21剂，每日1剂，分2次开水冲服（颗粒剂）。含服铁笛丸2周（1日2次），口服珍黄片2周（1日3次），脑得生片1周（1日3次）。

随访：声音康复，语言功能恢复正常。

按： 本案从气虚血瘀辨识。以仿升陷汤加丹参、红花、川芎、石菖蒲、枳壳益气活血、升清通窍；以半夏、茯苓、甘草、桔梗、玄参化痰利咽。另治一邵阳市老妇，脑白质缺血病灶，语言颤抖连续性差病重于本案，以益气活血通络为法，连续3个月，语言功能基本康复。

医案6

孙某，男，56 岁。广西区桂林市人。2019 年 10 月 14 日初诊。

声音不清亮，讲话稍费力，多语加重，咽异物感明显，时轻时重，病程 3 年，余可。鼻中隔稍右偏，咽部轻度充血。纤维喉镜检查咽喉黏膜慢性充血，双侧声带肥厚、闭合欠佳。舌淡红，苔薄，脉细缓。

处方及煎服法：法半夏 10g，茯苓 10g，陈皮 6g，桔梗 10g，甘草 6g，紫苏梗 10g，厚朴 10g，郁金 10g，木蝴蝶 10g，玄参 10g，浙贝母 10g，黄芩 10g。30 剂，每日 1 剂，分 2 次开水冲服（颗粒剂）。含服铁笛丸 2 周（1 日 2 次），口服珍黄片 2 周（1 日 3 次）、小金丸 1 周（1 日 2 次）

随访：痊愈。

按：本案从痰气交阻，痰瘀互结辨识。治以理气化痰，利咽开音，佐活血散结。半夏厚朴汤加减。方中半夏、茯苓、陈皮、紫苏梗、厚朴理气化痰，玄参、浙贝母、甘草、桔梗、木蝴蝶化痰利咽开音，郁金活血化瘀，黄芩平调寒热。

第十节　声带小结与声带息肉

声带小结与声带息肉均属喉的慢性炎症，其发病原因多与用声不当、上呼吸道炎症或有害气体刺激、内分泌紊乱、变态反应等有关。主要表现为声音嘶哑，检查见声带小结或息肉。本病好发于中青年用嗓职业者。另外，喉部接触性肉芽肿多因发音方式不正确、两侧声带突碰撞、气管插管、镜检损伤声带突以及胃酸反流刺激等引起的肉芽组织生长，位于声带突部位，引起声音嘶哑。

声带小结、声带息肉以及喉部接触性肉芽肿，均属中医喉瘤、慢喉瘖范畴，其病机多属痰浊凝结或痰瘀互结，与脏腑阴虚、肺脾气虚、脏腑郁热有密切关系。

一、辨证论治

1.痰浊凝结

脏腑失调，痰浊内生，上干清窍，凝结声户为病。症状可见声音嘶哑，语多加重，讲话费力或咽喉有痰黏感，时欲清嗓。检查见声带小结、息肉，色白或淡红。舌胖或有齿痕，苔或微腻，脉细滑。

治宜健脾化痰，散结开音。常用六君消瘰汤加减。常用药物及剂量：党参 10g，白术 10g，法半夏 10g，茯苓 10g，陈皮 6g，桔梗 10g，甘草 6g，玄参 10g，浙贝母

10g，牡蛎 20g，石菖蒲 10g。

加减：若畏寒、舌淡、脉沉属阳虚者，酌加附子、巴戟天之类温肾。若咽喉干燥不适、舌略偏红、脉细数者，多属阴虚痰凝，治宜养阴清热、散结开音，可用养阴消瘰汤加减。常用药物及剂量：生地黄 10g，南沙参 10g，麦冬 10g，白芍 10g，牡丹皮 10g，浙贝母 10g，玄参 10g，薄荷 6g，桔梗 10g，甘草 6g，牡蛎 20g，木蝴蝶 6g。若见舌红胖、脉实略数，多属痰热互结，治宜清热化痰、散结开音，可用温胆消瘰汤加减。常用药物及剂量：法半夏 10g，茯苓 10g，陈皮 6g，桔梗 10g，甘草 6g，竹茹 10g，枳壳 10g，黄芩 10g，射干 10g，玄参 10g，浙贝母 10g，牡蛎 15g。

2.痰瘀互结

病程较长，痰阻气机，血瘀不行，痰瘀互结为病。症状可见声音嘶哑日久，时轻时重，语多加重，讲话费力或咽喉有痰黏感，时欲清嗓。检查见声带小结、息肉，色微暗滞或伴声带暗红肥厚。舌胖或有瘀点，苔或微腻，脉弦滑。

治宜行气活血，除痰散结。常用桃红四物汤，或补阳还五汤合二陈汤，或会厌逐瘀汤加减。常用药物及剂量：桃仁 10g，红花 10g，生地黄 10g，赤芍 10g，当归 10g，枳壳 10g，玄参 10g，浙贝母 10g，郁金 10g，浙贝母 10g，桔梗 10g，甘草 6g。

加减：若见疲劳感、舌淡暗、脉弱，多属气虚血瘀痰凝，酌加黄芪、当归、白术、茯苓以益气健脾。

二、其他治疗

1. 含服：铁笛丸类咽喉丸、片剂，每日 3～5 次。
2. 雾化吸入：酌情使用清热雾化剂、养阴雾化剂（参考急性咽炎、慢性咽炎），1 日 1 次，连续 1 周，必要时用 1 周停 1 周，间歇性使用。西药处方，1 日 1 次，连续 1 周，必要时用 1 周停 2 周，间歇性使用。

三、临证心语

声带小结与声带息肉的基本病机为痰浊凝结兼气滞血瘀。其脏腑病机以气虚、阴虚居多，故当以除痰散结为要，兼调气阴。

声带小结与声带息肉，除痰散结酌选三棱、莪术、海浮石、蛤壳、僵蚕、玄参、浙贝母、法半夏、瓦楞子、山慈菇、海藻、昆布之类；活血化瘀酌用桃仁、红花，丹参、三七粉、当归、川芎等类。

四、医案

医案1

肖某，女，61 岁。2006 年 9 月 12 日初诊。

声音微嘶，讲话费力 2 个月余，余可。咽部微充血，纤维喉镜下双侧声带肥厚、前联合处右侧有细小新生物光滑色白。舌淡红，苔薄，脉滑。

诊断：慢性喉炎，声带小结。

证属痰瘀互结。方以会厌逐瘀汤加减。

处方及煎服法：桃仁 12g，红花 6g，白术 15g，甘草 10g，桔梗 10g，枳壳 10g，赤芍 15g，当归 10g，柴胡 10g，玄参 15g，法半夏 10g，陈皮 10g，茯苓 12g。7 剂，每日 1 剂，水煎服，分 2 次服。含服铁笛丸 2 周（1 日 2 次）。

2006 年 9 月 19 日二诊：声嘶与发音费力减轻，咽部如有痰，大便调。舌偏红，苔薄，脉弦滑。

处方及煎服法：桃仁 12g，红花 6g，白术 15g，甘草 10g，桔梗 10g，枳壳 10g，赤芍 15g，当归 10g，柴胡 10g，玄参 15g，法半夏 10g，陈皮 10g，茯苓 10g，甘松 10g，瓜蒌 10g。7 剂，服法如前。

2006 年 9 月 26 日三诊：发声时喉部有异物感，余可。舌淡红，苔薄稍干，脉弦滑。

处方及煎服法：桃仁 12g，红花 6g，白术 15g，甘草 10g，桔梗 10g，枳壳 10g，赤芍 15g，当归 10g，玄参 15g，法半夏 10g，陈皮 10g，茯苓 10g，瓜蒌 10g，海浮石 20g，牡蛎 20g。7 剂，服法如前。

2006 年 10 月 24 日四诊：上方自服 12 剂。声音嘶哑明显好转，异物感消失。近来感冒 10 日，稍咳嗽痰不多。舌淡红，舌体胖，脉弦细滑、寸脉应指。

处方及煎服法：黄芪 20g，党参 15g，白术 12g，茯苓 12g，当归 10g，水蛭 2g（研粉兑服），炮山甲 10g，山楂 12g，海藻 10g，蝉蜕 6g，桔梗 10g，法半夏 10g，夏枯草 12g，白前 10g，前胡 10g。7 剂，服法如前。

随访：痊愈。

按：本案脉症合参当属痰瘀互结，全程治以会厌逐瘀汤加减活血化瘀、化痰利咽。三诊仍有异物感，加海浮石、牡蛎化痰散结。四诊遇感冒后，再拟益气健脾，化瘀散结，佐宣肺止咳。

医案2

刘某，女，25 岁。2007 年 10 月 23 日初诊。

声嘶 1 年余，语多或进食刺激性食物加重，余可。咽部慢性充血，少许淋巴滤泡增生，舌偏红少，脉弦细缓。纤维喉镜见双侧声带慢性充血，双侧声带前中 1/3 处粟粒样结节，闭合可。

诊断：慢性喉炎，声带小结。

处方及煎服法：玄参 15g，麦冬 15g，甘草 6g，桔梗 10g，玉竹 15g，百合 15g，薄荷 6g，沙参 15g，西青果 15g，浙贝母 15g，玉蝴蝶 6g，蝉蜕 6g。7 剂，每日 1 剂，水煎服，分 2 次服。口服珍黄丸 1 周（1 日 3 次），含服铁笛丸 1 周（1 日 2 次）。

2007 年 10 月 30 日二诊：声嘶显减，昨天食辣椒鱼过多，声嘶加重，大便调。舌偏红少，脉沉弦细缓。

处方及煎服法：玄参 15g，麦冬 15g，甘草 6g，桔梗 10g，玉竹 15g，百合 15g，沙参 15g，西青果 15g，浙贝母 15g，牡蛎 20g，海浮石 30g，川牛膝 12g。14 剂，服法如前，续服珍黄丸 2 周（1 日 3 次）、铁笛丸 2 周（1 日 2 次）

随访：痊愈。

按：本案从痰热内蕴辨识。首诊治以玄麦甘桔汤加味养阴化痰，利咽开音。二诊再合消瘰丸除痰散结。

医案3

方某，女，28 岁。2010 年 9 月 7 日初诊。

声音嘶哑半月，咽喉不适，余可。咽部轻微充血，舌偏淡，苔薄，脉弦细缓。纤维喉镜喉黏膜充血，双侧声带前中 1/3 边缘有粟粒状突起色淡白。

处方及煎服法：党参 20g，白术 10g，茯苓 10g，法半夏 10g，甘草 3g，牡蛎 20g，浙贝母 10g，枳壳 10g，白芥子 10g，三棱 10g，莪术 10g，玄参 10g。21 剂，每日 1 剂，分 2 次开水冲服（颗粒剂）。含服咽立爽口含滴丸 1 周（1 日 5 次）。

随访：痊愈。

按：本案从气虚痰凝辨识。治以六君子汤合消瘰丸加味益气健脾，化痰散结。

医案4

邓某，女，30 岁。湖南省郴州市人。2010 年 9 月 7 日初诊。

平素语多，声音嘶哑 1 年余，讲话费力，咽喉干燥疼痛晨重，多语加重，咽喉有紧束感，余可。咽部轻微充血，舌偏红，舌体略胖，苔薄干，脉弦细略数。纤维喉镜见双侧声带前中 1/3 有粟粒状结节、色淡红、表面有分泌物附着，声门闭合差。

处方及煎服法：玄参 10g，麦冬 10g，桔梗 10g，甘草 3g，牡蛎 20g，浙贝母 10g，三棱 10g，莪术 10g，枳壳 10g，青皮 10g，青果 10g，射干 10g，牛膝 10g。

21剂，每日1剂，分2次开水冲服（颗粒剂）。含服铁笛丸2周（1日2次）。

2010年10月19日二诊：声音嘶哑改善，近日语多，声嘶喉燥疼痛加重。舌偏淡，脉沉弦细。

处方及煎服法：玄参10g，桔梗10g，甘草3g，牡蛎20g，浙贝母10g，三棱10g，莪术10g，枳壳10g，青皮10g，党参10g，白术10g，黄芪10g，法半夏10g，茯苓10g。21剂，服法如前。含服铁笛丸2周（1日2次）。

2010年11月30日三诊：讲话仍多，声音嘶哑稍有，较前大有好转，讲话稍费力，咽喉干燥，清嗓有黏痰，常头痛头晕，大便偏结。咽部轻微充血，舌偏红，脉沉弦细略数。

处方及煎服法：玄参10g，麦冬10g，沙参10g，桔梗10g，甘草3g，牡蛎20g，浙贝母10g，三棱10g，莪术10g，川楝子10g，枸杞子10g，当归10g，青果10g，射干10g，牛膝10g，生地黄10g。21剂，服法如前。

随访：痊愈。

按：本案首诊从郁热痰瘀互结辨识。治以玄麦甘桔汤合消瘰丸清热利咽，化痰散结；佐枳壳、青皮、三棱、莪术行气活血，化瘀散结；青果、射干、牛膝清利咽喉。二诊舌偏淡当有气虚，以六君消瘰汤合玄麦甘桔汤加减益气健脾，化痰散结；加黄芪益气，枳壳、青皮、三棱、莪术行气活血，化瘀散结。三诊继续好转，阴液有所不足，续以养阴消瘰汤加减养阴利咽，化痰散结。

医案5

吕某，男，21岁。湖北省宜昌市人，声乐专业。2012年12月6日初诊。

讲话无嘶哑，歌唱时高音难出数月，多治未愈，咽喉稍有干燥异物感，有疲劳感。舌嫩红、舌有齿痕，苔薄白，脉细缓。纤维喉镜示喉黏膜稍慢性充血，双侧声带前中1/3有粟粒状小结突起，声门闭合可。

处方及煎服法：甘草6g，桔梗10g，法半夏12g，茯苓15g，陈皮6g，枳壳10g，桃仁10g，红花10g，玄参10g，浙贝母10g，山慈菇10g，煅牡蛎20g，党参15g，白术10g，白豆蔻6g。20剂，每日1剂，分2次开水冲服（颗粒剂）。

随访：痊愈。

按：本案从脾虚痰浊凝结辨识。治以六君消瘰汤加山慈菇、白豆蔻益气健脾散结，佐枳壳、桃红行气活血化瘀。

医案6

李某，男，25岁，教师。2014年6月5日初诊。

声音嘶哑2个月，咽喉痰多，稍干燥有异物感，大便先结后软、2～3日1行，食欲一般，睡眠难入。咽部明显充血、血管扩张。舌淡红，苔薄黄，脉细数。纤维喉镜示喉黏膜慢性充血，右侧声带小结，声门闭合不全。

处方及煎服法：葛根 20g，赤芍 15g，甘草 6g，桔梗 10g，薄荷 6g，决明子 15g，玄参 15g，浙贝母 15g，牡蛎 20g，山慈菇 12g，黄芩 10g，红花 6g，三棱 10g，莪术 10g，泽兰 10g。7剂，每日1剂，水煎服，分2次服。

2014年6月12日二诊：声嘶不显，仍咽喉痰多、稍有干燥感，常欲饮水，晨起咽部有异物感，大便不结、2日1行。睡眠难入。咽部慢性充血明显、有血管扩张。舌偏淡，苔薄黄，脉细。

处方及煎服法：党参 15g，白术 12g，茯苓 12g，甘草 6g，桔梗 10g，桃仁 12g，红花 10g，山慈菇 12g，法半夏 10g，玄参 15g，浙贝母 15g，陈皮 6g，厚朴 10g，决明子 15g，川牛膝 15g，酸枣仁 20g，远志 10g。7剂，服法如前。口服珍黄片2周（1日3次）。

按： 本案首诊从热郁痰瘀互结辨识。治以葛根、赤芍、黄芩清热，消瘰丸加山慈菇、三棱、莪术、红花、泽兰化瘀散结，甘草、桔梗、薄荷利咽喉，决明子清热通便。二诊郁热退，再拟六君消瘰汤加减益气健脾散结，佐桃红、川牛膝活血，酸枣仁远志安神。

医案7

吴某，男，8岁半。湖南省岳阳市人。2016年7月23日初诊。

声带小结2年，声音嘶哑，讲话费力，余可。舌嫩红，苔薄。喉镜示双侧声带小结如粟、色淡红，声门闭合不全。

处方及煎服法：桔梗 6g，甘草 3g，玄参 10g，浙贝母 6g，射干 5g，薄荷 3g，木蝴蝶 6g，前胡 6g，郁金 6g，桃仁 6g，红花 3g，当归 6g，生地黄 10g，赤芍 10g，南沙参 10g，麦冬 5g，炒麦芽 10g，鸡内金 6g。30剂，每日1剂，分2次冲服。含服铁笛丸2周（1日2次）。

随访：2017年1月14日因扁桃体炎求治谓药后即愈。

按： 本案从痰瘀互结辨识。治以桃红四物汤合玄麦甘桔汤加减养阴除痰，活血化瘀，利咽开音。

医案8

何某，女，34岁。2016年9月22日初诊。

2月份外院肺部手术行气管插管后声音嘶哑至今，手术医生当时告之喉黏膜受损，术后可能出现声音嘶哑。8月25日原医院喉镜诊断为双侧杓状软骨接触性肉芽肿，花生米大小肉芽组织增生上突、表面光滑淡红，声门闭合不全，即予中药、消炎药、激光、雾化等治疗，9 月 21 日去复查，新生物如前无变化，声音嘶哑重好转不显著。目前食欲差，无明显咽喉干燥感，乏力头晕。咽部稍慢性充血。舌略偏淡，苔薄，脉沉细略数无力。

处方及煎服法：党参 10g，白术 10g，茯苓 10g，法半夏 10g，陈皮 6g，桔梗 10g，甘草 6g，玄参 10g，浙贝母 10g，山慈菇 10g，牡蛎 20g，郁金 10g，枳壳 10g，瓦楞子 20g，三棱 10g，莪术 10g，夏枯草 10g，黄芩 10g。30 剂，每日 1 剂，分 2 次开水冲服（颗粒剂）。口服西黄胶囊 1 周（1 日 2 次），1 日 2 次，每次 3 粒，服 4 天停 3 天。

2016 年 10 月 20 日二诊：声嘶显著改善，稍嘶哑，食欲不佳，5 点晨起时腹痛、便溏、作哕，有时舌麻。咽部无明显充血。舌淡红，苔薄，脉沉略数。纤维喉镜见双侧声带突有绿豆大肉芽组织增生上突、表面光滑色淡红，声门闭合不全。

处方及煎服法：党参 10g，白术 10g，茯苓 10g，法半夏 10g，陈皮 6g，桔梗 10g，甘草 6g，玄参 10g，浙贝母 10g，山慈菇 10g，牡蛎 20g，丹参 10g，白豆蔻 6g，炒麦芽 10g，瓦楞子 20g，三棱 10g，莪术 10g，木香 6g，黄连 3g。30 剂，服法如前。口服成药如前。

随访：痊愈。

按：本案为接触性肉芽肿。从痰瘀互结辨识。首诊拟六君消瘰汤益气健脾，化痰散结；佐郁金、枳壳、山慈菇、瓦楞子、三棱、莪术行气活血，化痰散结；黄芩、夏枯草清热。二诊伴腹泻晨起作哕，脉仍略数，原方去黄芩、夏枯草，佐白豆蔻、木香、黄连清热燥湿止泻，丹参活血以应舌麻。

医案9

姚某，女，52 岁。湖南省岳阳市人。2016 年 9 月 20 日初诊。

工作原因长期语多，近半年咽喉不适，咽喉干燥有异物感，清嗓多，声音沙哑。咽部稍有慢性充血。舌淡红，苔薄，脉沉略数。喉镜见声带小结色淡，声带肥厚，声门闭合不佳。

处方及煎服法：桔梗 10g，甘草 6g，法半夏 10g，茯苓 10g，陈皮 6g，木蝴蝶 10g，瓦楞子 20g，玄参 10g，浙贝母 10g，牡蛎 20g，桃仁 10g，红花 5g，当归 10g，赤芍 10g。30 剂，每日 1 剂，分 2 次冲服（颗粒剂）。

2016 年 10 月 22 日二诊：诸症显著好转，声嘶不显，咽部稍不适，大便稍干。咽部无充血。舌淡红，苔薄，脉沉略数。

处方及煎服法：桔梗 10g，甘草 6g，法半夏 10g，茯苓 10g，陈皮 6g，木蝴蝶 10g，地骨皮 10g，牡丹皮 10g，瓦楞子 20g，玄参 10g，浙贝母 10g，牡蛎 20g，桃仁 10g，红花 5g，当归 10g，赤芍 10g。30 剂，服法如前。

2016年11月21日三诊：语多，近来声音稍嘶哑，易汗出。咽部无充血。舌淡红，苔薄，脉细缓。

处方及煎服法：桔梗10g，甘草6g，法半夏10g，茯苓10g，陈皮6g，木蝴蝶10g，地骨皮10g，牡丹皮10g，瓦楞子20g，玄参10g，浙贝母10g，牡蛎20g，桃仁10g，红花5g，当归10g，赤芍10g，川牛膝10g。30剂，服法如前。口服珍黄片2周（1日3次）。

2016年12月29日四诊：嘶哑好转，语音欠清亮，咽部有痰，夜晚咳嗽1周，易多汗，大便调。咽部无充血。舌淡红，苔薄，脉沉缓。

处方及煎服法：桔梗10g，甘草6g，法半夏10g，茯苓10g，木蝴蝶10g，地骨皮10g，知母10g，瓦楞子20g，玄参10g，浙贝母10g，牡蛎20g，桃仁10g，红花5g，当归10g，赤芍10g，川牛膝10g，薄荷6g。30剂，服法如前。局部用口洁喷雾剂1周（1日3次），口服珍黄片2周（1日3次）。

2017年2月9日五诊：声音康复，无明显不适，动后易汗出。咽部无充血。舌淡红，苔薄，脉细缓。

处方及煎服法：桔梗10g，甘草6g，法半夏10g，木蝴蝶10g，知母10g，玄参10g，桃仁10g，红花10g，当归10g，生地黄10g，牡丹皮10g，麦冬10g，赤芍10g，浙贝母10g，牛膝10g，薄荷6g，地骨皮10g，太子参10g。30剂，服法如前。

按： 本案从痰瘀互结论治。以二陈汤、消瘰汤、桃红四物汤加减化痰散结，活血祛瘀；佐桔梗、木蝴蝶利咽开音；加地骨皮、牡丹皮清热凉血，太子参、麦冬养阴止汗。

医案10

段某，女，30岁。湖南省安仁县人。2016年8月23日初诊。

去年8月声带息肉切除术后声音嘶哑至今。讲话喉干，微痒微痛，大便干结，月经量少色暗。近期外院喉镜检查见声带小结。咽部充血，舌略偏红，苔薄，脉沉细略数。

处方及煎服法：玄参10g，浙贝母10g，射干10g，当归10g，生地黄10g，赤芍10g，桃仁10g，红花10g，荆芥10g，南沙参10g，麦冬10g，木蝴蝶10g，薄荷6g，郁金10g，黄芩10g。30剂，每日1剂，分2次冲服（颗粒剂）。局部用口洁喷雾剂1周（1日3次）。

2016年10月22日二诊：显著好转。稍咽干、声音嘶哑，便调。咽部轻微充血。舌淡红，苔薄，脉沉细数。

处方及煎服法：玄参10g，浙贝母10g，射干10g，当归10g，生地黄10g，赤芍10g，川牛膝10g，桃仁10g，红花10g，南沙参10g，麦冬10g，木蝴蝶10g，薄荷 6g，郁金 10g，黄芩 10g。30 剂，服法如前。局部用口洁喷雾剂 1 周（1 日 3 次），口服珍黄片 2 周（1 日 3 次）。

按：本案从痰瘀互结辨识。首诊以桃红四物汤加郁金活血化瘀，玄参、浙贝母、射干、南沙参、麦冬、木蝴蝶、薄荷养阴化痰开音，黄芩清热，荆芥疏风利咽止痒。二诊好转，原方去荆芥加川牛膝活血利咽。

医案 11

李某，女，45 岁。2016 年 9 月 27 日初诊。

声音嘶哑 1 年余，讲话声低，疲劳，余可。咽部充血不显。舌略偏红，苔薄，脉沉细滑。纤维喉镜见右声带前 1/3 有梭形隆起，声门闭合不全。

处方及煎服法：党参 10g，白术 10g，茯苓 10g，法半夏 10g，陈皮 6g，桔梗 10g，甘草 6g，玄参 10g，浙贝母 10g，木蝴蝶 10g，牡蛎 20g，桃仁 10g，红花 10g，郁金 10g。21 剂，每日 1 剂，分 2 次冲服（颗粒剂）。含服铁笛丸 2 周（1 日 2 次）。

2016 年 10 月 27 日二诊：声嘶明显好转，无讲话费力，无他症。咽部无明显充血。舌略偏红，苔薄，脉沉细缓。

处方及煎服法：党参 10g，白术 10g，茯苓 10g，法半夏 10g，陈皮 6g，桔梗 10g，甘草 6g，玄参 10g，薄荷 6g，赤芍 10g，浙贝母 10g，木蝴蝶 10g，牡蛎 20g，桃仁 10g，红花 10g，当归 10g。21 剂，服法如前。含服铁笛丸 2 周（1 日 2 次）。

按：本案从气虚痰郁血瘀辨识。治以六君消瘰汤益气健脾，化痰散结；以桃红、当归、郁金等药活血化瘀，木蝴蝶开音。

医案 12

赵某，女，47 岁。2017 年 2 月 9 日初诊。

反复声音嘶哑、语多加重 1 年余。稍咳，咽喉稍干燥，大便偏干结。咽部充血不显，舌淡红，苔薄，脉弦细滑。喉镜见左侧前中 1/3 声带息肉如芝麻粒，声带肥厚、闭合不全。

处方及煎服法：玄参 10g，浙贝母 10g，桔梗 10g，甘草 6g，薄荷 6g，木蝴蝶 10g，赤芍 10g，南沙参 10g，生地黄 10g，桃仁 10g，红花 10g，当归 10g，决明子 10g。21 剂，每日 1 剂，分 2 次冲服（颗粒剂）。并含服铁笛丸 2 周（1 日 2 次），口服珍黄片 2 周（1 日 3 次）。

2017 年 3 月 4 日二诊：声嘶好转，咽喉稍干燥，大便偏干结。咽充血不显。舌脉同前。

处方及煎服法：玄参 10g，浙贝母 10g，桔梗 10g，甘草 6g，川牛膝 10g，薄荷

6g，木蝴蝶 10g，赤芍 10g，麦冬 10g，南沙参 10g，生地黄 10g，桃仁 10g，红花 10g，当归 10g，决明子 10g。21 剂，服法如前。含服铁笛丸 2 周（1 日 2 次），口服珍黄片 2 周（1 日 3 次）。药后复查纤维镜见咽喉黏膜稍慢性充血，声带光滑正常、运动闭合正常。

按： 本案从阴虚热郁，痰瘀互结辨识。首诊治以桃红四物汤去川芎活血化瘀，玄麦甘桔汤（生地黄代麦冬）加浙贝母养阴化痰，薄荷、木蝴蝶清热开音，决明子通便。二诊大便仍结，加麦冬养阴生津，川牛膝活血利咽。三诊息肉基本消除，再拟原方加减调治。

医案13

苏某，女，39 岁。湖南省邵阳市人，讲解员。2017 年 3 月 27 日初诊。

语多，声音嘶哑 1 年余，现声嘶重，咽喉稍干燥无痛，鼻内稍干燥。鼻前庭稍干燥，咽部轻微充血。舌偏淡，舌有齿痕，苔薄，脉细缓。喉镜见双侧声带前中 1/3 小结如粟、色白，声带黏膜稍充血肿胀，声门闭合欠佳。

处方及煎服法：党参 10g，白术 10g，茯苓 10g，法半夏 10g，陈皮 6g，玄参 10g，山慈菇 10g，浙贝母 10g，桔梗 10g，射干 10g，薄荷 6g，郁金 10g，甘草 6g。42 剂，每日 1 剂，分 2 次开水冲服（颗粒剂）。局部用口洁喷雾剂 4 周（1 日 3 次），含服铁笛丸 4 周（1 日 2 次），口服珍黄片 2 周（1 日 3 次）。

按： 本案从气虚痰凝辨识。治以六君子汤加味益气健脾，化痰散结。

医案14

曹某，3 岁 7 个月，湖南省长沙市人。2017 年 9 月 25 日初诊。

声音嘶哑 1 年半。外院近期喉镜检查见双声带小结色淡红，左侧为大。咽部稍慢性充血。

处方及煎服法：党参 5g，白术 5g，法半夏 3g，陈皮 2g，桔梗 3g，甘草 2g，玄参 5g，浙贝母 3g，山慈菇 2g，茯苓 5g，薄荷 2g，木蝴蝶 5g，三棱 2g，莪术 2g，黄芩 3g，炒麦芽 6g，夏枯草 5g。21 剂，每日 1 剂，分 2 次开水冲服（颗粒剂）。

2017 年 12 月 18 日二诊：药后声音嘶哑不明显遂停药。近来又声音稍嘶哑较原来减轻，余可。咽无明显充血，舌淡红，苔薄。

原方 21 剂，服法如前。

随访：痊愈。

按： 本案从痰瘀论治，以六君消瘰汤加减。

医案15

孙某，男，62岁。广西区桂林市人。2017年6月17日初诊。

声音嘶哑4个月，讲话费力，无咽喉干燥。咽部无明显充血，舌淡红，苔薄，脉沉细略数。纤维喉镜检查见双侧声带1/3小结色淡红，声带肿胀，声门闭合不全。

处方及煎服法：法半夏10g，茯苓10g，桔梗10g，甘草6g，玄参10g，浙贝母10g，山慈菇10g，射干10g，薄荷6g，木蝴蝶10g，黄芩10g，竹茹10g，三棱10g，莪术10g。21剂，每日1剂，分2次开水冲服（颗粒剂）。含服铁笛丸2周（1日2次），局部用口洁喷雾剂2周（1日3次），口服小金丸1周（1日2次）。

随访：痊愈。

按：本案从痰瘀互结辨识。治以半夏、茯苓、竹茹、玄参、浙贝母、山慈菇、射干、桔梗、甘草、三棱、莪术化痰散结利咽，薄荷、木蝴蝶开音，黄芩清热。半年后再治喉痹谓药后病愈。

医案16

初某，女，57岁。湖南省汉寿县人。2018年2月26日初诊。

咳嗽夜重1年余，声音嘶哑2个月，无咽痛。咽部轻充血，鼻甲稍大，有少许黏涕。舌淡红，苔薄，脉缓。纤维喉镜检查见声带前中1/3结节色白，声带慢性充血肿胀，闭合不全。

诊断：慢性咽炎，声带息肉，慢性喉炎。

处方及煎服法：法半夏10g，茯苓10g，陈皮6g，桔梗10g，甘草6g，玄参10g，浙贝母10g，黄芩10g，荆芥10g，枇杷叶10g，紫菀10g，五味子6g，白前10g。21剂，每日1剂，分2次开水冲服（颗粒剂）。含服铁笛丸2周（1日2次），口服珍黄片2周（1日3次）、小金丸1周（1日2次）。

2018年3月20日二诊：显著好转，咳止声音欠清亮，咽痒清嗓，晚上稍咽干，时晨起干哕。咽部稍充血，鼻腔通畅干净。舌淡红，舌胖有齿痕，脉弦细略数。

处方及煎服法：法半夏10g，茯苓10g，陈皮6g，桔梗10g，甘草6g，玄参10g，浙贝母10g，黄芩10g，蝉蜕6g，山慈菇10g，荆芥10g，薄荷6g，川牛膝10g，南沙参10g。21剂，服法如前。含服铁笛丸2周（1日2次），口服小金丸1周（1日2次）、珍黄片2周（1日3次）。

按：本案从痰凝咽喉辨识。治以二陈汤加桔梗、玄参、浙贝母化痰散结，荆芥、枇杷叶、紫菀、五味子、白前宣肺敛肺止咳，黄芩平调寒热。二诊小结消失，续调喉痹咳嗽。

医案17

李某，男，63岁。2018年6月11日初诊。

声音嘶哑2个月，咽喉干燥有烧灼感。舌淡红，苔薄，脉弦缓。纤维喉镜见双侧声带小结，声门闭合欠佳。

处方及煎服法：法半夏10g，茯苓10g，陈皮6g，桔梗10g，甘草6g，玄参10g，浙贝母10g，山慈菇10g，三棱10g，莪术10g，黄芩10g，枳壳10g，木蝴蝶10g，牛膝10g，郁金10g。21剂，每日1剂，分2次开水冲服（颗粒剂）。含服铁笛丸2周（1日2次），口服小金丸1周（1日2次）。

2018年7月2日二诊：诸症显著好转仍存，腹部偶不适，大便偏软。咽部稍充血，舌淡红，苔薄脉弦缓。

处方及煎服法：法半夏10g，茯苓10g，陈皮6g，桔梗10g，甘草6g，玄参10g，浙贝母10g，山慈菇10g，三棱10g，莪术10g，黄芩10g，枳壳10g，木蝴蝶10g，牛膝10g，郁金10g，白豆蔻5g，木香6g。21剂，服法如前。含服铁笛丸2周（1日2次），口服小金丸1周（1日2次）。

按：本案从痰瘀辨识。治以二陈汤合消瘰汤加减。

医案18

刘某，男，35岁。2018年11月5日初诊。

右杓状突接触性肉芽肿半年，两次手术切除后均复发，目前声音嘶哑加重2个月，咽干有异物感，要求保守疗法。纤维喉镜见检查右杓状突新生物如黄豆大小，声门闭合差。舌偏淡，苔薄，脉弦细缓。

处方及煎服法：党参10g，白术10g，茯苓10g，法半夏10g，山慈菇6g，桔梗10g，甘草6g，玄参10g，浙贝母10g，土贝母6g，枳壳10g，三棱10g，莪术10g，板蓝根10g。21剂，每日1剂，分2次开水冲服（颗粒剂）。含服五福化毒丸1周（1日3次），口服小金丸1周（1日2次）。

2018年11月29日二诊：声嘶略好转，昨天外院纤维喉镜见新生物变小如绿豆大，声门闭合不佳，咽异物感明显并有少许黏痰，无干无痛。纳可，二便调。咽黏膜慢性充血呈肥厚状，舌略偏红，舌体胖，苔薄，脉弦滑。

处方及煎服法：茯苓10g，法半夏10g，山慈菇6g，胆南星3g，桔梗10g，甘草6g，玄参10g，浙贝母10g，土贝母6g，枳壳10g，竹茹10g，三棱10g，莪术10g，黄芩10g，板蓝根10g。30剂，服法如前。含服五福化毒丸1周（1日3次），口服小金丸1周（1日2次）。

2019年1月10日三诊：稍有声音嘶哑，喉部稍有异物感，余可。舌淡红，苔薄，脉细缓。纤维喉镜检查见右杓状突新生物如芝麻大小，声带慢性充血肿胀，声门闭合欠佳。

处方及煎服法：党参 10g，白术 10g，茯苓 10g，法半夏 10g，山慈菇 6g，胆南星 3g，桔梗 10g，甘草 6g，玄参 10g，土贝母 6g，枳壳 10g，竹茹 10g，三棱 10g，莪术 10g，黄芩 10g，土鳖虫 6g。30 剂，服法如前。含服五福化毒丸 1 周（1 日 3 次），口服小金丸 1 周（1 日 2 次）。

随访：2019 年 2 月 28 日外院纤维镜复查示病愈。

按：本案从气虚痰瘀互结辨识。治以六君消瘰汤（枳壳代陈皮，山慈菇代牡蛎）加土贝母、三棱、莪术益气健脾，除痰散结；佐板蓝根解毒祛邪。二诊舌偏红、脉弦滑为痰热之象，原方去党参、白术，加胆南星、竹茹、黄芩清热化痰。三诊热象退，原方续用党参、白术，去板蓝根加土鳖虫化瘀散结。

医案19

李某，男，45 岁。2019 年 3 月 28 日初诊。

声音嘶哑 3 个月，咽干微痛。咽部轻微充血，舌偏红，脉弦细缓。纤维喉镜检查见双侧声带小结，声带稍肿胀、闭合不全。

处方及煎服法：法半夏 10g，茯苓 10g，陈皮 6g，黄芩 10g，玄参 10g，浙贝母 10g，三棱 10g，莪术 10g，山慈菇 10g，桔梗 10g，甘草 6g。21 剂，每日 1 剂，分 2 次开水冲服（颗粒剂）。含服铁笛丸 2 周（1 日 2 次），口服珍黄片 2 周（1 日 3 次）、小金丸 1 周（1 日 2 次）。

随访：2019 年 4 月 24 日专程来长复查病愈。

按：本案从痰瘀互结夹热辨识。治以清热除痰散结，方以二陈汤加味。

医案20

杨某，男，55 岁。2019 年 7 月 9 日初诊。

语多，声音嘶哑时轻时重数年，咽喉微痛干痒有异物感，时头痛，大便常结、日 1 行。咽轻微充血，鼻腔通畅。舌淡红，苔薄，脉沉缓。纤维喉镜见双侧声带小结、闭合欠佳。

处方及煎服法：玄参 10g，浙贝母 10g，桔梗 10g，甘草 6g，麦冬 10g，南沙参 10g，郁金 10g，黄芩 10g，薄荷 6g，牡蛎 20g，三棱 10g，莪术 10g，海浮石 20g。21 剂，每日 1 剂，分 2 次开水冲服（颗粒剂）。含服铁笛丸 2 周（1 日 2 次），口服珍黄片 2 周（1 日 3 次）。

2019 年 8 月 1 日二诊：声音康复，稍咽痛、右侧明显，咽干痒消失，大便偏干，头痛减。咽部轻度充血，鼻腔通畅，左侧舌骨大角处压痛明显，颈动脉无压痛。舌淡红，苔薄脉，弦缓。喉镜检查见声带小结消失。

处方及煎服法：玄参 10g，柴胡 6g，桔梗 10g，甘草 6g，当归 10g，赤芍 10g，川芎 6g，茯苓 10g，白术 10g，枳壳 10g，郁金 10g，桃仁 10g，红花 6g，黄芩 10g。21 剂，服法如前。

随访：痊愈。

按：便结日久、咽干属有郁热伤阴，从热郁阴虚、痰瘀互结辨识。治以玄麦甘桔汤合消瘰丸加味。二诊小结消失，续调喉痹咽痛。

医案21

尹某，女，25 岁。2019 年 7 月 9 日初诊。

声音嘶哑时轻时重 2 年，咽喉不适。咽部轻度充血，鼻腔通畅，舌偏淡，苔薄，脉沉细缓。纤维喉镜见双侧声带前中 1/3 结节突起如粟、色淡红光滑，声带慢性充血稍肥厚、闭合欠佳。

诊断：声带小结，慢性喉炎。

处方及煎服法：党参 10g，白术 10g，法半夏 10g，茯苓 10g，陈皮 6g，桔梗 10g，甘草 6g，玄参 10g，浙贝母 10g，牡蛎 20g，枳壳 10g，木蝴蝶 10g。21 剂，每日 1 剂，分 2 次开水冲服（颗粒剂）。含服铁笛丸 2 周（1 日 2 次），口服珍黄片 2 周（1 日 3 次）。

2019 年 8 月 3 日二诊：声音基本康复，咽稍不适。纤维喉镜声带稍慢性充血肥厚、闭合可。

处方及煎服法：党参 10g，白术 10g，法半夏 10g，茯苓 10g，陈皮 6g，桔梗 10g，甘草 6g，玄参 10g，浙贝母 10g，枳壳 10g，丹参 10g，红花 5g，郁金 10g。21 剂，服法如前。含服铁笛丸 2 周（1 日 2 次），口服珍黄片 2 周（1 日 3 次）。

按：本案从气虚痰凝辨识，治以六君消瘰汤加味。

医案22

黄某，女，60 岁。2019 年 10 月 19 日初诊。

声音嘶哑半年，时轻时重，咽喉干燥、有异物感，便调。咽部慢性充血，舌偏红，脉略数。喉镜见左侧声带前中 1/3 小息肉如芝麻大色白，声带慢性充血肥厚、闭合不全。

诊断：声带息肉，慢性喉炎。

处方及煎服法：南沙参 10g，麦冬 10g，玄参 10g，浙贝母 10g，牡蛎 20g，三棱 10g，莪术 10g，法半夏 10g，茯苓 10g，陈皮 6g，枳壳 10g，桔梗 10g，甘草 6g，黄芩 10g。42 剂，每日 1 剂，分 2 次开水冲服（颗粒剂）。含服铁笛丸 2 周（1 日 2 次），口服小金丸 1 周（1 日 2 次）、珍黄片 2 周（1 日 3 次）。

随访：痊愈。

按：久病息肉小结属痰，声带肥厚多瘀，舌红脉数者阴虚。从阴虚痰瘀互结辨识。治以养阴清热，化痰散结。

第十一节　咽喉囊肿

位于咽喉部的囊肿，以发生于会厌部位多见，也可见于咽喉其他部位，如舌根、扁桃体、喉室、声带等部位。咽喉囊肿多因慢性炎症导致黏液腺管阻塞，排出受阻而成，主要症状是咽喉有异物感，发生于声带者可引起声音嘶哑。喉部检查以潴留囊肿多见，呈半球形隆起，或大或小，小者居多，可如绿豆、黄豆、蚕豆大，表面光滑，内含乳白色或黄褐色糊状物，继发感染后可为脓液，故外观呈乳白、黄褐或淡红色；亦有表皮样囊肿，往往较小如绿豆或黄豆大，内含豆渣样细胞碎屑，多呈黄色。

咽喉囊肿，属中医痰包范畴，多属痰热蕴结咽喉所致。

一、辨证论治

邪毒反复侵袭或饮食不节，肺脾蕴热，痰浊内生，痰热互结，凝结咽喉致病。症状可见咽喉有异物感或伴咽喉微干燥不适，大便或结，检查见会厌或咽喉其他部位囊肿样病变，舌淡红或略偏红，脉缓有力或略数。

治宜清热化痰，散结利咽。常用二陈消瘰汤加减。常用药物及剂量：法半夏10g，茯苓10g，陈皮6g，甘草6g，桔梗10g，玄参10g，浙贝母10g，煅牡蛎20g，射干10g，土牛膝10g，郁金10g，枳壳10g。

二、其他治疗

含服：熊胆含片、咽立爽口含滴丸、六神丸、点舌丸（丹）、五福化毒丸、西黄丸等，每日3～5次，有辅助治疗的作用。

三、临证心语

咽喉囊肿的基本病机为痰浊凝结咽喉，病程较长者或为痰瘀互结，宜酌用山慈菇、三棱、莪术、桃仁、红花以活血化瘀，除痰散结。痰浊之生，以肺脾郁热居多，若见舌偏红，舌体略胖者，主方酌加黄芩、桑白皮以清肺；伴咽喉疼痛感，囊肿色黄或偏红者，酌加金银花、野菊花之类清热解毒；若气虚生痰，伴倦怠乏力，舌淡红，舌体胖而脉弱，酌加党参、白术以益气健脾；郁热日久伤阴，若兼咽喉干燥感明显，舌偏红、少津，脉细数，酌加麦冬、玉竹、赤芍、牡丹皮之类养阴清热。

四、医案

医案1

彭某，女，24岁。湖南省衡阳市人。2016年8月6日初诊。

咽喉异物感显著数月，咽喉微干，清嗓痰少，食欲一般，大便干结、2日1行。外院纤维喉镜见舌根扁桃体囊肿。扁桃体已经切除，咽部慢性充血，间接喉镜下舌根扁桃体部位有半圆形隆起肿物如黄豆大小2个。舌淡红，苔薄，脉细略数。

诊断：舌根囊肿，慢性咽炎。

处方及煎服法：桔梗10g，甘草6g，玄参10g，浙贝母10g，牛膝10g，僵蚕10g，郁金10g，法半夏10g，茯苓10g，陈皮6g，黄芩10g，炒麦芽10g，决明子10g。21剂，每日1剂，分2次开水冲服（颗粒剂）。局部用口洁喷雾剂2周（1日3次），含服熊胆含片1周（1日6次）。

2016年8月27日二诊：咽部异物感减轻，咽部稍慢性充血。舌淡红，苔薄，脉细缓。

处方及煎服法：桔梗10g，甘草6g，玄参10g，浙贝母10g，牛膝10g，党参10g，瓦楞子15g，郁金10g，法半夏10g，白术10g，茯苓10g，陈皮6g，黄芩10g，炒麦芽10g，决明子10g。21剂，服法如前。局部用口洁喷雾剂2周（1日3次），含服熊胆含片1周（1日6次）。

随访：2016年9月19日纤维喉镜复查囊肿消除。

按：本案首诊脉略数，从痰热互结辨识。治以二陈汤加桔梗、玄参、浙贝母、僵蚕化痰散结，佐牛膝、郁金活血，黄芩清热，决明子通便，麦芽开胃。二诊脉细缓，郁热渐退，原方加党参、白术，瓦楞子代僵蚕。

医案2

邹某，女，52岁。湖南省岳阳市人。2016年9月27日初诊。

咽喉有异物不适感2个月，稍咽干清嗓，寐差。纤维喉镜见会厌舌面左侧囊肿如黄豆大、色淡红，咽喉黏膜慢性充血。舌偏淡，苔薄，脉细略数。

诊断：会厌囊肿，慢性咽炎。

处方及煎服法：桔梗 10g，玄参 10g，浙贝母 10g，法半夏 10g，茯苓 10g，甘草 6g，白术 10g，牡蛎 20g，射干 10g，枳壳 10g，首乌藤 20g，黄芩 10g。21 剂，每日 1 剂，分 2 次开水冲服（颗粒剂）。局部用口洁喷雾剂 2 周（1 日 3 次），含服熊胆含片 1 周（1 日 6 次）。

2016 年 11 月 29 日二诊：咽异物感减轻，近来早晚鼻塞，流黏浊涕不多，有鼻渊病史。间接喉镜下会厌舌面囊肿仍存。鼻腔通畅尚干净。舌淡红，苔薄，脉略数，

处方及煎服法：桔梗 10g，玄参 10g，浙贝母 10g，法半夏 10g，茯苓 10g，白术 10g，射干 10g，枳壳 10g，首乌藤 20g，黄芩 10g，瓦楞子 20g，白芥子 10g，白芷 6g，薄荷 6g，皂角刺 10g，野菊花 10g。21 剂，服法如前。局部用口洁喷雾剂 2 周（1 日 3 次）、曲安奈德鼻喷雾剂 1 周（1 日 1 次）。

随访：2017 年 1 月 17 日续治鼻窦炎，纤维喉镜检查见会厌囊肿消失。

按：本案从痰热辨识。治以二陈消瘰汤（枳壳代陈皮），加桔梗、射干、黄芩以助清热化痰，佐首乌藤安神，白术、枳壳助决明子通便。二诊好转，伴鼻窦炎复发，再拟原方加减，佐解毒祛邪通鼻，诸病同治。

医案3

焦某，男，55 岁。湖南省浏阳市人。2016 年 12 月 5 日初诊。

咽喉疼痛、吞咽时明显 1 个月，进食受限，当地医院喉镜检查为会厌溃疡，消炎治疗 1 个月未效。咽部轻微充血，纤维喉镜检查见会厌舌面如黄豆大小溃疡 1 个、表面黄白、周围稍充血。舌淡红，苔薄，脉细数。

诊断：会厌溃疡。

处方及煎服法：桔梗 10g，甘草 6g，牛膝 10g，玄参 10g，浙贝母 10g，薄荷 6g，山慈菇 10g，土茯苓 15g，南沙参 10g，紫花地丁 10g，野菊花 10g，蒲公英 10g，鱼腥草 10g，天葵子 10g，赤芍 10g，生地黄 10g。14 剂，每日 1 剂，分 2 次开水冲服（颗粒剂）。含服熊胆含片 1 周（1 日 6 次）。

2016 年 12 月 20 日二诊：咽喉疼痛轻微，晨起口苦，大便调。舌略偏红，苔薄，脉沉细缓。

处方及煎服法：桔梗 10g，甘草 6g，牛膝 10g，栀子 10g，薄荷 6g，山慈菇 10g，土茯苓 15g，黄芩 10g，白及 10g，茯苓 10g，射干 10g，鱼腥草 10g，竹叶 10g，赤芍 10g，生地黄 10g。14 剂。服法如前。

随访：药后当地医院纤维喉镜检查溃疡痊愈。

按：本案属喉部溃疡，从热郁邪滞辨识，治以清热解毒、利咽止痛。方中五味

消毒饮（鱼腥草代金银花）加山慈菇、土茯苓清热解毒，生地黄、赤芍、牛膝凉血止痛，甘草、桔梗、玄参、浙贝母、薄荷、南沙参养阴利咽化痰。二诊好转，原方加减，佐白及敛疮。

医案4

代某，女，47岁。2019年4月16日初诊。

咽痛稍干、咽异物感明显3个月，大便调。纤维喉镜检查见舌根淋巴滤泡增生，舌根左右两侧有黄豆大肿物隆起、光滑色淡红。咽部轻度充血，鼻通畅。舌淡红，苔薄，脉缓。

诊断：慢性咽炎，舌根囊肿。

处方及煎服法：法半夏10g，茯苓10g，陈皮6g，桔梗10g，甘草6g，玄参10g，射干10g，山慈菇10g，半枝莲10g，黄芩10g，枳壳10g，板蓝根10g。21剂，每日1剂，分2次开水冲服（颗粒剂）。局部用口洁喷雾剂2周（1日3次），含服五福化毒丸1周（1日3次）。

2019年6月13日二诊：咽痛消失、稍干燥，咽有异物感。近来皮肤反复作痒起红疹，尤以面部耳周手臂等暴露部位明显，大便调。纤维喉镜见舌根淋巴滤泡增生，舌根两侧无肿物隆起。咽部轻度充血，鼻甲稍大。舌淡红，苔薄，脉缓。

处方及煎服法：法半夏10g，茯苓10g，陈皮6g，桔梗10g，甘草6g，玄参10g，黄芩10g，荆芥10g，地肤子10g，浮萍10g，川芎6g，柴胡6g，桑白皮10g，枳壳10g，川牛膝10g，郁金10g。14剂，每日1剂，分2次开水冲服（颗粒剂）。局部用口洁喷雾剂2周（1日3次），口服珍黄片2周（1日3次）。

按：本案从痰热互结辨识。治以清热化痰散结。首诊以二陈汤加桔梗、玄参、射干、黄芩清热化痰，山慈菇、半枝莲、板蓝根解毒祛邪，枳壳行气。二诊好转，喉痹仍存，伴有风疹，再拟原方加减清热化痰利咽，佐荆芥、地肤子、浮萍、川芎、柴胡、桑白皮祛风清热止痒。

医案5

姚某，女，37岁。湖南省长沙市人。2019年7月15日初诊。

咽喉有异物梗阻感数月，咽干不适，清嗓。纳可，二便调。纤维喉镜检查见会厌舌面囊肿如黄豆大小、表面光滑，色淡黄，咽喉黏膜慢性充血。舌淡红，苔薄，脉缓。

诊断：慢性咽炎，会厌囊肿。

处方及煎服法：玄参10g，桔梗10g，甘草6g，浙贝母10g，射干10g，法半夏9g，茯苓10g，陈皮10g，半枝莲10g，山慈菇6g，牡蛎20g。21剂，每日1剂，分

2 次开水冲服（颗粒剂）。含服五福化毒丸 1 周（1 日 3 次），口服珍黄片 2 周（1 日 3 次）。

2019 年 8 月 5 日二诊：好转，咽部异物感消失、稍有干燥不适。余可。纤维喉镜检查见会厌囊肿消失，咽喉黏膜慢性充血。舌淡红，苔薄，脉缓。

处方及煎服法：玄参 10g，桔梗 10g，甘草 6g，浙贝母 10g，射干 10g，黄芩 10g，薄荷 6g，南沙参 10g，麦冬 10g，茯苓 10g，陈皮 10g，半枝莲 10g，川牛膝 10g。14 剂，服法如前。含服铁笛丸 2 周（1 日 2 次）。

按： 本案从痰热互结辨识。首诊治以二陈消瘰汤加桔梗、射干清热化痰，半枝莲、山慈菇解毒祛邪。二诊好转，喉瘖仍存，续以原方加减，佐南沙参、麦冬养阴利咽。

第十二节 喉返神经麻痹

喉返神经麻痹多为一侧，左侧居多，亦有双侧，主要引起声音嘶哑，双侧喉返神经麻痹时可引起呼吸困难；检查可见一侧或双侧声带瘫痪。致病原因与周围神经病变或中枢神经病变有关。前者包括颅脑、颈部、胸腔的外伤或手术操作损伤喉返神经，如甲状腺手术或胸腔手术；机械性压迫与牵拉，如颈部肿瘤、颈部淋巴结肿大、甲状腺肿瘤、主动脉瘤、食管癌、胸腔纵隔肿瘤、咽旁肿瘤、鼻咽癌向颅底侵犯（以及鼻咽癌放疗对迷走神经的损伤）、左肺尖部位病变、左心室扩大、胸腺压迫等，相应的检查可明确病因诊断；周围神经炎，如某些急性病或急性传染性疾病所致周围神经炎，导致喉返神经麻痹，如病毒性感冒（流感）、带状疱疹、白喉、猩红热、麻疹、伤寒、急性风湿病等，一般在发生喉返神经麻痹前曾有这些疾病的明确病史，某些化学品或重金属亦可发生中毒性神经炎导致声带瘫痪。中枢神经性病变主要是脑动脉血栓形成、脑肿瘤、多发性硬化症、癫痫、帕金森病、脑软化等，可伴有相应的颅脑症状，通过头部 CT、MRI 等检查可进行判断。此外，临床上约有 1/3 的病例难以查清病因，亦可能与病毒感染有关。

喉返神经麻痹，以其声音嘶哑，属于中医喉瘖范畴。临床上，对喉返神经麻痹一般以治疗原发病为主，但由于病毒感染、外伤或手术损伤等原因所致喉返神经麻痹可通过中医药治疗而促进康复。其主要病机，多属风邪入络、气血瘀滞、痰浊阻滞，并与脏腑气虚、阴虚、郁热也具有密切关系。

一、辨证论治

1.风邪入络

外感风邪，营卫不和，风邪留恋，脉络痹阻，致声户开合不利。症状可见感冒中后期或初愈之后，突然嘶哑、失音或饮水呛咳。检查见声带运动障碍。舌淡红，苔薄，脉浮缓。

治宜搜风通络，宣肺开音。常用六味汤合牵正散加减。常用药物及剂量：荆芥10g，僵蚕10g，防风10g，桔梗10g，甘草6g，薄荷6g，制白附子10g，全蝎6g，石菖蒲10g。

2.气滞血瘀

颈部手术、外伤致气滞血瘀、脉络痹阻为病。症状可见声音嘶哑，或有喉部异物感，或饮水呛咳。检查见声带运动障碍。舌淡红或有瘀点，脉弦缓或涩。

治宜益气活血，祛瘀通络。常用桃红四物汤、会厌逐瘀汤、补阳还五汤加减。常用药物及剂量：黄芪20g，当归10g，赤芍10g，地龙10g，川芎6g，桃仁10g，红花10g，乌梢蛇10g，水蛭6g（研粉兑服），郁金10g。

3.痰浊阻滞

中老年人脏腑失调，痰浊内生，气机不畅，经脉痹阻为病。症状可见声音嘶哑，咽喉有痰或饮水呛咳。检查见声带运动障碍。舌胖，苔腻，脉滑。

治宜行气化痰，通经活络。常用二陈汤合牵正散加减。常用药物及剂量：法半夏10g，陈皮6g，茯苓10g，甘草6g，全蝎6g，僵蚕10g，制白附子10g，柴胡6g，枳壳10g。

加减：若伴倦怠乏力，舌淡，脉细滑，多属痰湿，可用六君子汤加味；若有口渴，咽喉干燥，苔黄，脉滑数，多属痰热内蕴，宜用温胆汤加味。

二、临证心语

本病属难治性疾病，如果辨证正确而效果不显，宜适当守方坚持。

运动神经麻痹所致声带瘫痪者，中医病机乃经脉痹阻，与风邪侵袭、气滞血瘀、痰浊阻滞有关。因此，用药方面，当须在主方的基础上，注意加用通经活络或搜风通络类药物。通经活络常用药物如：川芎、独活、秦艽、威灵仙、络石藤、海风藤、豨莶草、鸡血藤之类；搜风通络常用药物如：僵蚕、全蝎、蜈蚣、乌梢蛇、地龙、金钱白花蛇等类。

风邪入络所致喉返神经麻痹是本病的一个主要病机，病前有感冒病史，病因不明者在临床上也常考虑与风邪入络有关。风邪入络与西医病毒感染学说密切相关，因此，对风邪入络证的用药尤其是早期用药，宜酌选具有抗病毒效应的清热解毒祛邪中药，常用者如贯众、白花蛇舌草、板蓝根、大青叶、半枝莲之类。

三、医案

医案1

徐某，女，58岁。湖南省长沙市人。2005年9月27日初诊。

2005年7月13日行甲状腺手术，术后声音嘶哑，手术医生否认切断喉返神经，认为术后可以自行恢复正常，但2个月来无明显好转迹象。全身无明显其他不适症状，外院电子喉镜检查见左声带正中位，外展、内收不能。舌质淡，舌体胖，脉沉弦细缓。

处方及煎服法：黄芪20g，当归尾10g，白术10g，地龙6g，桃仁10g，红花6g，赤芍15g，炙甘草6g，川芎10g，丹参20g，鸡血藤30g，威灵仙12g，三七粉10g（冲服）。每日1剂，水煎服，分2次服。

连续三诊服上方28剂后声音始有好转，11月1日四诊时再处原方14剂，声音基本正常，11月15日停药。

随访：2012年4月8日电话随访，谓药后康复。

按： 甲状腺术后所致喉返神经麻痹一般可在3~6个月内自行康复，前提是手术未伤喉返神经。如果超过2个月而无康复迹象，则多属难以康复的状况，宜早日药治，促进康复，否则即使没有切断神经，也可能难以完全康复。术后声带麻痹的患者多在3~6个月后发音功能有所好转，如果不是由于神经功能康复，此种声音好转的情况主要是对侧声带的代偿，而不是声带运动的恢复。在促进神经功能康复的过程中，中医药的应用具有较大优势。手术后的喉返神经麻痹，中医病机多属气虚血瘀，以手术则气血耗损；而手术过程中对喉返神经的牵拉等伤损或手术创面康复过程中的异常（肿胀、粘连、瘢痕等）则有可能使喉返神经受到压迫，从而导致神经麻痹而声带瘫痪，理当治以益气活血，常用补阳还五汤加减。

医案2

殷某，男，73岁。湖南省长沙市人。2010年3月9日初诊。

声音嘶哑40天，饮水呛咳。病前3日有咽喉微痒不适，经治疗3天咽痒消失。2月4日于院外检查见左侧声带固定旁正中位，声门不能闭合。现声音嘶哑明显，较起病时略有轻微改善，讲话费力，语音较大。神清，稍有左侧牙齿胀痛与左耳内钻痛感，饮水呛咳。近来1周双侧耳鸣，外耳道正常，电测听与声阻抗检查结果无异常，饮食、睡眠、二便正常。舌偏红，苔如积粉、微黄偏干不厚，两脉浮取稍大、右侧洪缓略滑。

证属痰热内蕴，脉络痹阻。

治以清热化痰，搜风通络。

处方及煎服法：玄参15g，制白附子3g，全蝎3g，僵蚕10g，威灵仙20g，郁金10g，赤芍15g，牡丹皮10g，当归10g，川芎10g，柴胡10g，白芷12g，甘草6g。7剂，每日1剂，分2次开水冲服（颗粒剂）。

2010年3月30日三诊：上方一、二诊共服药21剂，声音如前，偶有耳鸣，鸣声似有增大，上午明显，下午腿乏力，大便臭，肛周潮湿。舌淡红，苔薄，脉同前。

痰热仍存，似有下注之势。

治以清热燥湿，祛风疏络。

处方及煎服法：柴胡10g，甘草6g，赤芍10g，威灵仙10g，玄参15g，当归10g，川芎10g，全蝎3g，制白附子3g，枳壳10g，苍术10g，黄柏6g，黄芪10g，牛膝10g。14剂，服法如前。

2010年4月27日五诊：上方三、四诊共服药28剂，声音明显好转，大声讲话有些嘶哑，右耳偶有作鸣，腿力增强，肛周潮湿好转。舌正常，苔薄，脉弦缓，重按略滑。

治以健脾化痰，搜风通络。

处方及煎服法：威灵仙20g，玄参15g，全蝎6g，制白附子3g，僵蚕10g，枳壳10g，蒺藜20g，穿山甲5g，法半夏10g，茯苓10g，白术10g，党参10g，甘草6g。21剂，服法如前。

2010年6月22日八诊：上方五、六、七诊共服药42剂，声音继续好转，大声讲话仍嘶哑，饮水呛咳消失。舌正常，苔薄微腻，脉右较左软、重按均略滑。纤维镜检查见自然呼吸时左侧声带固定于旁正中位、呈松弛状，右声带正常。发声时左声带可向中线运动，但力度不足，右声带稍越过中线与左声带接触，闭合稍差。

继续上方治疗28剂后声音清亮，完全康复。治疗时程约5个月，共服药百余剂。

随访：2012年3月6日纤维镜复查显示声带活动正常，声音洪亮有力，精神健旺。

按：本例病因不明，多属病毒感染所致。全身证候不著，以舌脉之象结合声带麻痹，辨为痰热内蕴、脉络痹阻，治以清热化痰、搜风通络。首诊方中玄参、赤芍、牡丹皮、僵蚕、甘草、白附子清热化痰；全蝎、威灵仙、郁金、当归、川芎、柴胡行气活血通络，治经脉之痹阻，以应声带麻痹、耳痛、耳鸣；白芷祛风以止阳明齿痛。三诊时痰热似有下注之势，加三妙散（苍术、黄柏、牛膝）以助清热燥湿。五至八诊病机转变，从脾虚痰湿、脉络痹阻论治，以六君子汤健脾化痰，枳壳代陈皮以强行气之力；以牵正散（全蝎、白附子、僵蚕）合威灵仙、穿山甲祛风化痰通络；以蒺藜祛风止鸣，佐玄参养阴清热防温燥伤阴之弊。

医案3

钟某，女，30岁。湖南省长沙市人。2010年5月18日初诊。

声音嘶哑2周。病前1个月出现口腔疱疹、咽喉痛，半月前突然声音嘶哑，讲话费力，咽喉微干、有异物感，有痰，纳可，二便调。咽部慢性充血、毛细血管扩张。3天前外院纤维喉镜见左侧声带麻痹。舌正常，苔薄，脉弦细缓。

证属气阴不足，痰瘀阻络。

治以益气养阴，活血通络。

处方及煎服法：玄参10g，浙贝母10g，全蝎3g，金钱白花蛇10g，丹参10g，三七粉5g（冲服），郁金10g，柴胡10g，黄芪10g，当归10g，地龙10g，威灵仙10g，白芥子10g，枳壳10g。水煎服，每日1剂，分2次服。口服消栓通络胶囊2周（1日3次）。

连续两诊，共服药21天。

随访：2011年8月14日电话随访，谓当时治愈后，至今声音正常。

按：本案多属病毒感染所致，自愈可能性较大，治疗及时，疗程尚短。以咽喉干燥、有异物感、有痰属阴虚夹痰，脉细缓者属气血不足，声带麻痹者属脉络痹阻不畅。本案从气阴不足、痰瘀阻络辨识，证候并非典型。方中玄参、浙贝母、白芥子养阴祛痰，当归、黄芪补益气血，柴胡、枳壳、郁金、全蝎、丹参、三七粉、地龙、威灵仙、金钱白花蛇行气活血化瘀。

医案4

谢某，女，26岁。江苏省人。2011年1月4日初诊。

声音嘶哑8个月，因2010年5月行甲状腺手术后所致。术中全麻，术后即声音嘶哑至今。2010年12月29日上海某医院纤维镜检查为声带麻痹，左侧声带正中位固定，右侧旁正中位固定。目前声音嘶哑明显但较前好转。扁桃体Ⅱ度肿大慢性充血。舌淡红，舌有红点，苔薄，脉沉细缓。

处方及煎服法：黄芪10g，当归10g，白术10g，炙甘草3g，桔梗10g，川芎10g，桃仁10g，红花6g，地龙10g，全蝎3g，威灵仙10g，枳壳10g，浙贝母10g，僵蚕10g，姜黄10g。20剂，每日1剂，分2次开水冲服（颗粒剂）。口服消栓通络胶囊2周（1日3次）。

随访：2012年4月8日电话咨询，谓服完药后即愈，未再服药。

按：本案从益气活血通络论治，由于兼扁桃体肿大，方中桔梗、浙贝母、僵蚕、姜黄化痰散结利咽，取一石二鸟之图。

医案5

张某，女，40岁。内蒙古区巴彦淖尔市人，教师。2011年2月10日初诊。

因甲状腺术后声带麻痹4个月，手术医生否认损伤喉返神经，嘱术后调养，望自行恢复正常。目前声音嘶哑严重，讲话费力断续，较术后无改善，稍有疲劳感，纳可，二便调，寐如常，常月经量少。纤维镜检查见右侧声带麻痹，发音时声门空隙大。舌偏淡，苔薄，脉弦细缓。

证属气虚血瘀，脉络痹阻。

治以益气活血，祛风通络。

处方及煎服法：黄芪10g，当归5g，茯苓10g，白术10g，炙甘草3g，丹参10g，川芎6g，枳壳9g，地龙10g，郁金10g，三七粉5g（冲服），苏木10g，全蝎3g，丝瓜络5g，石菖蒲10g，桔梗10g。30剂，每日1剂，分2次开水冲服（颗粒剂）。

2011年3月5日二诊：药后声嘶无改善，连续讲话有延长。喉部微干、有异物感。月经期间未停药，仍然月经量少。舌质偏淡，苔薄。

黄芪20g，当归10g，茯苓10g，白术10g，炙甘草3g，丹参10g，川芎12g，三七粉5g（冲服），郁金10g，全蝎3g，地龙10g，丝瓜络10g，僵蚕10g，桔梗10g，枳壳9g，石菖蒲10g，玄参10g。10剂，服法如前。

2011年3月20日三诊：声音好转，亮度增强，气量不强，近来睡眠不佳。平素尿急难憋。舌象如前。

处方及煎服法：上方去川芎、石菖蒲，加菟丝子、酸枣仁各10g。10剂，服法如前。

2011年4月9日五诊：上方两诊服20剂。声音继续好转，音量明显提高，讲话时间延长，大声讲话仍嘶哑，月经量仍少。咽喉干燥消失，睡眠正常，小便憋不住情况消失。胸前易长痘有一段时间。舌淡红，苔薄。

三诊方去桔梗、酸枣仁，加败酱草10g。10剂，服法如前。

2011年4月19日六诊：轻声讲话正常，高声讲话音质差，胸前痘痘正在消退，近日咽喉异物梗阻感明显，咽喉窒塞不适重、稍干燥。余可。舌略偏红，苔薄。

处方及煎服法：丹参10g，三七粉5g（冲服），全蝎3g，地龙10g，郁金10g，丝瓜络10g，僵蚕10g，柴胡6g，白芍10g，厚朴10g，玄参10g，浙贝母10g，诃子10g，玉竹10g，甘草3g。

2011年5月8日七诊（网络）：上方服15剂。已能正常交流，高声讲话仍略差。考虑到服药已经3个月，声音恢复了七成以上，希望不再服药，待自行康复可否，回复谓可以停止服药。

随访：2012年4月8日电话随访，谓声音已经完全康复，并于2011年9月恢复正常讲课。

按：本例患者因甲状腺术后声带麻痹，从气虚血瘀论治，治以益气活血、搜风通络。对月经量少与小便憋不住的情况未行特殊照顾，其中小便情况改善，可能得益于益气之功。

医案6

牛某，男，26岁。安徽省亳州市人。2011年5月31日初诊。

不明原因声音嘶哑2年，外院多次喉镜检查为左侧声带麻痹。声嘶明显，咽喉稍有异物不适感，常腹胀，食欲一般，余可。咽部慢性充血、淋巴滤泡增生。舌淡红，苔薄，脉缓。

处方及煎服法：党参10g，白术10g，茯苓10g，陈皮6g，枳壳9g，甘草6g，丹参10g，郁金10g，桔梗10g，僵蚕10g，木香6g，浙贝母10g，砂仁6g，土鳖虫5g，三七粉10g（冲服），全蝎3g，白芥子10g。20剂，每日1剂，分2次开水冲服（颗粒剂）。

2011年6月28日二诊：声音基本正常，高声讲话稍嘶哑，咽痒咳嗽不多，吞咽时有少许不适，平素熬夜多，最近口腔溃疡反复。舌淡红，苔薄，脉缓。

处方及煎服法：黄芪20g，党参15g，白术15g，茯苓15g，陈皮6g，甘草6g，丹参20g，郁金10g，枳壳10g，桔梗10g，僵蚕10g，木香6g，浙贝母15g，砂仁5g，土鳖虫10g，三七粉5g（冲服），全蝎5g，石菖蒲10g。20剂，服法如前。

2011年7月19日三诊：高声讲话声嘶不显，仍咽喉有痰或异物梗阻感。咽部慢性充血、淋巴滤泡增生。舌淡红，苔薄，脉缓。纤维喉镜检查见双侧声带可开合运动，但左声带活动度不如右声带。

处方及煎服法：党参10g，白术10g，茯苓10g，法半夏10g，陈皮6g，甘草6g，丹参20g，枳壳9g，桔梗10g，延胡索10g，僵蚕5g，鸡内金10g，浙贝母10g，砂仁6g，土鳖虫5g，三七粉6g（冲服），全蝎3g。30剂，服法如前。

随访：痊愈。

按：本案患者声带麻痹伴喉痹，腹胀与咽异物感当属脾虚气滞，病机从气虚痰瘀阻络辨识。全程治以益气健脾除痰、活血化瘀通络为主，兼顾喉痹之治。

医案7

李某，男，33岁。上海市人。2011年7月12日诊。

感冒引起声带麻痹4个月，当地医院诊断为喉返神经麻痹，特来求治。刻下声音嘶哑明显与病初比无改善，咽喉不适有梗阻感，有少许黏痰，睡眠浅。舌偏淡，苔稍厚，脉弦缓。

证属气虚不足，痰瘀阻络。

治以健脾化痰，活血通络。

处方及煎服法：黄芪10g，当归10g，甘草6g，法半夏10g，茯苓10g，陈皮6g，枳壳10g，桔梗10g，郁金10g，玄参10g，远志10g，僵蚕10g，土鳖虫5g，威灵仙10g，丹参20g，三七粉5g（冲服），全蝎3g，60剂，每日1剂，分2次开水冲服（颗粒剂）。口服大活络丸（1日1次）至病愈。

2011年9月10日二诊：声音好转，咽喉通畅，睡眠如前，偶有咽喉痰黏感。舌正常，苔薄黄微干，脉沉缓有力。昨日当地纤维喉镜检查见左声带固定于旁正中位，发声时右声带超过中线位，声带闭合不全。

处方及煎服法：黄芪20g，当归10g，全蝎5g，桔梗10g，僵蚕10g，甘草6g，郁金10g，丹参20g，三七粉5g（冲服），川芎10g，柴胡10g，石斛15g，白术15g，丝瓜络10g，浙贝母10g，玄参10g，枳壳10g，酸枣仁20g。60剂，服法如前。

2011年11月12日三诊：讲话声音正常，音量不高，左咽部似有痰。睡眠改善，纳可，二便调。纤维喉镜检查见左侧声带运动活动度稍差。舌淡红，苔薄，脉弦缓。

处方及煎服法：人参10g，全蝎5g，桔梗10g，僵蚕10g，甘草6g，郁金10g，丹参20g，三七粉5g（冲服），川芎10g，黄芪10g，柴胡6g，白术10g，蕲蛇1.5g，乳香6g，没药6g，酸枣仁10g，玄参10g，60剂。服法如前。

随访：2012年4月14日电话随访，已愈。

按： 本案患者舌淡为气虚，咽喉有异物梗阻感并少许黏痰、苔稍厚为痰，声带麻痹多属瘀阻脉络，故辨以气虚不足、痰瘀阻络。首诊方以二陈汤加当归、黄芪、白术、僵蚕益气健脾化痰，土鳖虫、丹参、三七粉、郁金、全蝎、威灵仙活血化瘀通络，枳壳行气，远志安神，桔梗引药上行。二诊有痰浊留恋、蕴热内生，去二陈汤之燥，加石斛、浙贝母、玄参养阴化痰清热。三诊嘶哑显著改善，原方加蕲蛇、乳香、没药行气活血通络。

医案8

吴某，女，39岁。湖南省长沙市人，爱好唱歌。2011年11月22日初诊。

2011年7月11日甲状腺术后声嘶，手术医生否认损伤喉返神经，嘱术后注意调理有望自行恢复。有鼻衄病史。目前声音嘶哑，讲话费力，不能唱歌，咽喉干燥不适，阵发性喷嚏与清涕晨起为多，左侧颈部不适，咳嗽则小便自出，手足不温，余可。咽喉微充血，颈部无触压痛。舌略偏淡，苔薄，脉沉细缓。

证属阳气不足，清阳不升，卫表不固，瘀阻脉络。

治以温阳益气，活血通络。

处方及煎服法：黄芪15g，当归10g，淫羊藿10g，巴戟天10g，菟丝子15g，白术10g，茯苓15g，丹参20g，红花5g，全蝎5g，川芎10g，三七粉10g（冲服），威灵仙15g，桔梗10g，甘草6g，僵蚕10g。10剂，水煎服，分2次服。

2011年12月2日二诊：声音好转，鼻症不显，咽喉干燥消失，左侧颈部仍不适，咳嗽则小便自出无改善。

处方及煎服法：黄芪20g，人参10g，白术15g，甘草6g，乌药10g，益智仁10g，山药20g，乌梢蛇10g，全蝎5g，威灵仙10g，当归10g，川芎10g，丹参20g，三七粉10g（冲服），红花6g，知母15g，玄参15g。7剂，服法如前。

2011年12月9日三诊：诸症好转，声音改善显著，大声讲话嘶哑，晨起咽喉有痰，手足不凉，咳嗽不再小便自出。鼻衄之症显著改善。舌偏淡，苔微黄，脉沉细缓。

肾阳渐充，仍属气虚血瘀。

治以益气活血，疏风通络，佐降阴火。

处方及煎服法：黄芪20g，人参10g，白术15g，甘草6g，全蝎5g，僵蚕10g，乌梢蛇10g，威灵仙20g，红花6g，当归10g，川芎10g，丹参20g，三七粉10g（冲服），郁金10g，姜黄10g，知母15g，玄参15g。7剂，服法如前。

2011年12月30日六诊：上方三、四、五诊共服21剂。可连续大声讲话，咽喉清爽，可高音歌唱、久则气力不济。鼻衄症状基本消失。舌正常，苔薄，脉沉缓弱。

再以益气补肾通络善后。

处方及煎服法：黄芪20g，白术15g，当归15g，甘草6g，人参15g，阿胶15g（烊服），菟丝子15g，补骨脂10g，牛膝10g，全蝎5g，乌梢蛇10g，威灵仙20g，丹参20g，三七粉10g（冲服），红花6g，僵蚕10g，桔梗10g，知母10g，石斛10g。7剂，服法如前。

按： 本案患者从气虚血瘀辨识，宿疾鼻衄呈阳虚，治以当归、黄芪、白术、茯苓、甘草、丹参、红花、川芎、三七粉之类益气活血，全蝎、僵蚕、威灵仙之类搜风通络；淫羊藿、巴戟天、菟丝子温补肾阳，桔梗引药上行。二、三诊加玄参、知母之类以养阴清热，防其他药物益气伤阴。六诊高歌久则气力不济，辅以菟丝子、补骨脂、牛膝补肾强身，既为调鼻鼽而设，亦合张景岳"肾为声音之根"之论。

医案9

刘某，女，48岁。北京市人。2012年5月3日初诊。

2012年3月23日在北京行左侧颈动脉瘤手术，术后即声音嘶哑已1个月余。4月初外院纤维喉镜检查见左侧声带固定于旁正中位、闭合不全。目前声音较术后好转，上午较好下午较差。疲劳感明显，常年喷嚏清涕发作晨多不严重。纤维镜检查见左侧声带固定，右侧声带超过中线，声带闭合较好。舌淡，苔薄，脉沉细缓。

处方及煎服法：全蝎3g，郁金10g，柴胡6g，黄芪20g，当归10g，白术10g，川芎6g，人参10g，茯苓10g，甘草6g，巴戟天10g，黄精10g，麦冬10g，五味子6g，枳壳10g，菟丝子10g。60剂，每日1剂，分2次开水冲服（颗粒剂）。口服大活络丸（1日1次）至愈。

2012年6月28日二诊：声音正常，颈部不适如有物顶，左颈部皮肤麻木，左耳部、耳内疼痛，阵发喷嚏基本消失或极少，睡眠可，疲劳不显。近来气候偏热，四肢皮肤起红疹作痒、上肢为多，局部皮肤有黄豆大小红疹（往年也如此）。纤维镜检查见双侧声带活动基本正常，声带闭合好。舌淡红，苔薄稍如积粉，脉弦细缓。

处方及煎服法：

①全蝎3g，郁金10g，柴胡6g，黄芪20g，当归10g，白术10g，川芎6g，人参10g，茯苓10g，甘草6g，枳壳10g，桃仁10g，红花10g，法半夏10g，山慈菇10g，煅牡蛎20g，浙贝母10g。60剂，服法如前。

②蒺藜10g，荆芥10g，蝉蜕5g。20剂，加入前方中同服。

按：本例患者术后声带麻痹伴鼻鼽，舌淡而脉沉细缓者阳气不足，声音下午差者阴虚不足。首诊治以温阳益气，以四君子汤加巴戟天、菟丝子、黄精、黄芪益气温阳，当归、川芎、郁金、柴胡、枳壳行气活血，全蝎祛风通络，麦冬、五味子助人参益气养阴。二诊颈部不适压迫感与局部皮肤麻木感，四肢皮肤红疹作痒，舌苔如积粉，从除痰化瘀、疏风止痒用药。

医案10

田某，女，36岁。江苏省宿迁市人。2012年10月11日初诊。

2012年4月28日纵隔术后气管插管，术后至今声音嘶哑。现嘶哑稍好转，仍声嘶重，咽喉稍干燥，吞咽时咽喉有异物感，讲话气短费力，余可。咽部淡红，无明显异常。纤维镜检查见左侧声带麻痹，右侧于发声时超过中线，声门闭合不佳。舌淡红，舌体胖，脉弦细略数。

处方及煎服法：黄芪 20g，当归 10g，川芎 6g，赤芍 10g，桃仁 10g，红花 10g，枳壳 10g，柴胡 6g，全蝎 6g，僵蚕 10g，桔梗 10g，甘草 6g，玄参 10g，丹参 20g，三七粉 10g（冲服），威灵仙 10g，麦冬 10g。30 剂，每日 1 剂，分 2 次开水冲服（颗粒剂）。口服大活络胶囊（1 日 1 次）至愈，口服甲钴胺片 4 周（1 日 3 次）。

2012 年 11 月 30 日二诊：咽喉干燥好转，声音嘶哑微改善不显著，咽喉有肿痛感，语多咽喉痛，服药时食欲略差。舌淡红，舌有齿痕，苔薄，脉细滑。

处方及煎服法：人参 10g，白术 10g，茯苓 10g，法半夏 10g，陈皮 6g，甘草 6g，木香 6g，郁金 10g，桃仁 10g，红花 10g，僵蚕 10g，玄参 10g，川牛膝 10g，桔梗 10g，砂仁 6g，浙贝母 10g，威灵仙 10g。45 剂，服法如前。

2013 年 3 月 11 日三诊：声量增大，咽喉干燥异物感消失，大声讲话声嘶，高音上不去，连续说话则头晕，易疲劳、或提不起气、或胸闷，余可。舌淡红，苔薄，脉细缓。

处方及煎服法：黄芪 20g，当归 10g，人参 10g，川芎 10g，白术 10g，玄参 10g，麦冬 10g，桔梗 10g，炙甘草 6g，枳壳 10g，陈皮 6g，柴胡 6g，威灵仙 10g，郁金 10g，桃仁 10g，红花 10g，地龙 10g，砂仁 6g。30 剂，水煎服，服法如前。

随访：痊愈。

按： 本例患者为手术后声带麻痹，从气虚血瘀、经络痹阻认识，以益气活血通络为主，为兼顾咽喉干燥、异物感、咽喉肿痛感等，先后佐入玄参、麦冬、甘草、桔梗利咽，二陈汤与浙贝母、川牛膝化痰利咽。

医案11

黄某，女，56 岁。湖南省长沙市人。2013 年 5 月 10 日初诊。

声音嘶哑 5 年，原因不明，外院多次纤维镜检查为声带麻痹。平素有疲劳感，腿无力，手足凉，稍腹胀，按腹则呃气，思睡梦多，睡眠起床后上肢麻木，咽喉干燥，余可。咽部无充血，舌淡，苔薄，脉沉缓。

证属脾胃不足，气虚血瘀，经络痹阻。

治以益气活血通络，方以补阳还五汤合四君子汤加减。

处方及煎服法：黄芪 20g，当归 10g，党参 10g，白术 10g，茯苓 10g，白豆蔻 6g，甘草 6g，地龙 10g，全蝎 3g，水蛭 3g（研粉兑服），川芎 12g，桃仁 10g，红花 10g，枳壳 10g，威灵仙 10g，牛膝 10g，木瓜 10g，桑枝 10g。14 剂，每日 1 剂，水煎服，分 2 次服。口服大活络丸（1 日 1 次）至病愈。

2013 年 5 月 24 日二诊：咽喉干燥不适，清嗓多，受凉或受热后讲话更难，疲劳，畏寒怕热，手足心发热，腿无力，手足麻木稍好转，纳偏差。舌偏淡，苔薄，脉沉弦细缓。

证属脾肾不足。

治以脾肾双补。

处方及煎服法：黄芪 20g，当归 10g，党参 10g，白术 10g，茯苓 10g，白豆蔻 6g，甘草 6g，地龙 10g，全蝎 3g，水蛭 3g（研粉兑服），川芎 6g，赤芍 10g，桃仁 10g，红花 10g，威灵仙 10g，牛膝 10g，木瓜 10g，柴胡 6g，玄参 10g，补骨脂 10g，菟丝子 10g。14 剂，服法如前。

2013 年 6 月 7 日三诊：效不显，发音困难，咽喉稍干燥，双足无力，右胁时胀痛数月，容易汗多，背部麻木感，小便白天多。舌淡红，苔薄，左脉沉弦缓、右脉弦滑重按无力。

阴液有所不足，适当坚阴。

处方及煎服法：黄芪 15g，当归 10g，党参 15g，白术 10g，茯苓 10g，法半夏 10g，桔梗 10g，甘草 6g，郁金 10g，枳壳 10g，地龙 10g，桃仁 10g，红花 10g，穿山甲 5g，杜仲 10g，补骨脂 15g，五味子 6g，麦冬 10g，黄柏 6g。14 剂，服法如前。

2013 年 6 月 21 日四诊：声嘶轻，稍低沉，咽喉干燥好转，清嗓多。晨起体内发热与出汗，右胁下时胀痛。舌淡红，苔薄，脉弦细缓略滑。尺脉略大。

咽喉干燥，阴有不足；胁下时胀，肝失疏泄；早起发热，清阳不升，阴火上乘。

治以养阴疏肝，升清降火。

处方及煎服法：黄芪 15g，当归 10g，党参 10g，炒白术 15g，茯苓 15g，桔梗 10g，甘草 6g，郁金 10g，青皮 10g，地龙 10g，桃仁 10g，红花 10g，土鳖虫 5g，穿山甲 5g，玄参 10g，五味子 6g，知母 10g，柴胡 10g，白芍 15g。14 剂，服法如前。

2013 年 7 月 5 日五诊：清嗓少，讲话费力显著好转，声音基本正常。出汗消失，胁下胀痛消失。小便黄。舌淡红，苔薄，脉滑、关尺脉稍大。

兼证多去，立法用药回归原位，兼顾咽喉。

治以益气活血通络，化痰利咽。

处方及煎服法：党参 15g，炒白术 15g，法半夏 10g，茯苓 15g，陈皮 6g，桔梗 10g，甘草 6g，郁金 10g，僵蚕 10g，地龙 10g，桃仁 10g，红花 10g，丹参 20g，三七粉 6g（冲服），乌梢蛇 10g，威灵仙 15g，知母 10g，玄参 10g。14 剂，服法如前。

2013 年 7 月 19 日六诊：讲话费力消失，大声讲话无嘶哑，稍咽喉干燥，呃逆，睡眠不佳，小便频、色黄，大便调，有时腰部隐痛，背部发麻。舌略偏红少，脉弦细，左脉关尺稍大。

证属血瘀络阻，肾有所亏，津有不足，郁火微升。

处方及煎服法：葛根 20g，赤芍 15g，知母 10g，人参 10g，桔梗 10g，甘草 6g，玄参 10g，郁金 10g，地龙 10g，桃仁 10g，红花 10g，丹参 20g，三七粉 6g（冲服），威灵仙 15g，穿山甲 5g，木瓜 15g，牛膝 15g，酸枣仁 20g，首乌藤 20g。14 剂，服法如前。

按： 本案从气虚血瘀，经脉痹阻辨识。全程治以益气活血，通经活络为主，兼顾喉痹咽喉不适、腰痛、睡眠不佳等症。既治主病主症，也调兼症。

医案12

王某，男，63 岁。居深圳市河南省人。2015 年 10 月 19 日初诊。

声带麻痹 4 年，原因不明。2011 年因双侧声带麻痹呼吸困难，手术切除杓状软骨突以改善呼吸，术后声带麻痹至今，无明显呼吸困难，动后易喘，常疲劳、头晕，精神差，睡眠鼾重憋气与呼吸暂停，醒后睡眠难入，咽喉干燥。舌淡红，苔薄，脉缓弱。

处方及煎服法：黄芪 10g，当归 10g，党参 10g，白术 10g，茯苓 10g，法半夏 10g，陈皮 6g，桔梗 10g，甘草 6g，桃仁 10g，红花 10g，川芎 6g，地龙 10g，乌梢蛇 10g，威灵仙 10g。30 剂。每日 1 剂，水煎服，分 2 次服。口服消栓通络胶囊 4 周（1 日 3 次）。

2015 年 11 月 14 日二诊：仍声嘶明显，讲话费力，咽喉有痰，咽喉干燥，回吸鼻吐少许痰，疲劳感好转，精力增强，头晕减轻，打鼾与睡眠改善，偶有呼吸暂停。食可、大便偏干。舌淡红，苔薄，脉缓。纤维喉镜见喉黏膜慢性充血，双侧声带肥厚，声带闭合不佳。

处方及煎服法：黄芪 10g，当归 10g，党参 10g，茯苓 10g，玄参 10g，桔梗 10g，川芎 6g，白芷 6g，浙贝母 10g，乌梢蛇 10g，木蝴蝶 10g，地龙 10g，桃仁 10g，红花 10g，威灵仙 10g，白术 10g。25 剂，服法用前。口服消栓通络胶囊 4 周（1 日 3 次）。

2015 年 12 月 19 日三诊：音量增，讲话稍费力，有疲劳感，稍头晕，颈椎不适似有好转，腿无力，小鼾无憋气，睡眠好，回吸吐痰。舌淡红，苔薄，脉缓、寸脉稍大。纤维喉镜检查见双侧声带肿胀肥厚，声带开合较窄，发声时左声带较右迟钝，右声带运动可，声门闭合不佳，与上次比声带运动增强。

处方及煎服法：黄芪 10g，当归 10g，白术 10g，茯苓 10g，法半夏 10g，赤芍 10g，桔梗 10g，甘草 6g，生地黄 10g，川芎 6g，葛根 15g，知母 10g，玄参 10g，浙贝母 10g，杜仲 10g，乌梢蛇 10g，地龙 10g，桃仁 10g，红花 10g，升麻 10g，木瓜 10g，威灵仙 10g。7 剂，服法如前。

2015 年 12 月 27 四诊（网络）：患者声音洪亮稍嘶哑，似有喘息音。诉今年元月前列腺增生手术后仍尿失禁，多发生于睡眠后、活动后或咳嗽时，平素也有少量尿失禁，且无明显自我感觉。平素常头晕、有疲劳感，腿无力，浑身无力，脚背部畏寒，高血压、直立性低血压，血压不稳定（在服西药降压药），活动后喘息（有肺气肿病史）。近来服上述中药后，无力、畏寒、疲劳、头晕、血压不稳定均好转。要求对尿失禁也有所改善。舌淡红，苔薄，舌中心有细裂。

处方及煎服法：黄芪15g，当归10g，生地黄10g，丹参20g，三七粉6g（冲服），桃仁10g，红花10g，木瓜10g，威灵仙10g，百合10g，桔梗10g，甘草6g，知母10g，浙贝母10g，杜仲10g，乌梢蛇10g，茯苓10g，山药15g，乌药10g，益智仁15g。10剂，服法如前。

2016年1月3日五诊（网络）：近来因咳嗽肺部感染、左右心室及左右心房增大而住院治疗。目前声音嘶哑明显好转，稍有讲话费力、咽喉异物感与干燥感，精神状态较前大有好转，精力明显好转。上楼梯时稍喘息较前显减，头晕基本消失，疲劳不显，咳嗽少，纳可，二便调，仍腰酸无力，睡眠好。胸部无不适，血压较前稳定，直立性低血压不显，手足冷消失。尿失禁明显好转。舌淡红，舌中心有裂、少苔。

处方及煎服法：黄芪15g，当归10g，熟地黄20g，乌梢蛇10g，桃仁10g，红花10g，木瓜10g，威灵仙10g，丹参20g，三七粉6g（冲服），百合10g，南沙参15g，麦冬10g，桔梗10g，甘草6g，知母10g，浙贝母10g，杜仲10g，茯苓10g，山药15g，乌药10g，益智仁15g。40剂，每日1剂，服法如前。

2016年4月4日六诊：声音稍嘶哑，讲话费力消失，天冷时背部畏寒，近来鼻塞清涕少，右胸上部隐痛多年，大便不结，3日1行，稍有疲劳感，无腰腿痛，偶有小便失禁，食欲可，仍小鼾无憋气，睡眠好。鼻甲稍大，咽部黏膜稍有肥厚状改变、无明显充血。舌淡红，苔薄，脉沉缓。喉镜检查见左声带较右声带肥厚，声带运动基本正常，声带闭合稍差。目前喉部情况以慢性喉炎为主，续按慢性喉炎处治。

按：本例患者声带麻痹4年，伴慢性肥厚性喉炎、睡眠呼吸暂停低通气综合征、前列腺炎（尿失禁）、高血压、肺气肿等病。诊时全身状态较差，前后治疗半年，整体效果较好。首诊时未行喉镜检查，不知兼有慢性喉炎，辨为肺脾气虚、血瘀络痹，治以补益气血、健脾化痰、活血通络，用六君子汤黄芪、当归、桃仁、红花、川芎、地龙、乌梢蛇、威灵仙活血通络，1个月后全身状态明显改善，特别是精神状态、鼾症与睡眠大为改善，但声嘶效果不显。二诊时喉镜复查声带麻痹已不严重且有声带肥厚，遂加入玄参、浙贝母、木蝴蝶以利喉开音。三、四诊后，结合所患内科病变相应用药，亦收到很好效果，特别是加入缩泉丸（山药、乌药、益智仁），解除了近1年的尿失禁顽疾，患者甚为高兴。六诊时声带运动康复，续调喉瘤。

医案13

高某，女，38岁。湖北省武汉市人。2015年11月9日初诊。

2014年6月甲状腺术后声音嘶哑，术后2个月声嘶自行恢复正常，2015年3月用嗓过度引起声音嘶哑，5月检查为右声带麻痹，后声音稍改善，讲话费力明显，前天外院喉镜检查为右侧声带麻痹。平素畏寒，疲劳感不明显，大便调。舌淡红，苔薄，脉略数。

处方及煎服法：玄参10g，生地黄10g，当归10g，赤芍10g，川芎10g，桃仁10g，红花10g，郁金10g，桔梗10g，甘草6g，黄芪10g，南沙参10g，百合10g，玉竹10g。30剂，每日1剂，分2次开水冲服（颗粒剂）。口服复方地龙片1周（1日3次）。

2016年7月23日二诊：去年药后讲话声音正常，以为病好了，未再用药，但一直存在发高音不行，近来并有咽喉干燥痰多，3天前当地纤维喉镜检查见左侧声带活动正常，右侧声带活动度小。咽部轻微充血。舌淡红，苔薄，脉细缓。

处方及煎服法：黄芪10g，当归10g，川芎6g，赤芍10g，地龙10g，桔梗10g，甘草6g，柴胡10g，桃仁10g，红花10g。30剂，服法如前。口服甲钴胺片2周（1日3次）、消栓通络胶囊2周（1日3次）。

2016年8月29日三诊：发高音好转。纤维喉镜检查见右侧声带活动度稍弱。舌略偏红，苔薄，脉细缓。

处方及煎服法：黄芪10g，当归10g，川芎6g，赤芍10g，地龙10g，桔梗10g，甘草6g，浙贝母10g，玄参10g，桃仁10g，红花10g，生地黄10g，威灵仙10g，络石藤10g。30剂，服法如前。口服甲钴胺片2周（1日3次）、麝香抗栓胶囊1周（1日3次）。

2016年10月22日四诊：声音嘶哑不显，无咽干痒，喉镜检查同前。舌淡红，苔薄，脉细缓。

处方及煎服法：黄芪10g，当归10g，川芎6g，赤芍10g，地龙10g，桔梗10g，甘草6g，浙贝母10g，茯苓10g，玄参10g，桃仁10g，红花10g，法半夏10g，威灵仙10g，白术10g。30剂，服法如前。

随访：痊愈。

按：本案声带麻痹原因不明。声带麻痹多属经脉不畅，全程治以桃红四物汤活血化瘀为主，佐通络、益气、养阴、利咽之品。

医案14

陈某，男，49 岁。江西省人。2015 年 11 月 17 日初诊。

声音嘶哑 1 个月，起病时咽喉痛，左肩颈痛，流少许清涕，约 3 天后声音嘶哑至今。目前声嘶明显，稍呛水，晨起语多咽喉干燥，大便调。外院纤维喉镜检查见左声带旁正中位固定。咽部慢性充血，舌略偏红，苔薄微黄，脉缓有力。

处方及煎服法：桔梗 10g，甘草 6g，玄参 10g，大青叶 10g，威灵仙 10g，络石藤 10g，独活 10g，羌活 10g，桃仁 10g，红花 10g，黄芩 10g，白花蛇舌草 10g，贯众 10g，生地黄 10g，川芎 6g，赤芍 10g，当归 10g，麦冬 10g，地龙 10g。21 剂。每日 1 剂，分 2 次开水冲服（颗粒剂）。

2015 年 12 月 8 日二诊：仍声嘶稍呛水，手臂有麻木感。舌淡红，苔薄，脉弦缓。喉镜检查见左侧声带旁正中位，右侧声带代偿，声带闭合不全。

处方及煎服法：原方 30 剂，服法如前。

2016 年 1 月 12 日三诊：明显好转，呛水消失，小声讲话无嘶哑、大声略嘶，咽喉有异物感，左手臂麻木或肩周痛晚上明显。咽部正常。舌淡红，苔薄，脉稍大、略数有力。

处方及煎服法：桔梗 10g，甘草 6g，玄参 10g，大青叶 10g，威灵仙 10g，络石藤 10g，独活 10g，羌活 10g，桃仁 10g，红花 10g，黄芩 10g，白花蛇舌草 10g，贯众 10g，生地黄 10g，川芎 6g，乌梢蛇 10g，赤芍 10g，当归 10g，葛根 15g，麦冬 10g，地龙 10g。30 剂，服法如前。

2016 年 2 月 15 日四诊：稍有咽喉异物感，晨起咽喉干燥，大声讲话声嘶好转，手臂麻木好转。舌暗滞，苔微黄，寸关脉大。

处方及煎服法：桔梗 10g，甘草 6g，玄参 10g，浙贝母 10g，桃仁 10g，红花 10g，黄芩 10g，桑白皮 10g，地骨皮 10g，生地黄 10g，当归 10g，川芎 6g，赤芍 10g，麦冬 10g，地龙 10g。30 剂，服法如前。

随访：痊愈。

按： 本案诊时病程 1 个月，起于感冒后，多属风邪中络、血瘀络痹，从疏风祛邪、活血化瘀、通经活络立法。方中羌活、独活、大青叶、贯众、白花蛇舌草疏风邪而抗病毒，桃红四物汤加地龙、络石藤、威灵仙活血化瘀通络；以其兼有慢性咽炎、苔黄脉有力，加玄麦甘桔汤化痰利咽喉，黄芩清肺热，以此方为主略行加减，连续用药近 4 个月而愈。

医案15

龚某，女，64 岁。湖南省人。2016 年 3 月 12 日初诊。

感冒后声音嘶哑 3 个月。目前声嘶显著，咽喉干燥，饮水呛咳。外院近期喉镜检查见右侧声带麻痹。咽部轻微充血，舌淡红，苔薄，脉沉缓。

处方及煎服法：黄芪 10g，当归 10g，川芎 6g，赤芍 10g，桃仁 10g，红花 10g，桔梗 10g，甘草 6g，威灵仙 10g，络石藤 10g，白术 10g，茯苓 10g，玄参 10g，柴胡 6g。30 剂，每日 1 剂，分 2 次开水冲服（颗粒剂）。

2016 年 4 月 9 日二诊：声嘶显著改善，前些天用嗓过多（唱歌），近 1 周声音稍嘶哑，咽喉稍干燥不适。纤维喉镜检查见喉黏膜稍充血，双侧声带运动可，右侧声带内收时稍松弛，声带闭合欠佳。舌脉同前。

处方及煎服法：黄芪 10g，当归 10g，川芎 6g，赤芍 10g，桃仁 10g，红花 10g，桔梗 10g，甘草 6g，威灵仙 10g，白术 10g，茯苓 10g，法半夏 10g，浙贝母 10g，玄参 10g，石菖蒲 10g，木蝴蝶 10g。30 剂，服法如前。

2016 年 5 月 3 日三诊：声嘶不显，多语后稍声嘶，咽喉稍干微痛。舌淡红，苔薄白，脉细滑。纤维喉镜检查见双侧声带稍充血，声带运动稍迟缓，声带闭合尚可。

处方及煎服法：黄芪 10g，当归 10g，玄参 10g，桔梗 10g，甘草 6g，木蝴蝶 10g，威灵仙 10g，川芎 6g，桃仁 10g，法半夏 10g，红花 10g，浙贝母 10g，赤芍 10g，白术 10g，茯苓 10g。30 剂，服法如前。含服铁笛丸 2 周（1 日 2 次）。

随访：痊愈。

按：本案患者起于感冒后，舌脉所见属虚，以益气活血通络立法，方以补阳还五汤加减益气活血通络；以其咽喉干燥，助以玄参、桔梗、甘草利咽。

医案16

胡某，男，47 岁。海军某部军官。2016 年 3 月 31 日初诊。

感冒后声带麻痹 20 余天。声嘶显著，讲话费力。余无特殊。外院喉镜检查见右侧声带麻痹，声门不能闭合。咽部正常，舌略偏红，苔薄，脉缓。

处方及煎服法：黄芪 10g，当归 10g，赤芍 10g，川芎 6g，地龙 10g，桃仁 10g，红花 10g，柴胡 6g，络石藤 10g，威灵仙 10g，桔梗 10g，板蓝根 10g，大青叶 10g，白术 10g，茯苓 10g，炒麦芽 10g，甘草 6g。30 剂。每日 1 剂，分 2 次开水冲服（颗粒剂）。口服大活络丸（1 日 1 次）至病愈。

2016 年 4 月 30 日二诊：已可正常讲话，声音基本正常。近日讲话很多，咽喉有少许痰。舌偏红，舌体略胖，苔薄。

处方及煎服法：黄芪 10g，当归 10g，川芎 6g，桃仁 10g，红花 10g，地龙 10g，赤芍 10g，络石藤 10g，柴胡 6g，桔梗 10g，甘草 6g，白术 10g，茯苓 10g，玄参 10g，浙贝母 10g，地骨皮 10g，黄芩 10g，桑白皮 10g，炒麦芽 10g。30 剂，服法如前。

李凡成耳鼻咽喉科医案选

按：本案从益气活血通络立法，一诊即基本康复，后续治疗，可有可无。以其起于感冒后不久，故方中加板蓝根、大青叶祛邪以抗病毒。二诊舌偏红、舌体略胖属内热，为满足巩固疗效与咽喉炎症之治，佐泻白散以清肺热；以咽喉有痰，加玄参、浙贝母利咽化痰。

医案17

王某，女，52岁。湖南省沅江市人。2016年7月12日初诊。

声音嘶哑5个月，近2个月有好转，原因不明，大声讲话仍嘶哑，伴咽痛干痒有异物感，大便调。咽部稍慢性充血，鼻腔正常。舌偏淡，苔薄，脉沉细缓。喉镜检查见左侧声带麻痹固定，右侧声带代偿较好。

诊断：声带麻痹，慢性咽炎。

处方及煎服法：黄芪10g，当归10g，赤芍10g，桃仁10g，红花10g，牛膝10g，桔梗10g，甘草6g，生地黄10g，川芎6g，木蝴蝶10g，玄参10g，浙贝母10g。30剂，每日1剂，分2次开水冲服（颗粒剂）。含服铁笛丸2周（1日2次）。

2016年8月9日二诊：显著好转。声音基本正常，高声讲话无嘶哑，仍咽喉微痛稍干燥、有异物感，稍咳嗽，大便软。咽部慢性充血。纤维喉镜复查见双侧声带运动正常，声带闭合好。

处方及煎服法：桔梗10g，甘草6g，玄参10g，浙贝母10g，射干10g，薄荷6g，牛膝10g，枇杷叶10g，郁金10g，沙参10g，麦冬10g，薏苡仁15g，僵蚕10g。21剂，并嘱继续含服铁笛丸2周（1日2次）。

按：本案声带麻痹原因不明，伴喉痹。治以桃红四物汤合玄麦甘桔汤加味益气活血，养阴利咽。二诊声带麻痹康复，续调喉痹。

医案18

张某，女，51岁。湖南省长沙市人。2016年12月5日初诊。

咽喉疼痛3个月，伴声音嘶哑。咽部慢性充血，舌淡红，苔薄，脉细略数。喉镜检查见左侧声带麻痹。胸部CT检查见左肺尖部有小肺大疱。

处方及煎服法：黄芪10g，当归10g，川芎6g，赤芍10g，生地黄10g，桃仁10g，红花10g，威灵仙10g，乌梢蛇10g，白术10g，茯苓10g，地龙10g，络石藤10g，枳壳10g。30剂，每日1剂，分2次开水冲服（颗粒剂）。口服麝香抗栓胶囊1周（1日3次）、甲钴胺片2周（1日3次）。

2017年1月5日二诊：声音恢复正常，咽喉稍有痰，无他症。咽部无明显充血。舌淡红，苔薄，脉沉细。纤维喉镜检查见声带运动正常，喉黏膜慢性充血，声带闭合良好。

处方及煎服法：南沙参 10g，麦冬 10g，桔梗 10g，甘草 6g，玄参 10g，射干 10g，薄荷 6g，木蝴蝶 10g，浙贝母 10g，牛膝 10g，红花 5g，赤芍 10g，生地黄 10g，白术 10g，茯苓 10g。14 剂，服法如前。

2017 年 3 月 7 日三诊：感冒后咽喉痛 2 周，声音嘶哑显著。咽部无明显充血。舌淡红，苔薄，脉沉细。喉镜检查见左侧声带麻痹。

处方及煎服法：黄芪 10g，当归 10g，桃仁 10g，红花 10g，桔梗 10g，甘草 6g，赤芍 10g，白术 10g，生地黄 10g，威灵仙 10g，乌梢蛇 10g。30 剂，服法如前。口服甲钴胺片 2 周（1 日 3 次）、麝香抗栓胶囊 1 周（1 日 3 次）。

2017 年 4 月 6 日四诊：声音嘶哑明显好转，讲话稍费力。舌淡红，苔薄，脉沉细略数。喉镜检查见声带运动正常，声带稍慢性充血，声带闭合不佳。

处方及煎服法：黄芪 10g，当归 10g，白术 10g，茯苓 10g，知母 10g，玄参 10g，浙贝母 10g，木蝴蝶 10g，桔梗 10g，甘草 6g，升麻 6g，牛膝 10g。15 剂，服法如前，含服铁笛丸 2 周（1 日 2 次）。

随访：痊愈。

按：本案患者声带麻痹原因不明伴喉痹。首诊治以桃红四物汤加味益气活血通络。二诊声带麻痹愈续调喉痹。三诊时又因感冒后再见声带麻痹，再拟补阳还五汤加减而愈。四诊时续调慢喉瘖。

第十三节　茎突综合征

茎突综合征是指由于茎突过长或茎突的方位、形态异常，刺激茎突邻近部位的神经、血管、肌肉、韧带所导致的咽喉、耳部、头颈部出现异常感与疼痛感等一系列症状，也称茎突症、茎突过长综合征、茎突神经痛。其主要表现有：（1）咽异物感：持续性或间歇性出现咽部异物感或梗阻感、多为一侧，如针刺感、紧缩感、牵拉感等，吞咽时更为明显；异物感可引起咳嗽清嗓。（2）咽痛与局部疼痛：持续性或间歇性咽痛，多位于一侧扁桃体区、舌根区（舌根痛），部位相对固定，疼痛不重，但可放射到颈部（颈痛）、耳深部（耳痛）、耳后部（耳周痛）、面部（面痛），有时在吞咽（吞咽痛）、讲话、转颈（转颈痛）时或夜间加重。尚有出现牙龈痛、软腭痛、舌麻木等症者。（3）定位症状：①茎突异常压迫神经末梢主要引起局部疼痛或咽部疼痛感；②侵及舌咽神经主要引起咽异物感及痛感，在吞咽和头颈转动时加剧。③若茎突过长伸向扁桃体窝及其附近，可刺激咽部黏膜产生扁桃体窝部位的喉异感症或疼痛。④茎突向内偏斜过度影响到颈动脉时，主要出现下颌下疼痛，并放射到同侧颈部与同侧头部、头顶、眼部等。⑤茎突向外偏斜过度，易压迫颈外动脉，疼痛或不适感多始于颈部相当于扁桃体窝处并放射至同侧面部。⑥影响到相应肌肉、韧带时，出现相应的刺激症状。诊断方面，医生以手指触诊扁桃体窝的中、下部位，可打到坚硬条索状或刺状突起，患者可诉此处为不适之处，触压可诱发或加重咽痛；此时在局部注射 1% 利多卡因 2mL 后，若症状暂时消失，是诊断茎突综合征的有力证据；X 线或 CT 检查常显示茎突长度超过 2.5cm。

茎突是颞骨的一部分，由第二腮弓的赖歇特软骨发育而来。茎突长在颞骨鼓部的下面，前端伸向前下方，多指向扁桃体窝的部位，呈细长形，因个体不同而长短不一，中国成年人的茎突平均长度约为 2.5cm。其远端有茎突舌肌、茎突咽肌、茎突舌骨肌、茎突舌骨韧带和茎突下颌韧带附着；远端与附近有三叉神经、副神经、舌咽神经、迷走神经、交感神经及舌下神经，因此相关部位神经容易受到茎突异常的影响。引起茎突综合征的原因主要有：发育过程中茎突发生异常骨化而致茎突过长、茎突方位异常（倾斜度过大、过小）、茎突形态异常（如出现分叉、钩状、双茎突）、茎突连接异常（如茎突根部与体部仅为纤维组织连接），进一步导致茎突压迫相邻神经血管而引起症状；若颈动脉部位异常，与茎突发生抵触，亦可引起茎突综合征。茎突异常可影响肌肉、韧带或压迫茎突周围神经、血管，使神经末梢感受器受到刺激、或影响到血液循环、或刺激动脉壁上的交感神经，从而出现各种局部症状及与相应的动脉分布区的症状；茎突尖端附着的茎突舌骨韧带发生钙化可使茎突过长；扁桃体炎及扁桃体术后疤痕牵拉有可能影响到茎突，进而影响到周围神经、肌肉、血管、咽部黏膜而产生症状。

茎突综合征初发时多为偶然发现，一旦出现症状后，即有可能持续存在或间歇性存在，并呈加重的趋势，其症状的发生，可能与机体"痛阈"或"感觉阈"的降低有关。中医古代文献无本病的特殊描述，根据其引起的异物感、疼痛感症状特点，一般从气滞血瘀病机辨识，可兼气虚、阴虚、郁热等。

一、辨证论治

多见于中年患者，七情失调，气机不利，血行失畅，气滞血瘀，经脉不利。症状可见一侧咽喉异物感、牵扯感、疼痛感，吞咽或转颈、向患侧屈颈时明显，有时颈部或咽部疼痛不适可放射至同侧耳部或头面部。咽部一般检查伴有或不伴有咽炎体征，颈动脉无触压痛，患侧扁桃体窝中下部位多可打及坚硬条索状或刺状突起，CT 或 X 线检查茎突长度超过 2.5cm，舌淡红，苔薄，脉弦缓。

治宜行气活血，化瘀止痛。常用桃红四物汤或会厌逐瘀汤加减。常用药物及剂量：桃仁 10g，红花 6g，生地黄 15g，赤芍 10g，川芎 6g，当归 10g，柴胡 6g，郁金 10g，延胡索 10g，乳香 6g，没药 6g，丹参 15g，三七粉 6g。

加减：酌情配合益气、养阴、清热等。伴疲劳感、舌质淡，舌体胖，脉弱等属气虚证，酌加黄芪、白术、党参之类以助益气；伴咽喉干燥，干咳少痰，舌中心少苔，舌红，脉细数等属阴虚证，酌加玄参、麦冬、石斛、沙参之类以助养阴；若伴口干欲饮，大便燥结，舌红略胖，脉缓有力或洪数等属郁热证，酌加黄芩、知母、牡丹皮之类以助清热。

二、医案

医案1

许某，女，43 岁。湖南省长沙市人。2011 年 10 月 21 日初诊。

右侧咽部牵扯样痛 4 个月，近 2 周加重。外院 X 检查见右侧茎突 4.2cm。咽部正常，颈右屈头颏抵胸部时右侧咽喉有异物顶住感。舌偏淡，苔薄，脉弦细缓。治以益气活血，化瘀止痛。

处方及煎服法：黄芪 30g，当归 10g，白术 15g，甘草 6g，郁金 10g，丹参 30g，三七粉 10g（冲服），川芎 10g，柴胡 15g，延胡索 10g，党参 15g，茯苓 15g，黄芩 10g，赤芍 15g。7 剂，每日 1 剂，水煎服，分 2 次服。

2011 年 11 月 4 日二诊：疼痛感向右耳根部转移，疼痛不重，头右偏时异物感明显，此头位再低头时则疼痛感明显。舌淡红，舌有齿痕，苔薄，脉弦细缓。

处方及煎服法：黄芪 15g，当归 10g，白术 10g，甘草 6g，郁金 10g，丹参 30g，三七粉 10g（冲服），川芎 10g，柴胡 15g，延胡索 10g，党参 15g，茯苓 10g，黄芩 10g，白芍 20g，乳香 10g，没药 10g。7 剂，服法如前。

2011 年 11 月 11 日三诊：症状消失。嘱第 2 次处方再服 7 剂，以资巩固。

随访：诸症消失。

按： 本案患者舌淡脉细，当有气血不足，痛者血瘀经痹。治以四君子汤益气，当归、黄芪、郁金、丹参、三七粉、川芎、赤芍益气活血化瘀，延胡索行气以助活血，柴胡引经，黄芩清热。二诊加乳香、没药化瘀止痛。

医案2

曾某，女，40 岁。2013 年 3 月 29 日初诊。

左颈疼痛或刺痛夜晚明显 2 个月余，吞咽加重，牵引左耳痛，伴左肩痛不适，左侧咽喉有异物感，咽微干，有慢性咽炎病史 20 余年，有颈椎病史，食欲可，大便常秘、2 ～ 3 日 1 行。平素手足凉，冬天畏寒。夜尿 1 次。有乳腺小叶增生、左胸部稍胀。咽部慢性充血，颈部无压痛，颈左偏屈颏抵胸部时左颈部不适、左耳后麻木。舌淡红，舌中心有细裂，脉沉缓略细滑。CT 检查见左右茎突分别为 4.5cm 与 4.2cm。咽喉纤维喉镜检查无特殊。

诊断：茎突综合征，慢性咽炎。

处方及煎服法：黄芪 20g，当归 10g，白术 10g，甘草 6g，郁金 10g，丹参 20g，三七粉 10g（冲服），川芎 10g，柴胡 6g，延胡索 10g，白芍 20g，乳香 10g，没药 10g，青皮 10g，威灵仙 10g。7 剂，每日 1 剂，水煎服，分 2 次服。

2013 年 4 月 5 日二诊：好转。咽喉有异物感，晨起咽喉干燥，清嗓多，左胸稍胀，左肩稍痛。咽部稍慢性充血。舌偏淡，苔薄，脉沉细缓。

处方及煎服法：黄芪 20g，当归 10g，白术 10g，甘草 6g，郁金 10g，茯苓 10g，丹参 20g，三七粉 10g（冲服），柴胡 6g，延胡索 10g，白芍 20g，青皮 10g，橘核 10g，桑枝 10g，锁阳 10g，玄参 10g，桔梗 10g。7 剂，服法如前。

随访：诸症消失。

按：本案从气虚血瘀辨识。治以当归、赤芍、郁金、川芎、丹参、三七粉、乳香、没药、威灵仙活血化瘀，通络止痛；以黄芪、白术、甘草益气，柴胡、延胡索、青皮行气，以助活血。二诊时加玄参以助利咽，加橘核散结以应乳腺小叶增生，桑枝舒筋以缓肩痛，锁阳温阳。

医案3

周某，女，44 岁。湖南省衡阳市人。2015 年 11 月 9 日初诊。

吞咽时耳内疼痛及左颈部痛 2 年，痛如针刺但不严重。平素咽喉稍干燥，食干燥、辣味等刺激性食物则咽喉痛。1 周前外院 CT 检查见双侧茎突各 3.1cm。咽部稍慢性充血，舌淡红，苔薄，脉沉细缓。

处方及煎服法：黄芪 10g，当归 10g，柴胡 6g，白术 10g，川芎 6g，乳香 6g，没药 6g，茯苓 10g，桔梗 10g，甘草 6g，赤芍 10g，地龙 10g，桃仁 10g，红花 10g。30 剂，每日 1 剂，分 2 次开水冲服（颗粒剂）。口服消栓通络胶囊 2 周（1 日 3 次）。

随访：诸症消失。

按：本案从气虚血瘀辨识，治以补阳还五汤益气活血，佐柴胡引经，乳香、没药化瘀止痛，白术、茯苓益气健脾，甘草、桔梗利咽。

医案4

周某，女，54 岁。2016 年 5 月 3 日初诊。

左侧颈部不适，有牵扯感，转运颈部时明显。咽喉稍痛，颈动脉无触压痛，咽部无明显充血。舌淡红，苔薄，脉弦细缓。CT 检查见双侧茎突分别为 2.3cm 与

2.5cm。

处方及煎服法：柴胡 6g，川芎 6g，黄芪 10g，当归 10g，乳香 6g，没药 6g，桃仁 10g，红花 10g，桔梗 10g，甘草 6g，郁金 10g，白术 10g，茯苓 10g，枳壳 10g，延胡索 10g。21 剂，每日 1 剂，分 2 次开水冲服（颗粒剂）。

随访：诸症消失。

按：本案虽然茎突长度在正常范围，但症状符合茎突综合征。从气虚血瘀辨识，治以当归、川芎、乳香、没药、桃红、郁金活血化瘀，黄芪、白术、茯苓、甘草益气，枳壳、玄参、柴胡行气，助以桔梗利咽。

医案5

姜某，男，41 岁。2016 年 6 月 28 日初诊。

咽部疼痛不适半年，右侧明显，右颈部有胀麻感，自觉右侧颈部有如包块压迫不适，咽部有痰感，右侧鼻部有不适感。咽部慢性充血、淋巴滤泡增生。舌淡红，苔薄，脉细缓。颈部 CT 检查见茎突左侧 2.9cm，右侧 3cm；双侧颈部有多发性结节。

诊断：茎突综合征，慢性咽炎，颈部淋巴结增生。

处方及煎服法：柴胡 6g，川芎 6g，枳壳 10g，乳香 6g，没药 6g，郁金 10g，桔梗 10g，甘草 6g，玄参 10g，浙贝母 10g，牛膝 10g，射干 10g，白术 10g，茯苓 10g，法半夏 10g，陈皮 6g，合欢皮 10g，延胡索 10g，白芷 6g，薄荷 6g。14 剂，每日 1 剂，分 2 次开水冲服（颗粒剂）。局部用口洁喷雾剂 1 周（1 日 3 次）。

2016 年 7 月 25 日二诊：显著好转，疼痛基本消失。右侧颈部稍胀有压迫感，咽喉有痰。咽部充血明显。舌淡红，苔薄，脉细缓。

处方及煎服法：柴胡 6g，川芎 6g，枳壳 10g，郁金 10g，桔梗 10g，甘草 6g，玄参 10g，浙贝母 10g，牛膝 10g，射干 10g，白术 10g，茯苓 10g，法半夏 10g，陈皮 6g，白芷 6g，薄荷 6g。21 剂，服法如前。含服铁笛丸 2 周（1 日 2 次）。

随访：诸症消失。

按：本案茎突综合征与喉痹同治。首诊治以乳香、没药、郁金、牛膝、柴胡、川芎、枳壳、合欢皮、延胡索行气活血化瘀，白术、茯苓、半夏、陈皮、甘草、桔梗、玄参、浙贝母、射干健脾化痰利咽，白芷、薄荷通利鼻窍。二诊疼痛消失，去乳香、没药、合欢皮、延胡索续调喉痹。

第十四节　颈动脉痛

颈动脉痛，又称颈动脉炎、颈动脉周围炎、血管性颈痛、颈咽痛，是颈总动脉及其分支无菌性炎症反应，主要表现为一侧或双侧颈部疼痛、多不严重，并可牵涉至同侧耳、咽、喉、眼、头、面、额、枕、肩部出现疼痛不适或胀感、紧束感、沉重感、头颈僵硬感、灼热感；也可表现为咽喉痛一侧明显但不严重，咽喉有异物感吞咽时一侧明显，少数患者自觉咽喉呈搏动样胀痛、或阵发性刺痛、或疼痛于晚上明显；或伴同侧耳鸣或有胸闷胸痛感。检查见颈动脉中上段有触压痛，B超检查见颈动脉内膜毛糙、增厚或斑块形成，少数中青年患者也可呈B超阴性体征。本病多见于中老年人，但青少年亦可罹患，有些老年患者B超检查见有颈动壁增粗毛糙伴斑块形成等显著阳性体征却并无明显临床症状。本病原因不明，可能与寒冷刺激、变态反应、感冒或病毒感染、炎症刺激、局部损伤、放射性反应、血管自主神经功能紊乱、血管内膜硬化与斑块形成、精神心理因素等有关。

中医古代文献无此病的明确记述，根据其临床表现特点，中医病机多与风寒湿邪痹阻经脉或气滞血瘀、经脉痹阻有关。

一、辨证论治

1.风寒侵袭

多因冬春之季，天气寒冷，素体阳气不足，外感风寒湿邪，痹阻经脉为病。症状可见颈咽疼痛不适，可涉及同侧头、枕、面、耳、肩部等处，遇寒而重。检查患侧颈动脉沿线有压痛点。舌淡，苔白，脉浮缓或弦。

治宜祛风除湿，温经散寒。常用蠲痹汤合当归四逆汤加减。常用药物及剂量：独活10g，羌活10g，秦艽10g，桂枝10g，川芎6g，乳香6g，没药6g，木香6g，甘草6g，当归10g，细辛3g，白芍10g。

2.气滞血瘀

脏腑郁热、气血郁滞或气虚血瘀，致经脉痹阻不利为病。症状可见颈咽疼痛不适，可涉及同侧头、枕、面、耳、肩部等处或伴咽喉干燥疼痛、异物感，疲劳乏力。检查见患侧颈动脉沿线有压痛点。舌淡红或有瘀点，苔薄，脉弦缓。

治宜行气活血，通经活络。常用桃红四物汤合补阳还五汤加减。常用药物及剂量：桃仁10g，红花10g，生地黄10g，赤芍10g，当归10g，川芎6g，郁金10g，丹参 20g，三七粉 10g，乳香 6g，没药 6g。

加减：若舌偏淡、脉缓弱，酌加黄芪、地龙以助益气活血；若伴咽喉干痛、舌偏红等阴虚之证，酌加玄参、浙贝母、黄芩、麦冬、地骨皮之类养阴清热。

二、临证心语

临床上，本病以气滞血瘀证为多，故以桃红四物汤为首选。以其颈侧疼痛不适，与少阳经脉相关，故宜加柴胡以引经；若伴咽喉疼痛并可见到慢性咽炎体征，酌加玄参、浙贝母、牛膝、桔梗之类以利咽止痛；若兼郁热，如舌偏红，苔稍黄，脉缓有力或略数，宜酌加黄芩、桑白皮、地骨皮之类清热；舌略偏淡兼气虚，可酌加黄芪、白术、茯苓、党参之类以助益气；若伴咽喉异物感，时欲作哕，胸闷，苔腻，脉弦滑，多为痰瘀互结，酌加法半夏、茯苓、白芥子之类化痰。

三、医案

医案1

康某，女，31 岁。1980 年 4 月 19 日初诊。

咽部胀痛不适、左侧为重半月，加重 3 天。现疼痛不适空咽尤甚、牵引同侧耳内掣痛，伴头痛重，肩背痛，双上肢酸软无力，畏风，胸闷，食欲减退，口干不欲饮，大便略溏。前医诊为慢性咽炎，处以滋阴利咽中药及喉症丸罔效。双侧颈动脉压痛、左侧轻触即痛，咽部、鼓膜及外耳道未见异常，颌下淋巴结无肿大。舌淡，苔白腻，脉浮缓。

证属风夹湿邪，犯及颈部经络，经气不疏。

治以祛风除湿，行气通络。方以蠲痹汤加减。

处方及煎服法：羌活 10g，姜黄 10g，路路通 10g，防风 10g，川芎 10g，赤芍 10g，炒薏苡仁 15g，陈皮 6g，炙甘草 6g。3 剂，每日 1 剂，水煎服，分 2 次服。

1980 年 4 月 23 日二诊：诸痛减，仍感胸闷，纳呆，舌苔白腻未化。

证属风邪渐解，湿浊内蕴。

治以行气化湿。

处方及煎服法：羌活 10g，姜黄 10g，路路通 10g，防风 10g，川芎 10g，炒薏苡仁 15g，陈皮 6g，茯苓 10g，厚朴 10g，苍术 10g，炙甘草 6g。4 剂，服法如前。

1980 年 4 月 28 日三诊：诸痛尽除，胸闷亦解。食欲不如前，食后腹胀，上肢酸软无力。

拟香砂六君子汤健脾化湿以善其后，连服 10 剂。

随访：服药后 3 年间偶有轻度发作，谓自服二诊处方均能控制。

按： "伤于风者，上先受之"。湿性重浊，易遏气机。风夹湿邪，上犯头颈，脉络受阻，经气不畅，故现诸症。首诊用蠲痹汤加减祛风除湿，继用香砂六君子汤健脾化湿，风去湿化，络通气畅，诸症自解矣。

医案2

谢某，女，33 岁。1980 年 11 月 19 日初诊。

左咽干痛，左颈及肩部疼痛，左偏头痛 2 年，痛处得热则舒，痛剧夜不能寐，反复发作，冬春尤甚。咽干不欲饮，鼻根部与左眼偶酸胀作痛。月经或前或后，量少色暗。鼻腔通畅干净，鼻窦处无压痛。咽部慢性充血，扁桃体 II 度肿大充血，左颈动脉上段压痛明显。舌淡，苔薄白，脉沉细。

证属阴寒凝滞，络脉拘急。

治以温经散寒，缓急止痛。治以当归四逆汤加减。

处方及煎服法：当归 10g，桂枝 10g，白芍 15g，川芎 10g，姜黄 10g，香附 10g，细辛 3g，木通 6g，炙甘草 6g，葛根 15g。5 剂，每日 1 剂，水煎服，分 2 次服。

1980 年 11 月 25 日二诊：疼痛稍减，余症同前。

阴寒久凝，殊难速化，宗原意，加强温阳。

处方及煎服法：当归 10g，桂枝 10g，白芍 15g，川芎 10g，姜黄 10g，香附 10g，细辛 3g，木通 6g，炙甘草 6g，葛根 15g，附子 6g，干姜 3g。5 剂，每日 1 剂，水煎服，分 2 次服。

1980 年 12 月 1 日三诊：诸痛大减。效不更方，去香附，守方 10 剂而瘥。

随访：1983 年领其子看病，谓已 2 年未发。

按： 本例乃阴寒凝结，经脉痹阻。故以当归四逆汤与干姜、附子，通经散寒；血遇寒则凝，寒邪浸淫血脉日久，血脉瘀阻，加姜黄、川芎行气活血通利经脉，伍葛根柔筋解痉缓急。痼疾久延，非速能见效，认定辨证无误，守方而治，终获全功。

医案3

邓某，男，47 岁。1980 年 7 月 3 日初诊。

鼻咽及咽部疼痛年余，左侧头（太阳穴部）、颈疼痛，痛剧时如针刺，夜不能寐，天亮前身热。面色晦暗，左颈动脉触痛，鼻根、左头侧颞浅动脉压痛，鼻、鼻咽及咽部无异常。舌紫暗有瘀斑，舌下静脉怒张，脉沉细涩。

证属瘀血阻络。

治以活血化瘀，通络止痛。方以桃红四物汤加减。

处方及煎服法：桃仁 10g，当归 10g，赤芍 10g，蒲黄 10g，柴胡 10g，牡丹皮 10g，红花 6g，土鳖虫 5g，蜈蚣 1 条，炙黄芪 15g，党参 10g。4 剂，每日 1 剂，水煎服，分 2 次服。

1980 年 7 月 9 日二诊：药后痛大减，夜可安寐，颈动脉压痛仍存。

瘀血渐化，守原方加减，续投 16 剂告愈。

按：本例痛发多处，然总在头颈咽部不移，且痛时如锥刺，结合舌脉，显系瘀血为患，当以活血化瘀、疏通经络为治。以桃红、当归、赤芍、蒲黄等活血；叶天士治阳虚浊邪阻塞，气血瘀痹之头痛，每用虫蚁搜逐之法，今取其意，加土鳖虫、蜈蚣搜剔络道以止痛；气为血帅，气行则血行，以党参、黄芪大补元气，鼓动血脉；血瘀既久，多兼瘀热，入牡丹皮、柴胡清血分之瘀热，柴胡亦为少阳头痛之引经药。诸药合之，令气行血畅，瘀去络通，诸恙悉除。

医案4

刘某，男，63 岁。1983 年 10 月 20 日初诊。

咽喉疼痛，右侧头部、颈、肩臂、腿膝酸重麻木疼痛近 1 年，咽有异物感、吞咽无碍，头昏沉，时眩晕，咳嗽痰白黏着难出，胸闷纳呆，大便溏，小便黄，夜醒后口干苦。双侧颈动脉均压痛，右侧放射至右头部。咽部慢性充血，淋巴滤泡增生。舌暗红，舌胖，苔白腻，脉滑小弦。

证属痰瘀互结，阻滞经络，不通则痛。

治以化痰逐瘀，通经活络。方以指迷茯苓丸加减。

处方及煎服法：法半夏 10g，茯苓 10g，枳壳 10g，陈皮 6g，桂枝 6g，川芎 10g，当归尾 10g，炙甘草 6g，白芥子 10g，赤芍 10g，泽泻 10g。4 剂，每日 1 剂，水煎服，分 2 次服。

1983 年 11 月 24 日二诊：服 2 剂后痛即轻，自服 13 剂，诸痛止，咽部感觉如常，现纳呆，便溏，偶头昏。颈动脉压痛消失，咽部所见及舌脉如前。

证属脾胃痰浊未尽，方以六君子汤加减。

处方及煎服法：党参 10g，白术 15g，法半夏 10g，茯苓 15g，陈皮 6g，泽泻 10g，炙甘草 6g，砂仁 6g。10 剂，服法如前。

随访：1985 年 10 月信访未复发。

按：怪病多痰。本例痛发多处，看似扑朔迷离，然以痰为契机，则诸症豁然。痰浊胶固头颈、四肢经络，则头眩晕痛、咽中不利、颈肩腿膝酸痛无力；痰阻上焦中脘，则胸闷、咳吐、纳呆、便溏。首诊以指迷茯苓丸加减，配陈皮、泽泻化湿行气，消解顽痰；配白芥子祛皮里膜外之痰；入桂枝、川芎、当归、赤芍等通络化痰。《景岳全书》云："夫人之多痰，悉由中虚而生"，故继以六君子汤加味健脾化痰以善其后。

医案5

张某，女，27岁。2005年10月11日初诊。

左耳鸣1年半，晚上鸣重，听力无明显影响，无自听增强，左耳周不适，睡眠不宁。两颞颌关节处压痛，鼓膜完整稍内陷。电测听贾国伟双侧传导性聋。声阻抗检查结果为双耳A型。舌红，苔薄，脉细数。

诊断：分泌性中耳炎，颞颌关节炎。

治以行气通窍，交通心肾。

处方及煎服法：柴胡10g，黄芩10g，赤芍15g，石菖蒲6g，香附10g，川芎10g，威灵仙15g，蝉蜕10g，黄连3g，肉桂1g（后下）。7剂，每日1剂，水煎服，分2次服。

2005年10月18日二诊：耳周不适好转，仍耳鸣。颞颌关节处轻压痛，左颈动脉上端沿线痛明显。舌略偏红，脉沉弦细数。

诊断：颈动脉痛，颞颌关节炎，分泌性中耳炎。

治以行气活血，化瘀止痛。

处方及煎服法：桃仁10g，当归10g，赤芍12g，川芎10g，生地黄15g，柴胡10g，香附10g，牡丹皮10g，红花6g，郁金10g，威灵仙15g，牛膝10g，桑枝20g。10剂，服法如前。

2005年11月1日三诊：耳鸣时有时无，颈动脉压痛减轻，下颌角后及颞颌关节处压痛减轻。舌偏红，苔薄微黄，脉细弦。

处方及煎服法：桃仁10g，当归10g，赤芍12g，川芎10g，生地黄15g，柴胡10g，香附子10g，牡丹皮10g，红花6g，郁金10g，威灵仙15g，牛膝10g，桑枝20g，蝉蜕10g。14剂，服法如前。

随访：症状消失。

按：本例患者以左耳鸣伴左耳周不适1年半求治，首诊未行颈动脉触压检查而漏诊，其症状实与颈动脉痛合病颞颌关节炎有关，当然也伴有分泌性中耳炎。故二、三诊时，以行气活血，化瘀止痛为法而取效。

医案6

李某，女，13岁。湖南省湘潭市人。2015年4月10日初诊。

双侧颈动脉硬化、多个斑块形成1年余，当地口服激素治疗1年半无明显效果。刻下咽喉疼痛，吞咽时严重，转颈活动受限。食欲不佳，手足畏寒。满月脸，双侧颈动脉全线压痛、稍触即痛，咽部充血不显。舌淡略胖，苔薄，脉细无力。

处方及煎服法：黄芪 10g，当归 5g，党参 10g，白术 10g，茯苓 10g，法半夏 5g，陈皮 6g，甘草 6g，郁金 10g，丹参 10g，三七粉 5g（冲服），柴胡 6g，川芎 6g，炒麦芽 10g。21 剂，每日 1 剂，分 2 次开水冲服（颗粒剂）。嘱按减量式方法在 2～3 周内停止服用激素。

2015 年 5 月 21 日二诊：上药自服 40 天，已停服激素，咽部疼痛显著好转，食欲增进，精神状态改善。双侧颈动脉压痛明显，舌淡红，苔薄，脉细缓。

处方及煎服法：黄芪 10g，当归 10g，党参 10g，白术 10g，茯苓 10g，甘草 6g，丹参 10g，三七粉 10g（冲服），郁金 10g，川芎 6g，柴胡 6g，白芍 10g，桔梗 10g。21 剂，服法如前。

2015 年 6 月 25 日三诊：仍咽喉疼痛有异物感，转颈活动自如，精神状态正常。满月脸消失。咽部无充血，双侧颈动脉稍触压痛。舌淡红，苔薄，脉细缓。

处方及煎服法：黄芪 10g，当归 10g，党参 10g，白术 10g，茯苓 10g，甘草 6g，丹参 10g，三七粉 10g（冲服），郁金 10g，川芎 6g，柴胡 6g，白芍 10g，地骨皮 10g，桔梗 10g。21 剂，服法如前。

2015 年 8 月 5 日四诊：稍咽痛有异物感，近来夜尿 2～3 次。双侧颈动脉稍压痛。舌淡红，苔薄，脉沉细缓。

处方及煎服法：黄芪 10g，当归 10g，太子参 10g，白术 10g，茯苓 10g，甘草 6g，丹参 10g，三七粉 10g（冲服），郁金 10g，柴胡 6g，益智仁 10g，山药 10g，乌药 10g，炒麦芽 10g，麦冬 10g，牛膝 10g，桔梗 10g。21 剂，服法如前。

2015 年 11 月 26 日五诊：咽稍痛有异物感，夜尿 1 次。双侧颈动脉轻微压痛。舌淡红，苔薄，脉沉细缓。

处方及煎服法：黄芪 10g，当归 10g，柴胡 6g，川芎 6g，郁金 10g，麦冬 10g，玄参 10g，赤芍 10g，桃仁 10g，红花 5g，乳香 6g，没药 6g。21 剂，服法如前。

2016 年 4 月 16 日六诊：有时咽痛不重，颈动脉轻微压痛。要求服中成药。

口服消栓通络颗粒 4 周（1 日 3 次）、复方地龙片 4 周（1 日 3 次）。

2016 年 7 月 9 日七诊：症状如前，中成药有效。要求服中成药。

口服消栓通络颗粒 4 周（1 日 3 次）、复方地龙片 4 周（1 日 3 次）。

2017 年 2 月 21 日八诊：偶有咽痛，有时咽喉稍干燥感，要求继续调理。双侧颈动脉上段压痛轻微，咽部轻微充血。舌淡红，苔薄，脉细缓。

处方及煎服法：黄芪 10g，当归 10g，白术 10g，茯苓 10g，柴胡 6g，三七粉 5g（冲服），丹参 10g，川芎 6g，赤芍 10g，乳香 6g，没药 6g，甘草 6g，桔梗 10g，玄参 10g，牛膝 10g。21 剂，服法如前。

随访：痊愈。

按：少年儿童颈动脉斑块形成并症状明显者极为少见。本案患者脉症合参当属气虚血瘀或夹痰浊，全程治以四君子汤加减益气健脾，活血化瘀。方中柴胡引经，甘草、桔梗利咽喉，首诊用法半夏化痰，三诊用地骨皮平调寒热，四诊用缩泉丸温肾化气止晚上尿频，八诊有咽炎加玄参、牛膝。

医案7

杨某，男，35岁。湖南省长沙市人。2015年10月17日初诊。

左侧咽痛伴咽喉干燥不适3个月。大便常结、1～2日1行。1周前外院纤维喉镜检查有慢性咽炎。咽部慢性充血，舌根与咽后壁淋巴滤泡增生，左颈动脉中段压痛明显；B超颈动脉内膜0.8mm，无斑块形成。舌淡红，苔薄，脉细。

诊断：慢性咽炎，颈动脉痛。

处方及煎服法：黄芪10g，当归10g，川芎6g，柴胡6g，郁金10g，乳香6g，没药6g，桃仁10g，红花10g，白术10g，茯苓10g，决明子10g，玄参10g，浙贝母10g，桔梗10g，甘草6g。21剂，每日1剂，分2次开水冲服（颗粒剂）。局部用口洁喷雾剂2周（1日3次）。

2015年11月7日二诊：咽痛消失，咽部干燥减轻。颈动脉压痛消失，咽部轻度慢性充血。按慢性咽炎续调2周。

按：本案颈动脉痛合并慢性咽炎，B超体征阴性，若按慢性咽炎之治其痛难止，必当化瘀止痛。故拟黄芪、白术、茯苓、甘草益气，当归、川芎、乳香、没药、桃红、郁金化瘀止痛，柴胡引经，玄参、浙贝母、桔梗利咽，决明子通便。

医案8

周某，女，37岁。湖南省长沙市人。2015年9月12日初诊。

咽喉痛3年，空咽痛明显。咽部慢性充血，咽底明显；左颈动脉压痛显著。舌淡，脉沉细缓。

诊断：慢性咽炎，颈动脉痛。

治以益气活血，利咽止痛。

处方及煎服法：黄芪10g，党参10g，当归10g，川芎6g，地龙10g，柴胡10g，红花10g，桃仁10g，乳香6g，没药6g，桔梗10g，甘草6g，郁金10g，赤芍10g，玄参10g，牛膝10g。21剂，每日1剂，分2次开水冲服（颗粒剂）。

随访：咽痛与空咽痛消失。

按：本案两病同治，补阳还五汤加党参、乳香、没药、郁金益气活血化瘀，柴胡引经，玄参、牛膝、甘草、桔梗利咽。

医案9

文某，35 岁。湖南省桃江县人。2015 年 8 月 24 日初诊。

扁桃体切除 10 年，目前咽痛、吞咽时明显 3 个月，左侧咽部痛如针刺，时左侧头痛。咽部无充血，左颈动脉上段压痛显著、中段轻压痛。B 超检查颈动脉尚光滑，无明显斑块形成。舌淡红，苔薄，脉弦细滑。

诊断：颈动脉痛。

处方及煎服法：柴胡 6g，川芎 6g，桔梗 10g，甘草 6g，黄芪 10g，当归 10g，生地黄 10g，没药 6g，乳香 6g，丹参 10g，三七粉 10g（冲服），威灵仙 10g，郁金 10g，地龙 10g，赤芍 10g，桃仁 10g，红花 10g。30 剂，每日 1 剂，分 2 次服。口服消栓通络胶囊 2 周（1 日 3 次）。

随访：痊愈。

按：本案从气滞血瘀辨识，治以桃红四物汤加丹参、三七粉、乳香、没药、威灵仙、郁金、地龙活血化瘀通络，助以黄芪益气，柴胡引经，甘草、桔梗利咽。

医案10

柳某，男，33 岁。广东省深圳市人。2015 年 8 月 24 日初诊。

咽喉左侧有火辣感与异物感 1 周，吞咽疼痛，偶清嗓吐白痰不多。咽部稍充血，左侧颈动脉中上段压痛明显。舌淡红，舌胖有齿痕，苔薄，脉缓。

诊断：慢性咽炎，颈动脉痛。

处方及煎服法：党参 10g，白术 10g，茯苓 10g，桔梗 10g，甘草 6g，法半夏 10g，没药 6g，乳香 6g，陈皮 6g，川芎 6g，柴胡 6g，郁金 10g，玄参 10g，浙贝母 10g，黄芩 10g。30 剂，每日 1 剂，分 2 次开水冲服（颗粒剂）。

2015 年 10 月 17 日四诊：好转。左侧咽颈疼痛轻微，1 周前受凉，稍咳嗽吐少许黏痰，早晚鼻塞，有少许浊涕（有慢性鼻窦炎病史）。左颈动脉中上段仍轻微压痛，咽后壁有黏稠分泌物。舌淡红，苔稍厚如积粉，脉缓有力。

处方及煎服法：黄芪 10g，当归 10g，白术 10g，茯苓 10g，桔梗 10g，甘草 6g，法半夏 10g，皂角刺 10g，山楂 10g，没药 6g，辛夷 6g，乳香 6g，陈皮 6g，川芎 6g，柴胡 6g，白芷 12g，紫花地丁 10g，郁金 10g，玄参 10g，浙贝母 10g。30 剂，服法如前。局部用麻黄碱滴鼻液 1 周（1 日 3 次），口服苍耳子鼻炎胶囊 4 周（1 日 3 次）。

随访：诸症消失。

按：本案诊时慢性咽炎伴颈动脉痛，二病同治。以六君子汤健脾化痰，玄参、桔梗、浙贝母化痰利咽，柴胡、川芎、郁金、乳香、没药行气化瘀止痛，黄芩平调寒热。二诊好转，鼻窦炎复发，再拟二陈汤加山楂健脾化痰，玄参、桔梗、浙贝母化痰利咽，当归、黄芪益气扶正，助皂角刺、紫花地丁、白芷、辛夷解毒通鼻，辅柴胡、川芎、郁金、乳香、没药行气活血化瘀。

医案11

姜某，男，38岁。湖南省长沙市人。2015年10月11日初诊。

咽痛3个月，咽喉干燥灼热，无颈部胀感与头痛。咽部慢性充血、少许淋巴滤泡增生，双侧颈动脉下段压痛明显。舌淡红，苔薄中心有裂，脉略数有力。B超检查颈动脉无明显异常。

处方及煎服法：玄参10g，浙贝母10g，桔梗10g，甘草6g，郁金10g，牛膝10g，黄芩10g，柴胡6g，桃仁10g，红花10g，赤芍10g，生地黄10g，当归10g。14剂，每日1剂，分2次开水冲服（颗粒剂）。局部用口洁喷雾剂2周（1日3次）。

随访：痊愈。

按：本案颈动脉痛症状与体征不典型，慢性咽炎明显，二病兼顾。按阴虚郁热血瘀辨识，治以清热利咽、凉血活血，诸症皆失。

医案12

吴某，男，61岁。湖南省湘潭市人。2015年11月21日初诊。

左侧咽喉疼痛2个月，咽喉不适，咳白痰。左侧胸锁乳突肌下段可触及黄豆大小淋巴结、无触压痛。咽部慢性充血，淋巴滤泡增生。咽部黏膜呈肥厚状改变，左侧颈动脉中上段压痛明显。纤维喉镜检查见鼻咽部无明显异常。舌淡红，苔薄，脉缓。

诊断：慢性咽炎，颈动脉痛，颈部淋巴结肿大。

处方及煎服法：玄参10g，浙贝母10g，桔梗10g，甘草6g，枳壳10g，黄芩10g，茯苓10g，白术10g，乳香6g，没药6g，丹参10g，郁金10g，川芎6g，柴胡6g，红花10g，山慈菇10g。21剂，每日1剂，分2次开水冲服（颗粒剂）。

2015年12月10日二诊：颈疼痛不显，咽部不适显减，稍有痰。左侧颈部中段压痛消失、上段稍压痛，颈部淋巴结触压不明显。舌淡红，苔薄，脉缓。

处方及煎服法：玄参10g，浙贝母10g，桔梗10g，甘草6g，枳壳10g，黄芩10g，茯苓10g，白术10g，丹参10g，郁金10g，川芎6g，柴胡6g，红花10g。21剂，服法如前。

随访：痊愈。

按：本案三病同治。舌脉所见当有气虚，病之所见属痰属瘀。治以白术、茯苓、甘草健脾益气，玄参、浙贝母、桔梗、山慈菇化痰散结利咽，丹参、乳香、没药活血化瘀止痛，柴胡引经，助以枳壳行气，黄芩平调寒热。二诊好转，痛减瘀消，原方去乳香、没药、山慈菇续调。

医案13

谢某，男，46岁。湖南省洞口县人。2015年10月20日初诊。

1个月前冒雨引起咽喉痛，刻下咽痛消失，颈、胸、头部、两腋时痛，颈部紧束夜晚明显，夜间体内潮热。双侧颈动脉中上段压痛明显。咽部无明显充血。舌偏红，苔薄白，脉数。B超双侧颈动脉内膜0.7mm。

诊断：颈动脉痛。

处方及煎服法：葛根15g，赤芍10g，黄芩10g，柴胡6g，川芎6g，乳香6g，没药6g，络石藤10g，威灵仙10g，桃仁10g，红花10g，生地黄10g，当归10g。14剂，每日1剂，分2次开水冲服（颗粒剂）。

2016年1月21日二诊：药后显著好转停药。近3天咽痛、不吞不痛，口稍干。右颈动脉中上段轻度压痛，咽部轻度充血，会厌黏膜正常。舌略偏红，苔薄，脉略数。

诊断：颈动脉痛，咽炎。

处方及煎服法：葛根15g，赤芍10g，黄芩10g，柴胡6g，川芎6g，乳香6g，没药6g，络石藤10g，威灵仙10g，桃仁10g，红花10g，生地黄10g，当归10g，桔梗10g，甘草6g。21剂，服法如前。

按： 本案多属感冒后热入于内，气血郁滞致病。首诊治以葛根、黄芩、柴胡疏解郁热，桃红四物汤活血化瘀，络石藤、威灵仙通经络，乳香、没药化瘀止痛。药后好转未续治，二诊兼喉痹，再拟原方加甘草、桔梗化痰利咽。

医案14

唐某，男，30岁。湖南省长沙市人。2016年2月2日初诊。

受凉后咽痛、吞咽时重两日，稍咳。右侧颈动脉上段与左颈动脉中段压痛明显。咽部无明充血，会厌正常。舌淡红，苔薄，脉弦缓。

处方及煎服法：柴胡6g，川芎6g，桃仁10g，红花10g，生地黄10g，当归10g，赤芍10g，玄参10g，浙贝母10g，甘草6g，桔梗10g，桑叶10g，枇杷叶10g，白前10g，前胡10g。14剂，每日1剂，分2次开水冲服（颗粒剂）。

随访：痊愈。

按： 风邪外侵，肺失宣降，痰滞咽喉则咳；气血不畅，经脉痹阻则吞咽疼痛。治以玄参、浙贝母、甘草、桔梗、桑叶、枇杷叶、白前、前胡宣肺止咳化痰，柴胡、川芎、桃红、生地黄、当归、赤芍行气活血化瘀。

医案15

石某，女，23 岁。小商职业。湖南省邵阳市人。2016 年 2 月 4 日初诊。

咽喉紧束、讲话费力半年。平素语多，无声嘶，清嗓多，稍疲劳。鼻腔通畅干净，咽部轻微充血，左动脉中段压痛。B 超颈动脉内膜 0.7mm，无斑块形成。舌偏淡，苔薄，脉沉缓。

诊断：颈动脉痛，慢性咽喉炎。

处方及煎服法：黄芪 10g，当归 10g，丹参 10g，三七粉 10g（冲服），桔梗 10g，甘草 6g，川芎 6g，枳壳 10g，玄参 10g，浙贝母 10g。21 剂，每日 1 剂，分 2 次开水冲服（颗粒剂）。

随访：痊愈。

按：本案颈动脉痛与慢性咽炎同治。治以当归、黄芪、丹参、三七粉、川芎、枳壳益气活血，甘草、桔梗、玄参、浙贝母化痰利咽。

医案16

刘某，男，60 岁。湖南省长沙市人。2016 年 2 月 22 日初诊。

咽喉痛 3 年，疼痛重时牵涉一侧或两侧耳内，屡服中药效差。咽部正常，双侧颈动脉上段压痛明显。舌淡红，舌体胖嫩，苔薄，脉弦滑。B 超检查双侧颈外动脉内膜毛糙厚 0.8mm，无斑块形成。

处方及煎服法：黄芪 10g，当归 10g，丹参 10g，三七粉 10g（冲服），郁金 10g，川芎 6g，柴胡 6g，桃仁 10g，红花 10g，赤芍 10g，生地黄 10g，桔梗 10g，甘草 6g。21 剂，每日 1 剂，分 2 次，开水冲服（颗粒剂）。

随访：痊愈。

按：本案治以桃红四物汤活血化瘀，加黄芪益气以助活血，柴胡引经，甘草、桔梗利咽。

医案17

全某，女，38 岁。2016 年 7 月 11 日初诊。

咽喉疼痛 4 个月，右颈部不适，同侧咽部针刺感、吞咽时明显，晨起咽喉干燥。咽部轻度充血，鼻腔通畅干净，右侧颈动脉上端压痛显著。B 超检查双侧颈动脉内膜毛糙增厚，无斑块形成。舌淡红，脉略数。

诊断：颈动脉痛，慢性咽炎。

处方及煎服法：桔梗 10g，甘草 6g，郁金 10g，赤芍 10g，当归 10g，生地黄 10g，桃仁 10g，红花 10g，玄参 10g，乳香 6g，没药 6g，牛膝 6g。21 剂，每日 1 剂，分 2 次开水冲服（颗粒剂）。局部用口洁喷雾剂 2 周（1 日 3 次），口服消栓通络胶囊2周（1日3次）。

2016年7月30日二诊：咽痛与颈部不适显著好转。咽喉稍干燥，针刺感消失。咽部稍慢性充血，右侧颈动脉上端压痛轻微。舌淡红，脉细略数。

处方及煎服法：桔梗10g，甘草6g，郁金10g，赤芍10g，当归10g，生地黄10g，桃仁10g，红花10g，玄参10g，乳香6g，没药6g，川牛膝10g，丹参10g，三七粉10g（冲服）。21剂，服法如前。

2016年8月20日三诊：自觉咽痛颈部不适感消失。咽部仍稍不适偶微痛、无干燥感。颈动脉压痛消失，咽部轻微充血。舌淡红，苔薄，脉细略数。

处方及煎服法：桔梗10g，甘草6g，郁金10g，赤芍10g，当归10g，生地黄10g，桃仁10g，红花10g，玄参10g，川牛膝10g，丹参10g，薄荷6g，射干10g。21剂，服法如前。局部用口洁喷雾剂2周（1日3次）。

按：本案颈动脉痛与慢性咽炎同治。治以桃红四物汤去川芎，加乳香、没药、郁金、牛膝活血化瘀止痛，甘草、桔梗、玄参化痰利咽。二诊好转症未消，再加丹参、三七粉以助化瘀。三诊疼痛消失，去乳香、没药、三七粉，加薄荷、射干利咽。

医案18

陈某，男，25岁。山东省临沂市人。2016年6月16日初诊。

左颈部疼痛1年，久治未愈，转颈受限，近10日又加重。自觉左颈上下连及耳、眼疼痛或有刺痛感，重时胸闷，晚上为重。稍咽喉干燥，颈部作胀，睡眠受影响，余可。6月7日当地B超示左颈动脉内膜粗糙，斑块形成。左颈动脉沿线上下均压痛显著，上端为重，稍触即痛。咽部正常。舌淡红，苔薄，脉数。

处方及煎服法：生地黄10g，赤芍10g，当归10g，桃仁10g，红花10g，柴胡6g，川芎6g，地龙10g，乳香6g，没药6g，黄芩10g，枳壳10g，郁金10g，青皮10g，桔梗10g，甘草6g，牛膝10g。21剂，每日1剂，分2次开水冲服（颗粒剂）。

随访：症消。

按：本案证属气滞血瘀，气滞明显。治以桃红四物汤加地龙、乳香、没药、郁金、牛膝活血化瘀，通络止痛；助以柴胡、枳壳、青皮行气，黄芩平调寒热，甘草、桔梗利咽。

医案19

董某，男，52岁。2016年12月27日初诊。

咽痛，咽异物感半年，平素常腰痛。鼻甲稍大，咽部明显充血，颈动脉中上段压痛明显。舌偏红，苔薄，脉细缓。B超颈动脉内膜毛糙增厚，斑块形成。

处方及煎服法：法半夏10g，茯苓10g，枳壳10g，赤芍10g，当归10g，桃仁10g，杜仲10g，红花5g，乳香6g，没药6g，生地黄10g，玄参10g，浙贝母10g，川牛膝10g，桔梗10g，甘草6g。21剂，每日1剂，分2次冲服（颗粒剂）。局部用口洁喷雾剂3周（1日3次），口服消栓通络胶囊3周（1日3次）。

2017年3月2日二诊：好转。咽痛轻，咽稍有异物感，手麻，有颈椎病史数年，腰痛，便溏。咽部轻微充血，右颈动脉中段轻微压痛。舌淡红，苔薄，脉细缓。

处方及煎服法：法半夏10g，茯苓10g，枳壳10g，赤芍10g，当归10g，桃仁10g，威灵仙10g，葛根15g，杜仲10g，红花10g，桑寄生10g，生地黄10g，玄参10g，丹参10g，川牛膝10g，桔梗10g，甘草6g。30剂，服法如前。口服消栓通络胶囊4周（1日3次）。

2017年5月2日三诊：诸症大有好转，咽稍有异物感，大便略溏，余无不适。咽部轻微充血，颈动脉无压痛。舌淡红，苔薄，脉细缓。

处方及煎服法：桔梗10g，法半夏10g，茯苓10g，甘草6g，郁金10g，当归10g，赤芍10g，丹参10g，三七粉10g（冲服），生地黄10g，炒薏苡仁15g，枳壳10g。21剂，服法如前。续服消栓通络颗粒3周（1日3次），局部用口洁喷雾剂3周（1日3次）。

按：本案慢性咽炎与颈动脉痛同治。首诊桃红四物汤去川芎加枳壳、乳香、没药、牛膝行气活血，化瘀止痛；以半夏、茯苓、玄参、浙贝母、甘草、桔梗化痰利咽，杜仲补肾强腰。二诊相去有时，仍颈动脉压痛，伴颈椎病与腰痛之症，续拟桃红四物汤去川芎加枳壳、丹参行气活血化瘀，威灵仙、葛根、杜仲、桑寄生、牛膝通经活络补肾，半夏、茯苓、玄参、桔梗、甘草化痰利咽。三诊诸症好转，续以生地黄、当归、赤芍、丹参、三七粉、郁金、枳壳活血化瘀，半夏、茯苓、甘草、桔梗化痰利咽，薏苡仁实便。

医案20

刘某，女，64岁。湖南省常德市人。2016年12月20日初诊。

颈部两侧不适数月，咽喉疼痛或牵引耳内痛，交替性鼻塞夜显。鼻甲不大，咽部充血不显，右侧颈动脉下段压痛明显。舌淡红，苔薄，脉弦数。B超双侧颈动脉内膜毛糙增厚1.6mm，多个斑块形成，大者9.2mm×1.8mm。

处方及煎服法：柴胡6g，川芎6g，当归10g，黄芪10g，水蛭3g（研粉兑服），白芷6g，葛根15g，赤芍10g，丹参10g，三七粉10g（冲服），桔梗10g，甘草6g，枳壳10g。30剂，每日1剂，分2次服。口服消栓通络颗粒2周（1日3次）。

2017年1月16日二诊：显著好转。偶有咽痛无耳痛，无鼻塞，有时胸部不适感（有冠心病史）。咽充血不显，颈动脉右侧触压轻微不适。舌略偏红，少苔，脉细略数、重按无力。

处方及煎服法：柴胡 6g，川芎 6g，当归 10g，太子参 10g，水蛭 3g（研粉兑服），麦冬 10g，知母 10g，玄参 10g，白芷 6g，郁金 10g，葛根 15g，赤芍 10g，丹参 10g，三七粉 10g（冲服），桔梗 10g，甘草 6g，青皮 10g。30 剂，服法如前。口服消栓通络颗粒 2 周（1 日 3 次）。

按：本案治疗颈动脉痛为主。治以当归、黄芪、川芎、柴胡、水蛭、丹参、三七粉益气活血化瘀，葛根、赤芍舒筋，枳壳行气，甘草、桔梗利咽，白芷通鼻。二诊好转，脉症合参当有气阴不足，气滞血瘀。治以玄参、麦冬、知母益气养阴清热，青皮、柴胡、川芎、当归、水蛭、郁金、丹参、三七粉行气活血化瘀，葛根、赤芍舒筋，玄参、甘草、桔梗利咽，白芷通鼻。

医案21

钟某，男，30 岁。2018 年 5 月 15 日初诊。

咽痛、有异物感 1 个月，吞咽时加重。3 天前纤维喉镜检查无异常，大便软。咽部慢性充血，鼻甲稍大、有少许黏性分泌物，左侧颈动脉上段压痛明显。舌淡红，苔薄，脉弦细缓。B 超检查颈动脉无明显异常。

处方及煎服法：黄芪 10g，当归 10g，川芎 6g，桔梗 10g，甘草 6g，生地黄 10g，赤芍 10g，桃仁 10g，红花 10g，枳壳 10g，乳香 6g，没药 6g，郁金 10g，薏苡仁 15g。21 剂，每日 1 剂，分 2 次开水冲服（颗粒剂）。口服三七活血丸 3 周（1 日 2 次）。

随访：痊愈。

按：本案从气滞血瘀辨识。治以桃红四物汤加枳壳、郁金、乳香、没药行气活血化瘀，助以黄芪益气，桔梗、甘草利咽，薏苡仁实便。

医案22

肖某，女，57 岁。湖南省洞口县人。2018 年 10 月 30 日初诊。

咽喉疼痛、吞咽时加重 3 个月，右侧明显，无他症。咽部无充血，鼻甲稍大，双侧颈动脉压痛右侧为重。舌淡，脉细滑。B 超颈动脉内膜无明显增厚。

处方及煎服法：黄芪 10g，当归 10g，生地黄 10g，赤芍 10g，乳香 6g，没药 6g，红花 10g，丹参 10g，枳壳 10g，川牛膝 10g，玄参 10g，桔梗 10g，甘草 6g。21 剂，每日 1 剂，分 2 次开水冲服（颗粒剂）。口服三七活血胶囊 3 周（1 日 2 次）。

随访：痊愈。

按：本案从气虚血瘀辨识。治以益气活血、化瘀止痛，佐玄参、甘草、桔梗利咽。

医案23

黄某，女，28 岁。湖南省长沙市人。2019 年 6 月 22 日初诊。

受凉后咽痛 3 天，吞咽时加重。颈动脉右侧上段压痛明显，咽部轻微充血。舌淡红，苔薄，脉弦细缓。

诊断：急性咽炎，颈动脉痛。

处方及煎服法：桔梗 10g，甘草 6g，玄参 10g，射干 10g，荆芥 10g，牛蒡子 10g，赤芍 10g，生地黄 10g，柴胡 6g，当归 10g，红花 5g，乳香 6g，没药 6g，半枝莲 10g。7 剂，每日 1 剂，水煎服，分 2 次服。含服五福化毒丸 1 周（1 日 3 次）。

随访：痊愈。

按：本案患者多属外感风邪，经脉痹阻不利，邪滞咽喉。二病同治。拟桃红四物汤去川芎加乳香、没药、活血化瘀止痛，柴胡引经，合甘草、桔梗、玄参、射干、荆芥、牛蒡子、半枝莲疏风祛邪利咽。

第十五节　咽异物感与咽异感症

咽异物感与咽异感症是两个不同的概念，前者指症状，即咽喉部有异物感、异物阻塞感、梗阻感等症状，后者指疾病。

咽部的神经支配极为丰富，来源于迷走神经、舌咽神经、副神经颅根、颈交感神经的分支、三叉神经的分支等，凡咽喉局部及邻近器官、远隔器官、全身性疾病等，均有可能通过直接刺激或神经反射原理引起咽异常感。引起咽异常感的病因较多，主要有器质性因素与精神性因素：（1）器质性疾病，包括：①咽部各种急性或慢性疾病，如炎症、异物、淋巴组织增生、新生物（如肿瘤、囊肿、息肉）、外伤、咽肌痉挛、咽喉神经疾病等，通过咽部检查一般可以发现。②邻近器官疾病：鼻部、耳部、颈部、口腔、喉部、食管的多种疾病均可引起咽异常感觉。较常见的如鼻后漏（由慢性鼻窦炎、慢性鼻炎等所致）、颈综合征（颈及其软组织病变引起）、颈动脉痛、茎突综合征、反流性食管炎、风湿性环杓关节炎、甲状腺肿以及上述邻近器官的早期恶性肿瘤等。③远离器官的疾病：较常见有胸腔疾病、膈部疾病、胃与十二指肠疾病。如左心扩大、高血压心脏病、肺部肿块、主动脉瘤、膈疝、胃与十二指肠溃疡、胃酸减少或缺乏、胃癌、幽门痉挛、胆石症、肠道寄生虫病等。④

全身性疾病：较常见的如更年期综合征、甲状腺功能减退、消化不良、风湿病、痛风、重症肌无力、缺铁性贫血、维生素缺乏症等。（2）精神因素与精神性疾病：较常见的如癔症、恐癌症、神经症、焦虑症、精神分裂症、外伤后精神创伤等。器质性因素固然可以引起咽异物感或异常感，但精神性因素可以诱发人体心理与生理状态正负效应失衡，导致病人过度紧张、情绪改变，从而引起或加重咽异物感，使之成为一种挥之不去的强迫症状，发展成为一种心身性疾病，即咽异感症，西医对其病理机制仍不很清楚。

咽异感症，是指由于精神因素为主所致，以咽喉异常感觉为主要症状特点的疾病，也属于身心疾病范畴。咽异感症的主要临床表现有 2 类：①咽喉异常感觉，多呈咽喉异物（似棉絮、树叶、头发、线头、梅核等）堵塞感、或异物黏着感、或咽喉压迫感、紧束感、缩窄感、呼吸不畅、吞咽障碍感等，但无真正的吞咽障碍或吞咽困难症状；②精神焦虑症状，患者多有恐癌情绪，比较关注咽喉不适，越是注意到咽喉不适时，越是觉得咽喉异物感明显，在精神愉快时症状明显减轻或完全消失。局部检查时，可无明显咽喉病变体征，但也可伴有咽喉慢性炎症的某些体征。本病以中年人多见。

临床上以咽异物感为主诉者多，真正的咽异感症较少，关于"咽异感症"或"梅核气"的很多文献报道，实际上多指"咽异物感"为主诉者。而值得重视的是，无论以咽异物感为主诉还是拟诊为咽异感症，都须注意与严重器质性疾病相鉴别，如与早期的咽喉食管肿瘤鉴别，以免贻误病情；也应当注意与前述一般器质性疾病相鉴别或者从诊断上明确其可能的器质性病因，以有助于病因治疗，包括提高辨证论治准确性，因为此类疾病在未明确诊断前或即使有所拟诊，在中医药治疗方面也或可参考梅核气的辨证论治，并有助于辨证论治与辨病论治相结合，从而提高疗效水平。

咽异感症与咽异物感为主诉的病变，在中医学中均为梅核气，多属于气机失调，"气"为关键，以肝郁气滞、痰气互结多见，病程久者或兼血瘀。

一、辨证论治

1.肝郁气滞

情志抑郁，肝失调达，气滞梗于咽喉。《万病回春》："梅核为病，大抵因七情之气郁结而成。或因饮食之时，触犯恼怒，遂成此症。唯妇人女子患此最多。"症状可见咽喉中如梅核梗阻，吐之不出，咽之不下，症状时轻时重，与情志变化密切相关。伴精神抑郁，善太息，胸闷胁胀，不欲饮食，妇人常伴乳房作胀或月经不调等。舌淡红，苔薄，脉弦。

李凡成耳鼻咽喉科医案选

治宜疏肝解郁，行气导滞。常用柴胡疏肝散加减。常用药物及剂量：柴胡 10g，炙甘草 6g，枳壳 10g，白芍 15g，川芎 10g，香附子 10g，陈皮 6g。

加减：苔微黄加栀子清肝；舌偏淡、脉弦细弱属气虚不足，酌以四君子汤、逍遥散加减疏肝健脾。

2.痰气互结

肝郁脾虚，痰浊内生，痰气交阻咽喉。症状可见咽喉有异物感、痰黏着感，时轻时重，与情绪变化有关。伴精神抑郁，胸胁满闷，纳差食少，腹胀便溏。舌淡红，舌边有齿痕，苔厚，脉弦滑。

治宜疏肝理脾，行气化痰。常用半夏厚朴汤加减。常用药物及剂量：法半夏 10g，厚朴 10g，茯苓 15g，苏叶 10g，生姜 3 片。

加减：病程较长者多有久病入络之虞，酌加丹参、郁金、当归、柴胡之类行气活血化瘀；苔白腻或脉重按无力，乃痰气互结而兼痰湿或有气虚痰凝，酌加党参、白术、陈皮之类健脾化痰；若兼苔黄腻或口苦属痰热内蕴或胆热痰凝，酌加黄芩、栀子、竹茹之类清胆和胃。

二、其他治疗

1.局部刺血法：用探针或压舌板于咽部寻找异感点，然后以 3～5 根长毫针捆扎成一团，尖部以细塑料管或尼龙管套住，留出尖端 3～5mm（不必齐整），针具（亦可用特制银质圆针）消毒后在咽后壁有异物感的部位（如无具体部位则在咽后壁正中间往下的部位）速刺 2～3 下，使之微微出血；亦可用耵聍钩（尖端长 3mm，稍锐利）消毒后，在舌根扁桃体处迅速左右扫动 2～3 下，使微微出血，吐出血迹后吹冰硼散之类药粉于咽后壁或舌根处，或以淡盐水、清茶漱口。可立即消除或减轻异物感。必要时 3～4 天后重复 1 次。

2.心理疏导：本病患者由于精神因素往往较明显，尤其是有恐癌心理，因此对此类患者应注意进行心理疏导。心理疏导应注意 3 点：①在接诊过程中，应注意态度和蔼，检查认真、仔细，解析明白，让患者对医生具有充分的信任感；②注意向患者指出本病的特点往往与情志有关，教会患者如何调节情志，使有利于病情好转；③注意向患者解释此病与患者所忧虑的某种严重疾病的区别，从而有助于患者放松紧张的心情。

三、医案

医案1

林某，男，57岁。2012年6月15日初诊。

咽喉有异物感、常干哕3年，咽部无明显不适，胃十二指肠溃疡病史10余年未发作，有鼻窦炎冬天为重，近来鼻塞不显，常疲劳感，汗多乏力，纳可，睡眠可。咽部黏膜淡红、少许淋巴滤泡增生，鼻腔通畅干净。舌偏淡，苔薄稍干微黄，脉弦缓。

处方及煎服法：党参10g，白术10g，茯苓10g，法半夏10g，陈皮6g，甘草6g，桔梗10g，海螵蛸10g，枳壳10g，山药10g，紫苏梗10g，黄芩10g，菟丝子10g，补骨脂10g，白芷6g，黄芪20g，麦冬10g，五味子6g。7剂，每日1剂，分2次开水冲服（颗粒剂）。

2012年6月22日二诊：诸症减，鼻咽部不适、有痰及异物感，欲回吸，稍鼻塞，稍有疲劳感，汗多。纳可，睡眠可，二便调。舌稍黄厚，脉弦缓略滑。

处方及煎服法：党参10g，白术10g，茯苓10g，法半夏10g，陈皮6g，甘草6g，桔梗10g，海螵蛸10g，枳壳10g，前胡10g，黄芩10g，白芷6g，黄芪20g，麦冬10g，射干10g，皂角刺10g，金银花10g。7剂，服法如前。

2012年6月29日三诊：咽异物感消失，偶干哕，鼻内异物感而回吸无物，无鼻塞。疲劳感与多汗好转。纳可，睡眠可，二便调。胃部无不适。舌略偏红，苔薄，脉弦缓略滑。

处方及煎服法：党参10g，白术10g，茯苓10g，法半夏10g，陈皮6g，甘草6g，桔梗10g，海螵蛸10g，枳壳10g，山药10g，紫苏梗10g，黄芩10g，白芷12g，黄芪20g，麦冬10g，五味子6g。14剂，服法如前。

随访：痊愈。

按：本案咽异感多与胃十二指肠病有关，当属脾胃亏虚，肺气不足，以其年长或有肾虚。治以六君子汤加海螵蛸益气健脾和胃，助以山药、菟丝子、补骨脂补肾，佐枳壳、紫苏梗以助行气化痰，黄芪、麦冬、五味子益气止汗，桔梗利咽，白芷通鼻，黄芩平调寒热。二诊好转，鼻症明显，原方减补肾之品，加皂角刺、金银花、射干、前胡祛邪，通鼻利咽。三诊鼻症好转，续首诊方加减，诸症消失。

医案2

蒋某，男，54岁。2012年8月31日初诊。

咽喉不适半年，2012年4月声带息肉手术，2012年8月7日外院纤维镜检查舌根部淋巴滤泡增生并行等离子消融术效果不显。目前咽喉异物感如有物附着，有时咽喉有异味感，如苦、酸、麻、甜或舌边麻木感，舌根部隐痛。疲劳感。咽部充血不显、有少许血管扩张。舌淡暗，苔薄，脉弦缓尚有力。

治以益气健脾，化痰活血。

处方及煎服法：党参20g，白术10g，茯苓20g，山药20g，桔梗10g，郁金10g，丹参20g，三七粉10g（冲服），柴胡12g，甘草6g，枳壳10g，桃仁10g，红花10g，陈皮6g，法半夏10g。7剂，每日1剂，分2次开水冲服（颗粒剂）。

2012年9月7日二诊：效不显，自觉舌根部有异物感，咽喉稍干燥或有苦、酸、麻、甜异常感。咽部毛细血管扩张明显，舌根部淋巴滤泡增生。舌苔腻，脉略数。

治以养阴清热，化痰活血。

处方及煎服法：沙参20g，茯苓20g，桔梗10g，郁金10g，柴胡6g，甘草6g，枳壳10g，桃仁10g，红花10g，陈皮6g，法半夏20g，玄参20g，浙贝母10g，山慈菇10g，煅牡蛎20g，黄芩10g，僵蚕10g。7剂，服法如前。

2012年9月14日三诊：稍见效，昨天讲话多则异物感明显，仍有干燥感，口苦或酸或甜或舌边麻木感，舌根部隐痛。舌偏淡且暗滞，舌根部苔腻微黄，脉数、寸关部应指明显。

治以益气养阴，活血除痰。

处方及煎服法：法半夏10g，茯苓10g，甘草6g，桔梗10g，陈皮10g，枳壳10g，丹参20g，三七粉10g（冲服），浙贝母10g，煅牡蛎20g，土鳖虫10g，麦冬10g，玄参10g，当归10g，黄芪20g，柴胡12 黄芩10g。7剂，服法如前。

2012年9月21日四诊：显著好转。异物感减弱，舌根部有麻酸甜感或烧灼感，食肉时无味道，左眼内眦有阻塞感，额头痛。舌淡红微暗滞，脉数。

证属痰瘀仍存，郁热内蕴。

处方及煎服法：法半夏20g，茯苓10g，甘草6g，桔梗10g，陈皮10g，枳壳10g，桃仁10g，红花10g，浙贝母10g，土鳖虫5g，麦冬10g，玄参10g，白芷12g，全蝎3g，知母10g，黄柏6g。7剂，服法如前。

2012年9月28日五诊：头痛眼症消失。仍稍有舌根异物感、烧灼感或酸麻苦异常感，下午明显。头痛消失。舌暗滞，脉弦缓有力略滑。

处方及煎服法：桃仁10g，红花10g，浙贝母10g，麦冬10g，沙参20g，知母10g，黄柏6g，生地黄10g，山茱萸10g，山药10g，穿山甲5g，枸杞子10g，当归10g，川楝子10g。7剂，服法如前。

2012年10月5日六诊：酸麻苦等症状减轻，烧灼感轻，近3天头枕痛每日2～3次，舌根有异物感，语多加重。近两天大便略溏。舌偏淡，苔白稍厚，脉弦缓。

证属痰瘀仍存，脾虚于里，外感于寒。

处方及煎服法：桃仁 10g，红花 10g，郁金 10g，枳壳 10g，山药 10g，穿山甲 5g，当归 10g，黄芪 20g，党参 10g，白术 10g，茯苓 20g，甘草 6g，羌活 10g。7 剂，服法如前。

2012 年 10 月 12 日七诊：枕部头痛消失，异物感减弱或消失，舌根稍麻感，稍有疲劳感。余可。舌偏淡，苔白稍厚微腻，脉略数。

证属痰瘀仍存，气虚阴火。

处方及煎服法：桃仁 10g，红花 10g，郁金 10g，陈皮 6g，白豆蔻 10g，穿山甲 5g，黄芪 20g，当归 10g，党参 10g，白术 10g，茯苓 20g，甘草 6g，法半夏 10g，黄柏 6g。7 剂，服法如前。

2012 年 10 月 19 日八诊：症状时有时无。舌暗滞，苔薄白，脉滑略数有力。

治以前法。

处方及煎服法：丹参 20g，三七粉 10g（冲服），郁金 10g，枳壳 10g，穿山甲 5g，黄芪 20g，当归 10g，玄参 10g，牛膝 10g，射干 10g，桔梗 10g，浙贝母 10g，甘草 6g，知母 10g，黄柏 6g。14 剂，服法如前。

随访：痊愈。

按：此案咽异物感之症，既与慢性咽炎有关，也与咽部感觉神经功能紊乱有关。患者主要症状为咽部（舌根）有异物感、异味感、疼痛感、烧灼感与舌边麻木感，病机从痰从瘀辨识，全程治以除痰活血化瘀为主，佐甘草、桔梗之类利咽。首诊舌淡暗，以六君子汤加味，佐柴胡疏肝以清口苦。二诊脉略数，去党参以避热，加南沙参、黄芩养阴清热。三诊舌淡暗、苔腻微黄、脉数，再从气阴不足、痰热内蕴、血脉瘀滞辨识，加当归、黄芪益气养血，玄参、麦冬养阴。四诊仍有灼热感并脉数，续以养阴化痰活血，佐知母、黄柏降阴火，临时加白芷以应头痛。五诊以补肝肾阴虚为主，兼活血化瘀。六诊脾虚便溏，感寒头痛，痰瘀仍存，复以四君子汤益气健脾，活血化瘀；佐羌活疏风止痛。七诊痰瘀仍存，气虚阴火，续拟益气健脾、化痰祛瘀，佐降阴火。八诊治以益气活血，养阴清热，化痰利咽。

医案3

黄某，男，40 岁。2016 年 4 月 8 日初诊。

咽喉下部右侧有异物梗阻感 3 个月，吞咽无妨。颈椎骨质增生，右侧背部（肩胛骨内侧）常有酸胀微痛感，活动颈肩时背痛咽异物梗阻感可暂时消失。颈动脉无触压痛，咽部稍慢性充血，咽后壁少许淋巴滤泡增生。舌淡红，舌体胖，苔薄，脉缓。

处方及煎服法：法半夏10g，茯苓10g，陈皮6g，桔梗10g，郁金10g，枳壳10g，紫苏梗10g，羌活10g，甘草6g，桑枝20g，葛根20g，威灵仙15g，厚朴10g。7剂，每日1剂，水煎服，分2次服。

随访：痊愈。

按：本案咽异物梗阻感可能主要与颈椎病有关。咽异物梗阻感之治多从痰凝与气滞，治以半夏厚朴汤加减理气化痰；以其伴颈椎病，佐桑枝、葛根、威灵仙舒筋活络，羌活疏风以祛太阳经络不适之症，桔梗化痰利咽。

医案4

曾某，女，49岁。2016年4月18日初诊。

咽有异物感2年，常背部凉，食欲一般，夜尿数次，大便调。咽部充血不显，喉镜检查无特殊。舌淡，苔薄，脉沉。

处方及煎服法：附子6g，白术10g，茯苓10g，法半夏10g，桔梗10g，甘草6g，陈皮6g，党参10g，乌药10g，山药15g，益智仁10g，白芍10g。12剂，每日1剂，分2次开水冲服（颗粒剂）。局部用口洁喷雾剂1周（1日3次）。

随访：痊愈。

按：本案咽有异物感从脾肾阳虚辨识，治以真武汤合六君子汤温肾健脾化痰，佐桔梗利咽，夜尿频加缩泉丸温肾固脬。

医案5

陈某，女，56岁。湖南省衡阳市人。2016年8月2日初诊。

咽有异物感数年，似有痰。餐后腹胀，食欲一般或差，便溏，睡眠不佳。鼻甲大，咽部慢性充血，扁桃体不大。舌淡红，苔薄，脉弦细缓。

处方及煎服法：桔梗10g，甘草6g，玄参10g，浙贝母10g，白术10g，茯苓10g，党参10g，陈皮6g，法半夏10g，枳壳10g，延胡索10g，郁金10g，紫苏梗10g，合欢皮10g。21剂，每日1剂，分2次开水冲服（颗粒剂）。局部用口洁喷雾剂1周（1日3次）。

2016年8月23日二诊：显著减轻，稍有异物感。有脑动脉硬化病史。咽部慢性充血，舌淡红，苔薄，脉弦细缓。

处方及煎服法：桔梗10g，甘草6g，玄参10g，浙贝母10g，白术10g，茯苓10g，党参10g，三七粉10g（冲服），陈皮6g，法半夏10g，枳壳10g，丹参10g，延胡索10g，郁金10g，紫苏梗10g，合欢皮10g。21剂，服法如前。

按：本案咽异感可能与慢性咽炎、脾胃病均有关。首诊治以六君子汤合半夏厚朴汤加减，二诊佐丹参、三七粉活血化瘀，以应脑动脉硬化病史。

医案6

杨某，男，51岁。2016年12月17日初诊。

患慢性咽炎与浅表性胃炎多年，常胃部稍不适。刻下咽喉异物感显著，稍咽干无痒痛。咽部充血不显。舌淡红，苔薄，脉沉缓。

处方及煎服法：党参10g，白术10g，茯苓10g，法半夏10g，陈皮6g，合欢皮10g，厚朴10g，紫苏梗10g，郁金10g，桔梗10g，甘草6g，玄参10g，浙贝母10g，薄荷6g。7剂，每日1剂，水煎服，分2次服。咽部喷口洁喷雾剂1周（1日3次）。

2016年12月27日二诊：咽异物感消失，目前咽喉无不适，有时稍眩晕感，无疲劳，希望继续调理。

处方及煎服法：党参10g，白术10g，茯苓10g，法半夏10g，陈皮5g，合欢皮12g，厚朴10g，丹参10g，紫苏梗10g，天麻10g，炒麦芽10g，郁金10g，桔梗10g，甘草6g，玄参10g，薄荷6g，浙贝母10g。10剂，服法如前。

按：本案咽异物感可能主要与脾胃病有关。治以六君子汤合半夏厚朴汤加减益气健脾，化痰利咽。

医案7

黄某，男，34岁。湖南省长沙县人。2017年3月2日初诊。

咽喉有异物感20余天，余症不显。外院B超检查诊断甲状腺结节。鼻腔通畅，咽部轻微充血，纤维喉镜无异常。舌偏红，脉沉数。

处方及煎服法：桔梗10g，海藻10g，法半夏10g，茯苓10g，厚朴10g，炒谷芽10g，炒麦芽10g，紫苏梗10g，玄参10g，浙贝母10g，昆布10g，郁金10g。21剂，每日1剂，分2次开水冲服（颗粒剂）。

2017年3月21日二诊：咽异物感减轻。颈部B超甲状腺结节（4mm×3mm）。舌淡红，苔薄，脉细缓。

处方及煎服法：桔梗10g，海藻10g，法半夏10g，茯苓10g，厚朴10g，白术10g，炒麦芽10g，枳壳10g，合欢皮10g，玄参10g，浙贝母10g，薄荷6g，昆布10g，郁金10g。21剂，服法如前。

2017年6月1日三诊：咽喉不适，稍有梗阻感。咽部轻微充血。舌淡红，苔薄，脉沉细略数。

处方及煎服法：桔梗10g，海藻10g，法半夏10g，茯苓10g，厚朴10g，炒麦芽10g，枳壳10g，黄芩10g，玄参10g，浙贝母10g，薏苡仁15g，昆布10g，白术10g，郁金10g。21剂，服法如前。咽部喷口洁喷雾剂1周（1日3次）。

随访：咽异感症消失。

按：本案咽异物感可能与甲状腺结节有关。从辨病与辨证结合的角度，治以行气解郁，化痰散结。

医案8

李某，女，53岁。湖南省岳阳市人。2019年2月14日初诊。

咽有异物感数年，近1个月加重。手足畏寒多年，大便溏，余可。体胖，咽部轻度充血，鼻腔稍干燥。纤维喉镜无异常。舌偏淡，脉沉细缓。

处方及煎服法：附子6g，白术10g，茯苓10g，白芍10g，桔梗10g，甘草6g，法半夏10g，陈皮6g，薏苡仁15g。14剂，每日1剂，分2次开水冲服（颗粒剂）。局部用口洁喷雾剂2周（1日3次）。

随访：症状缓慢改善，连续服此方52剂，诸症消失。

按：本案从脾肾阳虚，痰湿阻滞辨识。治以真武汤合二陈汤加减温阳健脾。

附录　耳鼻咽喉科常用方剂

一至三画

一贯煎（《续名医类案》）：北沙参　麦冬　干地黄　当归　枸杞子　川楝子

二陈汤（《太平惠民和剂局方》）：法半夏　橘红　茯苓　甘草

二陈消瘰汤（经验方）：法半夏　茯苓　陈皮　甘草　玄参　浙贝母　牡蛎

川芎茶调散（《太平惠民和剂方》）：薄荷　川芎　荆芥　细辛　防风　白芷　羌活　甘草

四画

天麻钩藤饮（《杂病证治新义》）：天麻　钩藤　石决明　栀子　黄芩　川牛膝　杜仲　益母草　桑寄生　首乌藤　朱茯神

五味消毒饮（《医宗金鉴·外科心法要诀》）：金银花　野菊花　蒲公英　紫花地丁　天葵子

止衄散（《类编朱氏集验方》）：黄芪　赤茯苓　白芍　当归　生干地黄　阿胶

止嗽散（《医学心悟》）：桔梗　荆芥　紫菀　百部　白前　甘草　陈皮

贝母瓜蒌散（《医学心悟》）：贝母　瓜蒌　天花粉　茯苓　橘红　桔梗

升降散（《伤暑全书》）：僵蚕　蝉蜕　姜黄　生大黄

升陷汤（《医学衷中参西录》）：黄芪　知母　柴胡　桔梗　升麻

升麻葛根汤（《和剂局方》）：升麻　葛根　赤芍　甘草

升麻解毒汤（谭敬书经验方）：升麻　葛根　黄芩　鱼腥草　蒲公英　甘草　赤芍　苍耳子　白芷　桔梗

丹栀逍遥散（《校注妇人良方》）：柴胡　白芍　当归　白术　炙甘草　茯苓　牡丹皮　栀子

乌梅丸（《伤寒论》）：乌梅　细辛　炮附子　桂枝　人参　黄柏　干姜　黄连　当归　川椒

六味汤（《喉科指掌》）：桔梗　甘草　薄荷　荆芥　僵蚕　防风

六君子汤（《校注妇人良方》）：人参　白术　茯苓　炙甘草　陈皮　法半夏　生姜　大枣

六君消瘰汤（经验方）：党参　白术　茯苓　法半夏　陈皮　桔梗　甘草　玄

参　浙贝母　煅牡蛎

五画

玉女煎（《景岳全书》）：石膏　熟地黄　麦冬　知母　牛膝

玉屏风散（《世医得效方》）：黄芪　防风　白术

甘桔汤（《伤寒论》）：甘草　桔梗

甘露饮（《宋太平惠民和剂局方》）：枇杷叶　熟地黄　天冬　枳壳　茵陈　生地黄　麦冬　石斛　甘草　黄芩

甘露饮（《阎氏小儿方论》）：生地黄　熟地黄　茵陈　枳壳　黄芩　枇杷叶　甘草　石斛　天冬　麦冬

甘露消毒丹（《温热经纬》）：滑石　茵陈　黄芩　石菖蒲　木通　川贝母　射干　连翘　白豆蔻　藿香　薄荷

左归丸（《景岳全书》）：熟地黄　山药　枸杞子　山茱萸　牛膝　菟丝子　鹿角胶　龟甲

左归饮（《景岳全书》）：熟地黄　山药　枸杞子　炙甘草　茯苓　山茱萸

左金丸（《丹溪心法》）：黄连　吴茱萸

右归丸（《景岳全书》）：熟地黄　山茱萸　当归　肉桂　山药　枸杞子　菟丝子　附子　杜仲　甘草　鹿角胶

龙胆泻肝汤（《医宗金鉴·删补名医方论》）：龙胆　栀子　黄芩　泽泻　木通　车前　当归　柴胡　生地黄　甘草

归脾汤（《校注妇人良方》）：白术　茯苓　黄芪　炙甘草　龙眼肉　酸枣仁　木香　人参　当归　远志

归芪六君子汤（经验方）：黄芪　当归　党参　白术　茯苓　甘草　法半夏　陈皮

归芪四君子汤（经验方）：黄芪　当归　党参　白术　茯苓　甘草

四物汤（《太平惠民和剂局方》）：熟地黄　白芍　当归　川芎

四君子汤（《太平惠民和剂局方》）：人参　白术　茯苓　甘草

四物消风饮（《外科证治全书》）：生地黄　当归　赤芍　川芎　防风　柴胡　黄芩　薄荷　甘草　荆芥穗　蝉蜕

白虎汤（《伤寒论》）：知母　石膏　甘草　粳米

玄麦甘桔汤（《方药备要》）：玄参　麦冬　桔梗　甘草

半夏厚朴汤（《金匮要略》）：法半夏　厚朴　茯苓　苏叶　生姜

半夏白术天麻汤（《医学心悟》）：半夏　天麻　茯苓　橘红　白术　甘草　生姜　大枣

加减止衄散（经验方）：黄芪　当归　赤茯苓　白术　生地黄　麦冬　白茅根

黄芩　地骨皮　桑白皮

加减葳蕤汤（《重订通俗伤寒论》）：葳蕤（玉竹）　白薇　薄荷　桔梗　葱白
豆豉　大枣　甘草

加味玉屏风散（经验方）：黄芪　白术　防风　银柴胡　蝉蜕　细辛　五味子
白芷　辛夷　黄芩

加味升麻葛根汤（经验方）：升麻　葛根　赤芍　甘草　黄芩　桑皮　地骨皮
生地黄　麦冬　木通　路路通

加减奇授藿香汤（经验方）：藿胆丸　柴胡　黄芩　龙胆　茵陈　辛夷　木通
白芷　苍耳子　皂角刺

六画

托里消毒散（《医宗金鉴》）：黄芪　皂角刺　金银花　连翘　炙甘草　桔梗
陈皮　白芷　川芎　当归　白芍　白术　茯苓　党参

耳聪丸（谭敬书经验方）：即复聪片

耳郭痰包方（经验方）：法半夏　茯苓　陈皮　甘草　泽泻　车前草　郁金
枳壳　黄芩　柴胡

耳聋左慈丸（《重订广温热论》）：熟地黄　山药　山茱萸　牡丹皮　泽泻　茯
苓　磁石　石菖蒲　五味子

百合固金汤（《慎斋遗书》）：生地黄　熟地黄　麦冬　百合　白芍　当归　川
贝母　甘草　玄参　桔梗

当归四逆汤（《伤寒论》）：当归　桂枝　白芍　细辛　炙甘草　木通　大枣

当归芍药汤（《五官科学》）：当归　白术　赤芍　茯苓　泽泻　黄芩　辛夷
菊花　地龙　甘草　薄荷　川芎

仿升陷汤（经验方）：黄芪　当归　升麻　知母

血府逐瘀汤（《医林改错》）：牛膝　桃仁　红花　当归　川芎　赤芍　生地黄
枳壳　柴胡　桔梗　甘草

会厌逐瘀汤（《医林改错》）：桃仁　红花　生地黄　甘草　桔梗　枳壳　赤芍
当归　柴胡　玄参

导赤散（《小儿药证直诀》）：生地黄　木通　甘草梢　淡竹叶

导痰汤（《校注妇人良方》）：半夏　橘红　茯苓　枳实　南星　甘草

如意金黄散（《外科正宗》）：天花粉　黄柏　姜黄　白芷　大黄　厚朴　陈皮
甘草　苍术　天南星

七画

麦味地黄汤（《寿世保元》）：生地黄　山茱萸　山药　牡丹皮　泽泻　茯苓

麦冬　五味子

苍耳子散（《严氏济生方》）：白芷　辛夷　苍耳子　薄荷

辛夷散（《证治准绳》）：辛夷　细辛　藁本　防风　白芷　川芎　升麻　木通　羌活　甘草

沙参麦冬汤（《温病条辨》）：沙参　玉竹　甘草　桑叶　麦冬　生扁豆　花粉

补骨脂丸（《仁斋直指方》）：磁石　熟地黄　当归　川芎　肉桂　菟丝子　川椒　白芷　蒺藜　胡芦巴　杜仲　石菖蒲　补骨脂

补中益气汤（《脾胃论》）：黄芪　炙甘草　人参　陈皮　柴胡　升麻　当归　白术

补阳还五汤（《医林改错》）：黄芪　当归尾　赤芍　地龙　川芎　桃仁　红花

八至九画

青黛散（《五官科学》）：青黛　黄柏　石膏　滑石

奇授藿香丸：即藿胆丸

肾气丸（《金匮要略》）：熟地黄　山药　山茱萸　泽泻　茯苓　牡丹皮　桂枝　附子

知柏地黄汤（《医方考》）：熟地黄　山药　山茱萸　泽泻　茯苓　牡丹皮　知母　黄柏

泻心汤（《金匮要略》）：大黄　黄芩　黄连

参苏饮（《太平惠民和剂局方》）：木香　紫苏叶　葛根　半夏　前胡　人参　茯苓　枳壳　桔梗　炙甘草　陈皮

参苓白术散（《太平惠民和剂局方》）：人参　白术　茯苓　甘草　山药　扁豆　莲子肉　薏苡仁　缩砂仁　桔梗

指迷茯苓丸（《证治准绳》）：半夏　茯苓　枳壳　风化硝　生姜

茵陈蒿汤（《伤寒论》）：茵陈　栀子　大黄

牵正散（《杨氏家藏方》）：白附子　僵蚕　全蝎

复聪片（谭敬书经验方）：熟地黄　磁石　淫羊藿　骨碎补　黄芪　当归　丹参　水蛭　炮山甲　泽泻　石菖蒲

养阴消瘰汤（经验方）：玄参　麦冬　桔梗　甘草　南沙参　百合　玉竹　生地黄　牡丹皮　浙贝母　牡蛎　薄荷　黄芩

养阴清肺汤（《重楼玉钥》）：生地黄　麦冬　炒白芍　牡丹皮　浙贝母　玄参　薄荷　甘草

十画

真武汤（《伤寒论》）：茯苓　白术　白芍　生姜　附子

真武利咽汤（经验方）：附子　白术　白芍　茯苓　甘草　桔梗　法半夏　陈皮

桂枝汤（《伤寒论》）：桂枝　白芍　生姜　炙甘草　大枣

桃红四物汤（《医宗金鉴》）：当归　赤芍　生地黄　川芎　桃仁　红花

柴胡清肝汤（《外科正宗》）：生地黄　当归　白芍　川芎　柴胡　黄芩　栀子　天花粉　防风　牛蒡子　连翘　甘草

柴胡疏肝散（《景岳全书》）：柴胡　炙甘草　枳壳　白芍　川芎　香附　陈皮

逍遥散（《太平惠民和剂局方》）：柴胡　白芍　当归　白术　茯苓　甘草　生姜　薄荷

透脓散（《外科正宗》）：当归　黄芪　炒山甲　川芎　皂角刺

益气聪明汤（《东垣试效方》）：黄芪　人参　升麻　葛根　黄柏　白芍　川芎　炙甘草　蔓荆子

消蛾汤（谭敬书经验方）：黄芪　当归　白术　防风　水蛭　土鳖虫　桃仁　海浮石　白芥子　夏枯草　法半夏　龙胆　酒大黄

消瘰丸（《医学心悟》）：玄参　贝母　煅牡蛎

通窍方（谭敬书经验方）：柴胡　香附　川芎　石菖蒲　当归　红花　泽兰　法半夏　茯苓　水蛭

通窍活血汤（《医林改错》）：赤芍　川芎　桃仁　红花　老葱　鲜姜　大枣　麝香

桑白皮饮（经验方）：桑白皮　麦冬　白茅根　赤芍　牡丹皮　地骨皮　黄芩　木通　甘草

桑白皮止衄汤（谭敬书经验方）：桑白皮　菊花　黄芩　薄荷　生地黄　赤芍　牡丹皮　酒大黄　三七　仙鹤草

十一画

理中汤（《太平惠民和剂局方》）：甘草　人参　白术　干姜

黄芪解毒汤（谭敬书经验方）：黄芪　当归　玄参　金银花　蒲公英　黄芩　赤芍　防风　白芷　皂角刺

黄连解毒汤（《外台秘要》）：黄连　黄柏　大黄　栀子

银翘散（《温病条辨》）：金银花　连翘　桔梗　薄荷　淡竹叶　甘草　荆芥　淡豆豉　牛蒡子　芦根

银花解毒汤（《疡科心得集》）：金银花　紫花地丁　犀角（水牛角代）　赤茯苓　连翘　牡丹皮　黄连　夏枯草

银黄连蒲汤（经验方）：金银花　连翘　黄芩　蒲公英

麻黄附子细辛汤（《伤寒论》）：麻黄　附子　细辛

清气化痰丸（《医方考》）：陈皮　杏仁　枳实　黄芩　瓜蒌子　茯苓　胆南星　法半夏

清金利咽汤（经验方）：黄芩　栀子　玄参　浙贝母　麦冬　桔梗　牛蒡子　薄荷　木通　甘草

清肺通窍汤（经验方）：辛夷　白芷　苍耳子　桔梗　桑白皮　鱼腥草　黄芩　麦冬　赤芍　川芎

清肺脱敏汤（干祖望经验方）：黄芩　桑白皮　枇杷叶　茜草　紫草　墨旱莲

清咽利膈汤（《外科发挥》）：连翘　栀子　黄芩　薄荷　牛蒡子　防风　荆芥　玄明粉　金银花　玄参　大黄　甘草　桔梗　黄连

清热止嚏汤（经验方）：葛根　赤芍　黄芩　知母　黄柏　泽泻　生地黄　红花　肉桂　细辛

清燥救肺汤（《医门法律》）：桑叶　石膏　麻仁　麦冬　阿胶　人参　甘草　杏仁　枇杷叶

十二画

温胆汤（《三因极一病证方论》）：半夏　竹茹　枳实　陈皮　甘草　茯苓

温阳祛风汤（谭敬书经验方）：沙苑子　白芷　细辛　蛇床子　锁阳　淫羊藿　乌梅　桑椹　枸杞子　白芍

温肺止流丹（《辨证录》）：人参　荆芥　细辛　诃子　甘草　桔梗　鱼脑骨

温胆消瘰汤（经验方）：法半夏　茯苓　陈皮　桔梗　甘草　竹茹　枳壳　黄芩　射干　玄参　浙贝母　牡蛎

犀角地黄汤（《备急千金要方》）：犀角（水牛角代）　生地黄　赤芍　牡丹皮

疏风清热汤（《中医喉科学讲义》）：荆芥　防风　牛蒡子　甘草　金银花　连翘　桑白皮　赤芍　桔梗　天花粉　玄参　浙贝母　黄芩

十三画以上

滚痰丸（《丹溪心法》）：大黄　黄芩　煅礞石　沉香

鼻敏汤（徐绍勤教授经验方）：黄芪　白术　防风　麻黄　当归　细辛　巴戟天　淫羊藿　蝉蜕　诃子　白芍　沙苑子　甘草

鼻渊舒丸（医院自制药）：即苍耳子散

藿胆丸（《医宗金鉴》）：藿香　猪胆粉

蠲痹汤（《医学心悟》）：独活　羌活　秦艽　海风藤　桑枝　桂心　川芎　乳香　木香　甘草　当归